U0381984

Theory and Practice of Mental
Health Social Work

精神健康社会工作
理论与实务

易松国　主编

中国社会科学出版社

图书在版编目（CIP）数据

精神健康社会工作理论与实务 / 易松国主编.
北京：中国社会科学出版社，2024.8（2025.1重印）. -- ISBN 978-7
-5227-4003-4

Ⅰ. R749

中国国家版本馆 CIP 数据核字第 2024QW8752 号

出 版 人	赵剑英
责任编辑	范晨星
责任校对	韩天炜
责任印制	李寡寡

出 版	中国社会科学出版社
社 址	北京鼓楼西大街甲 158 号
邮 编	100720
网 址	http://www.csspw.cn
发 行 部	010-84083685
门 市 部	010-84029450
经 销	新华书店及其他书店

印 刷	北京君升印刷有限公司
装 订	廊坊市广阳区广增装订厂
版 次	2024 年 8 月第 1 版
印 次	2025 年 1 月第 2 次印刷

开 本	710×1000 1/16
印 张	33
字 数	512 千字
定 价	158.00 元

编 委 会

序言一

马凤芝[*]

习近平总书记在 2016 年 8 月 19 日的全国卫生与健康大会上提出"大卫生、大健康"理念，扩展了健康服务的类别，加深了对疾病预防的重视程度，并以健康内涵拓展后的标准来调整卫生与健康服务的对象范围。党的二十大报告提出，把保障人民健康放在优先发展的战略位置。"大卫生、大健康"理念旨在为人民提供全方位全周期的健康服务，覆盖每个人从生到死全生命周期，围绕每一个人的衣食住行和生老病死进行全面呵护，包括健康促进、健康与环境、疾病防控、医疗服务等很多方面，涵盖预防、急病、慢病、康复、养老等健康服务。

精神健康关乎个人生活、家庭幸福以及社会和谐。因此，国家高度重视精神健康。2016 年 12 月 30 日，国家卫生计生委、中宣部等 22 部委联合印发《关于加强心理健康服务的指导意见》（以下简称《意见》），提出充分认识加强心理健康服务的重要意义、总体要求、大力发展各类心理健康服务、加强重点人群心理健康服务、建立健全心理健康服务体系、加强心理健康人才队伍建设、加强组织领导和工作保障。《意见》提出，要重视和发挥社会组织以及社会工作者在心理危机干预和心理援助工作中的作用，在突发事件善后和恢复重建过程中，要依托各地心理援助专业机构、社会工作服务机构、志愿服务组织和心理援助热线，对高危人群持续开展心理援助服务。《意见》明确了专业社会工作是心理健康服务体系中的重要组成部分。作为专业社会工作的一支重要分支——精神健康社会工作在医疗机构和社区都有着迫切发展的要求

---

[*] 北京大学社会学系教授，中国社会工作教育协会会长。

和拓展的空间。

社会工作是从西方引进的专业和职业。由于制度和环境与西方社会存在巨大差异，我国的社会工作具有很强的本土性特征，尤其是精神健康社会工作。第一，概念表述不同。比如，我们将精神健康称为"心理健康""精神卫生"或"心理卫生"；与精神健康相关的从业人员包括社区精防医生、社区精防专干、社区残联专干、社区民主专干、社区综治专干以及康复治疗师等。第二，发展水平不同。我国社会工作发展较晚，专业化和职业化程度较低。尤其在精神健康社会工作领域，大部分地区都呈现碎片化和行政化特征。第三，制度体系和社会情境不同。我国的社会工作是嵌入式的。精神健康社会工作嵌入到不同福利体系、政府部门、医疗机构和社区之中。第四，主体性不同。在西方国家和我国港台地区，社工机构和社工具有很强的主体性和专业自主性，而我国内地（大陆）则更强调社工机构和社工的协同性。精神健康社工会面临更加复杂的角色困惑和环境关系。第五，干预方法不同。服务对象所处的社会制度、文化观念和行为方式不同，社工所运用的方法和技巧也会有所不同。

习近平总书记指出，中国式现代化既有各国现代化的共同特征，更有基于自己国情的中国特色。作为应对社会风险的重要社会制度建构，社会工作的本土特性决定了社会工作发展必须从中国的国情出发。在社会工作发展初期，我国的社会工作教材基本上是建立在西方的知识体系之上。很多概念、理论、方法甚至案例都来自西方。在这种情况下，社会工作专业学习和实际应用之间存在较大的知识鸿沟。相比于其他社会工作服务领域，精神健康社会工作具有很强的专业性和本土性。在社会工作文化敏感和去西方殖民主义的背景下，我们迫切需要构建一套兼具专业性和本土性的中国自主的精神健康社会工作知识体系。

易松国教授主编的《精神健康社会工作理论与实务》将西方专业知识和中国本土性有机结合。该书系统介绍了中西方关于精神健康和精神健康社会工作方面的主要概念，西方精神健康社会工作理论和介入模式，以及西方主要国家和我国港台地区精神健康社会工作服务模式。同时，该书对精神健康社会工作本土性的相关议题进行了深入讨论，包括精神健康社会工作职业化和专业化、精神健康患者的协同管理和服务、精神健康社会工作者的角色和职责边界、精神健康社会工作的专业性及胜任力、精神健康社会工作人才培养和能力建设以及精神健康社会工作服务效果和效能的评估等。这些都是本土性很强、应用性很广的知识内容，我们目前的精神健康社会工作书籍中鲜有涉及。在实务部分，该书详细介绍了精神健康领域一线社会工作者所开展的大量个案、小组和项目案例，分享了一线社会工作者和督导在精神健康社会工作方面的工作经验，比如社会工作督导关系的建立与发展、精神健康社会工作者的职业安全与应对策略、严重精神障碍康复者个案面谈技巧、精神健康社会工作应急处置经验、党建引领构建精神康复者的社区支援服务网、精神康复者朋辈支援服务策略以及主社会工作者与辅助社会工作者在精神康复者家访会谈中的角色定位及关系调适等。这些知识具有极强的本土性和应用性。《精神健康社会工作理论与实务》是一本兼具理论和实务的好书。该书具有很强的系统性、专业性和本土性，既适合作为高校社会工作及相关专业的教材，也可以作为精神健康领域一线社会工作者及相关从业人员的学习和培训资料。

精神健康问题是当代重要的卫生问题和较为突出的社会问题，而我国精神卫生—精神健康总体发展水平与国家经济建设和社会进步的要求不相适应，和社会需求相距甚远。党中央明确提出实施健康中国战略，把保障人民健康放在优先发展的战略位置。我们要抓住"十四五"时期精神健康社会工作发展契机，充分发挥社会工作在维护人民心理和精神健康中的重要作用，不断扩展工作模式和工作内容，从院内转向社区，从"治疗"转向"照顾"服务，从社会治理的范畴，促进患者社会融入和功能恢复。我们需要更多适合于本土的社会工作系列教材，以回应社会需要，为社会工作人才建设提供专业支撑。

斯为序。

2024 年 7 月 29 日

序言二

冉茂盛[*]

　　精神健康问题已成为全球重要的公共卫生问题和突出的社会问题。我国政府"健康中国 2030"战略目标的实现，对精神卫生工作和精神卫生专业人员提出了更高的要求。当前，我国的精神卫生状况仍然十分严峻，与其他疾病相比，精神障碍的患病率以及精神疾病导致的疾病总负担均处于较高水平；精神疾病病耻感（污名化）严重，许多精神障碍患者病程趋于慢性化，因病因残致贫、返贫问题突出，严重者甚至导致肇事肇祸的发生。同时，精神卫生专业人员，如精神科医生、精神科护士、心理治疗师等仍然十分缺乏；而医务社会工作者，特别是精神健康社会工作者更是严重匮乏，亟待培养和发展。

　　纵观全球，许多经济发达国家 20 世纪已发展了精神健康的社会工作，精神障碍患者能得到包括精神健康社会工作专业人员在内的综合的服务和支持，极大地提高了精神卫生服务的范围和质量，有利于精神障碍患者的康复和复元。近年来，医务社会工作特别是精神健康社会工作已逐渐受到我国政府及专业人员的重视。精神健康社会工作强调医院和社区精神健康社会工作的协同发展，精神健康社会工作者需要同时具有社会工作和精神卫生相关知识。尽管我国十分重视社会工作的发展，许多高校也已建立社会工作系或专业，许多地方也在积极探索医务社会工作的服务模式，但是精神健康社会工作的发展离广大人民群众的精神卫生需求还有很大的差距。精神健康社会工作的发展面临许多挑战。如何发挥精神健康社会工作者独有的作用，减少精神疾病相关的病耻感（污

---

* 四川大学华西医院心理卫生中心教授，香港大学社会工作及社会行政学系荣誉教授。

名化)？如何在生物医学仍然占主导的医学治疗和服务中，找到精神健康社会工作者的角色定位，提升专业性及胜任力，融入精神健康服务中，发挥精神健康社会工作者独特的作用？如何发展适合我国社会文化、多学科的精神卫生专业服务，平衡发展医院和社区精神卫生的人文关怀和服务，加强精神健康社会工作？培训更多高质量的精神健康社会工作者，是解决精神卫生服务领域多学科专业人员不足，推动综合的精神卫生服务发展的重要环节，进一步提高精神障碍患者的预后和生活质量，这也必将为"健康中国2030"战略目标的实现做出应有的贡献。

易松国教授的《精神健康社会工作理论与实务》一书，目标明确，内容广泛，描述清晰，是结合我国具体实际的学术佳作，为精神健康社会工作的理论和实务，医院和社区精神健康社会工作的发展提供了有益的指导和借鉴。本书必将有利于发展具有中国特色的精神健康社会工作，为精神健康社会工作政策的制定者与服务计划者、精神健康社会工作者、精神障碍患者和家属，以及为培养医务社会工作者，特别是精神健康社会工作者提供有益的指导和帮助。可以预期，本书将为进一步推动我国精神健康社会工作的发展提供重要借鉴和指导。

2024 年 6 月 16 日

序言三

胡赤怡[*]

　　我长期在精神卫生机构从事临床实践，同时负责深圳的精神卫生工作，对政府的精神卫生政策和实践有比较全面和深入的了解。中央和深圳地方政府对精神卫生工作都非常重视。得益于毗邻香港的区位优势以及先行先试的特区精神，深圳在国内属于最早引入专职精神卫生专业社会工作者的城市之一。同时，得益于被纳入国家精神卫生综合管理试点城市，2017 年深圳市各相关职能部门专门发文规范精神卫生专业社工的发展，在国内率先推出在社区按每 50 名严重精神障碍患者配备一名专职精神卫生专业社工的政策，同时由市、区两级财政按每名专职社工每年 9.3 万人民币提供经费支持，并且在两年内全部落实到位。从2021 年起，深圳精神卫生专职社工的年费用大幅增加至每人每年 16.9万人民币，这一待遇与绝大多数专业技术人员相比不相上下。目前，深圳市精神卫生领域的从业社工已经超过 1000 人。

　　需要指出的是，深圳目前实施的由专门社工机构对社工进行人力资源管理、业务培训、专业督导、以招投标方式提供外包服务的方法，虽然还有不少需要完善之处，但其专业性和公平性，是其他人力资源管理方式所无法匹敌的。专业社工的引入大大提高了深圳的精神卫生管理和服务水平。专业社工在医院、学校、残障康复机构以及社区精神康复中承担着重要的管理者和服务者角色，发挥了非常大的作用。

　　精神健康社会工作具有很强的专业性。为了提高精神健康社工的专

---

* 深圳市康宁医院主任医师，深圳市医学会精神医学专委会主任委员，香港中文大学（深圳）应用心理学教授。

业能力，深圳市相关部门聘请国内外专家学者对从业社工进行了系统培训。同时，深圳及各区在专职社工的精神卫生专业培训、岗位职责划定、社区访视流程以及相关制度的制定等方面的确进行了广泛且深入的探索，积累了丰富经验，取得了很好的成效。

中国的精神健康社会工作与国外存在巨大差异。制度、环境、管理和服务模式以及服务方法等都不相同。我们在精神卫生专业专职社工的绩效评估以及职级评定等方面也还在进一步探索之中。如果将精神卫生专业社会工作比作一座大厦，在国内还属打地基的起步阶段，有赖于全国同道一起添砖加瓦和雕梁画栋。

易松国教授带领作者团队编撰的《精神健康社会工作理论与实务》从国外不同理论流派介绍，到国内不同领域和不同地域的运用，可谓结构宏大、逻辑严密、内容翔实；作者团队既有丰盈的社会工作理论修养，更有切身的社会工作务实的经验积累。最难能可贵的是，易松国教授专门用了不短的篇幅介绍深圳市及下辖各区精神卫生专业社工，这对于国内精神健康社会工作的政策、研究以及服务具有重要借鉴意义。

2024 年 5 月 18 日

前　　言

一　编写《精神健康社会工作理论与实务》一书的缘由

2007 年，一个非常幸运的机会，我应深圳市民政局领导邀请创办了深圳首家社工机构——深圳市鹏星社会工作服务社，由此一只脚从"象牙塔"迈入了社会，开始了社会工作从理论到实践的跨越。虽然之前接受过社会工作专业教育，但那些"知识"都来自西方，且基本上也都只能停留在书本上。当我在 2007 年年初承担深圳市民政局一项课题，调研在哪些领域、哪些部门设置专职社工岗位并确定其角色和职责时，遇到了巨大困难。

与西方和我国港台地区不同的是，内地（大陆）的社会服务多数被纳入了不同领域的行政体系。西方和我国港台地区的很多社会工作服务在内地（大陆）的现有行政体系里面都有所体现。比如说，民政部门的福利院老年人和儿童服务，军休和优抚服务（后划到其他部门），社区服务（街道社会服务中心和社区居委会提供休闲娱乐及便民服务）；司法部门的社区矫正和禁毒等服务；在教育部门，各中小学都有德育老师和心理咨询师；妇联工作涵盖妇女儿童和家庭服务；残联建立了比较完善的残疾人服务体系。"象牙塔"中的我那时候对这些服务性的行政体系不甚了了；而相关部门负责人对社会工作则是一无所知。可想而知，当时与相关部门讨论并确立社会工作岗位及职责是一项多么艰巨的任务。在一次与教育部门领导及部分中小学校长的座谈讨论中，当我提出"一校一社工"及社工的工作职责时，部分校长明确说学校不需要社工，因为他们认为我所说的社工工作已经由德育老师和心理咨询师承担了。

　　这种困境所折射的其实是社会工作本土化问题。社会工作专业和社会工作服务都是西方舶来品。社会工作在西方国家和我国港台地区发展较早也比较成熟。然而，内地（大陆）的福利制度和社会服务体系与西方国家及我国港台地区迥然不同。加之传统观念和社会工作认知因素的影响，在我们原有制度体系中"嵌入"社会工作服务非常艰难。虽然在后来的发展中，社会工作在民政、司法、教育、卫生及残障和妇联等各相关领域中逐渐找到了自己的位置并站稳了脚跟，但在深圳社会工作发展十六七年以后的今天，社工角色和职责不清的问题仍然普遍存在。这主要体现在两个方面：一是社工的角色不明，社工面临角色困惑、角色紧张和角色冲突等问题；二是社工与相关行政人员的职责边界不清，社工的职责边界变得越来越模糊，这个问题随着用人单位对社工服务主导权的增加而变得愈加严重。刚开始几年，用人单位领导由于不了解社工，一般都是按照上级部门要求以及社会工作服务合同规定安排社工工作，社工主要承担的是专业服务者的角色，但后来随着用人单位对社工服务主导权和话事权的增加，社工的角色和职责安排出现了单位化和行政化倾向。这种现象在所有社会工作服务领域都不同程度地存在。

　　社会工作服务逐渐偏离专业方向，趋于行政化，这对于高校社会工作理论和教育以及社会工作实践来说非常值得关注和讨论。首先是书本知识和工作实践相脱节的问题。实践中的社会工作概念和专业定位与书本上的界定似乎大不一样；书本上讲授的社会工作方法和技巧在实际工作中较少运用；西方社会工作伦理在现实中难以践行。相对的，现实中社会工作者的角色和职责、工作方法及职业规范等内容在书本中鲜有体现。这导致教与学的困惑和冲突。其次是专业价值和职业发展的问题。往小里说，行政化导致社工学无所用，专业价值无法实现，难以吸引和留住社会工作人才，也无法保证服务效率；往大里说，专业泛化难以体现社会工作服务的专业性和专业价值，影响政府和社会对社会工作专业和职业的认知，社会工作者失去不可替代性，社会工作专业教育和职业发展都将逐渐衰微。

　　本人关于社会工作本土化以及社会工作教学和实践有几个观点：第

一，社会工作本土化是指将西方社会工作知识体系进行重构，使其适合本土制度和文化，然后融入本土教学和实践的过程。社会工作本土化既不是完全西化，也不是去西方化。完全西化失去了本土性，导致水土不服；完全去西方化就不能称之为社会工作。第二，社会工作是一个专业。社会工作的最显著特征是专业性。社会工作专业学科经历了一个长时间的发展过程，形成了比较成熟和科学的知识体系，并且在实际应用中得到了检验。社会工作服务必须体现专业性，包括专业理论、专业方法和专业伦理。行政化和专业泛化不是专业意义上的社会工作。第三，社会工作是一种职业。政府需要为社会工作从业者（专职社工）设置职业准入条件、明确职业角色和工作职责。第四，社会工作教学与实践应该紧密结合。我们需要基于西方知识和本土实践重构社会工作知识体系，编写社会工作系列教材和参考书籍。基于以上观点，我一直希望在社会工作本土化方面进行思考和研究，并结合多年来创办社工机构的实践经验编写适合本土教学和应用的社会工作书籍。《精神健康社会工作理论与实务》就是这一愿望的产物。

　　编写《精神健康社会工作理论与实务》一书主要出于以下几个方面的考虑：首先，精神健康问题日益凸显。近几年来，社会竞争日益激烈，人们在工作事业、经济生活、婚恋家庭和学习升学等方面的压力越来越大，焦虑和抑郁等心理问题比较严重，由精神健康问题而引发的恶性事件时见报端。精神健康问题引起了政府和社会的高度关注和重视。其次，精神健康社会工作重要性不断提高。政府建立比较健全的精神健康防控和服务体系，起到了比较好的效果。但传统体系突出管控，缺乏专业服务。为此，政府和医疗机构在精神健康服务体系中引入了专业社工。有些是通过政府购买服务的方式由第三方专业机构派驻社工到医疗机构和社区提供专业服务；有些则是自行招聘社工，将社工纳入组织体系之中。深圳政府非常重视精神健康社会工作，在短短几年时间内就将精神健康社会工作者从几十人增加到近千人，在市、区相关机构和街道、社区都有社工的身影。专业社工极大提升了精神健康管理水平和服务质量，得到了政府和服务对象的高度肯定。再次，精神健康社会工作专业性强。我认为，在所有服务领域中，精神健康社会工作的专业性可能是最强的。这一方面是因为服务人群的特殊性。社工面对精神健康患者及其家属需要很强的心理素质和专业能力。另一方面，心理健康社工需要掌握大量心理治疗理论和方法，同时还需要了解精神健康药物和精神康复等知识。最后，精神健康社会工作的本土特征非常显著。政府部门将"精神健康"称为"精神卫生"。在中国，精神健康管理和服务具有很强的政府特色和行政性色彩。除了卫生部门及医疗机构以外，其他相关部门比如政法、残联、教育甚至一些地区的组织部门也都参与精神健康管理和服务。精神健康管理和服务主要限于体制之内。引入精神健康社会工作服务以后，精神健康社工也都是嵌入现有体系，在政府部门、社区和医疗机构的管理下开展服务。因此，精神健康社工在角色定位、职责界定以及协同治理等方面面临诸多挑战。

二　《精神健康社会工作理论与实务》主要内容及适用对象

如前所言，精神健康社会工作是一个非常凸显专业性、实践性和本土性的服务领域。精神健康社工不仅需要掌握社会工作专业理论和方法、技巧，还要了解或掌握心理学和精神健康方面的理论和方法。面对精神健康患者及其家属这种特别的服务对象，社工需要具备强大的心理素质和处理突发问题的能力。相对于其他社会工作服务领域，精神健康社工需要具备更多专业知识和更强的处置能力。

精神健康社会工作表现出很强的政策性和实践性。医疗机构、残康机构和社区的精神健康工作很大程度上是落实执行政府部门的相关政策。精神健康社会工作实践性强。面对服务对象及其家庭，社工需要理解相关政策并及时处理精神健康患者的问题和需求，甚至督促或协助精神健康患者服用药物。与其他服务领域相比，精神健康社工需要接受更多理论和实践方面的培训。

此外，精神健康社会工作具有很强的本土性。与西方精神健康社会工作的社会性特征相比，中国精神健康社会工作的行政性较强。首先，精神健康管理和服务被纳入行政体系之内，主要由卫生和残障等部门负责。精神健康社会工作也成为行政体系的一部分，社工的专业自主性较弱。其次，精神健康工作存在重管理、轻服务，重治疗、轻康复的倾向，缺乏社会工作专业性服务。目前，国内大部分地区在精神健康工作领域都没有引进专业社会工作，部分地区引进了少量社会工作服务。最后，由于精神健康社会工作被嵌入政府体系，社工承担大量行政性工作，服务的专业性不够强。

　　基于上述原因，《精神健康社会工作理论与实务》的编写突出专业性、实践性和本土性。在专业性方面，该书系统介绍了精神健康社会工作相关概念、主要理论视角和常用的介入模式。主要理论视角有生物医学视角、心理视角、社会视角、生理—心理—社会视角、正常化理论、优势视角、叙事治疗和正念理论。介入模式包括个案管理模式、复元模式、朋辈支持模式、会所模式和职业康复模式。这些理论视角和介入模式被广泛应用于精神健康社会工作服务。精神健康社会工作也是从西方发展而来。在长期的实践中，西方国家形成了比较成熟的发展模式和服务方法，值得中国学习借鉴。然而，中国与西方国家在行政体系、福利制度和社会文化等方面存在较大差异，各地情况也千差万别。因此，我们不能照搬西方模式和方法，而应该根据国情和区情探索建立适合国家和地区的本土实践模式。为此，本书比较全面地介绍了西方主要国家精神健康社会工作服务模式，包括美国、英国、瑞典、澳大利亚、日本、韩国和新加坡等。同时，我国各地也在精神健康社会工作服务领域进行了实践探索。香港和台湾精神健康社会工作发展早，形成了比较完善的服务体系和实践模式，值得内地（大陆）借鉴。北京、上海、广州和深圳等地是精神健康社会工作发展比较早的地区。各地在精神健康社会工作服务领域进行探索创新，取得了较好的成效。因此，本书从本土化实践层面介绍了香港、台湾、北京、上海、广州和深圳等地的精神健康社会工作服务模式。

　　由于制度和环境等方面的差异，内地（大陆）精神健康社会工作实践中存在大量与西方国家甚至我国港台地区都大不相同的现象，社工在精神健康服务中所面临的问题以及所运用的方法与西方国家和我国港台地区也存在巨大差异。所以，为了突出精神健康社会工作实践的本土性，帮助读者更好地认识和理解中国精神健康社会工作服务，本书对精神健康社会工作的一些重要本土议题进行了分析和讨论，呈现了大量由一线社工开展的本土性精神健康社会工作实务案例，并由社工和督导分享他们在精神健康社会工作服务中的经验和技巧。其中，本土性精神健康社会工作重大议题包括精神障碍患者的病耻感、精神健康社会工作职业化专业化、精神健康患者的协同管理和服务、精神健康社工的角色和职责边界以及精神健康社工的专业性及胜任力。本土实务部分包括10个典型个案、5个小组工作案例和4个服务项目案例以及8个经验分享。每个个案、小组和服务项目都有督导点评。

《精神健康社会工作理论与实务》一书广泛适用于政府、高校、医疗机构和相关从业人员。与精神健康社会工作相关的政府部门包括医疗卫生和残障康复等部门。目前，中央和各地都高度重视精神健康，大力推动精神健康特别是精神障碍患者的管理和服务。越来越多的地区引入了精神健康社会工作。本书内容特别是介入方法和国内外实践模式部分对政府相关部门领导和行政管理人员可以起到政策借鉴作用。对于大学教育来说，精神健康社会工作本土性很强，迫切需要既有西方理论和成熟模式，又有丰富本土实践经验和实务案例的教学书籍。目前国内非常缺少这方面的书籍。《精神健康社会工作理论与实务》就是一本这样的书。它可以成为高校社会工作及相关专业的教材或参考读物。我国有比较成熟的精神健康医疗服务体系，比如精神专科医院以及慢性病防治院和疾病预防控制中心精神卫生科。一些综合性大医院也设有精神科。很多地方的社康中心都有精神科方面的医生。精神健康社会工作相关知识对于这些医疗机构的行政和专业人员来说或许有所裨益。当前我国精神健康管理和服务体系中的从业人员越来越多，除了前面谈到的政府和医疗机构相关行政和服务人员外，还有精神健康社工、心理咨询师、康复治疗师以及社区专干等从业人员。这本书可以为精神健康相关从业人员提供理论和实务指导。

三 致谢

《精神健康社会工作理论与实务》一书理论性和实践性强，经验和案例丰富，参编人员较多，组织和编写难度大。本书编写从2020年至今历经数年，凝聚了很多人的支持和努力。马凤芝教授从一开始就高度肯定和支持本书编写出版，给了我们极大信心。冉茂盛教授从学术层面提出了非常好的意见建议，并向我们推荐了特别优秀的张天明和李旭鸿作为本书副主编。张天明主要负责社会工作理论和介入模式，李旭鸿承担了概念界定的一部分和社会工作地区发展模式介绍的大部分工作。两位副主编还分析了精神障碍患者的病耻感及精神健康社会工作职业化和专业化等现实议题。康宁医院胡赤怡副院长和丁军博士为深圳市及各区相关资料的收集和编写给予了大力支持。我们到深圳市各区精神卫生部门深度调研精神健康社会工作发展情况，各区相关部门领导都非常支持，并高效地组织甚至亲自编写各区精神健康社会工作发展情况介绍。这些领导包括罗湖区慢性病防治院精神卫生科主任陈远华、福田区慢性病防治院副院长李锡波、南山区慢性病防治院精神卫生科主任范北方、宝安区慢性病防治院精神卫生科主任陈卿和副主任刘成锋、龙岗区慢性病防治院副院长张星、盐田区疾控中心精神卫生科主任谢淑娴、龙华区慢性病防治中心（精神卫生中心）副主任李杰、坪山区疾病预防控制中心精神卫生科主任史俊霞、大鹏新区疾病预防控制中心精神卫生科科长陈洁玲、深圳市第二人民医院大鹏新区医疗健康集团—社区精神卫生服务管理中心负责人赵林丽、光明区疾病预防控制中心精神卫生管理部部长苏展。部分人员在上述负责人的指导下参与了各区的编写工作。此外，参与本书编写的还有龚茵茵（澳大利亚部分），孙亚楠（北京部分），张卓华（深圳社会工作情况介绍），王越（服务评估部分），余令、周燕琼和王美云（人才培养和能力建设），刘沁、朱晨（社工角色及协同）等。

《精神健康社会工作理论与实务》一书除了概念和理论、介入模式和实践经验等知识外，最具中国特色和意义的内容当属实务。实务内容由个案工作、小组工作、服务项目案例和经验分享几个部分组成。所有案例都是由深圳市鹏星社会工作服务社一线社工和督导根据其开展过的真实案例编写而成。每篇案例后面都附有督导点评。经验分享也都是鹏星一线社工和督导长期精神健康社会工作服务实践的结晶，对于精神健康严重障碍患者的服务具有重要借鉴意义。深圳市鹏星社会工作服务社20多名精神健康社工和督导以及部分社工团队参与了实务部分的编写，包括张晓春、綦峥峥、胡淑艳、吴燕、黄艳、蔡萌、林晓静、邓水晶、罗文洁、潘碧云、俞昭玥、甘业爱、吴滨涛、邓彩敏、刘翠娇、金丹美、申涌、刘梦华、杨朋、廖文霞、杨吾林、贺芬芬、沈超帆以及福田家属资源中心团队和南湾街道精防团队。张晓春督导对实务部分所有内容进行了多次修改。我的研究生林钦、刘康、余林芳、刘瑶瑶、黄思怡和罗晓玲参与了书稿校对和修改。

《精神健康社会工作理论与实务》一书理论性、实践性和本土性强，内容丰富，资料翔实，编写难度大。本书是以上所有人员大力支持和积极参与的成果体现。在此，向所有以上人员以及未提到的参编人员表示由衷感谢。

中国社会科学出版社对《精神健康社会工作理论与实务》一书的出版给予了大力支持，负责本书的编辑服务态度热情，工作认真负责，非常高效率地完成了本书的编辑任务。在此向中国社会科学出版社表示衷心感谢。

最后，要特别感谢武汉科技大学法学与经济学院对本书出版的大力支持。

由于时间紧，水平有限，疏漏和错误在所难免。敬请谅解和指正。

易松国

2024 年 5 月 6 日于深圳

目　　录

上　篇
精神健康社会工作概念、理论及介入模式

第一章　精神健康社会工作相关概念 / 3

　　第一节　精神健康与精神健康社会工作 / 3

　　第二节　精神康复者 / 6

　　第三节　精神健康相关从业者 / 7

第二章　精神健康相关理论 / 16

　　第一节　生物医学视角 / 16

　　第二节　心理视角 / 20

　　第三节　社会视角 / 25

　　第四节　生理—心理—社会视角 / 27

　　第五节　正常化理论 / 30

　　第六节　优势视角 / 35

　　第七节　叙事治疗理论 / 39

　　第八节　正念理论 / 45

第三章　精神健康社会工作服务介入模式 / 64

　　第一节　个案管理模式 / 64

　　第二节　复元模式 / 68

　　第三节　朋辈支持模式 / 75

第四节　会所模式 / 77

第五节　职业康复模式 / 78

中　篇

精神健康社会工作经验模式及相关议题

第四章　外国精神健康社会工作实践模式 / 87

第一节　美国 / 87

第二节　英国 / 91

第三节　瑞典 / 96

第四节　澳大利亚 / 99

第五节　日本 / 114

第六节　韩国 / 118

第七节　新加坡 / 120

第五章　中国精神健康社会工作经验模式 / 130

第一节　香港 / 130

第二节　台湾 / 137

第三节　北京 / 143

第四节　上海 / 147

第五节　广州 / 151

第六节　深圳 / 155

第六章　精神健康社会工作相关议题 / 162

第一节　精神障碍患者的病耻感 / 162

第二节　精神健康社会工作职业化专业化 / 164

第三节　社区严重精神健康患者的社会工作协同服务 / 172

第四节　社区精神健康社会工作者的角色和职责边界 / 179

第五节　精神健康社会工作者的专业性及胜任力 / 184

第六节　精神健康社会工作人才培养和能力建设 / 188

第七节　精神健康社会工作服务评估 / 193

下　篇
精神健康社会工作实务

第七章　个案篇 / 221

第一节　精神分裂患者 L 的复元历程 / 221

第二节　结构家庭治疗模式在精神康复者中的运用 / 231

第三节　正常化理论用于分裂性情感障碍个案的实践报告 / 239

第四节　缓解单亲家庭困难，促进精神障碍患者复元 / 246

第五节　增强权能理论下社区精神康复者个案的介入 / 253

第六节　促进能力提升，增强生命力量

　　　　——复元理念在社区困难精神康复者双胞胎

　　　　家庭中的应用 / 263

第七节　坚持沟通，促进改变

　　　　——精神障碍康复者的康复旅程 / 273

第八节　社会支持理论在社区精神康复服务中的应用 / 282

第九节　运用社会治理多元服务推动酒精所致精神和

　　　　行为障碍患者康复 / 290

第十节　"与过去告别，和未来相拥"

　　　　——运用优势视角为康复者赋能 / 298

第八章　小组篇 / 308

第一节　在凝聚中改变，在互助中成长

　　　　——关于精神康复"开心和睦"小组的案例报告 / 308

第二节　塑造正面角色，发展个人能力

　　　　——精神康复者复元力小组 / 314

第三节　美食正念慰心灵，携手共建互助网

　　　　——家属互助小组 / 325

第四节　乐舞青春
　　　　——精神康复者艺术调理小组 / 336

第五节　"心里有画"油画疗愈小组 / 347

第九章　项目篇 / 368

第一节　日间康复和社区康复的项目服务 / 368

第二节　"园治你心"精神康复者及家庭减压项目 / 374

第三节　双相情感障碍艺术疗愈行动 / 381

第四节　舌尖上的乐活派
　　　　——精神康复者烘焙饮品职业康复训练及就业项目 / 395

第十章　经验篇 / 404

第一节　精神卫生社会工作督导关系建立与发展浅析 / 404

第二节　精神康复社会工作者的职业安全与应对策略 / 407

第三节　"声音"背后连接着真实的需要
　　　　——幻听严重精神障碍康复者个案面谈技巧 / 414

第四节　精准发力，联合多方为康复者解忧
　　　　——街道三管齐下助力患者回归正常生活 / 421

第五节　精神卫生社工应急处置经验 / 423

第六节　党建引领，构建精神康复者的社区支援服务网 / 427

第七节　精神康复者朋辈支援服务策略 / 433

第八节　主社工与辅助社工在精神康复者家访会谈中的
　　　　角色定位及关系调适 / 438

附录一　深圳市社会工作发展情况介绍 / 441

附录二　深圳市各区精神健康社会工作发展情况简介 / 454

上　篇

精神健康社会工作概念、
理论及介入模式

第一章
精神健康社会工作相关概念

第一节　精神健康与精神健康社会工作

一　精神健康

在认识精神健康社会工作之前，先要理解"精神健康"这一概念，但是，在不少地方，我们看到的描述却是"精神卫生"和"心理卫生"，"精神健康"和"精神卫生"的区别是什么？是否等同于"心理卫生"和"心理健康"？其实，让人疑惑的不仅仅于此，罹患精神疾病的人以及精神卫生从业人员的称谓亦是让人眼花缭乱。

"精神"一词在古汉语中有诸多意思，如灵气、心神、心志、思想、精力等，一般是与身体形骸相对应，在现代汉语中则还有"宗旨""主义"等意思。西汉刘安编撰的《淮南子》就有"精神训"一章讨论精神的来源与作用。东汉学者高诱注道："精者，人之气；神者，人之守也。"可以看到，"精神"一词在中国古籍中不仅只是关乎"心理"这么简单。林崇德主编的《心理学大辞典》中提及中文"精神"一词的英文为"psyche"，意思同拉丁文中的"灵魂"（soul），之与现代"心理"常对应的"psychology"通指的"个体的思想、感情等心理活动"等词的意思又不完全一致。台湾大学医学院（2015）则定义："一个人的心情、思想内容、呼吸与心跳之生命脉动，以及其时时刻刻的行动，构成了所谓的'精神'，包括情绪、行为、认知与生理驱力四个层面。"可以看到，在古今中外，"精神"一词的意思更为深广，但都往往包含了"心理"的概念。现在实际运用中涉及"心理"这一与形体相对应的概念时，一般不做太详细的区分。

"卫生"一词在古汉语中最早出自《庄子·庚桑楚》中的"趎愿闻卫生之经而已矣"，后世学者多解释为"防卫生命"。"精神健康""精神卫生"以及"心理卫生"等词都是指英文的"Mental Health"，但其实，英文中有另一个专门对应"卫生"的词"hygiene"，根据美国心理学会（American Psychological Association，APA）的定义，"mental hygiene"指的是"一种旨在通过教育项目，促进稳定的情绪和家庭生活，推动预防和早期治疗服务，推进公共卫生措施等手段来维持精神健康和预防精神失常的措施"。所以"精神卫生"的直接意思可视为保卫精神健康或是保护精神健康的措施。尽管在英文中"mental hygiene"已较少被使用，但是中文的"精神卫生"则常出现在涉及公共卫生的场合，例如大陆和台湾的相关法律都称为"精神卫生法"。此外，关于"精神卫生"和"精神健康"在中文中的细微区别，不少台湾学者和专家都有阐述，比如王以仁（1997）等人都认为心理卫生指的是"研究心理健康的一门学问，也可说是增进心理健康的一种服务"，即心理健康其实是目标，而心理卫生则是达成心理健康的一种手段。大陆的戴尊孝（2019）等学者则提出，狭义上的精神卫生仅局限于医学领域，例如精神障碍的预防、发现、治疗和康复等工作，但广义上的精神卫生则包含了心理健康和精神健康的各个方面，不仅指精神障碍的预防、治疗和康复等工作，亦包括各类促进公民心理健康的活动。但可以看到，无论是在广义上还是狭义上，他们都认为"精神卫生"是手段、措施或方法，而"精神健康"是要达成的目标或理想。

在今天的大部分语境和实际运用中，二者之间一般无实质区别。在教育学和心理学等行业往往用"精神健康"和"心理健康"，而医学界以及行政部门则习惯用"精神卫生"或"心理卫生"，例如大陆和台湾的相关法律都称为"精神卫生法"。而行政立法等部门趋向于使用医疗界常用的称谓，或许也透露出在相当长的一段时间里，行政和立法人员依然习惯先用传统医学视角看待精神健康和心理健康问题。

"精神健康"的标准又是什么呢？世界卫生组织（2004）认为，精神健康不仅只是没有精神疾病，而且是"一种完好的状态，个体能够认识到他或她的能力，能够应对日常生活中正常的压力，能够卓有成效地工作，能够对他或她的社会有所贡献"。大陆地区的《心理学大辞典》则认为精神健康应该包含以下条件：一是情绪稳定；二是能愉快且高效工作；三是能建立良好的社交关系且积极参与社交活动；四是对自己有清晰的了解和接纳；五是能恰当地认识、面对和解决问题。

台湾地区的学者则认为，心理健康可以从三个层面诠释：首先是身体层面，身体功能的健康是心理健康的基础；其次是心理层面，认知和适应方面能保持正常，拥有和谐的人际关系等；最后是社会层面，社会生活能符合常模（normal），个人扮演的角色能符合社会的要求，为社会作出贡献等（王金永和陈杏容，2020）。

值得注意的是，精神健康又和身体健康有所不同，精神疾病或心理疾病往往受到不同社会文化的影响，每个时代和地区都有各类的规范和常模（normal），在不同时代和社会文化背景下，生病与否的标准不尽相同，因此有时较难做出客观和精确的判定（张杏如、杨添围和张玲如，2017）。例如早期的精神疾病诊断与统计手册（DSM）曾将同性恋列为精神疾病的一种。

二　精神健康社会工作

叶锦成教授（2018）总结了精神医疗/健康社会工作的不同理解，包括：（1）在医院的精神科或精神病医院中推行社会工作；（2）以社会工作的理念和手法去进行精神/心理实务工作；（3）用精神/心理健康的理念和手法，理解和推行社会工作；（4）促进社会的心理健康，以达到公平、公义、高生活素质与和谐的社会；（5）以社会工作的手法去达到一个全人安康、身心平衡的社会环境。综上所述，精神健康社会工作应是精神健康领域和社会工作领域在理念、技巧和原则等方面的融合。

在长期的发展中，精神健康社会工作的重心也悄然发生着转变，主要体现在四个方面：一是从非专业医疗助手转向多学科专业人员；二是从院舍转向社区；三是从临床个案工作转向多元化介入；四是从疾病和患者角度转向消费者和参与者的角度。大体而言，目前的精神健康社会工作大体有两种类型：一是以较为传统的院舍和病症为本取向；二是以社区和康复者为本取向，但需注意，两者并无绝对的分界线（叶锦成，2018）。

第二节 精神康复者

在英文中，医疗机构和医疗从业人员一般用"patient"来形容患有疾病的人，无论是身体疾病还是精神疾病。但是在社会工作领域，出现较多的则是"persons/people with mental illness"或是"mental health service user"，而非"psychiatric patient"。而在中文中，则有精神病人、精神疾病患者、精神病康复者等称谓。和英文一样，不同的称谓代表着不同领域、不同视角与不同观点对精神疾病和精神健康问题的看法。医学界常用"精神疾病患者""精神病人"，突出"病"这一特征。鉴于过去医学界的权威，社会大众也往往采用"精神疾病患者""精神病人"这类的说法，甚至将"精神疾病"直接与他们直接画等号。

而社会工作的视角则将精神病视为精神疾病患者的一部分，更关注"人"（person），认为除了病症以外，精神疾病患者也有自己的优点、潜能和需要，精神疾病对他们所造成的困扰和负面影响只是他们的一部分，而非全部，不应该只看到他们的缺陷和异常，更不应该对其进行"污名化"，将他们渲染成危害社会安全与稳定的人群。他们应该亦有能力去过美好的生活（高万红，2019）。在欧美等精神健康社会工作较为成熟的国家和地区，受消费者运动影响，"顾客至上"等理念也被引入公共服务中，精神疾病患者的"服务使用者"身份受到重视，他们开始积极参与到精神卫生活动的倡导和政策制定中，"mental health service user/consumer"（精神健康服务使用者/消费者）等称谓也因此被广泛使用（李明和赵宏斌，2008）。此外，在中国香港地区，则开始普遍使用"精神病康复者"这一称谓。

和很多国家与地区一样，中国在很长的时间里对待精神疾病患者都是基于传统的残疾医学模式，在政策层面更倾向通过加大医疗投入来解决，忽视了社会康复以及精神健康问题的复杂性（李筱永和张博源，2019）。高万红（2019）等学者提出，相比传统的医学视角，社会工作视角下的精神康复和治疗介入有以下特点：一是以人为本，在尊重、接纳患者的同时聆听理解患者的遭遇；二是重视精神病康复者在治疗中的参与，让康复者能更好地回归和融入社会。

此外，在中国精神健康社会工作实践过程中，精神康复者还有以下两个称谓。

第一，精神障碍患者。精神障碍患者是指大脑机能活动发生紊乱，导致认知、情感、行为和意志等精神活动有不同程度障碍的病人。常见的有情感性精神障碍、脑器质性精神障碍等。致病因素有多方面：先天遗传、个性特征及体质因素、器质因素、社会性环境因素等。许多精神障碍患者有妄想、幻觉、错觉、情感障碍、哭笑无常、自言自语、行为怪异、意志减退等症状，绝大多数病人缺乏自知力，不承认自己有病，不主动寻求医生的帮助。常见的精神病有精神分裂症、躁狂抑郁性精神障碍、更年期精神障碍、偏执性精神障碍及各种器质性病变伴发的精神障碍等。

第二，严重精神障碍患者。严重精神障碍患者是指精神障碍患者中精神症状严重的群体，主要指六大类严重精神障碍患者，包括精神分裂症、双相情感障碍、偏执性精神障碍、分裂情感性精神障碍、癫痫所致精神障碍、严重精神发育迟滞。其社会适应等功能严重损害、对自身健康状况或者客观现实不能完整认识，或者不能处理自身事务。

第三节　精神健康相关从业者

精神健康从业人员的称谓、资质和职责等各不相同。中国并没有一个工种的正式名称是"心理医生"，在现在的语境中，往往泛指精神科医生或者心理咨询师等精神健康行业从业人员。

一　精神科医生（Psychiatrist）

或称精神科医师，系医生的其中一类，经过医学院系统的精神医学培训和临床实习，具有医生执照，一般在医院的精神科、精神病院或是私人诊所任职，负责精神疾病的诊断、检查与治疗（包括药物治疗和心理治疗，但一般侧重于药物治疗等医学手段），具有处方权，在中国大陆和台湾地区，精神科医生是唯一具有处方权的精神卫生专业人员。同

时，他们亦是判断精神疾病患者是否需要强制住院的主要鉴定成员
之一。

二　临床心理学家（clinical psychologist）

或称临床心理师。与精神科医生不同，临床心理学家的培养重点不
是精神医学，而是心理学，同时他们亦需要完成一定时数的临床实习方
可获得职业资格。他们可提供诊断、评估、心理治疗等服务。美国和加
拿大的临床心理学家认证制度始于 20 世纪 40 年代，成为临床心理学家
需要获得相应的博士学位，之后除了通过相关的理论、伦理以及法律等
考试，亦需要继续完成至少 1500—2000 小时的临床实践。而在香港，
想要成为注册临床心理学家需要获得香港临床心理学家公会（现为香港
特区政府唯一授权的临床心理学家认证组织）认可的硕士或者博士学
位，在香港本地高校中，仅有香港大学和香港中文大学有资格提供相应
的学位课程，课程中除了理论学习，亦包含各个方向的系统实习。而在
台湾，想要获得临床心理学家执照也需要完成认可的硕士课程（包含一
年的实习），并通过考试。因此可以看出，并不是获得心理学学士或者
硕士学位（如教育心理学、发展心理学）就能获得临床心理学家的从
业资格，在不少地区，临床心理学家受法律认证保护，无资质不可自
称。而临床心理学家是否应获得处方权也引起了广泛的讨论（Trull &
Prinstein，2012）。

三　心理咨询师（Counselor/Therapist）

心理咨询师的定义和角色经常被混淆，原因在于即使是在同一个地
区内，也常出现学历教育、认证方式以及职业资格不同或者不统一的情
况。与精神科医生和临床心理学家不同，心理咨询师不具备诊断权。他
们致力于提供专业的心理治疗、评估以及心理健康教育、精神疾病预防
等服务，涉及家庭、婚姻、人际交往、哀伤辅导、个人成长等范畴
（Gerig，2009）。在美国，成为心理咨询师需要在获得相应的心理学硕
士学位后再根据各州的具体要求申请执照。香港的心理咨询师又被称为
"辅导员"，只需完成相应的本科或者硕士学位就可执业。台湾地区则
在早些年通过了《心理师法》，对心理咨询行业的培训和认证进行了统

一规范，在台湾心理咨询师被称为心理咨商师，属于医事人员，根据法律需要完成受认可大学的硕士学位课程，之后通过考试方可获得职业执照。中国港台地区和欧美的心理咨询学位教育往往都包含实习部分。中国内地（大陆）早期以设立心理咨询师考试作为该行业的准入门槛，但是因其无须获得相关学位以及实习，只要通过考试就能获得执照而饱受诟病，最终该考试在 2017 年取消，其后至今并无全国统一的职业资格认证方式。各培训机构自己提供的培训课程和证书则是良莠不齐。此外，精神科医生、社工以及临床心理学家等专业人员，因为他们的职业功能，有时也可视为在担任心理咨询师的角色。

四　精神健康社会工作者

精神健康（心理卫生）领域的社会工作者（以下简称"精神健康社工"及"心理卫生社工"）在不少国家和地区都是精神健康服务的中坚力量。在美国，过半的精神健康服务都是由社工提供。现在精神健康社工的英文多为"Mental Health Social Worker"，除此之外，在精神健康领域服务的社工还有一个较为常见的词"Psychiatric Social Worker"，直接的翻译为"精神医疗社工"，这是因为早期的精神健康社工工作地点都在医疗机构中，与医院中的其他精神健康专业人员共同提供服务，今天的新加坡依然把精神健康社工列为医疗社工（Medical Social Worker）的分支。而在中国台湾地区，讨论"精神医疗社会工作"时强调的是医疗机构中的精神健康社会工作，属于医疗社会工作的分支，故从业者有"精神科社工师"之称，而"心理卫生社会工作"则更侧重在社区精神健康服务，除了为出院的精神康复者服务，心理卫生社工的服务范畴还包括家暴介入以及普通社区居民的精神疾病预防等（王金永和陈杏容，2020）。目前，社会工作者的认证制度可分为三类：登记（registration）、授证（certification）、执照（licsensing）。精神健康社工在不少地区的专业身份也得到保证，例如在中国台湾和香港地区，未获得注册或认证不可自称社工，否则将面临法律问题。国内外精神健康社会工作者的称谓、注册方式及相关规定有所不同[①]。

---

① http：//soci. cssn. cn/shx/shx_ shgzyzc/201310/t20131026_ 586429. shtml.

（一）中国

1. 中国内地（大陆）

（1）名称：助理社会工作师、社会工作师和高级社会工作师。

（2）认证、注册和主管部门：人事部、民政部、各级别政府。

（3）相关法律与规定：《社会工作者职业水平评价暂行规定》《助理社会工作师、社会工作师职业水平考试实施办法》《社会工作者继续教育办法》《高级社会工作师评价办法》等。

（4）认证/注册方式：授证考试。

（5）认证/注册要求：具备相关学历或工作经验，并参加考试。

（6）其他：中国社会工作联合会心理健康工作委员会与中国心理卫生协会于2018年起联合提供心理健康社会工作职业技能培训课程和认证，但无须通过社工考试亦能参加此培训和认证，且尚未被民政部正式认可。

2. 中国香港

（1）名称：注册社会工作者。

（2）认证、注册和主管部门：社会工作者注册局。

（3）相关法律与规定：《社会工作者注册条例》。

（4）认证/注册方式：登记注册。

（5）认证/注册要求：香港居民获得社会工作者注册局承认的学历后即可注册。

（6）其他：少数非相关学历持有者获得注册局认可和注册。

3. 中国台湾

（1）名称：社会工作师、医务社工师、心理卫生社工师。

（2）认证、注册和主管部门：内政部、各级政府。

（3）相关法律与规定：《社会工作师法》《专科社会工作师分科甄审及接受继续办法》等。

（4）认证/注册方式：职业执照。

（5）认证/注册要求：具备社会工作专科或相关学历并通过考试。

（6）其他：具备相关学历但无社会工作师资格者亦可以社工的身份在民间组织从事社会工作方面的工作，但不可自称社工师。社工师执业在心理卫生领域执业五年且完成"心理卫生"领域的培训等条件后，可参加专科社会工作师甄审，通过后称为心理卫生领域的专业社工师。

4. 中国澳门

（1）名称：社会工作者。

（2）认证、注册和主管部门：社会工作者专业委员会、社会工作局。

（3）相关法律与规定：《社会工作者专业资格制度》（2020年生效）。

（4）认证/注册方式：授证考试。

（5）认证/注册要求：澳门居民在获得社会工作学士学位以上学历后参加专业考试，考试合格进行执业注册。

（6）其他：无。

（二）美国

（1）名称：临床社工。

（2）认证、注册和主管部门：美国社会工作委员会联合会（ASWB）、国家社会工作协会（NASW）。

（3）相关法律与规定：各州的相关法律与规范不同。

（4）认证/注册方式：授证考试、职业执照（双轨制）。

（5）认证/注册要求：职业执照：取得社会工作教育委员会（CSWE）认可的学士或硕士学位可成为社工，取得硕士学位并经过两年督导后可成为进阶社工；获得硕士学位并有两年临床工作经验可报考临床社工（LCSW）；授证：合格社工（ACSW）、合格临床社工（QC-SW）、临床社工专家（DCSW）。

（6）其他：各州普遍对社工有持续进修要求。

（三）英国

（1）名称：精神健康特准专业人员。

（2）认证、注册和主管部门：英国社会工作者协会（BASW）；英格兰：SWE；北爱尔兰：NISCC；苏格兰：SSSC；威尔士：CCW。

（3）相关法律与规定：《社会工作者标准法案》《社会工作者委员会（注册）细则》《社工委员会（行为）细则》等。

（4）认证/注册方式：注册登记。

（5）认证/注册要求：获得各地委员会认可的学历，且具备合格的行为规范和身心要求后即可注册。

（6）其他：根据英国《精神卫生法》，从事精神健康社会工作的社工需要接受一年的专门培训，称为"特准社会工作者"，2007年后，从事精神健康领域的社工改称并列为"精神健康特准专业人员"。

（四）日本

（1）名称：精神保健福祉士。

（2）认证、注册和主管部门：社会福祉振兴试验中心（隶属厚生劳动省）、精神保健福祉士协会。

（3）相关法律与规定：《社会福祉士与介护福祉士法》《精神保健福祉士法》。

（4）认证/注册方式：授证考试。

（5）认证/注册要求：完成指定学习科目，或者获得相关学历后完成培训，之后参加考试。

（6）其他：无。

（五）新加坡

（1）名称：医务社工。

（2）认证、注册和主管部门：新加坡社会工作者协会（SASW）、社会和家庭发展部。

（3）相关法律与规定：《新加坡社会工作者协会章程》。

（4）认证/注册方式：登记注册。

（5）认证/注册要求：获得SWAAB认可的社会工作学历。

（6）其他：无。

（六）澳大利亚

（1）名称：认证精神健康社工。

（2）认证、注册和主管部门：澳大利亚社会工作者协会（AASW）。

（3）相关法律与规定：《澳洲社会工作教育与认证标准》《精神健康社会工作者实践标准》。

（4）认证/注册方式：登记注册。

（5）认证/注册要求：获得AASW认可的社会工作学历即可成为认证社工；成为认证精神健康社工则需在成为认证社工后，在精神健康领域全职工作至少两年（3360小时），且具备规定的能力并参加进修等。

（6）其他：无。

五　其他专业人员

精神健康领域的专业人员还包括在精神科病房或者门诊工作的精神科护士，在学校中为青少年提供心理干预和成长护航的学校心理学家，在医院或心理辅导中心提供艺术、音乐或园艺等治疗的各类专业治疗师等。他们都是精神健康服务领域的参与人员，在一些国家和地区也常常被医院聘请加入精神科的多专业团队共同为患者提供服务。在中国，具有医学或心理学且在医疗机构中从业满一定年数的医务人员（如护士、医生，视各地具体要求）等，还可通过专业技术资格考试（非执业资格考试）成为心理治疗师。各地对其他相关专业人员的称谓大致相同。深圳市协助社区精神健康服务的工作人员有以下六个分类。

（1）社区精防医生：也称社区精神卫生医生，社区精防医生一般由社区健康服务中心的一位医生兼任，身兼数职，公卫工作繁重，在精神卫生防治服务中主要从事严重精神障碍患者的诊治和管理工作，及时观测其病情变化，及时随访，康复诊治，救治救助以及管理精神卫生系统等工作。社区精防医生是社区精神卫生"社区关爱帮扶小组"的成员之一，与社区精防专干、残联专干、社区民警、患者家属、精神卫生社工等合作做好社区精神卫生服务和管理工作。

（2）康复治疗师：对于器质性疾病的精神障碍患者，康复治疗师通过物理疗法、作业疗法、语言疗法、康复工程、传统康复等方法促进病员恢复健康。负责接待病员康复咨询、功能检查评定、安排短期康复训练项目，推荐部分有条件的病员购买使用智能康复器械，进行长期被动伸展运动，预防肌肉萎缩、促进或保持病员功能恢复等相关治疗。注意观察病情、治疗效果及反应，如有反应及时处理；并及时与临床医师（或称"康复医师"）讨论治疗方案，提出合理化建议，指导家属和护士，参与执行相关必要的康复活动。

（3）社区精防专干：指社区中负责管理精神障碍患者/精神康复者的专员，是社区精神卫生"社区关爱帮扶小组"的成员之一，与社区精防医生、残联专干、社区民警、患者家属、精神卫生社工等合作做好社区精神卫生服务和管理工作。目前，因各社区工作人手及工作安排原因，一般多由社区民政专干或综治专干等兼任。

（4）社区残联专干：从事社区残疾人工作，是政府购买的福利岗位，专门安置残疾人士就业，其自身也为有就业能力的残疾人士。主要负责户籍残疾人的残疾证申请、福利申请和发放等，包括持有残疾证户籍精神障碍患者/精神康复者。残联专干是社区精神卫生"社区关爱帮扶小组"的成员之一，与社区精防医生、精防专干、社区民警、患者家属、精神卫生社工等合作做好社区精神卫生服务和管理工作。

（5）社区综治专干：负责拟订综合治理工作计划，检查各项工作的开展，配合上级管理部门，对各项工作具体负责落实、安排、总结等，从事与社会治安综合治理相关的所有具体工作。可兼职"社区精防专干"。

（6）社区民政专干：一般指负责社区中救灾救济、优抚安置、社会福利、农村养老保险、基层政权和基层群众自治组织建设、行政区划和地名管理、社团管理、婚姻登记管理、殡葬管理、救助管理及涉外儿童收养管理等工作的专职工作人员，对接民政部门和民政工作在社区基层工作业务。可兼职"社区精防专干"。

此外，社区网格员、社区民警等也是社区关爱帮扶小组的重要组成人员。

参考文献

1. 戴尊孝：《精神卫生法规救助政策》，陕西科学技术出版社 2019 年版。

2. 高万红：《精神障碍康复：社会工作的本土实践》，社会科学文献出版社 2019 年版。

3. 台湾大学医学院附属医院精神医学部：《认识精神疾病》，2015 年版。

4. 世界卫生组织（WHO）：《促进精神卫生：概念·新证据·实践报告概要》，2004 年版。

5. 李明、赵宏斌：《"融入"而非"隔离"：英国现代精神卫生政策的范式转换》，《中国卫生事业管理》2008 年第 5 期。

6. 李筱永、张博源：《精神健康治理研究：立法、实施和效果》，中国政法大学出版社 2019 年版。

7. 叶锦成：《精神医疗社会工作：信念、理论和实践》，华东理工大学出版社 2018 年版。

8. 王金永、陈杏容：《精神疾病、精神医疗与心理卫生：精神医疗社会工作》，新学林出版股份有限公司 2020 年版。

9. 王以仁、林淑玲、骆芳美：《心理卫生与适应》，心理出版社有限公司 1997 年版。

10. 张玲如、邱琬瑜：《台湾精神医疗社会工作者之角色困境与发展》，《现代桃花源学刊》2015 年。

11. 张杏如、杨添围、张玲如：《精神医疗社会工作理论与实务：兼述心理卫生社会工作》，洪叶文化事业有限公司 2017 年版。

12. Gerig and Mark S. ：《心理卫生与小区咨商的基础》，新北心理出版社 2009 年版。

13. Trull，T. and Prinstein，M.，"Clinical psychology"，*Nelson Education*，2017.

第二章
精神健康相关理论

第一节　生物医学视角

生物医学模式曾在医学模式的历史舞台中一度占据主导地位，在生物医学视角中，精神病学是一个具有较好证据基础的医学分支。但是自20世纪70年代开始，精神科医生意识到仅仅靠生物学来解释心理健康问题存在较多不足，基于此，他们主动积极地借鉴其他学科，来更好地回应患者个人的多样化求助，提升精神病学的有效性。由于心理健康问题的特殊性，尽管含有较多概念化的知识，但都存在界定难度，对于未来从事精神病学的学习者具有一定难度。

一　生物精神病学的发展渊源

精神病学与物理医学遵循着基本相同的轨迹共同发展：在寻求诊断与治疗相匹配之前，我们必须首先描述临床综合征，然后确定该综合征的潜在病理学和自然史（或病程）。这条道路促进现代生物精神病学的发展。

公元前5世纪，西方医学的奠基者希波克拉底（Hippocrates）打破传统的古希腊宗教观念，提出了体液病理学说并运用到精神病领域。根据体液病理学说，血液、黏液、黄胆汁和黑胆汁这四种人体基本体液一旦失衡就会导致疾病的发生，抑郁症的产生便是因为大脑内过多的黑胆汁破坏了脑的活动。

进入中世纪后，神学与宗教凌驾于医学之上，对于疾病的发生与不正常的行为统统被认为是超自然力造成的。那些有心理健康问题的人（精神病人）被各种各样的仪式进行"治疗"，以驱赶恶灵。直至文艺复兴时期，精神病学才进一步发展，在这一时期，人们发现了一些精神障碍，并描述了一些不正常症状。随着西方工业革命的兴起，科学得到了跨越式的进步，医学也在这一阶段逐渐摆脱神学与宗教，开始朝着科学化的道路发展，精神疾病被视为一种需要治疗的疾病，并认为精神疾病的发生是由生理因素所致。

在 19 世纪以前，大多数精神病人，或是在无人照管的情况下在乡村游荡，或是送进疯人院。精神病院尝试用各种不同的方法为病人提供治疗，诸如"水疗法"等当时看起来科学的方式盛行一时。为了把有精神健康问题的人与监狱、贫民院分开安置，美国等国家建立由国家建造和管理的精神病院。更人道的方法开始被引入精神病患者的治疗中，精神病的治疗也在逐渐转换观点，认为环境在治疗中起着至关重要的作用，为了帮助患者康复，开始在院内创造类似于家里舒适的条件和环境（Davidson et al.，2017）。

二　精神疾病定义

其他医学领域如外科学，认为疾病是由病理学的存在来定义的。病理学表现在血液检查、射线和各种扫描检查中。精神病学必须依赖于不正常或病理的心理过程的证明，但证明异常心理并不是一项简单的任务（Davidson et al.，2017）。

我们应该如何寻找异常心理呢？不正常的心理往往会通过特定的征兆和症状显现出来。症状通常是可观察到的异常情况或者是患者述说与抱怨的症状，但需要注意的是，精神科医生不可能完全解释发生异常的各种迹象和症状（Obeyade，2008）。

大多数医生处理健康与疾病遵循以下方法，即识别症状和体征，诊断疾病，以致力于减轻症状与痊愈为目标，对症下药。在精神病定义为疾病后，我们需要讨论疾病的定义。一种疾病的定义特征可以归纳为两个部分：（1）与被认为是正常的有区别的异常；（2）这种异常给个体带来了一种障碍，或者说是生物学上的劣势。

这就需要进一步探讨"正常"一词在生物医学上的定义。在其他医学领域，医生依靠病人明显的症状（如疼痛）与可以感知的身体上的异常来作为诊断依据，后又通过相关机器方面的检查进行诊断。精神科医生会试图从患者的症状与身体状况中寻找"不正常"的证据，但在很大程度上依靠的是主观性的经验进行诊断，缺乏作为诊断依据的客观检验，同时与其他医学领域较不同的是精神科医生无法进行血液及身体上的扫描检测来说明异常，更多是依据大脑的变化做出诊断。因此，标准化诊断，即基于对症状和体征的明确评估，在精神病学中尤为重要。

然而，给"疾病"下定义在任何情况下都比较困难。我们可以将精神疾病定义为缺乏良好的心理健康、痛苦、存在异常行为。但是如何界定良好的心理健康、痛苦、异常行为等又是之后需要进一步探讨的问题（Davidson et al.，2017）。后现代主义的兴起对医学上的定义造成了进一步冲击，不少学者认为精神疾病是社会主流者对非主流或者较为异常的群体的标签化（叶锦成，2018）。

三 精神疾病诊断

在精神疾病中，专家们更多的是围绕遗传学进行讨论，大量的研究表明精神分裂症、焦虑障碍等精神疾病与遗传因素相关度较高。尽管精神科医生也时常意识到仅从生物学角度出发，忽视社会环境及精神病人的心理过程相对片面，但是大多数精神科医生仍选择将生物学作为主导因素，并且逐渐习惯于从生物学视角给予诊断。

19世纪，德国科学家格里辛格（Griesinger）提出精神疾病多与大脑功能和结构受损有关，由此大脑成为精神医学最为重要的一个研究方向。精神科医生较多是通过检查大脑系统的变化而进行下一步判断，即通过之前主观性的症状判断结合大脑的图像，从而进一步证实异常的结构的存在及部位。大脑影像可在诊断过程中发挥作用，尤其是区分生理障碍与心理障碍，或者说对于医生研究的若干障碍有较强的参考作用（Sands，2012）。

大脑检测技术由旧的脑电图、脑电地形图发展到新的神经影像检测部分。诊断的技术日益进步，诊断的细节越来越显著。前期的技术具有操作性简单、易接近、避免辐射等特点。尽管后期的技术对于异常的部位有更加清晰与更多角度的观察，但其昂贵的价格与高辐射给人带来一种无形的不安感（Andreason & Black，1995）。

在各种检测中，我们不能忽略神经递质的作用。神经影像的重要目的之一是观察神经递质的活动。神经元是在神经之间接受信息和传递信息的神经细胞，神经元可以产生不同类型的神经递质（一种化学物质），其中与精神疾病较为相关的是多巴胺、去甲肾上腺素、血清促进素等。多巴胺被研究证实可能与精神病的产生有关，去甲肾上腺素则似乎与心境障碍有关，血清促进素可能影响精神分裂症以及抑郁症等精神类疾病，对应的精神药物则通过对上述神经递质进行作用，例如延缓、激活等来控制神经递质的释放，使患者逐渐靠近常人大脑中的神经递质的活动（Andreason & Black，1995；Hedaya，1996）。

在不少情况下，精神疾病的诊断都是从其生理症状、家族遗传风险等生物学视角进行的，尽管现代医学提供了一些病理学的扫描与检查，但是这种仅依靠生物学的方式，将患者作为疾病的载体——"人"这一特性忽略了，诊断过程更多的是依赖数据与指标的集合，这就造成了一定的片面性与主观性（万心蕊和刘蓉台，2011）。

四　精神疾病药理学

药理学的发展给予精神病人较多空间，部分症状较轻的精神病人可脱离精神病院，选择在社区进行康复。同时，精神科医生能根据药品的详细分类给予更为准确的处方。如今，精神科医生使用药物治疗许多疾病，包括抑郁症、双相情感障碍、焦虑、强迫症、精神分裂症等精神病性疾病。但是如何证明药物到底在多大程度上起了作用以及疾病随着药物的治疗是否能得到治愈，精神科医生其实也并不能做出精准的判断，大多是一个经验性的述说与推测。由于有时单独的一种药品并不能显现出症状的变化，因此，联合用药已然成为精神科医生开处方时的一种趋势。大多数精神病药物的一般原则是提升大脑中被认为低或缺乏的化学物质（或神经递质）的水平。

尽管精神类药物在一定程度上减缓了精神问题，并通过治疗相关症状，使精神病人状态转佳，但是药物的用量及其不可忽视的副作用使其颇具争议，例如较多治疗焦虑及睡眠障碍的药品可能引发成瘾性（Andreason & Black，1995；Sands，2012）。

　　作为社工，如何使用药物开展治疗并不在工作范围之内，但是却也有必要了解药物的反应及副作用。精神科医生较多从生物学角度出发进行治疗，但是社工需注意服务对象的生理、心理、社会等相关层面，并将服务对象的照顾者纳入工作范围，才能进一步了解服务对象，做好干预工作。

五　治疗回应与缺陷

　　疾病/医学模式的批评者认为，精神疾病仅仅是社会关系中问题的医学术语；疾病的角色是社会定义的；治疗是一门艺术而不是一门科学；药物和其他疗法仅是抑制痛苦（Davidson et al.，2017）。

　　事实上，精神科医生接受了很多质疑与批评，也在逐步引入心理学、社会学其他学科，以更好地将精神病人作为一个完整的个体——有尊严的人而进行治疗。

　　如今，精神疾病在生理方面的反应可能更为受到关注与重视，而涉及社会或精神病人心理过程的方面则处在被提及较少或处于被忽视的境地。随着医学模式的发展与改革，对于一些精神科医生来说，生物—心理—社会方法逐步被接受，但不可否认的是，尽管心理和社会因素的重要性被反复提及，他们依然深信，生物学更为重要（Davidson et al.，2017）。

第二节　心理视角

　　心理学的发展无疑给一直占据主流地位的生物医学模式产生些许冲击，提供了另一种替代生物医学的模式，从本质上讲，当试图理解各种形式的痛苦时，心理学视角及方法的目的不是诊断一种特定的疾病，而是尝试从各种心理学理论中描述和解释特定个体的问题。这种视角试图从个人的背景（生理和社会）、生活事件以及他们从这些经历中获得的意义来理解痛苦。

一　心理视角的发展渊源

随着自然科学（生理学的物理学）的发展，心理学开始作为一门独立的学科，历史学家通常把现代心理学的开端归因于 19 世纪中叶的德国科学家，代表人物为威廉·冯特。他们认为，心理学和其他新兴科学如生物学、化学和物理学一样，应该寻求通过所谓的经验方法——观察和实验来理解人类的心理（Davidson et al.，2017）。

研究心理学就不得不提精神分析理论，它是第一个出现在精神卫生诊所中的理论，该理论为精神科医生提供了生物医学外的分析视角以及较多其他参考的观点，并于 1918 年在美国被正式引入社会工作介入中。但是精神分析体系存在较多分支，弗洛伊德及其女儿安娜的传统精神分析理论一度在精神健康领域中占据主流地位。弗洛伊德理论的突出在于试图从人的心理世界出发，探究人的心灵或精神是如何影响人的行为，突破了以往对人类疾病问题的研究主要集中在生理层面（何雪松，2017；吴来信，2005）。

在弗洛伊德的传统精神分析中，他更加注重人在无意识情况下的本能反应，他的大部分心理学是在嵌入人的人格结构中而探讨的，例如人格结构会引发出什么反应与心理过程，以及如何塑造我们的童年、成长过程等。之后的心理动力学派则是建立在弗洛伊德及其追随者的后续发展的基础上，此理论潜在认为人的行为都是人们心理世界活动的过程，并且强调心理激发行为的方式（现代社会工作理论）。

心理分析学派的人格理论假定人是各种驱力的集合体，而这种集合体中蕴含三种人格结构，构成了心理系统即本我、自我和超我。本我代表着欲望、冲动与渴望；自我包括意识与前意识，尽管本我推动着我们去实施某些行为，满足内心的欲望与需求，但是并非通过行为就能一定实现内心的渴望与期望的结果。因此自我结构便发展出来，并试图以现实的方式实现本我的目标，自我更多代表着感知、平衡现实与期望（Davidson et al.，2017）；超我包含良心和自我理想，并发展出一套一般的道德准则来管理自我（宋丽玉等，2012；何雪松，2017）。

人格中具有最显著的特征之一便是自我如何处理冲突，为了担当社会责任与守住原则，自我与超我联合，一起控制最为原始的本我，在控制中可能产生进一步的冲突，焦虑便是冲突中的一种，自我在这种情况下又开始利用防卫机制进行处理。重要的处理机制包含投射、分离、升华、退化、否认、合理化等（Goldstein，1995）。

相应地，心灵则由三个部分组成，包括意识、前意识和潜意识。意识是人可以察觉到的想法与感受；前意识是容易转化为意识的潜意识，即经由思维过程的分析可以察觉到的部分；潜意识是人无法察觉到的心理过程，并且无法让人否认其存在（何雪松，2017）。

精神分析治疗是重塑人格的一种理想治疗方法。古典的精神分析治疗周期较长。目标是将潜意识发展成有意识，在治疗中，使用梦的分析技术。即认为在梦的世界中是无意识的自身在行动。另一种较为重要的技术则是移情与反移情。这种技术要求治疗师是"空白的屏幕"，尽可能弱化和隐身他们自身，以帮助精神病人投射自己的渴望与幻想到治疗师身上，这是一种使潜意识显露的途径。通过分析梦境与激发移情，从而将冲突显现出来。

尽管弗洛伊德的思想与实践衣钵备受争议，但是不可否认他的思想极大地影响了后来的研究者，催生了一大批理论家和治疗师，并激发出更多元的思考。

自20世纪初期行为主义心理学的创立，旨在将心理学的聚焦从意识转变为人的行为的适应性，从而来回应现实中的问题。认知心理学的兴起于20世纪50年代，与行为主义心理学不同的是，其聚焦的是人类行为的心理机制与认知过程。自20世纪70年代以来，认知疗法与行为疗法的整合——认知行为疗法的影响力越来越大。这一理论在试图解释心理健康问题的病因和持续时，强调思维过程和行为。人们认为痛苦来自我们对事件的解释和评估，而不是事件本身（Davidson et al.，2017）。

艾尔伯特·埃利斯创造了"理性情绪疗法"这一术语，他是认知疗法的最早倡导者之一（Ellis & Dryden，1997）。另一位显赫的倡导者亚伦·贝克开发的模型则很快继续发展认知疗法，并应用于抑郁症的治疗中（Beck，1976）。此后，他的模型扩展到包括各种各样的精神健康障碍治疗中，包括焦虑、饮食障碍、肥胖、人格障碍、药物滥用和精神分裂症（Beck & Beck，2011）。该模型假设认知、情绪反应和行为都是相互关联的。我们的思想直接影响我们的情绪感受与行为，反之亦然。

认知不应单方面被理解为认识，而是具有多个层次。Kuehlwein（1998）指出，认知应包括三个层面：最表面的自动思维；更为深层次的条件性假设；最深层次的图式或核心信念，是个体关于如何看待世界、人、事件和环境的重要信念和假设。

在心理问题与障碍中，自动思维往往扭曲、极端或消极，贝克认为抑郁来源于患者的负面思维。这些认知错误可以分类为自我式的推断、选择性抽象、过分概括化与抽象化、放大／小化、自身代入化、二元极端思维等（何雪松，2017）。

认知行为治疗模式的治疗往往相对较短（约20小时的疗程），并且具有高度的结构化和针对性。重点往往放在特定患者的目标上（例如，减少焦虑），从认知行为理论和患者自己的故事中得出对问题的共同理解，识别和挑战患者的自动思维。经常使用的问题包括：这种想法的证据是什么？这种想法中存在哪些认知扭曲（例如，个人化、忽视积极因素等）？有没有其他方法来看待这种情况？此外，还经常强调识别可能的操作，并尝试治疗（通过行为和思想的改变）创建新的、更具适应性的模式，以增加人的幸福感。

Gledhill等人（1998）描述了一个类似针对精神分裂症患者的团体，在这个团体中，运用认知行为治疗的方法进行介入与干预，具有相当破坏力的患者在一定时间内学习理解自己的行为。

认知行为治疗和人际心理治疗被广泛应用在精神疾病治疗领域，如抑郁症和焦虑症，但难以应用于器质性精神疾病的治疗上（Cuijpers et al.，2013；Jakobsen et al.，2012）。

除了精神分析和认知行为治疗，越来越多的心理疗法，如存在主义治疗、叙事疗法、正念疗法也被广泛应用在对各类精神疾病的治疗当中。

二　通用心理模式

Kinderman（2005）认为精神健康问题是由一系列生物、社会和心理因素造成的，并勾勒出一个精神健康问题的通用心理模型，图2-1显示了心理过程调解致病因素和精神健康问题之间的关系。

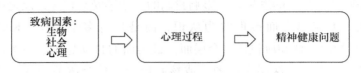

图 2 - 1　通用心理模型

这一模式的核心观点认为各种生物（如遗传基因）、社会（如贫穷、不平等、歧视等），以及一些间接因素（如童年期的不幸遭遇）造成了精神健康问题。心理视角虽然也考虑了生物和社会的因素，但是更加强调生活经验在塑造个人痛苦经历中的作用。很多精神健康问题的研究关注到精神障碍患者儿童时期遭受的虐待、忽视和创伤。在患有精神疾病的人中，大多数在童年阶段遭受过性虐待和身体虐待（Morgan & Fisher，2007；Read et al.，2004），而这些创伤经历与之后患有精神分裂症和抑郁症都具有关联性（Varese et al.，2012；Dube et al.，2002）。除了童年期的创伤，还有许多其他的个人经历被证明与精神健康问题有关联，如性侵犯、欺凌、不良的亲子关系（Spence et al.，2006；Kaltiala - Heino et al.，2000；Riggs & Jacobvitz，2002）。虽然这些因素与患有精神疾病没有直接的因果关系，但是会催化和加剧病情的恶化。此外，还有心理学家聚焦于与主要照顾者之间互动关系的质量。Bowlby（1979）就提出在幼儿期与主要照顾者之间的依恋关系对于成年期形成积极或者是消极的社会和心理功能至关重要。如果幼儿期没有建立安全型的依恋关系，可能会造成之后的精神健康问题。

三　心理视角的评价

尽管心理模式非常受欢迎，但同时因其聚焦个人反应与环境问题而遭受了一些批评。处于弱势、贫困、缺乏机会和社会支持均是所有心理健康问题发生率较高的外部环境因素（Carr，2013）。只有如此，心理健康问题也许不需要针对个人的回应，而需要聚焦于首先导致问题的外部环境因素的回应（Rogers & Pilgrim，2010）。

此外，对于心理视角的批评来源于其提供的服务只能通过付费购买，但还有很多精神障碍患者的社会经济地位较低，无法获得付费的心理服务。尽管一些国家意识到这些问题，并开始培养心理卫生专业人员，但是向大量的需求者提供心理治疗仍然是全世界精神卫生服务面临的挑战之一。

第三节　社会视角

社会学的创立与发展无疑提供另一种特殊的社会学视角看待精神健康与精神疾病。社会理论如何被运用来理解精神疾病和心理健康服务，是社会学与精神健康领域交叉的研究重点。与生物视角、心理视角不同的是社会视角能在一定程度上反映个体在社会中因其自身的属性被标签化的程度，标签与被标签化则离不开权力关系与话语体系的建构，社会环境的作用在此视角中得以彰显。

一　精神疾病的话语体系

早期精神病院被称为疯人院或庇护所（救助所），具有较多严苛与不太人道的特点，尽管许多人尝试将更人道更道德的方法引入。从疯人院过渡到精神病院，再到如今的精神卫生医院，人们得以利用社会学的观点分析这一系列的院内工作的转变与名称的转化，回顾和解构过去的意识形态和话语体系，分析其在历史背景中是如何被呈现与被大众认知的。

福柯在《疯癫与文明》一书中，通过精神疾病考古学的方式，尝试质疑传统的话语体系，他认为，精神疾病更多是在某种权力关系结构中塑造的（Foucault，1988）。在对庇护所的兴起与发展的批判中，斯库尔改编了马克思主义理论中生产资料决定社会阶层的论述，揭示精神卫生政策和职业实践之间的联系，在他看来，庇护所的管理与资本主义制度创造的管理并无两样。同时，他也认为大多精神病院中的照顾转变为社区场域的护理是出于意识形态或当时西方国家中的财政因素，而随着意识形态与西方人文主义的发展，更好、更人道的护理和治疗制度随之孕育而出，在 20 世纪最后几十年引入新自由主义经济学时，社区护理实质是一种对劳动力市场越轨和伤亡的管理策略。

社会大环境下的话语体系实则是由个人、机构、国家所掌握的权力而建构的。如果不探讨个人和机构权力体系，就不可能全面分析过去和现今的政策和专业治疗方法。特别是我们需要了解"专家"（如精神科医生）如何构建心理健康和疾病的语言，以及对患者日常生活的影响。患者的思想、行为和感受都是可以通过这些话语来解释的。因此，理解话语，对于理解这种思维至关重要。

二　精神疾病污名

污名在精神疾病被诊断与标签化的过程中是较为凸显的问题，Sartorious（2002）对一些精神科医生使用诊断标签的方式提出了批评，尽管并非出于有意的心理，但是公共卫生专业人员在无形中强化了对精神病患者的消极态度，这在一定程度上使精神病患者在治疗过程中感受到并加剧其病耻感与自我贬损的可能。污名对精神障碍患者而言，是其有效康复的主要障碍。Sartorious（2002）主张在精神卫生实践中采取一种更加基于权利的方式，倡导策略与临床实践相结合，逐渐改变人们对精神疾病的态度。如果我们所有人都审视自身的行为与话语，并在必要时改变它们，以减少精神疾病的污名，这将为精神疾病的康复创造良好的社会环境条件。

三　相关的社会因素

社会视角融入了社会文化和政治观点的讨论，从而批判性对于精神健康服务的政策与决策进行了更深层次的意义挖掘。在这部分，将讨论重要的社会因素对于不同人群精神健康的理解。

首先是性别与精神健康之间的关系，需要明晰专业人员是如何对待与照顾男女患者的，这中间的差异也就是我们的聚焦点。性别差异在精神健康服务的"事实"中得到了明确的体现。例如，女性更容易被诊断为抑郁症、饮食失调、焦虑和恐惧症，而男性更容易出现成瘾问题（Mental Health Foundation，2007）。其次是个体在社会中所处的阶层及其所拥有的社会资本无形中也与精神健康相关联。通常与这些概念相关的因素，包括贫困、社会排斥、贫困、失业，不仅影响生活机会的获得，而且增加了患精神疾病的脆弱性。有研究表明职业、生活水平和精神疾病之间存在显著相关（Wilkinson & Pickett，2009）。Murali 和 Oyebodet（2004）强调了一系列社会问题对人群心理健康的影响。在一项重要的调查中发现，许多精神疾病的患病率，包括神经症、功能性精神病和成瘾，大多来自社会地位较低的群体（Fryers et al.，2003）。在成年的精神疾病患者中，大多数人没有一份稳定的工作。在贫穷集中的区域，患有抑郁症和其他精神疾病的风险更高。

社会资本是从个人所处的网络、拥有的资源等去阐述个人的特点，尽管很少有研究使用正式的网络分析来研究那些认为自己在社会上被孤立并且比那些拥有更广泛社会关系的人更容易经历抑郁症。但是一些研究已经验证了社会资本与焦虑之间的联系。个人的社会资本在一定程度上决定了其社会支持，社会支持又时时刻刻影响着个人的心理状态。

四 社会视角的优势与运用

社会视角从社会环境以及个人生活的社会情境出发，使我们更加全面地了解精神疾病患者的故事。尽管不能忽视从生理和心理方面对精神疾病的分析，但是社会视角仿佛将之前的半身镜拓宽成全身镜。尽管仍有些隐藏因素未被窥知，但是我们在能力范围之内将探究的范围进一步扩大，给予精神疾病更多方位的解释则是社会视角的贡献所在。单独运用社会视角显然是缺乏说服力的，我们所要做的就是将社会视角融入生理视角与心理视角，更好地探究精神疾病，从而为精神健康的研究添砖加瓦。

第四节 生理—心理—社会视角

随着医学模式的转变，精神健康领域逐渐向生理—心理—社会模式过渡。很多服务尝试在生理模式的治疗基础上加入心理元素与社会元素，例如有些增加了心理干预作为辅助治疗手段，而有些也增加了健康教育的宣讲。

一 整合视角的提出与发展

"生理—心理—社会"模式的思想雏形最早来源于精神病学领域，

与精神病学的发展有着较深的关联，梅耶整合社会科学等其他学科的研究成果，并开始考虑将精神病患者的生活史、家庭状况等纳入精神科医生所考虑的范围内，他主张精神健康概念是整体式的，不局限于生理层面，而应包括心理、身体和环境。

Engel（1977）在《科学》杂志发表的一篇学术论文中提出了"生物—心理—社会"模式，这一模式试图从个体的基因构成（生物学因素）、个体的性格和心理特质以及社会文化环境来理解健康和疾病。之后的许多研究也为 Engel 的整合视角提供了支持的实证证据（Read et al.，2008）。与此同时，了解压力的生理和心理原因对精神健康领域的学生或从业者都具有特别重要的意义。Zubin 和 Spring 在 1977 年提出了精神健康问题的压力脆弱性模型。这种将精神健康和疾病概念化的方法，简单而有效地证明了影响一个人易患不适的因素与他们可能经历的压力源之间相互作用的重要性。

几十年来，随着全人医疗理念的逐步深入，"生物—心理—社会"模式已被广泛接受，并已被纳入为心理健康问题分类而设计的医疗系统中，"生物—心理—社会"模式在医学治疗领域也逐渐转向主导地位。精神疾病诊断和统计是美国和其他一些国家选择的分类体系，它是一个"多轴"系统，允许人们描述可能涉及的生物、心理和社会因素。多轴方法有助于形成对患者病情和治疗范围的全面了解（可以说，如果医生首先被指示考虑所有可能的病因，那么更有可能在治疗计划中考虑药物、心理治疗和社会干预的作用，通过使用多轴系统开展对病人治疗）。

二　整合视角的临床实践

"生物—心理—社会"模式在临床实践与应用中，对于理解精神健康有着较大的帮助，其多角度考虑的特征，使文化背景差异较大或领域不同的工作人员能克服一系列阻碍，采取共同的方法，并推动着临床实践的完善与发展。

现代医学治疗方法以"生物—心理—社会"模式为基础。医生和临床实践团队采用生物治疗（药物治疗，偶尔还有其他类型的生物治疗）、心理治疗和社会干预。有些人只需要一种治疗方式，但是有些人则需要多种治疗方式的结合。例如，如果一个人寻求抑郁症/焦虑症等精神疾病的治疗，那么在试图理解他为什么会在某个特定的时间点发展成抑郁症/焦虑症时，考虑心理、社会和环境因素以及可能的生物因素很重要，在后续的治疗康复过程中，我们则需要找出可能影响治疗计划的相关因素，并分析相关因素如何影响患者，我们如何改变这一因素对于患者的影响。

以抑郁症为例，从生物的视角分析，抑郁症可能与个体的基因构成相关，可能存在一部分个体，他们相对于其他个体来说，更容易患抑郁症。通过扫描抑郁症患者的脑部结构发现，其大脑的某些区域的状况与其他未患病的群体有一定的差异，抑郁症患者的压力激素水平明显高于正常水平，大脑中的血清素水平也有异常。尽管抗抑郁的药物，例如专门调整血清素的药物可能有一些改变的效果。但是，我们不能仅此就说明生物学就解释了抑郁症。心理方面更多的是关注压力，包括应激和长期的压力，二者均容易引发与抑郁相关的心理状态。创伤压力是一个非常现实和普遍的问题，大约一半的人会在一生中的某个时刻经历严重的心理创伤（Bremner，2002），这可能包括战争经历、童年虐待、遭受性侵犯、袭击、目睹对他人的暴力、亲人死亡等。压力会不同程度地影响个体的精神和身体，并且常常引发失去控制和不可预测的感觉。持续的压力也会降低大脑血清素的水平，情绪也会随之低落。

有研究表明生活中个体经历的生活事件与精神疾病存在高度的关联性，这类生活事件通常指使个体受到较大挫折与变故的事件，例如婚姻失败、失业、亲人死亡以及一系列使个体受到过多压力的事件。研究表明，在抑郁症发作前的三个月内，会发生过多的生活事件，这表明可能多件生活事件的集合更容易引发抑郁症。除此之外，人们还发现，在经历明显的应激反应后的六个月内，患抑郁症的风险会增加六倍（Paykel，1978）。

三　整合视角的评价

世界卫生组织对健康的定义不仅是没有危及生命的疾病，而且是"一种身心和社会完全健康的状态"。"生物—心理—社会"模式提供了一种治疗（分析）框架，与单独的生物视角、心理视角、社会视角不同的是，"生物—心理—社会"模式整合了这三种视角，并尽可能以最大化的视角去理解患者的心理健康问题，从个体的背景、生活事件的经历及变故、生活事件中的心理过程与体验来理解个体的症状，克服了其他模型的单一性与片面性，是适合现代治疗下的最佳应用模式。也正是因为它是基于将个体作为生理、心理、社会环境作用下的整体而考虑，所以更契合健康的理解与康复治疗的意义，同时有助于实施一种更加综合、平衡和系统的理论方法（Davidson et al.，2016）。

尽管"生理—心理—社会"模式是现代治疗的核心模式与主流趋势，但是在不同地区的治疗过程中，不同的侧重可能会产生较大差异。同时在生物医学视角占主流的历史背景下，其会在无形中受到影响，容易轻视心理过程与社会环境的作用，或者更多地只是对这两个方面随意一问，并未真正将这两个方面元素融合在治疗过程中，这是在实践中最容易偏离的一环，如何克服这些问题，可能取决于精神健康专业人员对这一模式的理解与应用程度。

第五节　正常化理论

正常化理论的出现为精神残疾人社会工作开辟了新的理论指导和行动框架，其强调精神残疾人的个别权和公民权，认为残障人士应该尽可能跟普通人一样，拥有良好的教育和生活环境，并享有自由的权利和公平的机会（Hallahan，1994）。虽然正常化理论运用于社会特殊群体的服务尚处于探索阶段，但其基本精神和价值理念却无处不在影响精神障碍者的相关工作。

一　理论渊源

"正常化"一词于1959年第一次出现在大众视野，起源于丹麦颁布的一项对后世具有深远影响的新社会福利法案，该项法案将公民社会中智力障碍人士的社会辅助原则提高到了一个完全崭新的基础之上（高颖，2016）。原本"正常化"一词只是该法案前言中的一句话："正常的意义是：允许智力障碍人士有尽可能正常的生活。"（吴霞，2020）

该理论自提出伊始便与人道主义理论环环相扣。人道主义源于古希腊，发端于 15 世纪的欧洲文艺复兴时期人文主义思想，其价值观的核心是"以人为本"，强调尊重人的价值、满足人的需求、关心和爱护每一个人，其在最基本层次上体现为对人作为一种存在本身价值即对生命的价值的承认和肯定而不考虑其创造价值的大小和满足需求的能力，尤其表现为对社会弱势群体的关注（周芳名，2016）。以尊重个体生命的存在和对个人独特性的肯定为价值指引，1968 年 2 月，瑞典麦克特·缪勒在参加美国"关于精神迟滞者问题总统委员会"的报告中，针对国内以机构收容精神迟滞者的做法进行批判，并把正常化定义为"保障精神迟滞者，尽可能使他们日常的生活类型和状态与社会主要潮流的生活模式相接近"，并在报告中将正常化定名为"normalization"（Nirje，1970）。

社会生态系统理论是正常化理论实现途径的理论基础之一。社会生态系统理论指出，人都生活在系统之中，生来就有与其环境系统互动的能力，能够从各个环境系统接受信息，也能传达信息，相互影响，这些系统包括家庭、朋辈、学校等，该理论把人的发展看作动态持续的适应环境并与众多系统交互的过程（陈晓东和郑明磊，2021）。Wolfensberger（1973）曾明确界定了正常化的目标和途径，指出一方面通过影响环境，另一方面残障人士通过对正常生活方式的学习使他们达到常态化的生活。随着现实需求的不断增加以及研究的深入发展，正常化理论的定义与实现途径在随后的时间里有更多不同的理解版本，其内容也受到不同程度的扩展和更新，但其共同点是认可精神障碍者回归到日常生活环境中，学会洗衣服、吃饭；学会乘坐公交车等公共交通工具；有机会出现在亲戚朋友的聚餐中；学会与人相处的基本技巧和礼仪；通过不断的学习和训练使其生活方式和行为动作可以达到大众所能接受的程度。

二　核心观点

（一）尊重人权

以正常化（normalization）的概念来说，精神疾病患者及其他弱能人士（the disabled）同样能享受社会上一般人所享受的人权，其内容包括：衣、食、住、行等各种基本需要的权利；工作、旅游、康乐、交友的权利；被尊重、被公平对待、免受不公平待遇和虐待的权利；婚姻、家庭和生儿育女的权利；医疗、教育和接受保护及社会服务的权利（叶锦成，2018）。正常化作为一种理念被倡导，在特殊教育界也曾被广泛借用，人类社会对残疾的理解也由漠视到人道主义、由个体型残疾观到社会型残疾观转变，由以往的视残疾为病患、需要医疗和救济的纯医疗模式逐渐转变为一个以权利为本、关注潜能和消除障碍的社会模式（梅运彬，2008）。

以上所谓的人权和人道主义即无论是为精神障碍患者赋能还是为其提供相对应的服务和生活辅助设施，社会工作者都应当以案主为中心，用"同理心"去感受精神障碍患者当下的处境，耐心倾听他们的心声，站在他们的角度思考其需求和行为意义以及从其理解水平和行动水平出发提供相对应的服务，而不是将自己认为"正确的""正常的"观点强加在他们的身上，对其过度地充权和增能，尊重个体的价值和尊严是社会工作最基本的价值理念和原则（吴霞，2020）。精神障碍患者也是一个独立的、有价值的个体，其有基本的自我选择权和自我决定权，能够依据自己的智力水平和行动能力对生活中某些事情做出判断，也可以根据自己的喜好对服务或者工作做出选择。

（二）提供正常的生活模式

本特·尼耶从正常人的生活模式出发提出了正常化是否实现需要从八个方面来衡量，分别是正常的每日生活节奏变化、工作—消遣—居住地的分离、年度生活节奏的正常化、正常的生命历程、需求得到尊重、正常的性别交往、正常的经济条件、正常的设施水平。

所谓正常化就是帮助精神障碍者获得尽可能与正常人一样的日常生活模式，而不是将他们与正常人区隔开来（高颖，2016）。目前，大多数精神障碍者的家庭照顾者或者治疗机构认为他们的精神是非正常的状态，所以他们应该被关在家中或机构中以保护其不受伤害，但精神障碍者也因此被局限于一定的环境中并与外界环境之间设立了障碍，将精神障碍者限制于家中或者康复机构，其形式虽然与收容所不同，但却有着"收容所"的实质（埃尔文·戈夫曼，1991）。由于精神障碍者的社会交往机会被限制，其根本学不到基本的社交礼仪和社会生活技能，在特殊的环境下面对特殊的社会互动而获得了特殊的自我认同，被迫成为正常人眼中的"非正常人"（季蕾，2002）。精神障碍者与正常人一样，都具有相对应的社会支持系统，社会支持系统按参与主体不同主要可以分为政府、社会正式组织、社会非正式组织以及残疾人个人自身四个类型。政府主导的社会支持系统主要由政府的行政部门构成，其主要通过政策制度制定、经费保障等方式予以支持；社会正式组织指的是残联、妇联、工会等准行政部门团体、行业协会、社会服务机构、康复医疗机构等，他们通过具体专业的社会服务给予精神障碍者帮助；非正式组织往往来源于家庭、亲友、邻里，其中精神障碍者的重要他人扮演十分重要的角色（吴霞，2020）。以上各个支持系统都要积极融入精神障碍者的人生发展各阶段，以精神障碍者发展为中心，为其提供全面和协同的生活辅助，同时要避免对正常化原则的曲解，以免对精神障碍者进行社会建构，最终造成"自证预言"的现象。

三　实践运用

（一）理论指导

正常化作为一种理论被倡导，其基本原则和观点为残障人士的治疗实践所借鉴和运用。由于正常化原则提倡尊重精神障碍者的自我决定权和自我选择权，视其为独立有价值的个体，为其提供尽可能常人般的生活，所以很多社区和精神障碍者治疗康复中心都以此项原则为理论框架，以社区或机构目标为出发点，结合本社区的实际状况制订特定的行动方案和计划，通过社区化的居住方式和参与社区活动使精神障碍者身心融入社区；尽可能地充分利用社区及周边的设施和资源，提供尽可能接近正常人的设施标准。

（二）分析与评估

正常化原则内容包括：残障人士应该像正常人一样生活，有着与常人平等的权利；残障人士应该有机会来创造和追求符合自己情况的好的生活方式，有拥有正常生活品质的权利；残障人士应该被重视并且跟正常人享受同样的权利。由于正常化原则涉及生活和权利的方方面面，是精神障碍者治疗和康复的重要目标，也是对其人权的基本尊重，所以无论是在精神障碍者现状的分析方面还是在治疗措施和服务模式方面乃至介入效果评估方面该理论都是必要的依据和参照，其扮演的角色十分重要。

（三）指标依据

（1）正常的每日生活节奏变化：睡觉、起床、穿衣、吃饭、工作时间和业余时间的变化等内容的变换是否发生在一个精神障碍者的每日生活中，是否与同龄无障碍人士的节奏相似。

（2）工作—消遣—居住地的分离：像社会中其他大多数人一样，精神障碍者在这三个重要的生活方面要有明确的分离，也包括居住与工作地及相对应人群的分离。

（3）年度生活节奏的变化：精神障碍者应该像普通人一样有机会经历生日、节假日、亲友往来、季节变化等。

（4）正常的生命进程：与普通人一样，精神障碍者有权利经历人生发展的八个周期，在不同的年龄段其独特的心理和社会交往方式理应被尊重和接受，康复机构应该按照其年龄阶段和心理成熟度提供相应的社会交往机会和学习与锻炼生活技能机会。

（5）需求得到尊重：精神障碍者虽然在精神方面不及普通人稳定和成熟，但其是一个有价值的完整个体，社会工作的基本价值观就是尊重个体的价值和特点，运用"同理心"为其出谋划策，解决难题，满足需求。

（6）正常的性别交往：精神障碍者有自我选择权和决定权，也有性生活的正常权利，日常生活中将精神障碍者与异性完全隔离开在正常化原则中是不被允许的。工作人员可以视精神障碍者的精神疾病的轻重程度和心智发展程度进行相对应的引导和教育，使其形成正确的认知和行为方式。

（7）正常的经济条件：首先，与普通人一样，精神障碍者的经济权利受法律的保护；其次，精神障碍者可以和正常人一样，在经过对应的训练和教育后，可依据其情况到指定的场所工作以获取对应的报酬作为生活的经济来源，如武汉市 C 街道庇护工场的服务。

（8）正常的设施水平：为障碍人士提供的生活与治疗辅助设施设备应尽可能满足其现实的需求，符合其现有的精神障碍水平，并且能够为其最大化利用以便捷其生活和康复。

第六节　优势视角

优势视角的出现以及在社会工作中的运用为在实务过程中开展服务提供了新鲜血液，它与以往强调以问题为取向的社会工作不同，优势视角注重以人为本以及服务对象自身所存在的可挖掘的潜能和发展的空间。早期社会工作致力于帮助困难群体和弱势群体解决一些较棘手的问题，在那个阶段，社会工作者往往将服务对象看作一个有问题的人，而社会工作的功能被看成治疗性的，这样其实无形中就将二者的关系置于了不平等的地位。而优势视角的产生及发展弥补了这一弊端，它将社会中的每一个人都看作有能力的个体，主张祛除病态化和污名化，鼓励每个服务对象都成为一个独立的个体并且追求自我价值。

一　理论渊源

自 20 世纪 80 年代起，优势视角开始出现在人们的视野中。1989年，美国堪萨斯大学的 Weick 等人发表了论文《社会工作实践的优势视角》，被看作优势视角理论的开端。1992 年，Saleebey 出版了《优势视角——社会工作的实践模式》一书，这本书作为早期优势视角发展的里程碑式的著作，对社会工作领域了解和使用这一视角看待问题产生了重要的影响（王亮，2018）。在社会工作实践过程中，优势视角作为弥补问题视角中把案主看作问题个人的这一缺陷而逐渐发展起来，并在近些年的实务工作中受到欢迎。

社会建构主义在优势视角中扮演着重要的角色，我们之所以将案主视为缺陷，是因为有一系列知识支撑这样的判断，相反，我们也可以用另外的建构来诠释案主（何雪松，2017）。社会建构主义产生于 20 世纪 80 年代的西方心理学，它的出现对在这之前占主流地位的实证主义形成挑战，并且推动了社会工作理论的多元化，优势视角就是其中一个重要成果。实证主义反对超自然的力量和抽象、思辨的原则，认为只有实证科学才能发现经验现象之间客观存在的关系，并能预测和控制自然和社会的过程，强调客观现实和价值中立；而社会建构主义则与其持不同的观点，它认为我们理解这个世界的方式、我们所使用的分类与概念都是具有文化与历史特殊性的，它们是文化与历史的产物，其产生与发展有赖于特定的社会设置和社会场景，此外，社会建构主义者更加倾向于使用质性研究方法，强调叙事、话语、故事和言说，同时不断探索其后的脉络和情境（何雪松，2005）。它认为事物是不断建构起来的而非客观存在的，案主所存在的问题也是建构的，那么问题的解决可以从对其进行重构来入手，每个人对世界的理解是不同的，所拥有的意义体系也不同（闻英，2005）。在这一理论基础上，优势视角不再拘泥于缺陷、问题和障碍，而是试图关注案主的优势、意义、故事和能动性并以此为出发点帮助案主改变境遇。

二 核心观点

（一）聚焦于优势而非问题

优势视角在各个领域的应用实践表明，它与问题视角的一个最大不同之处在于以优势为核心，把关注点聚焦在案主的成长，希望发挥案主身上的能力，利用其潜在的能力帮助实现发展（何雪松，2017）。以精神健康领域为例，案主由于在精神方面存在着一些问题可能会被当作一个非正常的病人去进行治疗，那么在优势视角看来，尽管存在精神障碍，但是案主作为一个完整的人与正常人也并无本质上的不同，社会工作者需要做的是通过了解案主的故事和人生经历，从而找到个人的优势以及环境的优势，承认其长处并和案主一起成长，在逐步接触中发掘内在潜能，从而回归社会。

（二）抗逆力

抗逆力是社会工作实践过程中的一个重要概念，它指的是个人在面临困境时可以在多大程度上回弹的能力。尤其在案主遭遇一些重大困难或人生变故时，良好的抗逆力可以帮助其尽快恢复正常状态。抗逆力不仅体现为遇到困难时的良好心智品质，也是一个动态的过程，应被当作人的生命周期中可以得到提升的健康发展的正常部分（Saleebey，2004），针对这一过程，案主本身采用何种态度去看待自己的处境非常重要，例如一个癌症患者，仍然能够每天以积极的心态去面对生活，说明他的抗逆力较强，具备坚强、乐观等品质，在对抗病魔的过程中，也可以磨炼出较好的心性；反之，容易产生紧张、焦虑、痛苦等情绪的人，在面对困难时的抗逆力也较差，需要较长时间去形成积极的心态，所以可以看出，抗逆力有时也表现为一种主观感受（杜立婕，2007）。在优势视角中，社会工作者要透过问题，挖掘新的意义，将案主问题背后的抗逆力和案主本身的优势挖掘出来（赵罗英，2010），简单来说，困境使人成长，磨炼心智品质，对案主来说也是一种优势。

（三）以案主为中心

优势视角改变以问题为中心的模式，一方面认为即使案主暂时存在着问题尚未解决，也应该尊重每一个人，这一观点符合社会工作价值观和伦理原则，把每一个人都视作平等的个体，而非处于弱势地位（童敏，2008）。另一方面认为案主是理性的和自主的，人是有主观能动性的，应该充分尊重案主的意愿，处于困境而寻求帮助的案主只是暂时陷入了非理性的状态，总体上来说他们能够为自己的生活制定规划，社会工作者需要做的只是帮助他们找寻回理性信念，重建完整的自我。此外，优势视角下的社会工作主张案主有能力自己作出决定，社会工作者的作用是作为一个引导者和合作者，而不能代替案主作出任何决定。

（四）着眼于未来的希望

优势视角认为和案主一起展望未来比沉迷于过去和当下存在的问题更为有效（宫中怡，2019），对问题的过度关注很容易陷入一种病态的循环，而且会挫败当事人的信心。支持优势视角的研究者们认为应该将希望视作重要动力，相信案主有能力带来改变，富有希望的人更容易从伤害中恢复，他们会设定更多的目标，并采取实现目标的行动，由此获得很好的生活技能，从而引导案主走上复原之路（孟洁，2019）。优势导向的社工在与案主寻找优势资源的同时，会慢慢激发出案主的优势意识，在此过程中，案主可以通过不断发现优势而逐步建立自信，从而发展出一个以优势为基础的身份，慢慢摆脱之前问题模式的困境所带来的消极影响（White，2002）。

（五）环境的重要性

一方面，优势视角主张"人在情境中"，认为每个人都是依赖于特定的环境而生存的，具有生态学的意义，环境在增加了人产生各种问题的可能性的同时，也提供各种保护性因素（赵罗英，2010）。面临遭遇困境的案主，除了关注优势和潜能，还必须为其创造有促进作用的环境，这里的环境除了指自然环境外，更多的是人为创造的积极空间，例如精神疾病患者除了遭受身体上的疾病，还承担着身边人的质疑和污名，这对于案主的恢复是十分不利的，社会工作者在这个过程中就要注意营造一个有希望的环境。另一方面，寻找可用的社会支持网络，为案主争取更多的社会支持也是很重要的，加强社会支持是精神疾病治疗的两个基本要素之一，是优势视角的基础（Kelleher，2005）。一个人只有通过与身边人逐步接触并且得到支持和理解才能摆脱社会污名、慢慢回归社会。

三　实践运用的逻辑

（一）价值理念

社会工作实务工作过程需要价值观的指导，在精神健康服务中，以下几个方面体现得尤为突出。首先，社会工作价值观认为案主是独特的，案主自身拥有能力，这与精神病人的增权和康复是十分一致的，康复概念的核心就是从精神病人个人经验世界着手理解精神病人与精神疾病的抗争以及改善自身的社会功能的过程（童敏，2006）。

其次，上文提到优势视角十分注重"人在情境中"，认为环境是充满资源的。而精神病人的康复也十分强调社会支持网络的建立，通过与周围环境的接触从而逐步达到回归社会的目标。

最后，社会工作者和案主之间是平等友好的合作关系。社会工作实务的优势视角重视对寻求服务的个人的增权，并提倡一种合作关系，而不是权威关系，并且认为之前形成的病态世界观有可能会加剧社工与接受服务者之间的不平等权利关系（Jill，Cadell & Susan，2009）。面对需要服务的精神疾病人士，社会工作者首先应该具有包容的态度，不能有任何歧视或偏见的思想，通过一些正向的沟通了解案主所面临的问题。

（二）评估

运用优势为本的视角进行评估有利于了解精神健康服务过程中案主的进步和成长，这一评估既是过程也是结果，过程表现为评估过程中对服务对象主体性的尊重，结果则是立足优势和可运用的资源，与服务对象共同挖掘其潜能，建立个人的目标和计划。需要十分注意的一点是，评估不等于诊断，优势视角认为，案主经过和社会工作者的共同努力，其优势会在一定程度上显现出来，抗逆力也会有所增强，这些都是帮助案主以后面对类似困难的重要品质。

（三）介入技巧

从个人层面来看，社会工作者要帮助案主发现自身所具有的优势。鼓励、肯定案主的改变而非指责，同时，运用倾听、同理心等技巧体会案主的经历和痛苦，告诉案主目前的困难只是暂时的，每个人都具有优势和独特的能力，通过心理疏导唤醒其对生活的希望以及激发抗逆力。

从社会层面来看，精神健康服务非常强调社会支持网络的建立，对这样一个群体来说，一方面他们或许处于孤立无援的境地，另一方面遭受着社会的歧视。因此，社会工作者在介入过程中需要帮助案主建立和完善社会支持网络，整合周围的环境资源，让案主从亲属、朋友处得到关心和安慰；除此之外，还要通过各种方式进行宣传教育，改善大众对于精神疾病患者的认知，提高社会认同和接受度。

第七节　叙事治疗理论

叙事理论的出现为社会工作实践开辟了新的视野，挑战了精神分析和系统理论的霸权。植根于后现代主义的叙事理论与实证主义和宏大叙事相对，在福柯的知识权力等思想的孕育下，将社会工作的关注导向了淹没在主流话语中的弱势群体的声音。叙事治疗的目标是引导案主进行主体性叙述，通过文本呈现案主被主流话语压制的声音，以反抗主流社会建构的话语权力。叙事作为一种帮助弱者发声的工具，提供了一种社会工作者与案主对话和互动的有效方式，以呈现案主的生命经历，有利于社会工作者深入了解个体生命，帮助案主重塑生命故事，引导案主以另一种视角审视自身遇到的问题，看待自己所处的社会环境。

一　理论渊源

社会工作中的叙事治疗发端于家庭治疗领域。20 世纪 80 年代，Michael White 和 David Epston 糅合了 Bateson 的诠释法、Bruner 的隐喻思想、符号互动论中符号与互动之间的关系，以及福柯的知识与权力分析等思想，创立了叙事治疗，将其用于家庭治疗领域，在澳大利亚开辟了治疗方法的叙事取向（White & Epston，2013）。

　　作为一项助人专业和道德实践，社会工作的发展得益于不同时期哲学思潮的影响和社会科学前沿理论成果的哺育。后现代主义和社会建构论是叙事治疗的主要理论渊源。后现代主义是与现代主义相对应的概念，指的是一种文化、一种观念，而不是年代的划分。现代主义的核心是理性主义精神，相信人们能够并且只能用客观的方法去发现普遍的规律和真理。后现代主义思潮对现代主义的这一核心进行反思，认为科学知识并不是绝对的，即使是在科学主义崇尚的观察中，也存在观察者与观察对象的互动。真理依赖具体的语境而存在，因此不能够用任何非语境的方式予以证实。后现代主义提出，应该对人的语言、语境、故事进行研究（赵君和李焰，2009）。后现代主义代表了对结构视角和宏大叙事思想的颠覆，其核心是去中心化、结构、提倡社会多元化，还原社会的不可知性（聂祝兵和刘伟，2009）。福柯是兴起于 20 世纪 60 年代的西方后现代主义的代表人物。福柯的权力观认为，权力并不像以往认为的那样掌握在少数当权者手中，而是弥散在整个社会的各个角落。其经典论述"主流知识"即权力认为，社会的论述决定了什么样的知识是该社会中真实、正确或适当的知识，所以控制论述的人亦控制了知识，同时特定环境中的主流知识也决定谁能占据有权力的位置。也就是说知识即权力；反之，权力即知识。福柯还认为，人的自我是被发明出来，而不是被发现出来的。因此，人本身就没有任何不可改变的生活规则或社会规范。

　　后现代主义反对宏大叙事、话语霸权，主张微观叙事、生命个体，契合了社会工作的关怀，关注社会制度与主流话语合谋支配下的弱势群体。其批判、质疑和结构精神对于社会工作理论的发展和时间模式的创新具有重要的启示意义（何芸和卫小将，2014）。后现代主义培育的叙事治疗不同于传统的心理治疗模式，以叙事代替信息整合，将关注从系统转向文化和社会。

　　社会建构论认为心理现象是一种社会文化的、语言的建构。个人的自我认同由身处的文化脉络、个人在社会中的位置与资源所决定。人们的生活故事受到政治的、文化的、经济的、宗教的和社会的影响，导致故事成为问题导向或消极的，从而影响案主的态度。建构主义的主旨由四部分组成：第一，现实是由社会建构的，人们一起建构他们的现实，并在其中生活；第二，现实是经由语言构成的，建构主义把焦点放在语言如何组成我们的世界和信念上，认为社会是在语言中建构人们的现实；第三，现实由故事组成并得以维持，人们通过叙事完成对自己和世界的认识，现实就是人们生活和述说的故事；第四，没有绝对的真理，社会建构论认为，由于无法客观认识现实，所以人们能做的只是诠释经验，而诠释经验的方式有很多可能性，没有哪一种诠释是"真理"（魏源，2004；肖凌和李焰，2010）。

根据社会建构论的观点，叙事治疗致力于探索案主如何感知他们周围的事件和世界，关注个体对自己经历所做的叙事和使用的语言，探寻被忽略但始终影响人生活的细节，引导案主看到自己的独特和价值，鼓励案主以新的语言描述自己的生活经验，进而重构对生命的看法。例如，在主流的病理学论述下，抑郁症等精神疾病是在社会主流论述下被建构出来的客体，将患者标签化为"不正常"，并经由患者将"病"/"问题"内化，导致他人把患者等同于"问题"，以及形成患者自身"问题"的身份认同（杨剑云和吴日岚，2019）。叙事治疗挑战的是对精神疾病的病理化论述，而后结构主义、社会建构主义为前者提供了强大的理论工具。在这两个理论的解释框架下，这一论述遭到批判，叙事实践鼓励患者对既有社会文化下的主流论述形成的压迫做出反思，认为患者才是自身问题的专家，生命故事是可以具有多元论述的，患者可以为自己的生命故事赋予独特的意义建构。

二　核心观点

（一）选择性的生命故事

叙事理论存在一个假设，即个体对某个事物的叙事构成了对于该事物的经验，从而成为个体认为的事实。个体的生活经历是非常丰富的，通常会在一个框架内进行叙述，以故事的形式呈现出个体的经验，这一过程中会对经历进行选择和删减。很多生活经历库存中的内容并未出现在故事中，故事并不是生活的全部，而这些被忽略的内容可能对个体具有十分重要的意义（陈红莉，2011）。正是这些选择性的生命故事建构起个体的生活并赋予其意义，个体因为把自己的经验说成故事因而赋予了自己的生活和关系以意义；并且，因为在实行这些故事时与他人互动，积极地塑造了自己的生活和关系（White & Epston，2013）。

（二）"问题"的产生

叙事治疗认为，案主遭遇问题的根源是个体与主流叙事之间的冲突。作为社会中的个体，必然受到主流文化倡导的标准或规范的影响，这些标准或规范将一些价值观强加到个体身上，个体被迫习得占据主流的叙事结构并加以运用（李昀鋆，2014）。社会的主流叙事压制了人们真正想要实现的意义而代之以主流话语中的"真理"，这些真理的论述通过权力运作将某种标准和规范强加于人。社会中的个体在规范的约束下形成了一个固定的叙事结构，以此为蓝本诠释自己的生命故事（翟双和杨莉萍，2007）。当个体与主流叙事产生矛盾时，个体倾向于以主流文化的价值观为标准，对自身进行评判，发现自己的"问题"。

因此，"问题"只是个体在特定历史文化条件下建构起来的一种叙事，并非一种客观实在。叙事治疗并不是去寻找问题的根源性事件，而是把案主的叙事看成关键，通过改变来访者的叙事重建生活的意义和生活态度（陈红莉，2011）。

（三）重写生命故事

人总是通过将自己的经验组成故事赋予生活意义，而这些故事塑造了人的生活与关系（White & Epston，2013）。问题的出现源于所叙述的故事的偏差，而故事是个体通过语言建构的，语言不是指称现实，而是建构现实（翟双和杨莉萍，2007）。问题是语言建构的产物，也可以通过改变语言而使问题消解。因此，发生改变的关键在于重新创作或讲述故事。

叙事治疗认为，对于个体来说，叙事之外还有很多没有成为故事的事件。重写生命故事就是通过谈话，引导案主回溯自己的生命故事，挖掘案主生活经历中那些被主流故事忽视的细节和独特的结果，这些地方往往隐藏着案主等待被发现的优势和动力，可以帮助案主脱离"问题"，由此完成生命故事的重写（陈红莉，2011；李昀鋆，2014）。

三　实践运用

（一）评估

在叙事治疗中，社工需要聆听案主的故事，写下案主所言，帮助案主厘清故事的推进过程，其中的焦点在于问题如何影响案主或者案主的生活如何影响问题。叙事治疗通过将问题与人分离，打破原先的充满问题的故事（problem saturated story），寻找其他的讲述或理解方式，帮助案主从故事中的任务和情节中塑造意义，克服原先的问题，以更加积极的方式看待其生活。

（二）专业关系

被认为主流且科学的传统个案辅导遵循这样一种模式：社工首先需要为案主进行评估诊断，运用自己的专业知识对存在问题及其原因做出一个理论解释，在此基础上，社工在对话中明确案主的不合理信念，协助案主反思自己的信念和情感，再确定解决问题的方案。在这一模式中，社工拥有专家的身份和权威的地位，在整个治疗过程中占主导，而案主则被定位为有问题的人。这一传统的模式反映了社工和案主之间隐性的权力失衡，在具体的治疗过程中，总是社工在对案主"做"一些事情：诊断、提供解释、确定问题的原因、挑战非理性思维、反映情感并确定解决方案。缘起于后现代主义及社会建构论的叙事治疗，挑战和反思这样的传统，认为案主并非有问题的人，强调人与问题的分离，将案主视作拥有智慧和资源的专家。观念的这一转变将社工和案主摆在了平等的位置，社工在个案辅导中与案主一起共同建构新的生活叙事，发现案主的优势和力量（黄耀明，2015）。叙事治疗把案主作为解决自己问题的专家，重视其内在的改变力量，相信案主有能力改变问题叙事，重新建构生活的意义。

（三）干预技术

1. 问题外化（externalizing the problem）

将问题外化是 White 提出的叙事治疗的核心方法。外化就是要将压迫人们的问题客观化或拟人化，将问题从案主身上剥离，"人本身和人与人之间的关系都不是问题，问题才是问题，人和问题的关系也是问题"（White & Epston，2013）。社工可以通过一系列的提问，引导案主察觉到所谓的"问题"不是出于他们自身,而是被主流文化和语言建构起来的,与案主一起检视原本的叙事中问题产生的影响,对这一问题进行新的命名(赵君和李焰,2009)。

2. 寻找独特结果(searching for unique outcomes)

在叙事治疗的过程中,社工需要保持好奇的姿态聆听案主的叙事,与案主一起探索问题故事的历史,从历史经历中梳理出案主的想法和感受,以及这些想法和感受产生的后果(赵君和李焰,2009)。在这一过程中探寻原本被排斥在外的案主的支线故事和特殊故事,揭示被视作闪光时刻(sparkling moments)或独特结果(unique outcomes)的例外,这些原本被忽略的特殊故事和闪亮故事将成为新故事的重要组成部分。

3. 探索另一种叙事或故事(exploring alternative narratives or stories)

一种叙事治疗的重构阶段,社工需要引导案主将寻找主线故事之外丰富的支线故事串联起来,帮助案主构建起新的故事以其意义,重新建构积极的自我认同,并将积极正向的力量和自我认同迁移到现实生活当中(赵君和李焰,2009)。另一种叙事的重点在于案主的力量、特殊能力和渴望。从本质上讲,叙事治疗是一个理解生命故事并与之和平共处的过程,它让案主意识到自己是生命故事的作者(Yue,2018)。在这一过程中,需要对新故事进行强化和巩固。通常情况下,社工需要邀请案主的重要他人来共同见证案主的改变,界定仪式、颁发证书等,进行一个见证仪式。当案主的生活故事发生重要改变的时候,重要他人的见证,给人以庄严的意义和明确的身份认同感,有利于案主的自我肯定。

4. 积极叙述

陷于充满问题叙事中的案主可能会忽视自己生活中的积极故事,社工需要在帮助案主厘清充满问题的故事的同时,寻找进展顺利的故事,为案主呈现出其在想出办法解决问题时的积极一面,由此为案主带来一种赋权感。

5. 关于未来的发问

在治疗过程中,社工可以帮助案主展望未来或者期待潜在的积极的新故事,对案主的未来进行发问有助于案主在治疗结束后维持改变。

6. 支持案主的新叙事

社工可以使用信件、网页、证书、联盟等工具帮助案主维持治疗效果。在信件中，社工可以总结疗程并将问题外化、强调服务对象的力量、聚焦于例外的独特结果，直接引用治疗过程或是记录治疗后的思考和评价。能够为案主鼓掌或感谢其进步的父母、兄弟姐妹、朋友或其他人也是支持案主的坚实力量。

第八节　正念理论

近年来，无论东方社会还是西方社会，一些关于心理的、灵性的词语逐渐风靡，包括静观、冥想、正念、禅修等。这些词语看上去似有千丝万缕的联系，却又各有独特的内涵。在这些词语中，"正念"占据了主流的位置。本节将在厘清这些词语的同时，着重强调正念及其相关疗法。

一　理论渊源

在提到灵性的时候，冥想的概念范围最广。各种宗教、灵性的训练中，以及一些哲学流派，都会提到冥想，即一种以静默静坐的方法来进行精神上的训练（Wallace，2014）。例如，基督教徒有自己的冥想训练（Christian Meditation，Wallace，2014），佛教徒有自己的禅修冥想（Wright，2017），斯多葛和纽曼（Stoicism & Newman，2016）学派也会进行冥想训练。禅修一般多见于佛教的冥想训练，主要目的是证得无我、因缘等佛教教义，走向顿悟、觉醒、涅槃之路。禅修的内容除了冥想打坐，还包括礼佛、念诵等宗教性质的内容（Wright，2017）。

在禅修的冥想中，培养正念（mindfulness，Pali：sati；Sanskrit：smrti；Tibetan：dranpa）和静观是很重要的一部分（Bodhi，2011）。正念和静观主要是不同地区对 mindfulness 的翻译不同。香港地区普遍使用"静观"这一词语。也有专家称因为"正"字带有一定的评判含义，而"静观"这一词语则比较中性。在大部分情况下，正念和静观都是指 mindfulness 这一含义。在佛教修行中，正念是佛学"八正道"〔八正道是指通过八种修行来达至觉醒（脱离苦）的境界，包括正见、正思维、正语、正业、正命、正精进、正念、正定〕中的一种修行（Huxter，2015）。正念需要与其他七正道一起配合修炼。佛教中的正念包含三个重要元素：觉知（awareness）、专注（attention）以及提醒（remembering）（Analayo，2018）。传统佛教经典中的正念还包括"分辨"的功能，即分辨善（wholesome）以及不善（unwholesome）（Olendzki，2011）。正念培养训练者保持专注与觉知，分辨什么是可以通向解脱苦的道路（Xiao et al.，2017）。

在 20 世纪 70 年代以后，心理学界消减了正念中的宗教元素，大幅扩展了正念的概念，逐渐形成正念疗法，成为第三波（third wave）心理治疗潮流。尤其是在美国的 Herbert Benson（Bhasin et al.，2013）关于"放松的回应"（Relaxation Response），澳大利亚的 Ainslie Meares（1982）将冥想带给心理咨询师，以及卡巴金教授（Jon Kabat - Zinn，1982）开发正念减压疗法治疗疼痛之后，不少心理学家和咨询师开始学习正念疗法，将其宗教元素进行剥离之后，将其运用于临床工作中（Melbourne Academic Mindfulness Interest Group，2006）。

当代心理学研究中的正念概念，主要来自正念减压疗法的创始人卡巴金教授。其认为正念是一种有意识不带批判地对当下保持的觉察 [Mindfulness is moment to moment，non - judgmental awareness（Kabat - Zinn，2009）]。在 2004 年，Bishoph 结合了学者对正念的研究发现以及诸多共识，提出了另外一个定义：正念是一种可以自我调节的专注力，帮助训练者维持对当下生命的注意力，并以此帮助训练者提升对当下心智活动的辨识，调试对特定经验的反应。正念具有好奇、开放与接纳的特质。（Mindfulness is a self - regulation of attention so that it is maintained on immediate experience，thereby allowing for increased recognition of mental events in the present moment and adoping a particular orientation toward one's experience that is characterized by curiosity，openness，and acceptance）。虽然正念的定义并没有定论，但是通过对各种定义的分析，可见正念这一概念的重点包括带着不批判、开放和接纳的态度，来对当下生活进行觉察和觉知。

二 核心观点

（一）心理机制

根据正念的定义，正念是一种对当下的内外部刺激的不间断注意以及不加批判的接纳（Kabat‐Zinn，2009）。这个过程其实也是个体调动自己的感知觉、注意力、记忆能力以及情绪状态和情绪调节的过程（Shapiro et al.，2006）。正念的运行机制主要基于认知能力的变化对个体对内外部刺激的初级和高级加工方式的改变（Holas & Jankowski，2013）。这种信息加工方式的变化有助于个体维持身心健康。正念的心理方面的功效也体现在改善个体的情绪状态和情绪调节能力（Arch & Craske，2006）。在此领域，不同学者也提出了不同的正念作用机制来试图解释正念是如何产生效果的（见表2‐1）。

表2‐1　　　　　　不同作者关于正念作用机制的理解

作者（年份）	正念机制
Shapiro et al.（2006）	意图：提醒个体为什么要时刻保持对当下的注意； 注意力：观察个体内外部的时刻状态； 态度：个体特意将善意、好奇和开放的态度带入自己的意识中去，从而不再挣扎于对愉悦体验的执着和对不愉悦体验的抗拒
Brawon et al.（2007）	洞察力；暴露；不执着；增强身心功能；综合功能
Holzel et al.（2011）	注意力调节：保持对当下体验的觉知，能够灵活地转换注意力焦点，并且抑制被意识带走，不对意识流中的想法、情绪和感觉进行次级精细加工； 躯体觉察：提升觉察细微躯体感觉的能力； 情绪调节：培养去中心化的能力，不对情绪进行评价，与自己的情绪灵活地保持距离； 改变对自我的认识：认识到自我并不是静态的实体或结构，对自我概念进行解构，使个体能够自由而真实地体验生活事件
Baer（2003）	暴露；认知转变；自我管理；放松；接受
Wang & Huang（2011）	感知觉：更能容忍和接纳内外部环境； 注意：正念可以通过改善特定注意子系统的功能来提高与注意相关的行为反应； 记忆：正念训练可以保护工作记忆； 情绪：正念能够进行有效的情绪调节

（二）大脑机制

脑电图研究结果发现，正念的训练与大脑额区的 α 波不对称性相关，这一关联或许可以解释正念如何增进个体身心健康与主观幸福感

（Barnhofer et al. , 2007）。同时，正念训练也被发现与额区 θ 波以及枕区 γ 波相关，展示了正念调节大脑神经电活动从而促进个体的注意力、记忆力和学习能力（Travis & Shear, 2010）。

在脑功能研究中，正念疗法也被发现可以刺激大脑与学习和记忆相关的部位（海马回灰质层），这些部位会因此变厚（Treadway et al. , 2009）。长期的正念训练能够提升个体的注意力和专注力。另外，正念疗法会使与负面情绪有关的杏仁核变薄，帮助练习者维持稳定的情绪（Goldin et al. , 2010）。同时，正念也会促使主掌思考的大脑左前额叶更活跃，让人能够更加理性和客观（Ives - Deliperi et al. , 2011）。

三　实践应用

随着正念疗法的开发和发展，正念方法已经被广泛应用于不同的人群、环境和心理状态中。正念疗法在青少年和成人中都有广泛的应用并展示出一定效果（Zoogman et al. , 2015）。在普通人群以及特殊状态人群，如孕妇（Dhillon et al. , 2017）、癌症患者（Ledesma & Kumano, 2009）等也有应用和减压效果。不仅如此，正念也被应用于应对抑郁（Piet & Hougaard, 2011）、焦虑（Strauss et al. , 2014）、压力（Grossman et al. , 2004）、成瘾行为（Li et al. , 2017）等不同的心理问题中。

正念减压课程的创始人卡巴金博士在他的《正念疗愈力》（Kabat - Zinn, 2009）中，提到了正念练习有七个基本的原则。

（1）非评价（non - judging）：正念练习的目的是帮助个体认识到每一个当下的体验，完整的体验每一个当下的感受，以客观、不偏不倚、不加评判的态度来进行观察。即使是当发现自己在试图进行评价的时候，也觉察到正在发生的一切。

（2）耐心（patience）：并不期待正念能够速成，而是耐心地接受自己的练习进度，包容和接受不舒服的经验。

（3）初心（beginner's mind）：保持好奇心来观察每一个独特的当下，不用过往的经验、观点和想法来体验。

（4）信任（trust）：发展出对自己的信任，相信自己内心的声音。

（5）不强求（non - striving）：观察每一个当下，而不是试图扭转现实。

（6）接纳（acceptance）：接受当下的本来面貌。

（7）放下（letting go）：顺其自然地接纳当下事物的本来面貌，而不是执着于过去已经消失的或未来还没有发生的。

（一）正念评估

从不同学者对正念的不同定义可以发现，正念是一个具有多重含义的概念（Germer et al.，2005）。正念可以是一种心理状态，一种心理过程，一种心理或者性格特质，也可以是一种具体的实践练习方法，因而有不同的正念测量量表应运而生。为了评估正念介入方法对提升参与者正念程度的影响，学者们开发了一些正念程度的评估量表。有一些测量正念具体行为的量表，例如正念练习（mindfulness practice，Solloway & Fisher，2007）、正念饮食（mindful eating，Framson et al.，2009），以及正念应对方式（mindful coping，Tharaldsen & Bru，2011）等。在此之外，也有一些量表来测量正念的结构，主要包括状态正念（state mindfulness，暂时的个人对自己的想法与感受的觉知）和特质正念（trait mindfulness，一种比较持久的感受个人想法和专注力的能力）两个方向（Bravo et al.，2018）。正念评估的主要量表及相关情况如下。

（1）正念注意觉知量表。由 Brown 和 Ryan（2003）开发。评估重点是特质正念。题目数为 15 题，评分从 1 经常—6 从不。量表维度为正念。示例：我会因为不小心、没注意或者想到其他事情而打碎物品或弄坏东西；我前往要去的地方时，一路上对自己的走路行为或其他事物没有注意等。

（2）五因素正念量表。由 Baer 等人（2006）开发。评估重点是特质正念。

（3）题目数为 39 题，评分从 1 一点也不符合—5 完全符合。量表维度为不反应、观察留意、有意识地觉知、描述、对体验不评判。示例：在行走时，我会有意关注身体部位在行进中的感觉等。

（4）认知与情感正念量表（修订版）。由 Feldman 等人（2007）开发。评估重点是特质正念。题目数为 12 题，评分从 1 一点也不—4 总是。量表维度为注意、关注当下、意识觉知、接纳/不评判。示例：我很容易地专注于我当下所做的事情；我可以接受我的想法和感受等。

（5）弗莱堡正念量表。由 Walach 等人（2006）开发。评估重点是特质正念。题目数为 14 题，评分从 1 极少—4 总是。量表维度为关注于当下，不评判地接纳；开放性地体验；洞察。示例：无论是吃饭、做饭、清洁还是讲话，我都能感受到我的身体；我可以不加批判地看待我的错误和困难等。

（6）兰格专念量表。由 Pirson 等人（2012）开发。评估重点是特质正念。题目数为 14 题或 21 题，评分从 1—7 分。量表维度为追求创新、投入、创新产生、灵活性。示例：我很少注意到别人在做什么；我尝试用新的方法来做事等。

（7）索洛威正念问卷。由 Solloway 和 Fisher, Jr.（2007）开发。评估重点是介于特质正念与状态正念之间。题目数为 30 题，评分从 1—8 分。量表维度为正念。示例：我观察到事情在不同时段不断的变化；正念教我用全新的方式来体验世界等。

（8）肯塔基州觉知量表。由 Baer 等人（2004）开发。评估重点是特质正念。题目数为 39 题，评分从 1—5 分。量表维度为观察、接纳、有意识地活动、不加批判地接纳。示例：我观察到视觉上的元素，如颜色、形状、质地或者光线和阴影的模式；我擅长用语言来表达我的感受，如事情的味道、气味或声音。

（9）费城正念量表。由 Cardaciotto 等人（2008）开发。评估重点是状态正念。题目数为 20 题，评分为 1—5 分。量表维度为意识、接纳。示例：在和其他人讲话时，我注意到他们的面部表情和身体语言；当我在外面走路时，我注意到气味以及空气在我脸上的感觉等。

（10）状态正念量表。由 Tanay 和 Bernstein（2013）开发。评估重点是状态正念。题目数为 23 题，评分为 1—5 分。量表维度为自我调节注意力、注意当下。示例：我注意到周围的不同感官（冷、热、吹在脸上的风等）；我转换身体姿势以及注意到我运动时候的身体动态等。

（11）多伦多正念量表。由 Lau 等人（2006）开发。评估重点是状态正念。题目数为 13 题，评分为 0—4 分。量表维度为好奇、去中心化。示例：我更着重观察我的体验的升起，而不是这些体验的意义；我更注意对自己体验的开放性而不是控制和改变它们等。

（12）南安普敦正念问卷。由 Chadwich 等人（2008）开发。评估重点是特质正念。题目数为 16 题，评分从 1—7 分。量表维度为正念。示例：通常当我体验到痛苦的想法或想象时，我不久就能恢复平静等。

（13）体验问卷。由 Fresco 等人（2007）开发。评估重点为特质正念。题目数为 20 题。量表维度为去中心化、反复思考。示例：我可以接受我自己；我可以注意到不愉悦的感受而不是沉溺于它等。

这些量表都是经过在人群中的应用，测试并验证了内部一致性系数、重测信度、结构效度和校标效度等统计指数所得到的现今在研究中广泛应用的量表。

（二）干预策略

正念冥想有不同的形式、名称和方法，主要的两个技巧包括聚焦专注冥想（focused attention）和开放觉察冥想（open monitoring）（Colzato et al.，2012）。聚焦专注冥想主要训练个体直接和持续地专注在一个选定的对象（如呼吸、声音、内心的图像等）上，不断地觉察意识的漂移和分心的现象（例如被内心的思考带走而偏离选定的观察对象）。在观察到分心之后，有意识地将注意力拉回到原本选定的观察对象，并不加批判地评估分析（例如意识到只是分心而已）（Ainsworth et al.，2013）。

不同于聚焦专注冥想，开放觉察冥想并不启动自主持续专注和定向恢复注意力的功能，而是主要运用专注中的觉察和警觉，来培养对感官、觉知和内源性刺激的自动认知和情感产生的非反应性意识。通过转向而不是远离困难的想法和情绪，开放觉察冥想被认为可以促进对痛苦的耐受性、无反应和习惯性，类似于暴露疗法。这一训练将会培养个体对所有经验的非判断性接受，从而引出积极的心理效果（Yordanova et al.，2020）。这两项核心干预技术被应用在不同的正念为主的心理咨询方法中。

1. 正念减压课程（Mindfulness - Based Stress Reduction，MBSR）

正念减压课程主要持续 8 星期，每星期大约课程时间为 2—2.5 小时，主要形式为团体课程（Grossman et al.，2004）（见表 2 - 2）。

表 2 - 2　　　　　　　　　　正念减压课程的主要内容

课时	课程内容
课程介绍	介绍正念冥想的主要内涵，导师与学员的相互介绍
第一周 & 第二周	正念活动，正念饮食，身体扫描，观察念头，正念呼吸，感恩练习等
第三周 & 第四周	正念行走，正念运动，小组形式探索压力，对压力应对的讨论等
第五周 & 第六周	行走，站立，坐下的正念，回应而不是反应，正念沟通交流等
退行日	一整天的正念退行冥想训练
第七周 & 第八周	静默正念，爱与仁慈的冥想训练，对未来的训练计划，课程结语等

2. 正念认知疗法（Mindfulness Based Cognitive Therapy，MBCT）

正念认知疗法是英国的 John Teasdale、Mark Williams 以及加拿大的 Zindel Segal 所开发的以认知行为治疗为基础，融入正念减压（MBSR）的技巧和方式来处理抑郁情绪的一种疗法（Segal et al.，2018）。与正念减压课程相似，正念认知疗法也是持续 8 星期，每周有不同的内容（见表 2 - 3）。

表 2 - 3　　　　　　　　　　正念认知疗法的主要内容

课时	课程内容
第一周	觉察与自动导航
第二周	用大脑来生活
第三周	集中散乱飘逸的心
第四周	认识厌恶感
第五周	接纳当下
第六周	想法只是想法，而非事实
退行日	全天正念练习
第七周	用最好的方式照顾自己
第八周	维持并拓展未来的练习

3. 接纳与承诺疗法（Acceptance and Commitment Therapy，ACT）

接纳与承诺疗法是在 1980 年后期由 Steven C. Hayes 等人开发出的

一种心理咨询疗法。正念是这一疗法中重要的一部分。ACT 包含六大核心理念，包括认知脱钩（cognitive defusion），即通过学习不同的方法，来减少自己与内心的想法、情绪、记忆等过去的经验的过分纠结；接纳（aceptance），同正念疗法相似，允许内心的想法和感受升起和消逝，而不参与其中，不试图和扭转改变这些体验；接触当下（contact with the present moment），即用开放、好奇、接纳的态度来觉察当下的体验；观察自我（observing the self），用连续性的和超脱的意识来感受和体验自我；价值观（values），确定什么是对个体最重要的；做出承诺行动（committed action），根据价值观设定的目标来行动，来实现自己的价值观（Hayes et al.，2009）。

4. 辩证行为疗法（Dialectical Behavioral Therapy，DBT）

辩证行为疗法是由 Marsha Linehan 开发的一种心理治疗疗法，结合了传统的认知行为疗法，个案管理以及东方的禅学辩证思想，旨在了解导致个体产生反应状态的触发因素，来进行事件评估，帮助个体提高情绪和认知调节能力（Linehan，1987）。辩证行为疗法也是一种被美国精神医学会认可的可用于边缘性人格（borderline personality disorder）/重复自杀自伤个案的非药物推荐疗法之一。辩证行为疗法将个体的想法，行为、行动和生理反应都包含在行为中，认为任何一部分的反应都会产生相应的快速的连锁效应（例如，生气时身体会激动，肌肉会紧绷，认知上可能会认为情况需要行为上的反击等）。辩证行为疗法有超过 50 项应用技巧，主要分为四大类：正念（mindfulness），即帮助个体注意并接纳每一个当下的环境与体验；情绪调节技巧（emotional regulation），即帮助个体了解自己的情绪，不同情绪的产生，从而积极调节情绪，减少情绪不稳定产生问题行为，努力积累积极情绪；痛苦忍耐（distress tolerance），即向个案介绍不同的技巧，帮助其在情绪激发即将失控的边缘减少伤害和困扰；人际效能技巧（interpersonal effectiveness），即帮助个体改善人际关系，建立新的关系等。辩证行为疗法的团体治疗小组大致会持续两个小时，第一个小时进行家庭作业讨论，帮助练习者进行技巧应用，第二个小时学习新的技巧。这些技巧的传递和练习大约需要半年时间。标准的治疗将会持续一年，以循环学习所有技巧两次。

参考文献

1. 埃尔文·戈夫曼：《收容所：精神疾病患者以及其他被收容者的社会情境》，1961 年版。

2. 布鲁姆 P. 塞尔茨内克、D. B. 达拉赫：《社会学》，张杰等译，四川人民出版社 1991 年版。

3. 陈红莉：《叙事治疗在团体工作中的运用与思考》，《社会科学家》2011 年第 1 期。

4. 杜立婕：《使用优势视角培养案主的抗逆力——一种社会工作实务的新模式》，《华东理工大学学报》（社会科学版）2007 年第 3 期。

5. 高颖：《正常化理论视角下残疾人庇护工场就业服务问题及策略探讨》，硕士学位论文，华中科技大学，2016 年。

6. 宫中怡：《精神健康优势方法视角下的"精神病患友好型环境"创设初探》，《心理月刊》2019 年第 4 期。

7. 黄耀明：《社会工作叙事治疗模式介入失独家庭重建的哲学渊源、方法和个案实践》，《社会工作与管理》2015 年第 2 期。

8. 何芸、卫小将：《后现代主义与社会工作研究——基于三种另类研究方法的叙述分析》，《华东理工大学学报》（社会科学版）2014 年第 4 期。

9. 何雪松：《社会工作理论》，格致出版社 2017 年版。

10. 季蕾：《正常化理念下的非正常化实践——弱智儿童的"正常化"过程分析》，《北京大学研究生学志》2002 年第 4 期。

11. 李昀鋆：《中国社会工作情境下叙事治疗的理论技术应用及其可推广性研究》，《社会工作》2014 年第 4 期。

12. 梅运彬、王国英：《残疾人观的演变：欧洲的例证与启示》，《兰州学刊》2008 年第 4 期。

13. 聂祝兵、刘伟：《叙事治疗理论及其社会工作实践》，《社会工作下半月（理论）》2009 年第 11 期。

14. 宋丽玉：《受暴妇女之复元与负向感受：轮廓与相关因素之初探》，《中华心理卫生学刊》2012 年。

15. Saleebey Dennis：《优势视角：社会工作实践新模式》，李亚文、杜立婕译，华东理工大学出版社 2004 年版。

16. 万心蕊、刘蓉台：《后现代思潮中精神医疗社会工作发展的另类可能社区发展》，《内政部社区发展杂志》2011 年第 136 期。

17. 叶锦成：《精神医疗社会工作：信念，理论和实践》，华东理工大学出版社 2018 年版。

18. 吴来信：《精神医疗政策的变迁与社会工作角色的改变，精神病理社会工作》，空中大学印行 2005 年版。

19. 吴霞：《精神残疾人融合就业问题研究》，硕士学位论文，江西师范大学，2020 年。

20. 闻英：《社会工作中问题视角和优势视角的比较》，《南阳师范学院学报》（社会科学版）2005 年第 10 期。

21. 赵罗英：《社会工作理论与实务的“优势视角”模式》，《国际关系学院学报》2010 年第 2 期。

22. 孟洁：《社会工作优势视角理论内涵探究》，《华东理工大学学报》（社会科学版）2019 年第 1 期。

23. 童敏：《社会工作的能力视角——一种以人为本的研究策略》，《马克思主义与现实》2008 年第 1 期。

24. 童敏：《社会工作的机遇与挑战：精神病人社区康复过程中的社会服务介入》，《北京科技大学学报》（社会科学版）2006 年第 3 期。

25. 王亮：《优势视角理论国内研究综述》，《社科纵横》2018 年第 12 期。

26. 魏源：《解构并重述生命的故事——叙事疗法述评》，《台州学院学报》（社会科学版）2004 年第 4 期。

27. 肖凌、李焰：《叙事治疗的西方哲学渊源》，《心理学探新》2010 年第 5 期。

28. 杨剑云、吴日岚：《社区精神健康服务与辅导工作》，商务印书馆 2019 年版。

29. 翟双、杨莉萍：《叙事心理治疗的特征及其与中国文化的契合》，《医学与哲学》2007 年第 21 期。

30. 周芳名：《浅析人道主义社会工作的价值取向》，《黑河学刊》2016 年第 2 期。

31. 赵君、李焰:《叙事治疗述评》,《中国健康心理学杂志》2009年第 12 期。

32. Academic Mindfulness Interest Group, M., & Academic Mindfulness Interest Group, M., "Mindfulness – Based Psychotherapies: A Review of Conceptual Foundations, Empirical Evidence and Practical Considerations", *Australian & New Zealand Journal of Psychiatry*, 2006.

33. Anālayo, B., "Mindfulness Constructs in Early Buddhism and Theravāda: Another Contribution to the Memory Debate", *Mindfulness*, 2018, 9 (4).

34. Andreasen, N. C., & Black, D. W., *Introductory Textbook of Psychiatry* (4thed.). Washington, DC: American Psychiatric Publishing, 2006.

35. Beck, A., *Cognitive therapy and the emotional disorders*, New York, International Universities Press, 1976.

36. Beck, J. S. and Beck, A. T., *Cognitive Behavior Therapy: Basics and Beyond (Seconded)*, New York, Guil ford Press, 2011.

37. Bowlby, J., and R. Bowlby., "The Making and Breaking of Affectional Bonds", *Tavistock Publication*, 1979.

38. Bremner, J. D., *Does Stress Damage the Brain?: Understanding Trauma – Related Disorders from a Mind – Body Perspective* (New York: W. W. Norton and Co. Ltd), 2002.

39. B, Ben AinsworthA, et al., "The Effect of Focused Attention and Open Monitoring Meditation on Attention Network Function in Healthy Volunteers", *Psychiatry Research*, 210. 3, 2013.

40. Barnhofer, T., et al., "Effects of Meditation on Frontal? – A-symmetry in Previously Suicidal Individuals", *Neuroreport*, 2007.

41. Baer, R. A., "Mindfulness Training as a Clinical Intervention: A Conceptual and Empirical Review", *Clinical Psychology Science & Practice*, 2010.

42. Bhasin, M. K., Dusek, J. A., Chang, B. H., Joseph, M. G., Denninger, J. W., Fricchione, G. L., & Libermann, T. A., "Relaxation

Response Induces Temporal Transcriptome Changes in Energy Metabolism, Insulin Secretion and Inflammatory Pathways", *PloS one*, 2013.

43. Bodhi, B., "What does Mindfulness Really Mean? A Canonical Perspective", *Contemporary Buddhism*, 2011.

44. Brown, K. W., Ryan, R. M., & Creswell, J. D., "Addressing Fundamental Questions about Mindfulness", *Psychological Inquiry*, 2007, 18 (4).

45. Chadwick, P., Hember, M., Symes, J., Peters, E., Kuipers, E., & Dagnan, D., "Responding Mindfully to Unpleasant Thoughts and Images: Reliability and Validity of the Southampton Mindfulness Questionnaire (SMQ)", *British Journal of Clinical Psychology*, 2008, 47 (4).

46. Cella M., "The fundamental Facts: The Latest Facts and Figures on Mental Health", *Primary Care & Community Psychiatry*, 2007 (3 -4).

47. Clara, Strauss, et al., "Mindfulness – Based Interventions for People Diagnosed with a Current Episode of an Anxiety or Depressive Disorder: A Meta – Analysis of Randomised Controlled Trials", *Plos One*, 2014.

48. Colzato, Lorenza S., O. Ayca, and H. Bernhard, "Meditate to Create: The Impact of Focused – Attention and Open – Monitoring Training on Convergent and Divergent Thinking", *Frontiers in Psychology*, 2012.

49. Carr, A., *The Handbook of Child and Adolescent Clinical Psychology*, Hoboken, NJ: Taylor and Francis, 2013.

50. Dhillon, Anjulie, E. Sparkes, and R. V. Duarte, "Mindfulness – Based Interventions During Pregnancy: A Systematic Review and Meta – analysis", *Mindfulness*, 2017.

51. Davidson, Gavin, et al., "Models of Mental Health", *Bloomsbury Publishing*, 2017.

52. Dube, S., Anda, R., Felitti, V., Edwards, V. and Croft, J., "Adverse Childhood Experiences and Personal Alcohol Abuse as an Adult", *Addictive behaviors*, 2002, 27 (5).

53. Engel, G. L., "The Need for a new Medical Model: A Challenge

for Biomedicine", *Science*, 196 (4286).

54. Ellis, A. and Dryden, W. , *The Practice of Rational Emotive Behavior Therapy*, New York, Springer Pub. Co, 1997.

55. Framson, Celia et al. , "Development and Validation of the Mindful Eating Questionnaire", *Journal of the American Dietetic Association Vol*, 2009.

56. Foucault, Michel, "Madness and Civilization: A History of Insanity in the Age of Reason", *Vintage*, 1988.

57. Fresco, DavidM. , et al. , "Initial Psychometric Properties of the Experiences Questionnaire: Validation of a Self – Report Measure of Decentering", *Behavior Therapy*, 2007.

58. Fryers, T. , Melzer, D. and Jenkins, R. , "Social Inequalities and the Common Mental Disorders", *Social Psychiatry and Psychiatric Epidemiology*, 2003, 38 (5).

59. Germer, C. K. , "Teaching Mindfulness in Therapy", *Mindfulness and Psychotherapy*, 2005.

60. Goldin, Philippe R. , and James J. Gross, "Effects of Mindfulness – Based Stress Reduction (MBSR) on Emotion Regulation in Social Anxiety Disorder", *Emotion* (Washington, DC), 2010.

61. Gledhill, A. , Lobban, F. , & Sellwood, W. , "Group CBT for People with Schizophrenia: A Preliminary Evaluation", *Behavioural and Cognitive Psychotherapy*, 1998, 26 (1).

62. Goldstein E. , "Ego Psychology and Social Work Practice (Seconded.)", *FreePress*, 1995.

63. Holas, P. , & Jankowski, T. , "A Cognitive Perspective on Mindfulness", *International Journal of Psychology*, 2013.

64. Hayes, S. C. , Strosahl, K. D. , & Wilson, K. G. , "Acceptance and Commitment Therapy", *Washington, DC: American Psychological Association*, 2009.

65. Huxter, M. , "Mindfulness and the Buddha's Noble Eightfold Path", *In Buddhist Foundations of Mindfulness*, 2015, Springer, Cham.

66. Hallahan. P. , Kauffman, H. M. , *Exceptional Children : Introduction to Special Education*, Boston : Allyn 8 LBacon, 1994.

67. Hölzel, B. K. , Lazar, S. W. , Gard, T. , Schuman – Olivier, Z. , Vago, D. R. , & Ott, U. , "How does Mindfulness Meditation Work? Proposing Mechanisms of Action from a Conceptual and Neural Perspective", *Perspectives on Psychological Science*, 2011, 6 (6).

68. Hedaya, R. J. , *Understanding Biological Psychiatry*, NewYork : W. W. Norton, 1996.

69. Ives – Deliperi, Victoria L. , M. Solms, and E. M. Meintjes, "The Neural Substrates of Mindfulness : An fMRI investigation : *Social Neuroscience* : Vol. 6, No. 3", *Social Neuroscience* , 2010.

70. Jill G. Grant, Susan Cadell, "Power, Pathological Worldviews, and the Strengths Perspective in Social Work", *Families in Society : The Journal of Contemporary Social Services*, 2009, 90 (4).

71. Jakobsen, J. , Hansen, J. , Simonsen, S. , Simonsen, E. and Gluud, C. , "Effects of Cognitive Therapy Versus Inter Personal Psycho Therapy Inpatients with Major Depressive Disorder : A Systematic Review of Randomized Clinical Trials with Meta – Analyses and Trial Sequential Analyses", *Psychological Medicine*, 2021.

72. Kuehlwein, K. T. , "The Cognitive Therapy Model", in Dorfman, R. A. (ed.), *Paradigms of Clinical Social Work* (Vol. 2), Taylor & Frands, 1998.

73. Kaltiala – Heino, R. , Rimpel, M. , Rantanen, P. and Rimpel, A. , "Bullying at School – An Indicator of Adolescents at Risk for Mental Disorders", *Journal of Adolescence*, 2000, 23 (6).

74. Kabat – Zinn, J. , "An Outpatient Program in Behavioral Medicine for Chronic Pain Patients Based on the Practice of Mindfulness Meditation : Theoretical Considerations and Preliminary Results", *General hospital psychiatry*, 1982.

75. Kabat – Zinn, J. , & Hanh, T. N. , "Full Catastrophe Living : Using the Wisdom of Your Body and Mind to Face Stress, Pain, and Illness",

Delta，2009.

76. Kinderman，P.，"A Psychological Model of Mental Disorder"，*Harvard Review of Psychiatry*，2005.

77. Linehan，M. M.，"Dialectical Behavior Therapy for Borderline Personality Disorder：Theory and Method"，*Bulletin of the Menninger Clinic*，1987（51）.

78. Ledesma，D.，and H. Kumano，"Mindfulness – Based Stress Reduction and Cancer：A Meta – analysis"，*Psycho – Oncology*，2009.

79. Lau，M. A.，et al.，"The Toronto Mindfulness Scale：development and validation"，*Journal of Clinical Psychology*，2006.

80. Li，W.，Howard，M. O.，Garland，E. L.，McGovern，P.，& Lazar，M.，"Mindfulness Treatment for Substance is Use：A Systematic Review and Meta – Analysis"，*Journal of Substance Abuse Treatment*，2017（75）.

81. Malcolm Paync，何雪松：《现代社会工作理论》，华东化工学院出版社 2005 年版。

82. Michael White，David Epston：《故事、知识、权力：叙事治疗的力量》，华东理工大学出版社 2013 年版。

83. Meares，A.，"A Formof in Tensive Meditation Associated with Theregression of Cancer"，*American Journal of Clinical Hypnosis*，1982，25（2 – 3）.

84. Murali，V. andOyebode，F.，"Poverty，Social Inequality and Mental Health"，*Advances in Psychiatric Treatment*，2004（10）.

85. Morgan，C. and Fisher，H.，"Environment and Schizophrenia：Environmental Factorsinschizophrenia：Childhood Trauma – Acritical Review"，*Schizo Phrenia Bulletin*，2007，33（1）.

86. Nirje B.，"Symposium on 'normalization'：I. The Normalization Principle：Implications and Comments"，*British Journal of Mental Subnormality*，1970，16（1）.

87. Obeyade，Femi，"Sims' Symptoms in the Mind：An Introduction to Descriptive Psychopathology"，*Elsevier Health Sciences*，2008.

88. Piet, J., and E. Hougaard, "The Effect of Mindfulness – Based Cognitive Therapy for Prevention of Relapse in Recurrent Major Depressive Disorder: A Systematic Review and Meta – Analysis", *Clinical Psychology Review*, 2011.

89. Paul, et al., "Mindfulness – Based Stress Reduction and Health Benefits: A Meta – Analysis", *Journal of Psychosomatic Research*, 2004.

90. Paykel, E. S., "Contribution of Life Events to Causation of Psychiatric Illness", *Psychological Medicine*, 1978, 8 (2).

91. Read, J., Fink, P. J., Rudegeair, T., Felitti, V. and Whitfield, C. L., "Child Maltreatment and Psychosis: A Return to a Genuinely Integrated Bio – Psycho – Social Model", *Clinical Schizophrenia & Related Psychoses*, 2008, 2 (3).

92. Roberta G. Sands,《精神健康社会工作》，余潇、许俊杰译，上海华东理工大学出版社。

93. Rosemary C. Kelleher, "Social Work in Health and Mental Health – Issues, Developments, and Actions", *Ontario: Canadian Scholar's Press*, 2005.

94. Rogers, Anne, *A Sociology of Mental Health and Illness*, Paul B. Hoeber, 2010.

95. Riggs, S. andJacobvitz, D., "Expectant Parents' Representations of Early Attachment Relationships: Associations with Mental Health and Family History", *Journal of Consulting and Clinical Psychology*, 2002, 70 (1).

96. Read, J., Goodman, L., Morrison, A., Ross, C. and Aderhold, V. *Childhood Trauma, Loss and Stress*, in J. Read, L. Mosher and R. Bentall (eds.), *Models of Madness*, Hove: Brunner – Routledge, 2004.

97. Segal, Zindel V., "Mindfulness – Based Cognitive Therapy for Depression", *Guilford Press*, 2005.

98. Spence, W., Mulholland, C., Lynch, G., McHugh, S., Dempster, M. and Shannon, C., "Rates of Childhood Trauma in a Sample of Patients with Schizophrenia as Compared with a Sample of Patients with

Non – Psychotic Psychiatric Diagnoses", *Journal of Trauma and Dissociation*, 2006, 7 (3).

99. Solloway, S. G., and W. P. Fisher, "Mindfulness in Measurement: Reconsidering the Measurable in Mindfulness Practice", *International Journal of Transpersonal Studies*, 2007.

100. Shapiro, S. L., et al., "Mechanisms of Mindfulness", *Journal of clinical psychology*, 2006.

101. Sartorius, N., "Iatrogenic Stigma of Mental Illness", *British Medical Journal*, 324. 7352 (2002).

102. Tharaldsen, K. B., & Bru, E., "Validation of the Mindful Coping Scale", *Emotional and Behavioural Difficulties*, 2011.

103. Treadway, M. T., & Lazar, S. W., "The Neurobiology of Mindfulness", *In Clinical Handbook of Mindfulness*, Springer, New York, NY, 2009.

104. Tanay, Galia, and Amit Bernstein, "State Mindfulness Scale (SMS): Development and Initial Validation", *Psychological Assessment Vol*, 2013.

105. Varese, F, Smeets, F, Drukker, M, Lieverse, R, Lataster, T, Viechtbauer, W, Read, J, Van Os, J. and Bentall, R., "Childhood Adversities Increase 209 the Risk of Psychosis: A Meta – Analysis of Patient – control, Prospective – and cross – Sectional Cohort Studies", *Schizophrenia Bulletin*, 2012, 38 (4).

106. Wolfensberger W., "The Principle of Normalization in Human Service", *Bureau of Justice Statistics*, 1973.

107. White, V. E., "Developing Counseling Objectives and Empowering Clients: A Strength – based Intervention", *Journal of Mental Health Counseling*, 24 (3), 2002.

108. Wang, F., & HUANG, Y. X., "Psychological and Neural Mechanisms of Mindfulness", *Advances in Psychological Science*, 2011, 19 (11).

109. Wallace, B. A., *Mind in the Balance: Meditation in Science*,

Buddhism, *and Christianity*, Columbia University Press, 2014.

110. Wright, R., *Why Buddhism is True: The Science and Philosophy of Meditation and Enlightenment*, Simon and Schuster, 2017.

111. Xiao, Q., Yue, C., He, W., & Yu, J. Y., "The Mindful Self: A Mindfulness – Enlightened Self – View", *Frontiers in Psychology*, 2017, 8.

112. Wilkinson, R. G. and Pickett, K. E., "Income Inequality and Social Dysfunction", *Annual Review of Sociology*, 2009, 35.

113. Yue Gu, "Narrative, Life Writing, and Healing: The Therapeutic Functions of Storytelling", *Neohelicon*, 2018 (45).

114. Yordanova, J., Kolev, V., Mauro, F., Nicolardi, V., Simione, L., Calabrese, L & Raffone, A., "Common and Distinct Lateralised Patterns of Neural Coupling During Focused Attention, open Monitoring and Loving Kindness Meditation", *Scientific reports*, 2020.

115. Zubin, J., & Spring, B., "Vulnerability: A new View of Schizophrenia", *Journal of abnormal psychology*, 1977, 86 (2).

116. Zoogman, S., Goldberg, S. B., Hoyt, W. T., & Miller, L., "Mindfulness Interventions with youth: A Meta – Analysis", *Mindfulness*, 2015.

第三章
精神健康社会工作服务介入模式

第一节　个案管理模式

　　20 世纪五六十年代欧美的去机构化运动将大多数严重精神障碍患者的治疗地点从医院转移到了社区 (Talbott，1987)，由社区精神卫生中心 (CMHC) 为居住在社区的患者提供精神科服务 (Mueser et al.，1998)。个案管理方法在 20 世纪 70 年代发展而来，其服务对象是那些居住在社区内的严重精神疾病患者 (Rose et al.，2001)。不同种类的个案管理方法具有的共同功能包括评估、规划、链接、协调、治疗和监测 (Rose et al.，2001；Rothman et al.，1998；李宗派，2003)。

　　个案管理这一服务职能是为了帮助严重精神疾病患者获得和协调不同的精神科服务而发展起来的，而个案管理人员也作为一种新的精神卫生专业人员随之发展起来，其职责也不断拓展 (Mueser et al.，1998)。不同的个案管理模式也在演变，包括转介服务模式、临床个案管理模式、积极性社区治疗模式、强化个案管理模式、优势模式和康复模式 (Mueser et al.，1998)。在《卑诗省心理健康制度改革最佳实务——积极社区治疗》报告中，则将个案管理模式分为扩大转介或非专家转介模式、临床个案管理模式 (包括康复辅导模式、优势模式和密集个案管理模式)、全面支援模式和积极性社区治疗模式 (Rose et al.，2001)。

　　转介个案管理方法的主要重点是评估患者需求转介适当的服务以及协调和跟进治疗监测，具体职能包括：(1) 评估；(2) 规划；(3) 链接服务；(4) 监测；(5) 倡导 (Intagliata，1982)。临床个案管理是

"一种精神健康实践的方式"，它同时关注到患者的身体和社会环境方面，并强调了个案管理者和精神科医生以及其他临床工作人员之间的密切合作（Joel，1989）。该模式提供四个领域内的服务，包括：（1）初始阶段（参与、评估、规划）；（2）环境干预（链接社区资源、与家庭和其他照顾者协商、维护和扩展社会网络、与医生和医院合作以及倡导）；（3）患者干预（间歇性个体精神治疗、独立生活技能培训、患者心理教育）；（4）患者—环境干预（危机干预、监测）（Kanter，1989）。

临床个案管理具有五个中心原则，分别是持续护理、使用个案管理关系、支持和结构、灵活性和促进患者能力（Kanter，1989）。持续护理是指由熟悉患者及其疾病情况的个案管理者为患者提供长期的支持和治疗；使用个案管理关系是指在治疗过程中，个案管理者需要与患者、患者亲属或其他护理人员建立协作关系；支持和结构是指个案管理者需要关注患者的社会网络，对患者的环境支持和结构水平进行评估，根据患者需求调整支持水平；灵活性是指个案管理者需要根据患者不断变化的病情和需求灵活调整干预策略；促进患者能力则指个案管理者需要帮助患者管理自己的生活。

采用临床个案管理的工作人员往往需要经历四个阶段，包括初步阶段、环境干预、患者干预以及患者—环境干预。在初步介入阶段，需要经历入场、评估和规划——与患者建立起稳定的合作关系，全面评估患者意愿、日常生活技能、环境资源、临床状况、有意识和无意识动机、目前能力和社会网络等方面，帮助患者制订详细的服务计划（Kanter，1989）。以环境为中心的干预措施包括链接社区资源、与家庭和其他照顾者协商、维护和扩展社会网络、与医生和医院合作以及倡导。以患者为中心的干预措施包括间歇性的个体心理治疗、教授独立生活的技能以及患者心理教育。患者—环境干预措施包括危机干预和监测进展（Joel，1989）。与转介个案管理模式相比，临床个案管理模式明确了个案管理者是具有心理教育和精神治疗技能的临床医生（Lamb，1980）。

强化个案管理模式是为了回应那些高服务使用率患者的需求，采取较低的患者与员工比例，同时不共享待处理个案量（Mueser et al.，1998）。优势模式的出现是基于对以往的个案管理和治疗方法过分强调关于精神疾病导致的限制和损害而忽视患者的个人资本，以及缺乏对促进社区整合的自然社区支持方法的关注的反思（Mueser et al.，1998）。康复模式强调根据患者的期望和目标而不是精神卫生系统的目标来提供个案管理服务，其独特性在于评估和补救可能促进社区居住权和个人目标达成的工具和附属技能（Mueser et al.，1998）。

Ziguras 等人（2000）采用元分析对精神健康个案管理模式的有效性进行了研究。研究发现，与常规治疗相比，个案管理模式下，服务对象的症状改善更大、住院的日子更少、服务对象住院的比例更小、接触的精神健康和其他服务更多、精神健康服务的退出率更低、社会功能水平的提高更多，此外，服务对象及其家庭对照顾的满意度更高、家庭照顾压力更小、总的照顾成本更低。

此外，积极性社区治疗（Assertive Community Treatment，ACT）是被研究最多并被证明有效的个案管理模式（Rose et al.，2001）。这一模式由 20 世纪 70 年代的"积极性社区治疗计划"发展而来，后者是Stein 和 Test（1980）开发的针对精神疾病患者的社区治疗方案，随后逐渐发展成为一个专门的护理包，用于严重和慢性精神疾病或者高服务使用率的患者。根据凯斯西储大学循证实践中心的一份指南，ACT 团队是一个多学科和跨学科的团队，成员由个案管理人员、精神科医生、护士、团队领导者、药物滥用专家、职业专家和朋辈专家组成；有些小组甚至包括法医专家和住房专家等专门的角色。

来自多伦多西区医院的一个团队则认为由专业人士组成 ACT 小组需要团队领导者、职业治疗师、社会福利人员、注册护士、心理健康临床医生、朋辈支持者、精神科医生，以及行政助理（IMPACT team，2020）。团队成员提供每天 24 小时并且全年无休的服务（IMPACT team，2020）。康复服务包括教授生活技能（例如保持居家清洁、办理银行业务或日常用品采买）、协助就业和参与其他活动、协助重返校园（例如找寻学校开始上课）；支援服务包括向病患家属提供支援、协助经济弱势措施、协助其他有关法律、政府相关计划、住房、交通（IM-PACT team，2020）。

积极性社区治疗的目标是帮助严重精神疾病患者在自己的环境内接受所需治疗，使其得以在社区内进行独立和自足的生活（Roseet et al.，

2001)。其特点在于较低的工作者对服务对象比例、团队照护方式、以服务对象为本的服务方式、积极性的外展与延续服务等。较低的员工对服务对象比例的目的是为服务对象提供密集的接触以降低其入院需要以及对其他危急服务的依赖。人手比例上，一般是每十名服务对象对一名积极性社区治疗队员（1∶10是积极性社区治疗的基本原则之一），并且与每名患者每星期接触三次或以上。积极的外展工作是指在办公室以外、社区内服务对象所在的地点，如家中、餐馆内、公园等地方为其提供服务。连续的服务是指服务对象每天24小时，每周七天都可以获得长期性的服务（Rose et al.，2001）。

积极性社区治疗的对象是患有严重持续性精神疾病及某种失能，并且频繁使用医疗制度服务的人士。他们在服务使用者中的比例并不高，但经常陷入治疗费用高昂，服务密集的窘境。积极性社区治疗不仅能够有效减少医院使用率，还能改善患者的功能水平，减轻照顾者的压力（Rose et al.，2001）。

ACT的核心服务包括药物支持、心理社会治疗、社区生活技能、健康促进、家庭服务、住房服务、职业服务、危机干预以及紧急医疗/行为保健（《ACT操作手册》，2017）。药物支持包括关于药物的教育、从药房订购药物、向服务对象递送药物、安排药物、监测药物依从性和副作用、监测药物的使用以及预约精神科和注册护士；心理社会治疗包括采取问题导向的咨询/心理治疗方法、管理疾病、维持危机干预——每天24小时服务、治疗同时发生的疾病、协调照护（如医院、监狱、社区）；社会生活技能服务包括养成良好的卫生习惯、遵循适当的营养、购买和护理衣物、使用交通工具、管理家务、管理资金、管理日常生活活动、享受社交关系和休闲活动；健康促进包括开展预防性健康教育、确保医疗筛查、安排保健访问、作为紧急医疗护理的联络人、在服务对象住院期间进行医院和急诊室访问；家庭服务包括管理危机、提供家庭心理教育、积极让选择的家庭成员参与到服务对象的康复中；住房服务包括找到合适的住房、支持住房、建立与房东的关系、讨论在住房选择时的重要考量（包括保证金、租金、公用设施、交通便利性、洗衣房、商店、安全和个人喜好）、在报纸上寻找或联系团队或成员认识的业主、开车去查看租房的位置、指导并且与服务对象一起预演如何最好地在与业主通话中或面对面接触时展示自己、陪同服务对象会见房东（如合适和必要）、确保租赁和确保成员支付租金；职业服务包括提供找工作的支持和帮助、与雇主保持联络并教育雇主、担任工作指导、支持就业、直接安排竞争性工作以及促进服务对象工作的兴趣和动机；危机干预包括确保服务对象或他人的安全和保护、提供情感支持、安排服务对象的时间和活动、治疗特定的症状、在控制环境下评估症状以及评估和治疗并存的医药问题和药物滥用；紧急医疗/行为保健包括提供人际支持、确保财务收支、促进入院、与医疗和行为健康提供者沟通、确保服务对象理解并传达他们的选择，以及促进治疗后的出院。

在服务强度上，根据服务对象的临床需要，每周至少需要与其进行30分钟的面对面交流，如果有需要，可以在一天内对服务对象进行多次面对面访问；家访的次数也应当根据服务对象的临床需要而定，每周至少进行一次家访，在家访期间，ACT工作人员需要对服务对象进行评估，看其目前的能力是否满足基本需要，以及其对生活环境质量和危害的评估（《ACT操作手册》，2017）。

第二节　复元模式

复元理论深深扎根于社会工作的价值和观念，如自决、非批判和个别化等，但复元理论与传统社会工作理论的区别在于，它不再聚焦于问题和缺陷，而是转为强调优势和潜能，为社会工作实践提供了一种全新的方式。在精神疾病患者和家属主导的复元运动的影响下，精神卫生服务的范式发生重大转变，从弥补缺陷，恢复功能到重视优势，强调精神障碍患者的潜能，协助其重建自我主体性（王丽华和肖泽萍，2019）。复元的目标是促进精神疾病患者的全人健康，达到超脱精神疾病所带来的各种负面影响，并重新掌控自己的生活（葛红颖和耿焱，2012）。复元既是一个过程，也是一个结果，其所关注的个人优势与潜能、自我功能的实现以及生命意义的重构，为社会工作者思考人与环境的问题提供了新的方式，跳脱问题思维，引导精神障碍患者及其家属用正面的观点来应对问题和解决困难，看到改变和解决的可能，并在接受不完美的同时，努力发现生命新的意义，成为一个对社会有贡献和有价值的人。

复元对精神康复者来说，就是重新认识自己，建立正面自我形象，重建有意义的生活的康复过程。复元视角看待精神康复者不是只看到疾病和问题，而是把康复者看作完整的"人"，尊重康复者作为人的尊严，相信人的潜能和价值，强调整全的生活，认为精神疾病不等同于康复者个人，精神疾病只是生命的一部分而不是全部，康复者同样有多重角色和身份，不应局限在消减病征，而是着重于身、心、灵、社会的参与，并涵盖生活的各个范畴，每个角色和身份都可以正向地发展，都拥有价值和意义。复元与传统康复概念是有区别的，例如，当康复者复发时，传统康复（缺陷为本）认为复发是康复者退化、病情恶化的表现，而复元的视角则认为复发是复元历程的正常经验，再次经历发病的过程也是康复者学习和应用应对技巧，从"失败"中获得学习并增强抗逆力的机会，起伏中成长正是复元的重要内容之一。

一　理论渊源

20 世纪 50 年代以来，在欧美国家兴起的"去机构化"和"社区照顾"运动的影响下，大量精神疾病患者开始从医疗机构转向社区康复（童敏，2005），但社区康复因支持系统不足和社会歧视的存在而发展缓慢（谭磊，2018）。20 世纪 80 年代中期，出现重视社会功能改善的心理社会康复服务，但较多学者认为该服务模式仍是以问题视角来看待精神疾病患者，在康复过程中患者缺乏主动权（童敏，2012）。随后康复者运动的兴起，使精神疾病的服务理念由患者对"疾病角色适应环境"转变为"重建不同的生命"。20 世纪 90 年代，复元理论成为西方精神健康服务发展的新趋向（Anthony，1993）。复元，即个人自我主体性的恢复或重建，强调重建过程中希望的萌生和生命力的再现，继而采取积极行动，并产生正向结果，该理念深受社会建构论和系统理论的影响。

复元是一种与个体密切相关的、独特的过程，在这个过程中个体的态度、价值观、情绪、目标、能力和角色等发生变化；是一种生活方式，这种方式下个体虽受疾病限制但仍感到满足和充满希望，并能作出贡献；复元理念包含了超脱精神疾病的灾难性后而不断成长并在生命中找寻新的意义和目标（Anthony，1993）。复元并非指恢复原状或创伤与障碍消失，而是指由现在出发，重新找到自己，即重新界定自己的价值并能体现出主体性，重建具有品质且满意的生活，优势的挖掘和展现可以激发案主的希望和行动意愿，并且运用案主优势可以促进行动的正向结果（宋丽玉、施教裕，2010）。

二　核心观点

复元理念的核心观点有 10 项，分别是自主自决、个体化服务、赋权、整体性、起伏中成长、重视个体优势、同伴支持、尊重、个人责任感和希望（周勇等，2014；叶锦成，2018）。

（一）自主自决

复元是指不断探索和发现自己及周围世界的本质和内涵，强调精神疾病患者是自己生命的享有者和决策者，相信他们能够行使他们的选择权，决定自己的康复历程，同时能承担选择的结果。

（二）个体化服务

复元过程中的个体化服务是指根据每位精神疾病患者不同的优势、需求、偏好和经历等，以个体的特点为基础，产生不同的复元途径。

（三）赋权

精神疾病患者拥有权利，可以自主选择适合自己的康复服务，可以参与有关其康复的所有决定，可以和其他人一起生活，表达他们的愿望。通过增权来掌控自己的命运，并对社会生活中的组织结构、社交架构产生影响（叶锦成，2018）。

（四）整体性

复元理念强调精神疾病只是个体生命中的一小部分，不是全部。复元不聚焦于消除症状或稳定病情，而是着重身心社会灵性的全人成长发展，注重覆盖生活的不同层面，强调整体和部分的相互影响和个体作为整体的重要性及个体的各个部分相互依存。

（五）起伏中成长

复元的过程，并不完全是直线前进，而是可能来回往返或消长起落，呈现循环式或螺旋状的进展（宋丽玉、施教裕，2010）。在复元过程中，精神疾病患者会认识到产生正向的改变是可能发生的，也可能会遭遇挫折或病情复发，但这些都是个体成长所必须经历的。

（六）重视个体优势

复元强调建立和发展个人的资源、个人内在所具有的多种优势和能力；通过建立优势，重拾自信，重新找到和认识自己，使自己能够以新角色重新参与生活，从而推动复元的进程。

（七）同伴支持

精神疾病患者相互之间不但可以分享自己的康复经验和生活技能，同伴的成功经验更可成为榜样，患者之间相互鼓励和交流，可使患者产生归属感，提升沟通能力和自我认同感，并在患者之间建立起相互扶持和认同的关系，互助的同时帮助他人的能力也在获得提升，从而进一步改善精神疾病患者的社会融入能力（吴丽月，2016）。

（八）尊重

尊重每一位精神疾病患者的价值，尊重每一位精神疾病患者的独特性，不因其患有精神疾病而歧视。这种尊重对于复元过程有至关重要的作用，尊重患者可以使患者感受到社会对其的认可与接纳，从而重塑对自我的信心，更好地投入和参与到社会生活中。

（九）个人责任感

在复元的过程中，精神疾病患者有照顾自己、参与自己精神康复的责任，他们需要在康复过程中理解他们所经历的事情，体验和明晰自己，肯定自己的所作所为，并将在复元理念中学到的经验赋予意义。

（十）希望

希望来源于自身、同伴、家人、朋友以及护理人员等，希望是复元的催化剂，可以帮助启动整个复元过程，并使其延续。复元理念提供的美好愿景是复元动力的源泉，它激励着精神疾病患者，相信精神疾病患者可以跨越困难和障碍。

三 实践运用

（一）方法和流程

复元理念的方法和流程为成立基于复元理念的多学科团队，团队成员包括但不限于心理咨询师、社会工作者、精神科医生、精神科护士和社区医生等，在此基础上，通过团队成员与精神疾病患者的接触，与患者建立平等、专业的合作关系，然后结合患者的学习与接受能力，开展复元理念的培训，培训结束后由团队成员对患者进行复元优势评估，制订复元计划和复元进度表，并采取药物治疗与心理社会康复措施相结合的原则，完成复元服务计划（周勇等，2014）。复元计划最好用患者的话来表达，并且以正向积极的表达为主。在复元过程中，由复元理念培训师和资深社区康复领域的专家对患者进行定期或不定期督导，促进患者的复元。

（二）评估

对复元效果的评估是多维度的，应该考虑个人的优势及其社会支持网络，具体包括精神症状、社会功能、生活质量、自信和自尊等。评估的依据是复元计划中短期目标、长期目标以及整体计划的完成情况，但评估数据的构成不仅是事实的重复，相反，叙述性总结还有助于搭建优先需求和目标，以及建议的解决方案的舞台（牛丹丹，2015）。

（三）行动策略

1. 个人层面

复元的过程即以不同的视角认识和分析自我，肯定个人的独特性和存在价值，挖掘个人的内在优势和潜力，强化个人主体性的过程。社工在复元过程中，要肯定案主的优点，接纳案主的不同想法，用真诚的态度与案主建立相互信任的关系，并通过双方的互动和讨论，引导案主不断探索个人的内在潜力，增进其对自我的认知和肯定，使其相信自己存在的价值和意义，从而提升其自信和自决能力。

2. 人际层面

复元计划的实现中至关重要的一环是亲人的陪伴与支持的资源。社工可在征得案主同意的基础上，动员其社会支持网络，引导案主使用可获得的正式和非正式资源，从而提升案主的资源运用能力；此外，还可建立同伴互助小组，通过他人的成功经验激励自我，增强案主的自我认同感，使案主相信个人有作决定和实现目标的可能性，并为其提供多元的选择机会，促进其思考达成目标的各种可能行动。

3. 社会层面

社会层面的复元主要是指社会共识的建立，即改善社会大众对精神疾病患者及其家属的歧视和污名。社工可通过团体课程、电影、纪录片或书籍以及会议等普及精神疾病知识，减少社会大众对精神疾病的误解，或通过有影响力的部门、单位及社会组织进行倡导，为精神障碍群体发声，以改善精神障碍患者的处境，为其复元进程的实现构建良好的社会氛围。

4. 三大范畴及服务要点

复元包括三大范畴，分别是个人范畴、支援范畴和普及范畴。社工、案主（精神疾病患者）和家属都要学习复元的概念，理解自己的角色和责任，而不是只有社工知晓并按照复元的指导推行服务。社工要注重提升康复者的个人责任意识和行动力，挖掘优势与资源，链接与整合资源以实现个人的复元目标。

个人范畴方面，社工、案主和家属在复元视角下看待精神康复的处境，设计和推行服务时关注案主个人的需要，每一位案主都有自己独特的优势和抗逆力，拥有不同的希望、需要、喜好及经历。康复计划应根据其独特性、长处及能力差异性来设计。同时，关注案主参与，即精神疾病患者有权参与决定，包括对康复计划及服务资源的分配和发展提出意见。鼓励全面参与，避免责备和排斥，案主有责任参与复元的过程并照顾好自己，承担自己所作出的决定的风险。

在服务过程中，社工要认识到案主是自己生命的主角，是自己复元的专家，案主有权选择适合的服务和支援网络，有权参与决定，社工应该促进康复者独立自主的能力，掌握和运用资源，肯定自己生命的意义。

支援范畴包括尊重与反污名、尊重个人优势、家人支持、朋辈支持四个方面。尊重和反污名方面，尊重案主的价值和独特性，促进社区消除精神疾病患者的负面标签，促进尊重、接纳精神疾病患者回归社区生活，参与社区活动；倡导精神疾病患者应有的权利，促进其自我接纳，例如协办、承办的精神健康交流会，促进精神疾病患者在享受服务、保证权益等方面发声，促进社会大众更了解康复者的优势与能力。

尊重个人优势方面，重在发掘精神疾病患者优势重拾自信，发展其内在特质、才能、品德、知识、信仰、希望和梦想；增强抗逆力，以及挖掘和整合过往的成功经历。例如，培养精神康复者排练舞台剧、发展园艺和手工产品制作能力，发展康复者各方面的才能；培养精神疾病患者成为志愿者在服务他人、服务社区的过程中发挥自己的才能，强化个人价值感。

家人支持方面主要指精神疾病患者家人的理解、接纳和生活等各方面的支持，这对复元过程很重要。家人参与并非家人主导，患者才是自己康复历程的主导者。康复者、工作人员、家人应该经常与患者保持沟通，一起讨论和制订复元目标和计划。

朋辈支持方面可设计朋辈辅导员服务，培养康复者成为朋辈辅导员，参与活动、个案面谈过程等，分享经历。成功经验有助于鼓舞朋辈群体，并增强信心，促进朋辈间的支持，有利于互助网络的形成。

在普及范畴方面，强调整全性，起伏成长和希望。前两个之前已经谈到，希望也非常重要，精神疾病患者、家属、社工都要对未来和康复目标的实现心怀信心。希望不仅是对未来的期待，更须给予行动，要有明确目标、方法和坚强的意志力方能达成。

5. 国内专业社工机构复元本土化探索历程

2009 年，深圳鹏星社工在香港某机构参访接触到了复元理论，当时该机构也正处于将该理论在香港本土化的阶段。在了解了整个理论如何实践后的两年间，鹏星邀请了该机构复元培训讲师到深圳给社工培训复元理论，同时带社工去香港实地学习该理念在实践中的运用。

2010 年始，鹏星致力于培养和挖掘有兴趣、有潜力学习这一理论的社工和督导一起，在深圳寻找服务点，在服务中运用复元理论，通过对比，思考总结用与不用该理论的区别。督导在实践过程中给予指导，同时让社工分享知识和实践经验，影响和带动更多社工。

2011—2012 年鹏星社工多次到香港某机构实训，参加了复元理论与实践的培训课程，进一步理解和运用该理论，在两年中不断把新的知识、经验，以及了解到的香港机构运用该理论的成效，采用转训、个别及集体督导、现场督导、研讨会等形式传递给社工。

2012 年始，当社工基本理解复元理论且开始实践后，督导们转变角色，作为评估者，评估推行和使用该理论的效果，例如复元理论的实际契合性及本土化问题评估、社工能力提升问题和已胜任方面的评估等。2013—2016 年，鹏星在福田区家属资源中心项目中开始运用复元，此后先后在龙岗区、龙华区等精神康复领域全面使用复元，在市层面为社工开展复元培训，探索在精神卫生领域中如何运用复元，推动了一系列以复元为视角或为导向的服务。

经过10年的本土化复元探索与实践，锤炼出了行之有效的本土化复元模式。在复元道路上，社工联动社区关爱帮扶小组工作人员，以复元视角将服务与管理并轨，推动精神健康服务与管理，促进服务的精准化、专业化、规范化，促进精神疾病患者乃至家庭的复元。在推动复元本土化的过程中，对精神卫生系统相关从业人员（含社工）普及复元理论相关知识，达成对精神疾病患者一致的看法，方能更好地实践复元模式。

第三节　朋辈支持模式

20世纪70年代末，美国国家精神健康研究所（U. S. National Institute of Mental Health）建立了社区支持计划（CSP），通过社区支持系统护理模式提供一系列生命支持和康复服务（Stroul，1993，转自 Solomon，2008）。社区支持计划（CSP）对朋辈支持和朋辈体用的服务起到了促进作用（Solomon，2004）。

朋辈支持是由有类似心理健康状况的人提供的社会情感支持和工具支持，他们也患有严重精神疾病并正在或曾经接受精神卫生服务（Gartner & Riessman，1982；Solomon & Draine，2001；转自 Solomon，2004）。许多精神障碍患者会具有一种强烈的精神疾病患者的身份认同，这一身份导致患者认为社区的其他人不理解他们，并感到与他人的分裂。而在朋辈支持的环境中，患者不再被迫扮演病人的角色，得以在更大的社会和政治背景下理解他们的问题（Mead，Hilton & Curtis，2001）。朋辈支持在精神健康中的关键在于它建立在分享个人经验和同理心的基础上，关注个人的优点而非缺陷，并致力于促进个人的幸福和康复。

朋辈支持的类型包括朋辈倾听、朋辈教育、朋辈教学、朋辈指导以及朋辈调节。朋辈倾听包括积极倾听、口头和非口头交流、保密和问题解决。朋辈教育通常是对一组年龄、地位和背景相似的朋辈群体进行特定主题的教育，比如应对抑郁、焦虑或成瘾。朋辈教学是通过配对阅读和写作的方式由朋辈导师提供跨课程教学。朋辈指导是指由朋辈导师扮演朋友、倾听者和调解人的角色，帮助服务对象轻松融入一个新环境，如学校和医院。朋辈调节主要是帮助服务对象在正式或者非正式的情况下解决冲突。

朋辈支持可以分为六个类别：自助小组、网络支持小组、朋辈提供的服务、朋辈运作或操作的服务、朋辈伙伴关系以及朋辈雇员（Solomon，2004）。自助小组是朋辈支持中最普遍和发展历史最悠久的类型；网络支持小组依托互联网的便利性和匿名性，通过电子邮件或者公告板进行；朋辈提供的服务是由患有精神疾病，并正在接受或已经接受精神健康服务的个人提供的服务，包括朋辈运作或操作的服务、朋辈伙伴关系服务和朋辈雇员；朋辈运作或操作的服务依托一个独立的法律实体，由精神障碍患者规划、操作、管理和评估服务（SAMHSA，1998；Stroul，1993；转自 Solomon，2004），而没有独立的法律实体并与他人分享项目运作控制权的服务项目则属于朋辈伙伴关系服务；朋辈雇员是指受雇于特定的朋辈职位的人，通常这一职位是传统的精神卫生服务职位，如朋辈伙伴、朋辈倡导者、服务对象个案管理者朋辈专家和朋辈顾问。以预防为基础的朋辈中心可以提供资源、小组、活动和机会，让成员有机会重新概念化对精神疾病的想法和信念（Mead & Palmer，1997，转自 Mead et al.，2001）。

朋辈支持模式的理论基础为社会支持、经验知识、辅助治疗原则、社会学习理论和社会比较理论（Salzer et al.，2002）。社会支持是指由朋辈提供的情感支持、工具支持和信息支持有助于提升精神疾病患者的归属感和对个人自我价值的积极反馈。经验知识与社会学习理论结合，朋辈的经验为患者树立了榜样，增强患者的信心和自我效能感。社会比较理论认为患者可以通过与患有类似精神疾病而表现优秀的人比较，患者可以获得目标和动力。辅助治疗原则认为通过朋辈支持服务，个人也可以在帮助他人中受益。

朋辈支持模式的服务要素包括五个方面的内容：一是体验式学习过程的运用，指的是有严重精神疾病的朋辈能够与患有类似精神疾病的患者建立联系，作为榜样，通过自身的经验知识为其提供帮助；二是互惠互利，相关研究表明帮助其他朋辈的人也能有效改善自身情况；三是利用自然社会支持，类似与经验学习过程，朋辈群体的参与为患者提供帮助并有助于扩大患者的社会网络；四是服务的自愿性质，患者需要自愿参与这些服务；五是精神疾病患者服务的主要控制，参与服务的朋辈需要控制所提供的服务（Solomon，2004）。

朋辈服务的特点在于：首先，朋辈需要有精神健康服务提供系统的经验，相关研究表明朋辈团队成员对于精神健康治疗和无家可归的知识、街头智慧和个人经历对于精神障碍患者的治疗和服务至关重要（Dixon et al.，1994）；其次，提供服务的朋辈需要处于一个相对稳定的恢复状态，才能为患者树立积极的角色模范；最后，朋辈目前不能是药物滥用者或依赖者，否则就无法为他人树立积极的榜样（Solomon，2004）。有学者区分了由专业人士和朋辈参与的模式，虽然二者都承担了提供信息和传授技能的职责，但前者是在一直治疗关系下进行的，对患者的精神障碍负有全面的责任，而后者通常不承担全面治疗的正式责任（Kim et al.，2002）。朋辈群体的特殊地位在于，与大多数专业人员相比，其患有精神障碍，能够以个人经验向他人传授知识和技能（Mueser et al.，2002）。

第四节　会所模式

20 世纪下半叶，随着去机构化运动的发展，美国不少精神疾病患者离开院社回到了社区当中，然而回归社区的旅程并不总是一帆风顺。当中，有几名康复者回到社区后备感孤独，渴望关怀和友谊，怀念以前院中的病友，于是在住院时结识的社工约翰毕特（John Beard）的帮助下，他们开始定期聚会，在 1948 年，他们的聚会发展成了世界第一家精神康复会所机构——纽约活泉之家（Fountain House）。到了 1970 年，已经有上百人规模的活泉之家受到美国政府资助，而会所模式也被推广至其他机构，并由活泉之家提供培训。1980—1990 年，会所模式在不少国家落地生根，世界性的组织国际会所发展中心（ICCD）也随之成立，为各国的会所提供督导和帮助。如今，全世界已经有 300 多家以会所模式运营的精神康复机构（高万红，2019）。

与传统的"专业人员—案主"的称呼不同，在以社区为本的会所中，社工和康复者的身份为"职业—会员"，角色称呼的改变也意味着角色关系的变化，从服务的提供者和接收者转为合作伙伴。凡是有精神病史或正受精神疾病困扰的人士都可以在自愿原则下成为会所的会员。会所模式强调会员自身的优势和能力，会员之间互相协助、支持，对会所的运营负有责任，并参与到会所的共同管理当中。故会所模式并不是一个强调治疗的场所，其主要信念是认同每个会员具有自己的优势，有能力走向复元，过上个人满意的生活，而会所模式的另一个重要信念便是认为工作和工作关系有助于复元。因此，会所模式采用"工作日"（work – ordered day）的制度并提供过渡就业（TE）、支持性就业（SE）以及独立就业（IE）方案（McKay et al.，2018）。

工作日制度是会所模式的核心，在工作日（一般是每周五天），会员们根据自己的兴趣和能力在不同的部门任职，例如餐饮、教育、行政和娱乐部门，俨然是个小社会，会员们在过程中通过工作学会合作，增强自我价值，建立个人目标。会所每周都会召开会议，讨论会所的情况以及分工等事宜。会所的日常工作使会员有机会发挥所长，感觉到贡献和被需要，这也与社会工作的赋权和尊重等理念不谋而合（高万红，2019；吕又慧和戴雅君，2011）。

而会所提供的就业方案也极大地帮助了会员康复和重新融入社会。其中，过渡就业一般为有时间限制的兼职工作，工作地点在会所之外，为期6—9个月，会所会对有意参与的会员提供培训和进行挑选；支持性就业则无时间限制，社工作为职员会同会员一起决定工作的类型、时间和地点，并与雇主保持联系；会员具备独立就业的能力后便可参加有竞争性的工作面试。此外，会所亦会结合社区的资源为会员提供教育机会和教育支援（McKay et al.，2018）。

第五节   职业康复模式

职业康复模式起源于19世纪的美国民间。第一次世界大战过后，面对大量从战场归来的残疾军人，美国推出了《军人残疾法》以解决伤残军人的康复和就业问题，随后不久又将职业康复服务普及到普通伤残民众，《职业康复法》在历次修改后终于将精神残疾人士、智力残疾人士以及各类物质依赖（如酒精和毒品）群体也纳入服务范围。第二次世界大战后，欧美等发达国家也陆续引入职业康复模式，照顾本国的伤残民众（胡务，2017）。

根据国际劳工组织的定义，职业康复指的是"连续的、统一的全面的康复的一部分，是为残疾人谋求并维持适当职业而进行计划、设想及给予职业指导、职业训练改善工作环境等与职业相关的帮助"。虽然职业康复在不同国家和地区的具体操作不同，但是大体上都是利用各种措施和资源促进伤残人士的生活自理能力和工作能力的恢复，保障他们实现价值和尊严，发挥自己的潜能。国际劳工组织认为，职业康复的主要内容包括职业能力评估、职业指导、职业训练、职业介绍、就业和就业后辅导五个方面（胡务，2017）。

精神疾病患者在出院后就业时除了疾病本身带来的问题，还往往要经常面对社会歧视、自我污名、缺乏工作动机以及缺乏经验等困境。传统针对精神疾病患者的职业康复介入模式主要为括日间治疗（day treatment）、庇护性就业（sheltered workshop）、职业俱乐部（house model）、过渡性就业（transitional employment）等方式，这些方式简单而言就是遵循"先培训再就业"的策略。随着精神健康服务的发展，有别于传统方式的支持性就业方式越来越得到各类机构的青睐，即采取"先安置再培训"的策略。比起传统的策略，支持性就业方式优先解决了找工作的问题，同时避免了培训和工作脱节独立的情况。大量实证研究证明了支持性就业的有效性。此外，亦有强调加强社交技能训练（Social Skill Training，SST）的职业康复模式。但上述方式在实际运作中并非各行其道，服务中往往将职业康复模式融合（王桢、曾永康和时勘，2007）。

香港的职业康复模式由社会福利署以及 NGO 提供。他们协同为精神疾病患者提供职业技能提升、在职培训以及就业支援服务（郑慧明，2011）。常见的职业康复模式包括庇护工场、辅助就业和社会企业。

在庇护工场中，不适合通过公开劳工市场就业的精神疾病患者可以参加规划性的带薪训练，社工、职业治疗师和导师等专业人员会为患者提供多元化的训练和活动，提升他们的工作能力。社会企业由康复机构自负盈亏，旨在提供技能培训和岗位，让患者能自力更生。在职业康复中，社工的工作内容主要包括收纳转介、评估、个性化定制康复和培训方案，督导和评估（香港新生精神康复会，2018）。

案例：38岁的国华因精神分裂症经常入院，出院后的国华经过医疗机构的评估申请转介到庇护工场参加职业训练。庇护工场的社工与国华见面后，评估了他的病情、工作经验和生活情况等方面，并了解到他希望先参加简单的训练后，再安排他接受包装组的工作训练。在训练期间，鉴于国华服用治疗药物出现肢体动作迟缓等问题，社工为他制订了个性化康复计划，还安排他参加了药物知识讲座，让他能更好地了解药物。

包装组的导师对国华的工作提供了指导，对他的表现进行评分并将记录交给社工。一年后，社工根据国华的进步表现将他转介到辅助就业服务，根据他的意愿安排清洁工做技能训练，同时亦因为新的工作在社区当中进行，国华得以有机会接触普通社区居民并逐渐融入社会。

在上述案例中，我们可以看到职业康复离不开社工、导师以及患者/康复者的亲密配合，而职业康复对患者提升自尊自信和回归社会有非常大的作用。

参考文献

1. 《ACT 操作手册》，2017 年版。

2. 高万红：《精神障碍康复：社会工作的本土实践》，社会科学文献出版社 2019 年版。

3. 葛红颖、耿焱：《"复元模式"干预对康复期精神病患者生活质量影响研究》，中华医学会第十次全国精神医学学术会议论文汇，2012 年。

4. 胡务：《残疾人职业康复体系研究》，西南财经大学出版社 2017 年版。

5. 李宗派：《探讨个案管理概念与实务过程》，《社区发展季刊》2003 年第 104 期。

6. 吕又慧、戴雅君：《社区精神复健的另类服务：以新北市慈芳关怀中心的会所模式为例》，《小区发展季刊》2011 年。

7. 牛丹丹：《精神康复的复元模式研究进展》，《中国民康医学》2015 年第 2 期。

8. 宋丽玉、施教裕：《优势观点：社会工作理论与实务》，社会科学文献出版社 2010 年版。

9. 谭磊：《美国精神残障者"回归社区"照顾机制失灵的困境与启示》，《残疾人研究》2018 年第 3 期。

10. 童敏：《精神病人社区康复过程中社会工作介入的可能性和方法探索》，《北京科技大学学报》（社会科学版）2005 年第 2 期。

11. 童敏：《生理—心理—社会的结合还是整合？——精神病医院社会工作服务模式探索》，《华东理工大学学报》（社会科学版）2012 年第 2 期。

12. 王丽华、肖泽萍：《精神卫生服务的国际发展趋势及中国探索：专科医院—社区一体化，以复元为目标，重视家庭参与》，《中国卫生资源》2019 年。

13. 王桢、曾永康、时勘：《出院精神病患者的职业康复》，《心理科学进展》2007 年第 14 期。

14. 吴丽月：《复元视角下精神病患者同伴支持体系的实证研究》，

《浙江工商大学学报》2016 年第 6 期。

15. 香港新生精神康复会：《精神疾病康复社会工作实务手册》，中山大学出版社 2018 年版。

16. 叶锦成：《精神医疗社会工作：信念，理论和实践》，华东理工大学出版社有限公司 2018 年版。

17. 郑慧明：《选定地方的精神健康服务》，香港特别行政区立法会秘书处 2011 年版。

18. 周勇、张伟波、朱益、蔡军：《复元理念在精神康复的应用与发展》，《中国康复》2014 年第 5 期。

19. Anthony. W. Aed., "Recovery From Mental Illness：The Guiding Vision of the Mental Health Service System in the 1990s", *Psychiatric Rehabilitation Journal*, 1993, 16 (4).

20. Dixon, L., Krauss, N., & Lehman, A., "Consumers as Service Providers：The Promise and Challenge", *Community Mental Health Journal*, 1994, 30 (6).

21. Gerig, Mark S.：《心理卫生与小区咨商的基础》，心理出版社 2009 年版。

22. Mueser, K. T., Bond, G. R., Drake, R. E., & Resnick, S. G., "Models of Community Care for Severe Mental Illness：A Review of Research on Case Management", *Schizophrenia bulletin*, 1998, 24 (1).

23. Mead, S., Hilton, D., & Curtis, L., "Peer Support：A Theoretical Perspective", *Psychiatric Rehabilitation Journal*, 2001, 25 (2).

24. Mead, S. & Palmer, H.P., "Recovery：Beyond Disability, Transcending Difference Burlington", VT：Trinity College of Vermont, Center for Community Change through Housing and Support, 1997.

25. Mueser, K. T., Corrigan, P. W., Hilton, D. W., Tanzman, B., Schaub, A., Gingerich, S.,.,. & Herz, M. I., "Illness Management and Recovery：A Review of the Research", *Psychiatric Services*, 2002, 53 (10).

26. McKay, C., Nugent, K. L., Johnsen, M., Eaton, W. W., &Lidz, C. W. eds., "A Systematic Review of Evidence for the Clubhouse

Model of Psychosocial Rehabilitation", *Administration and Policy in Mental Health and Mental Health Services Research*, 2018, 45 (1).

27. Intagliata, J., "Improving the Quality of Community Care for the Chronically Mentally Disabled: The Role of Case Management", *Schizophrenia Bulletin*, 1982, 8 (4).

28. Kanter, J., "Clinical Case Management: Definition, Principles, Components", *Psychiatric Services*, 1989, 40 (4).

29. Lamb, H. R., "Therapist – Case Managers: More than Brokers of Services", *Psychiatric Services*, 1980, 31 (11).

30. PhyllisSolomon, ed., "Mental Health Services Research and Its Impact on Social Work Practice with Adults Who Have Severe Mental Illness", *Social Work in Mental Health*, 2008, 7 (1 – 3).

31. Phyllis Solomon. ed., "Peer Support/peer Provided Services Underlying Processes, Benefits, and Critical Ingredients", *Psychiatric Rehabilitation Journal*, 2004, 27 (4).

32. Rose et al., *Assertive Community Treatment—Best Practices for B. C.'s Mental Health Reform*, 2001.

33. Salzer, M. S., & Shear, S. L., "Identifying Consumer – Provider Benefits in Evaluations of Consumer – Delivered Services", *Psychiatric Rehabilitation Journal*, 2002, 25 (3).

34. Solomon, P., "Mental Health Services Research and Its Impact on Social Work Practice with Adults who have Severe Mental Illness", *Social Work in Mental Health*, 2008, 7 (1 – 3).

35. Solomon, P., "Peer Support/peer Provided Services Underlying Processes, Benefits, and Critical Ingredients", *Psychiatric Rehabilitation Journal*, 2004, 27 (4).

36. Stein, L. I., & Test, M. A., "Alternative to Mental Hospital Treatment I. Conceptual Model, Treatment Program, and Clinical Evaluation", *Archives of General Psychiatry*, 1980 (37).

37. Talbott, J. A., *The Chronic Mentally Ill: What do We Know and Why Aren't We Implementing What We Know?* In: Menninger, W. W., and

Hannah，G.，eds. The Chronic Mental Patient. Vol. Ⅱ，Washington，DC：
American Psychiatric Press，1987.

　　38. Ziguras，S. J.，& Stuart，G. W.，"A Meta – Analysis of the Ef-
fectiveness of Mental Health Case Management Over 20 Years"，*Psychiatric
Services*，2000，51（11）.

中　篇

精神健康社会工作经验模式
及相关议题

第四章
外国精神健康社会工作实践模式

第一节 美国

美国的精神健康社会工作起步于医院。1910 年，波士顿精神病医院将社会工作引入其服务体系当中。在两次世界大战时，社会工作者也进入军队的医院，为军方提供服务。战争结束后，社工并没有被遣散离开军事领域，他们继续为战后饱受精神障碍折磨的老兵提供服务（Mignon，2019）。

第二次世界大战后随着精神健康问题对美国社会的影响越发严重，美国政府开始认识到精神健康服务的重要性。1949 年，美国成立了心理健康研究所，大力推动精神健康问题的研究和教育。精神健康社工也在 20 世纪 40 年代迈向专业化。50 年代，去机构化运动兴起，康复的重心开始由医院逐步转向社区，但当时的社区康复却并不成熟。在社区康复的摸索阶段，精神健康社工面临着不少挑战，这也使美国的社会工作教育开始反思如何更好地与其他专业人士合作。

1963 年，总统肯尼迪在演说中着重强调要发展精神健康疾病的治疗方法以及完善精神健康服务体系，随后于 1964 年颁布了《精神健康法案》，培训和组建了一支由精神病医学、心理学、社会工作学和护理学等背景的专业人员组成的队伍，陆续投入精神健康服务中。1987 年，总统里根通过立法要求各州为精神疾病患者提供综合服务，并由联邦政府进行拨款。没过多久，一个囊括社会各级部门和机构的精神健康服务体系便逐步构成。其主要服务机构包括医疗和门诊诊所、治疗性俱乐部、儿童入住治疗中心、矫正中心以及社区精神健康服务中心。而精神健康社工现已深入各类机构中为案主提供服务（Farley & Smith，2005）。

一　医院和门诊诊所

在美国，医院是精神健康服务的重要提供者，除了常规的州县医院和私立医院，退伍军人医院也提供精神病床。在门诊中，社工常常提供个人辅导、团体小组治疗和支持性活动。而面对需要住院的患者，社工在其入院时便开始提供服务，例如消除精神疾病患者对精神病院的恐惧感和病耻感，随后帮助他们适应住院生活，让他们更好地了解和接受医院的治疗方案，从而更好地走向复元，尽早出院。

社工亦会关注家属的情况，让家属也参与到治疗中来，让患者感受到来自家人的支持和鼓励，从而更有信心地接受治疗。除此之外，社工还会关注患者出院后的环境以及社区资源，帮助患者链接社区康复机构。为了让精神疾病患者出院后能更好地适应社会和重新融入社会，社工会为出院患者链接社区中非治疗性过渡机构，这些机构会为患者提供康复训练，而不仅仅是作为一个居住场所存在（Farley & Smith，2005；杨克，2014）。

二　儿童入住治疗中心（RTC）

在美国，不少儿童面临情绪紊乱或者环境适应能力差等问题。自1920年起，美国便开始发起儿童指导运动，为有行为问题和情绪问题的儿童提供特殊照顾，防止问题进一步恶化，随后发展为儿童入住治疗中心。儿童入住治疗中心与普通医疗机构中的儿童服务不同，它是一个统筹性资源，社工通过专业手段联合并协调各类服务，使治疗发挥更大的效果。除了RTC，美国还重点开设了由政府主导的儿童青少年社会服务项目（CASSP）和NGO主导的青少年精神健康服务项目（MHSPY），为青少年的行为健康发展保驾护航（Farley & Smith，2005；杨克，2014）。

三　司法系统与矫正机构

2009年，美国有1%的成年人口被关押在各级别的监狱或是看守所中。不少囚犯都有酒精依赖或者吸毒问题。1894 年，犹他州的一家私营社区精神健康中心开始为当地的一家监狱提供精神健康服务。服务内容包括精神健康需求评估、物质依赖和自杀倾向筛查等。除了担任治疗师的角色，社工也会参与行政管理工作。而在面对涉及物质滥用等复杂个案时，社工也需要思考如何提供新的治疗方法（Farley & Smith，2005）。

据统计，美国至少有 70% 的精神疾病患者患有反社会人格障碍。许多入狱的精神疾病患者都深受暴力行为和物质滥用困扰。作为监狱的重要管理人员，不少狱警都会参加危机介入训练。在某些监狱中，社工则直接在警察局内工作。除了陪同警察接听危机电话。他们亦根据需要将个案转介给社区机构，然后在危机过去后继续跟进。如今，越来越多的社工被邀请与警察一起工作，并积极为危机精神健康服务作出贡献。此外，不少社工也为法庭提供服务，受雇于法庭诊所的社工会在传讯程序之前或中途对被告进行药物滥用和精神疾病方面的筛查和评估（Mignon，2019）。

四　社区精神健康服务中心

早在 20 世纪 60 年代，美国便开始积极发展社区心理健康服务，培养了大量精神病学、心理学、护理学和社会工作学领域的人才。到了 20 世纪 90 年代，各地的社区精神健康服务中心（CMHC）拔地而起，这意味着美国政府决定将精神健康服务的重点从医院治疗转向社区康复。社工与其他专业社区工作者（如精神科医生和临床心理学家）组成专业团队在社区中提供各类专业服务，主要服务包括（Farley & Smith，2005）以下四个方面：

（1）及早发现和确定患有精神疾病的个人；

（2）对患者的健康状况、社会经济状况以及需求进行评估；

（3）提供心理—社会干预，包括对精神疾病患者进行治疗监督与管理、协助寻找居所、组织日常活动、社会生活训练、法律咨询和个案管理等；

（4）专业治疗，包括心理治疗、心理健康教育、自助小组、就业支持以及职业康复等。

针对不同人群提供专项服务是社区心理卫生服务的一大特点，例如退休长者心理辅导、孕妇心理健康教育、女性更年期心理干预、青少年性教育和紧急介入等；此外，社工还专门负责转介和链接资源服务，例如经济援助、食物获取、治疗报销和联络州一级的服务机构（Musta & Bogdanova，2021；杨克，2014）。

五 治疗性俱乐部

1948 年，在社工的帮助下，一群出院的精神疾病患者在纽约成立了一家名为活泉之家（Fountain House）的康复俱乐部，成为会所模式的源头。在会所中，患者们不再只是一个服务使用者，他们的角色是会员，直接参与到会所的管理和运营之中，会所的重心是工作，除了会所中的过渡性工作，会员们亦有机会去尝试外面普通公司的工作，从而更好地掌握独立生存能力，回归社会。而社工的角色也相应地发生了变化，他们更多的是以合作伙伴的角色协助会员们管理和经营会所，组织会员关注关心有困难的成员，亦帮助会员链接外面的资源。此外，不少会所亦会提供低价的居所，让会员有舒适的居住环境。现如今，全世界已经有超过 300 家以会所模式为核心的社会心理康复机构（杨克，2014；高万红，2019）。

六 其他场所

除了上述机构，不少地方也有精神健康社工的影子，例如在学校、工作场所以及成瘾治疗中心。精神健康社工常在学校中提供精神疾病相关的知识普及服务，此外，预防青少年和儿童的自杀以及自伤等行为也是学校社工的重要工作内容。而在工作场合，精神健康社工则通过提供辅导帮助工作压力大的职员缓解压力。

毒品问题一直牵动着美国司法机关的神经。戒毒人员需要的不仅是药物治疗，他们同时还需要心理治疗、家庭治疗和精神病治疗共同作用。因此，不少社工也受雇于戒毒中心或者其他药物治疗中心，他们会积极联络案主的家庭和所在社区，减轻案主的焦虑、担忧和罪恶感，处理人格障碍、社会适应不良和家庭冲突等问题。

随着精神健康社会工作的发展，美国社会工作及教育委员会

（CSEW）也确立了精神健康社会工作需要遵守的四项原则。

（1）满足案主的个人需求。包括获得精神医疗照顾、诊断、治疗（药物管理，以及其他支持性资源）。CSWE 通过认证的社会工作硕士课程支持这些服务，并声明精神健康服务的提供者不应仅限于拥有医学博士学位（精神科医生或其他医生）的专业人士和拥有哲学博士学位的专业人士（心理学家）。此外，CSWE 力图确保同行的服务由有经验、受过充分培训和适当的人员提供监督。

（2）认识到影响健康的社会决定因素。健康的社会决定因素包括个人出生、身心发展、工作、生活环境以及衰老等。这些经历是由所有社会层面的权力和金钱分配所造成的。CSWE 支持解决影响精神疾病的社会决定因素的服务。

（3）支持基于团队合作的方法。与其他社会工作者和其他精神健康专业人员合作是确保高质量服务的最佳方式。这些专业人员包括精神科医生、初级保健医生、护士、心理学家和心理健康顾问。所有人都可以从为精神健康项目设计的教育计划中受益。因此还需要增加美国精神卫生专业人员的数量。

（4）认识到社会工作者的价值。社工不仅应提供临床和监督服务，还应参与相关政策的制定，包括以咨询和顾问的角色对组织和委员进行领导。

据统计，2016 年美国有将近 1/5 的成年人曾患有精神疾病，精神健康照顾在美国的需求与日俱增（Mignon，2019）。现今美国已经发展出成熟的精神健康服务网络，但是美国精神健康服务体系的建立并非一蹴而就，而是经历数十年政府的支持以及民间力量的参与才有今日较为全面的服务。

第二节　英国

一　早期的精神健康服务与社会工作参与

15 世纪，欧洲有一种将"疯人"送到船上的做法，搭载着"疯人"的船只沿着河岸漂泊，船上的人不被允许上岸，这种特殊的禁闭模式盛行一时。在 18 世纪之前，英国并未建立起系统的精神疾病治疗体系。伊丽莎白一世时期，人们往往将精神疾病归咎于宗教，认为精神疾病患者是被魔鬼附身，相应的治疗方法则通常是以放血、催吐或者驱魔为主。

18 世纪，建于伦敦的贝特莱姆皇家医院成为伦敦及其周边地区的第一家专门收治重性精神病患的机构，但是除了精神病患，不少穷人、女巫或者被法庭视为精神病患的罪犯也被投入贝特莱姆。由于缺乏政府支持，贝特莱姆医院不得不自负盈亏。其中的一笔收入来源就是开放医院给人参观，人们可以像参观动物园一样买票进去观察精神疾病患者，这使精神疾病患者在当时饱受歧视和污名化。随后，几所专门用于收治精神疾病患者的疯人院（Madhouse）也相继落成，但所谓的治疗其实与囚禁无异，只是将禁闭模式从船上转移到了陆地上。其间，一位名为威廉·突克的茶商将一群精神疾病患者带到乡下的收容所"约克居所"，让患者在一个虔诚和安静的环境中生活和工作，而非束缚于精神病院中，然后以"道德疗法"对他们进行治疗。道德疗法的发展刺激了精神疾病治疗的转型和改革（Coppock & Dunn，2009）。

进入工业革命后，英国社会开始反思"疯狂"的定义，对疯人院的改造也提上日程。19 世纪，各郡开始在地方设置收容所（asylums）来收治精神病患。1890 年颁布的《精神错乱法》促进了收容所的正规化管理，防止普通人被非法投进收容所。直至第一次世界大战爆发，英国的精神疾病治疗依然是以医疗模式的收容治疗为主，医生们将精神疾病归咎于生理性因素。1918 年第一次世界大战结束后，不少参战英军出现了精神障碍，甚至处于崩溃边缘，这使医学界开始思考环境因素的影响。1919 年，卫生部成立。医院中开始设立精神科和精神科门诊（Pritchard，2015；Coppock & Dunn，2009）。

英国是社会工作的发祥地。19 世纪，一系列的社会问题使社会救助机构开始探索社会工作者的作用。精神健康社会工作也于 20 世纪上半叶在精神病院和儿科诊所诞生。精神健康社工在两次世界大战后助力于士兵的精神康复工作，并越来越被社会所需要。

二 第二次世界大战后的精神健康社会工作发展

早在 1929 年，伦敦政治经济学院便开始开设精神医疗社工培训课程，该课程为英国首个专业社工培训课程。同年精神医疗社工协会成立。1946 年，曼彻斯特大学开设了精神病学社会工作课程，进一步加强了精神健康社会工作教育的专业性，而该领域的社会工作也逐步扩展到家庭和社区，主要职责是将精神疾病患者从医院转介到社区机构，并对家庭和环境进行评估。1959 年，《精神健康法》正式确定了社工在精神健康领域的职责和地位（Vicary，2007）。短短两年后，英国已经有1128 位精神健康社工受雇于英格兰和威尔士的官方机构。

与此同时，去机构化运动和社区照顾也逐步兴起。传统的医院管理模式无法满足精神疾病患者的需求，且因治疗不当甚至可能造成更深层次的伤害，同时药物发展也使病人无须常住医院。此外，经济衰退导致医疗资源紧张使精神病院和机构式服务在面对大量的长期精神疾病患者时捉襟见肘，不少精神疾病患者得不到收治。在这些要素共同作用下，人们将目光转向了社区照顾。

社区照顾虽然在 20 世纪 50 年代已经被提及，在 1961 年的英国全国精神健康会议上更是有学者认为社区照顾将成为主流的精神健康服务，但是立法工作却迟迟不见进展。直到 1975 年颁布的《精神疾病病患康复服务白皮书》才拉开了精神健康服务社区化的序幕。到 20 世纪90 年代，《国民健康与社区照顾法》正式登台亮相，收容所中的患者大幅减少。英国的精神健康服务重心逐步从医院转向社区照顾。作为社区康复的中坚力量，社工的专业性要求也越来越高，全国性的社会工作者的资格认证和训练机构呼之欲出，1983 年，英国修订了《精神健康法》，正式确立社工认证制度（Pritchard，2015），并将在精神健康领域提供服务的社工称为"特准社会工作者"（Approved Social Workers）。

在英国，社区照顾服务往往由一支专业人员组成的精神健康队伍提供，成员主要包括精神科医生、护士职业治疗师、社工和临床心理学家等（Godden，Wilson & Wilson，2010）。各地区都在积极从法律和政策层面出发，推动精神健康服务的发展，如《精神行为能力法令》（2005）、《自杀预防策略》（2013）、《精神健康五年实行展望》

（2016）、《精神健康部门法案》（2018）等。提高精神疾病患者的社会融入（Social inclusion）以及独立生存能力（independent living）是英国精神健康服务的着力点。在社区工作中，社工常常担任以下几个角色（吴来信和廖荣利，2005；Golightley & Goemans，2020）。

（1）个案统筹：在社区照顾服务中，社工常常担任个案统筹（Care Coordinator）的角色。这一角色立足1991年的照顾计划方法（Care Programme Approach，CPA）。照顾计划常常为专业的精神健康服务队伍所采用，如社区精神健康团队（Community Mental Health Teams）、外展支持团队（Assertive Outreach Teams）和早期介入团队（Early Intervention Teams）。具体而言，个案统筹的工作包括：评估精神病患的健康需求和社会需求；制订照顾方案，让患者能享受到国民健康服务（United Kingdom National Health Service）；跟进服务使用状况。

（2）倡导者：在社区康复中，精神疾病患者往往面临歧视、污名化、社会孤立或得不到妥善治理等问题，尤其是少数族裔。社工在提供心理治疗和情绪支持服务时，亦担任倡导者的角色，为患者倡导权益，让患者能得到高质量的服务。

（3）使能者：首先是社工亦兼任使能者的角色，让患者逐渐主动地去掌控自己的康复过程，服务特点经过了从为他/她做（doing for），到和他/她做（doing with），再到让患者为自己做（doing for themselves）的转变。其次是减少社会孤立以及建立支持性网络。在不同的服务机构内，社工可促进精神疾病患者与其他人的社会交往，鼓励他们参加小组活动或者互助组织，进而增强自信和自尊。最后是以人为本，关注患者的自主性。

综合以上，精神健康社工的主要职责包括以下五个方面（Allen，2014；Allen，Carr，Linde & Sewell，2016）。

（1）使国民能够获得法律规定的社会照顾和社会工作服务，尽早为他们提供专业指导，并促进地方政府因地制宜贯彻社区照顾理念。具体而言，社工需要在社会保障规定的范围内对患者进行评估，让符合特定资格的人获得相应的服务和补贴。在患者接受评估和治疗服务时，社工也要保护他们的法律权益，跟进社会服务使用的情况，对服务机构（如护理中心）进行质量监督。

（2）促进个人和家庭复元与社会融入。社会排斥和污名化会对个人和家庭的精神健康造成非常负面的影响，因此社工在提供评估和服务时，有必要留意和解决患者遇到的歧视、排斥和污名化等窘境，并增强他们的自决能力，降低他们对服务的长期依赖，从而走向复元。

（3）与过去的院舍环境不同，患者所面临的人际交往、家庭和社会环境往往较为复杂，充满不确定性甚至危险性，社工必须理解患者周围的要素，之后提供干预并展现出专业的处理和领导能力，尤其是在涉及家庭暴力、儿童创伤、物质滥用等类型的个案时，社工需要特别重视环境因素带来的影响。

（4）以高效和创新的工作方式与当地社区合作，从而在社区能力、个人和家庭抗逆力、早期介入和市民精神方面提供支持。具体而言，社工需要与初级服务机构、学校以及社区部门建立关系，尽早发现精神健康出现问题的个人，并帮助他们获得社区支援。此外，亦需要与当地官方机构和服务提供者合作，提供预防和早期介入服务。

（5）领导符合资质的心理健康专业人员。社工在心理健康专业团队中，可以发挥协调、管理和监督的作用，解决服务提供者之间的冲突和矛盾，集专业人员之力量，使整个服务团队发挥最高的效能。同时在政策层面与当地政府部门一起推动精神健康服务发展。

2007 年，英国修改《精神健康法》，将在精神健康领域工作的社工列为精神健康特准专业人员（临床心理学家、精神科护士等专业人员亦被列入）。社会工作在英国给精神健康领域注入了新的社会视角，也让人们意识到精神障碍其实可能贯彻终身。童年时遭受虐待、丧失亲友等生命事件都会导致精神疾病的发生，这是医疗视角常常忽视的。基于社会视角，社会工作者必须意识到患者是他们自己的专家，他们对自己的经验和需求并非懵懂。社会工作实务在此领域要求社工与患者紧密合作，以同理心倾听和观察服务使用者以及他们的亲友（Gould，2016）。

英国的精神健康社会工作发展与精神健康立法工作并行，逐渐从医疗机构迈入社区。在这个过程中曾经就社工的角色产生过争议，有学者认为社工的治疗角色在不断弱化，取而代之的是转介和资源链接的角色的增强（见表 4-1）。社工在法律上享有精神健康专业人员的地位，但是与其他专业人员不同，他们需要从环境和系统的角度去审视精神疾病患者及其家庭的情况。当代精神健康社会工作中，社工往往要面对复杂的环境，掌握风险管理技能。除了治疗，他们亦被赋予预防精神疾病、提供早期介入和提升抗逆力的职责。在初级层面，为了让患者能更好地走向复元，社工除了提供治疗之外，也需要培养患者的自理能力，让他们能更好地掌控自己的生活。而在社区层面，社工可培养社区成员之间的互助精神，积极投入社区工作中，让社区成员能更好地接纳精神患者，甚至投入精神健康立法工作之中（Golightley & Goemans, 2020）。

表 4 - 1   英国近年精神健康相关法律与政策性文件

英国近年精神健康相关法律与政策性文件	英格兰 2012 年，自杀预防策略；2014 年，精神健康危机护理协议 & 国民保健服务五年前瞻； 2015 年，展望未来：促进、保护和改善我们的孩子和年轻人的心理健康和福祉； 2017 年，精神健康法修正案；2018 年，精神健康部门法（强制法案）
	苏格兰 2012—2015 年，精神健康策略； 2013—2016 年，自杀预防策略； 2015 年，苏格兰精神健康法
	威尔士 2010 年，威尔士精神健康措施； 2012 年，精神健康同行：威尔士的健康与幸福策略
	北爱尔兰 2011 年，精神健康与幸福服务框架； 2014 年，区域性精神健康道路，在你的脑海里； 2015 年，迈向美好未来，跨代烦恼对精神健康的影响

第三节　瑞典

地处北欧的瑞典是高社会福利国家的代表，拥有世界上最发达的社会福利体系，将瑞典人"从出生到坟墓"都纳入保障之中。瑞典当今的社会保障和社会福利制度建立起始于 20 世纪 30 年代，在此过程中社会工作也开始逐步发展。截至 2011 年，瑞典平均每 300 人就有一位社工，是人均拥有社工数量最多的国家之一，绝大多数社工都直接受雇于各级政府设置的服务机构。然而，在发达的经济和完善社会福利制度下，不少瑞典人依然饱受抑郁症、焦虑症和精神分裂症等精神疾病的困扰。精神健康问题是瑞典社会的一个症结，据统计，瑞典的自杀率略高于欧盟平均水平，精神疾病患病率逐年上升，2017 年有 16.1% 的成年人接受精神健康机构的治疗服务，而青少年的精神健康问题则更为突出，不少青少年患有睡眠障碍（Forslund et al.，2020）。

一　精神健康照顾历史

当今，瑞典的精神健康服务主要由健康与医疗服务系统负责，重点集中在提升精神疾病患者的生活质量以及保障他们的平等权益。但在 19 世纪前，瑞典和其他欧洲国家一样都将精神疾病患者当成"疯人"，精神病收容所更像是虐待场所，电击、冲冷水澡、滴水、上脚镣、强制吃糖等"治疗"方法非常普遍。19 世纪中后期，科学视角逐步代替宗教视角，瑞典的精神健康照顾开始步入"机构化"道路，第一家精神病院洛斯贝医院在 1871 年落成，精神疾病患者都集中收治到各精神病院中（Ku，2019）。

进入 20 世纪后，瑞典的精神健康服务有了进一步的发展。起初的精神病院常常将患者与外面的世界隔离开来，患者在院区内从事农业或手工业生产，既是病人也是工人，他们生产的产品亦成为医院收入的来源之一。20 世纪 40 年代瑞典的"职能治疗"发展进入顶峰，甚至出现了"工作"多过"治疗"的现象。到了 20 世纪 60 年代，精神病院的发展也进入高峰期，《精神疾病法》被废除，精神健康照顾被纳入《健康和医疗服务法》范畴，精神病院和普通医院中的精神科门诊大量增加，此外，《精神疾病服务法》《司法中的精神疾病服务法》《某些功能障碍者支持与服务》《社会服务法》也陆续出台和修订，以保障精神疾病患者的权益，提升他们的生活质量。精神病院不再被称为疯人院（sinnesjukshus）。

20 世纪 70 年代后，不少国家兴起去机构化的浪潮，瑞典的精神健康照顾服务也开始改革，社区照顾和院外照顾开始起步。20 世纪 80 年代，瑞典陆续关闭了许多大学精神病照顾机构，现在瑞典已经很少有为精神疾病患者提供集中照顾的机构（如精神病院），取而代之的是社区中的照顾之家和中途宿舍，精神健康照顾已经转向以社区服务为本。入院治疗仅限紧急情况或特殊病症（程胜利，2013）。

　　尽管瑞典的社会工作教育到1921年才正式在首都斯德哥尔摩开展，但早在1914年，瑞典便已经有社工参与到精神健康照顾当中。早期的社工只能作为医生的助手提供服务，且在职能上又难以与临床心理学家等工作人员区分开。"二战"以后，瑞典精神健康社会工作逐步专业化，社工在精神科医院中担任起更多心理治疗的任务，不再作为医生的附庸。随后，社会工作教育也进一步朝着专业化发展（Johnsson & Svensson，2013）。

　　如今，瑞典的社会工作管理体系与行政管理相对应。瑞典政府分为中央、省和自治市三级。中央层面的社会工作主要集中在管理和立法等事务上。省一级的社会工作服务则由医疗卫生部门负责，以健康照顾方面的服务为主。而市一级的社会工作管理与服务由则各地的社会服务处提供，在社会服务处下设针对群体的部门，其中便包括为精神疾病患者提供服务的社会精神病服务部门。

二　社工的角色和任务

　　瑞典的精神健康社工主要在医院的精神科以及院外的公共服务机构工作。在医院，社工除了需求评估和制订康复方案，更会为精神疾病患者提供资源链接等服务。而在院外的公共服务机构中，精神健康社工更多是担任个案经理，并在不同环节为患者提供服务。社工往往融入各类公共服务机构当中，不会强调社工的身份。公共服务机构提供的服务包括以下几种类型。

　　居住安排：去院舍化后，为了解决精神疾病患者无家可归的问题，瑞典国家精神委员会和各地市政府开始重视精神疾病患者的住房情况。《社会服务法》中也要求市政府有责任为包括精神障碍患者在内的特殊人群解决住房问题。除了以担保的身份从私人房东处租房，社会服务处也为精神疾病患者提供公寓式的"群体之家"，并派人定期探访。

　　就业协助：公共就业中心以及当地的社会保障机构会为精神疾病患

者提供就业培训和就业服务，对于病情较为严重者，就业中心会提供保护性工作和薪水，以保障个人生活。就业协助旨在促进精神疾病患者的社会功能康复。

个人生活支持与家庭援助：当地相关部门亦会为有需要的患者提供日常生活训练、社交活动、医疗资源链接以及行政服务（程胜利，2013）。

而为了对不同的服务进行协调，满足精神疾病患者的需求，社工便经常需要作为个案经理统筹各类资源和服务。瑞典的个案管理制度自20世纪90年代开始发展，其体系独立于公共行政部门，这使社工在过程中可以以案主的利益为先，最大化地为案主提供服务。除了个案管理，精神健康社工也经常从事专业的心理治疗工作（程胜利，2013）。

三　瑞典社会工作挑战

尽管瑞典为精神疾病患者提供了较为完善的社会工作服务，但一些矛盾和冲突也慢慢显现出来。首先是福利国家模式改革过程中私有化机构的增加，私立机构在市场环境下不可避免地需要应对财务问题，这势必对各类社工的服务都产生影响，尤其是在医院中任职的精神科社工。其次是教育专业化水平，尽管瑞典的社工教育发展取得了不小的成功，但是通才模式下的大学教育不能完全满足不同领域的专业需求，不少精神健康社工的专业水平需要进一步提升（程胜利，2013）。

第四节　澳大利亚

一　精神健康社会工作者

澳大利亚所称的社会工作者主要指持证或澳洲社会工作协会注册的专业社会工作者（赵玉峰，2017），这部分社会工作者人数约有1万人。在澳洲，获得澳洲社会工作协会（Australian Association of Social Work，AASW）认可的社会工作教育要求比较严格，从事社会福利工作的40万名工作者，仅有1万余人是持证的专业社会工作者。这些AASW持证社工分布在各个领域，超过80%的成员从事专业实践服务，其中大部分受雇于 NGO 组织和政府部门。据调查，澳大利亚社会工作者提供服务的领域主要包括精神健康、健康、儿童保护、残疾、教育等，其中精神健康领域是首要服务领域，社工人数占比约为 1/4。目前，澳大利亚有五类专门的社会工作从业资格，分别是精神健康、儿童保护、临床、残障和家庭暴力。AASW 代表联邦政府评估、认证精神健康社会工作者（AMHSWs），制定和维持精神健康社会工作的专业服务标准，经过认定/审核的 AMHSWs 才能参与由澳大利亚医保项目（Medicare Australia）资助的精神健康服务（见表 4 - 2）①。

表 4 - 2　　　　AASW 成员服务领域分布（2019—2020 年）②　　　（单位：人）

服务领域	精神健康	健康	儿童保护	残疾	教育	未申明
社工数	3108	1107	804	769	426	2762

　　精神健康社会工作在澳大利亚社工领域中的重要地位与澳大利亚近年来精神健康领域的改革有着密切关系。自从获得认可的精神卫生社会工作者（AMHSW）有资格获得澳大利亚国家医保项目 Medicare 资助以来，精神健康社会工作者数量显著增长（Martin，2013）。在 20 世纪 90 年代以前，澳大利亚精神健康主要集中于对出现心理障碍和行为异常的人群进行治疗和行为矫治。1992 年，澳大利亚通过了《国家精神卫生战略》（*National Mental Health Strategy*），自此，澳大利亚以此为框架指导精神卫生和精神健康服务改革，开始转向覆盖公民一生精神健康和幸福康乐的发展性目标。2006 年前，州和地区政府主要负责提供公共精神卫生保健服务，而自 2006 年开始，在联邦一级，在政策制定和资金筹措方面，精神卫生也开始被置于相对较高的优先地位③。2006 年，澳大利亚联邦政府启动了《2006—2011 年国家心理健康行动计划》（Na-

---

① Australia Association of Social Work（AASW），2015，Scope of Social Work Practice Social Work in Mental Health，https：//www. aasw. asn. au/document/item/8309.

② Australia Association of Social Work（AASW），2020，AASW Annual Branch and Committee Report 2019 - 2020.

③ Australia Association of Social Work（AASW），2020，AASW's Policy Position on Mental Health，https：//www. aasw. asn. au/social - policy - advocacy/policy - positions/aasws - policy - position - on - mental - health.

tional Action Plan for Mental Health，2006－2011），承诺提供 190 万澳元，支持精神卫生服务从精神病医院向社区转移①。同年，政府推出了"更好地获得精神保健服务项目"（Better Access to Mental Health Care），该项目规定，全科医生、儿科医生和私人精神科医生可以向具有适当资格和经验的专职医疗保健专业人员转诊服务②。由此，社会工作者被纳入了澳大利亚联邦医保计划资助的精神健康服务的专业人员范畴。

2010 年，澳大利亚联邦政府任命了第一位精神健康部部长（Minister for Mental Health）。随后，澳联邦为精神健康分配了更多财政资金，成立了国家精神健康委员会（National Mental Health Commission），制定精神卫生改革十年路线图。2011 年 9 月，澳大利亚发布了《国家精神健康劳动力战略和计划》（*National Mental Health Workforce Strategy and Plan*），号召促进澳大利亚精神健康人员增长以满足需求，培养精神健康专业人员创新能力，并扩大精神健康专业人员的支持网络③。

澳大利亚的精神健康专业人员由精神科医生、心理学家、护士、精神健康护士、全科医生和社会工作者构成。精神健康社会工作者是澳大利亚精神健康服务的重要提供者。持证精神卫生社会工作者（Accredited Mental Health Social Workers，AMHSW）是为数不多的指定专职联合健康专业团体之一，受联邦医疗保险计划支持，可以为患有可诊断精神健康状况的人或有患精神健康状况风险的人提供精神健康服务。AMHSWs 是训练有素且受过良好教育的符合澳大利亚某些专业监管的最高标准的精神卫生专业人员。

根据 2010 年对 AMHSWs 的首次全面调查，持证精神健康社会工作者是一支高素质且经验丰富的专业队伍。绝大多数 AMHSWs 拥有社会工作学士学位，59% 的人还拥有研究生证书、文凭、硕士或博士学位，大约 80% 的人从事了超过 10 年的实践。最新的 AASW 年度报告也显示出类似的结果（Martin，2013）。截至 2020 年 6 月，获得

① Coalition of Australian Governments（COAG），2006，National action plan on mental health 2006－2011，Canberra：Commonwealth Department of Health & Ageing.
② Australia Association of Social Work（AASW），2020，Criteria and Eligibility for AMHSW.
③ Mental Health Council of Australia（2011），Consumer and Carer Experiences of Stigma from Mental Health and Other Health Professionals，Canberra：MHCA.

AMHSWs 持证资格的 2300 名社工中，有超过 60% 的具有研究生资格。此外，AMHSW 拥有丰富的实践经验，超过 75% 的 AMHSW 有超过 10 年的实践经验①。在精神健康或儿童保护领域工作的社工薪水高于其他领域的社工。

表 4-3　　　　　　　　　AMHSWs 学历水平分布②　　　　　　　　　（单位:%）

学历	博士学位	硕士学位	研究生证书学位	本科	副学士，高级文凭	其他：I—IV证书
占比	3.30	34.29	28.92	5.37	3.30	24.78

澳大利亚持证精神健康社会工作者（AMHSWs）在多种类别的环境内提供精神卫生服务实践③，包括：（1）专门的公共精神卫生服务机构；（2）提供焦点心理策略干预技术的社区心理健康机构；（3）在政府有关部门提供咨询服务，如退伍军人事务部、澳大利亚国防军等；（4）在社区支持型组织中提供专门和针对性的咨询和/或临床心理健康服务；（5）私人精神健康医院或诊所。虽然也有一些 AMHSWs 独立运作，但大部分持证精神健康社会工作者在多学科团队环境中工作，受雇于私人精神健康诊所和公共医院等。其合作人员包括其他社会工作者、护士、顾问、补充保健医生和社区全科医生（Martin，2013）。

AASW 代表联邦政府的评估机构，评估认证精神健康社会工作者（AMHSWs），制定和维持该领域社工的专业服务标准。

按照 AASW 的规定，申请 AMHSWs 首先应该具有专业的社会工作实践学位资格证书；其次在此基础上申请获得精神健康社会工作者资格。在获得持证精神健康社会工作资格后，社工也必须接受持续的考察和审核，对违反审核要求的精神社会工作者将取消持证资格，并进行公

① Australia Association of Social Work（AASW），2019，Accredited Mental Health Social Workers Qualifications，Skills and Experience（经认可的精神卫生社会工作者的资格、技能和经验），https：//www. aasw. asn. au/document/item/11704。

② Australia Association of Social Work（AASW），2020，AASW Annual Branch and Committee Report 2019 - 2020.

③ Australia Association of Social Work（AASW），2020，Criteria and Eligibility for AMHSW. Australia Association of Social Work（AASW），2015，Scope of Social Work Practice Social Work in Mental Health，https：//www. aasw. asn. au/document/item/8309.

示。图4－1是精神健康社会工作者的持证要求①。

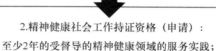

1.社会工作服务资格：
四年制社会工作学士学位或两年制相关硕士学位；
1000小时受督导的实务教育

2.精神健康社会工作持证资格（申请）：
至少2年的受督导的精神健康领域的服务实践；
符合相应的CPD要求；
具备焦点心理策略干预的能力

3.精神健康社会工作持证资格（维持）：
每年20小时的CPD要求；
督导要求；
符合实践标准和伦理要求

图4－1　AMHSWs的资质要求

二　精神健康社工从业资格和标准

　　所有 AMHSW 都应该具有专业的社会工作实践学位资格证书。AASW 是联邦政府认可的社会工作学位认证机构，在审查和认可高等教育课程时采用了澳大利亚社会工作教育和认证标准（ASWEAS）。精神健康是澳大利亚高等教育社会工作教学计划中必不可少的核心课程，社工学生应掌握的基本内容包括：（1）精神卫生实践知识；（2）精神健康方面的实践和干预技能；（3）态度和价值观。在整个学位课程中，有关精神健康问题和干预措施，社会工作评估和干预措施以及相关服务，政策和立法等的学习也必不可少。精神健康的社会背景因素也是社会工作者学习的重要内容，跨文化实践、与原住民和托雷斯海峡岛民以

---

① AASW，2019，Accredited Mental Health Social Workers Qualifications，Skills and Experience.

及社区的实践，是每个澳大利亚社会工作者基础知识的一部分①。

（一）精神健康社工资格认证标准

希望在精神健康领域实践的社会工作者可进一步申请获得持证精神健康社会工作者（AMHSW）的资格。申请成为 AMHSW 的认证过程有以下六个标准②。

标准1：申请者当前应该是 AASW 成员。

标准2：首先，在精神健康环境中至少具有 2 年全职同等资格（FTE）合格的社会工作经验。总计至少 3360 小时。全职工作相当于每周最少 35 小时，每年 48 周。其次，申请人必须能够阐明他们的实践经验符合《2014 年 AASW 精神健康社会工作者实践标准》。AASW 对申请者的精神健康环境服务实践也有所要求，不能仅是提供社会心理支持或者个案管理。申请 AMHSW，申请者的精神健康服务实践必须能够：（1）提供直接的、循证的治疗性心理健康服务干预措施（例如直接咨询和临床干预措施）；（2）参与直接应用焦点心理策略（Focused Psychological Strategies，FPS）。

标准3：在过去的 5 年中，申请者在精神卫生领域至少具有 2 年的全职实践（FTE）中接受过专业督导。申请人应能够证明他们已经按照AASW 监督标准接受了正式监督。通常，主管应比其督导具有更丰富的实践经验，并应接受过一些监督方面的培训。但督导不一定必须是社工背景，也可以是精神健康领域其他专业性督导经验背景（例如，心理学家、执业医生或精神健康护士）。

标准4：符合持续专业发展（Continuing Professional Development，CPD）的要求。AMHSW 每年都要完成 30 小时的 CPD 活动，其中包括20 小时心理健康实践，以及 10 小时焦点心理策略干预。

标准5：提供临床社会工作实践能力和知识的证明。按照澳大利亚

---

① Australia Association of Social Work （AASW），2019，Accredited Mental Health Social Workers Qualifications，Skills and Experience（经认可的精神卫生社会工作者的资格、技能和经验），https：//www. aasw. asn. au/document/item/11704。

② Australia Association of Social Work （AASW），2020，Criteria and Eligibility for AMHSW. Australia Association of Social Work （AASW），2019，Accredited Mental Health Social Workers Qualifications，Skills and Experience（经认可的精神卫生社会工作者的资格、技能和经验），https：//www. aasw. asn. au/document/item/11704。

医保项目的规定，心理策略（FPS）是任何精神健康服务从业者必须掌握的知识。因此，AMHSW 必须要有 FPS 的知识和能力。作为 AMHSW 的申请者不一定要接受过 FPS 的全面培训，但应证明他们具有相关方面丰富的知识。申请者应证明他们能够对精神健康问题进行评估，并能够制订相应的治疗计划。一般来说申请者要提供两个相应的案例，说明在案例中如何选择和应用 FPS。

标准 6：提供雇主或督导的推荐信。申请者应该提供雇主或督导的推荐信，推荐信中也应该对精神健康领域工作表现、应用 FPS 表现进行评估和说明，包括确切日期和每周的工作小时数，确认工作岗位的关键职责。申请者还应该提供简历或履历表以供了解整体的社会工作经验。

（二）申请流程和结果

申请者通过 AASW 进行申请。如果申请人明确符合所有评估标准，AASW 则将通过电子邮件通知申请者获得心理健康社会工作者的认证。之后，申请人可以选择向澳大利亚医疗保险公司申请医疗保险提供者号码。若申请人尚未达到标准，AASW 将通知结果并提供有关专业发展或实践经验的建议，以帮助其未来申请。申请者也可以就评估结果对 AASW 提出申诉，对具体的评估内容质疑并作出说明和论证，AASW 将组织资格审查小组重新评估[1]。

（三）维持 AMHSW 资质的要求

在取得 AMHSW 证书后，AMHSW 需要接受 AASW 精神健康小组的审核，保证服务符合高标准的服务质量和伦理。社工必须遵守和满足考察要求才能保持其 AMHSW 资格，这些要求包括：达到持续的年度的 CPD 时数；符合 AMHSW 的实务伦理规范；定期更新年度 AASW 会员资格和缴纳会费等。在 AMHSWs 持证从业过程中，如果违反以上要求，比如未达到年度 CPD 要求或违反道德伦理，其持证资格将被取消。被取消 AMHSW 资格后，社工也将被取消作为澳大利亚医保服务提供者的

---

[1]　Australia Association of Social Work（AASW），2019，Accredited Mental Health Social Workers Qualifications，Skills and Experience（经认可的精神卫生社会工作者的资格、技能和经验），https：//www. aasw. asn. au/document/item/11704。

资格①。AASW 接受对成员严重道德不端行为的投诉，被撤销 AMHSW 资格的人员名单，也将在公共网站上公示以供查询参考②。

（四）精神健康社会工作者实践标准

澳大利亚社会工作者协会 AASW 为澳大利亚的专业社会工作教育和实践制定标准。AASW 在 2014 年公布了最新的《2014 年 ASWSW 精神卫生社会工作者实践标准》（*AASW Practice Standards for Mental Health Social Workers 2014*），对 AMHSW 的知识、技巧、价值观和伦理道德作出相应要求③。AASW 强调了 8 个方面的精神卫生社工实践标准框架，包括价值观和道德、专业精神、具有文化适应性和包容性的实践、实践知识、将知识应用于实践、沟通和人际交往能力、信息记录与共享、专业发展和监督。根据 AASW 的行业守则要求，精神健康社会工作者必须满足的"价值观和道德"标准，包括：（1）与患有精神疾病或精神疾病的人，及其重要的他人建立专业的工作关系；（2）针对与精神疾病患者有关的社会正义问题采取行动；将恢复的概念纳入实践，在医学法律要求和注意义务内促进选择和自决。"专业精神"标准包括：（1）有效管理个人工作量；（2）以执业专业人员，单位或跨学科团队成员的身份工作。"具有文化适应性和包容性的实践"标准主要包括：（1）理解人的原籍文化中精神疾病和心理健康的概念化方式；（2）理解在土著和托雷斯海峡岛民的文化渊源中精神疾病和心理健康的概念化方式。"实践知识"标准具体包括：（1）拥有社会中个人当前的知识、概念和理论；（2）具备心理健康，心理病理学方面的知识；（3）了解政府的精神卫生政策。"将知识应用于实践"标准具体包括：（1）完成针对人及其状况的身体、心理和社会方面的全面的生物心理社会评估和案例制定；（2）与人一起制定和实施一项或多项循证的治疗性干预措施；（3）在权利和资源方面与个人一起倡导和支持个人；（4）进行案

①　Australia Association of Social Work（AASW），2020，Criteria and Eligibility for AMHSW.

②　Australia Association of Social Work（AASW），2019，Accredited Mental Health Social Workers Qualifications，Skills and Experience（经认可的精神卫生社会工作者的资格、技能和经验），https://www.aasw.asn.au/document/item/11704。

③　AASW，2014，Practice Standards for Mental Health Social Workers（精神健康社工实践标准）。

件管理（或类似职能）；（5）与其他服务合作。"专业发展与监督"标准具体包括：（1）在精神卫生方面对社会工作实践保持批判性的反思方法，旨在提高知识和技能水平；（2）研究文献，通过文献来了解专业精神健康服务实践的基础①。

三　精神健康社会工作服务的项目支持

持证的澳大利亚精神健康社会工作者（AMHSWs）是澳大利亚社会医疗保险的合法服务提供专业人员，有资格通过许多联邦资助服务计划。其中最重要的是"更好地获取机会"（Better Access）项目。此外，AMHSWs 还受到初级保健项目、非定向怀孕咨询计划、澳大利亚国防部、国家保险计划、癌症委员会、国家消防局、就业援助计划（EAP）、初级卫生网络、交通事故委员会、犯罪受害者等公共部门的资金支持。此外，精神健康社会工作者还与一些私人保险公司合作，为有需要的参保者提供精神健康服务。

2006 年 11 月，澳大利亚自由党政府推出了"更好地获得精神健康护理计划"（Better Access to Mental Health Care Program），扩大社区全科医生和相关医护人员在早期干预和管理被诊断患有精神疾病的人群中的作用。在此项目下，社区医生、精神科医生或儿科医生等都可以通过医保项目将有精神健康问题的患者推荐给社工提供干预服务②。已获得医疗保险提供者编号的持证精神健康社工，可以从上述医生那里获得推荐转诊。经推荐的持证精神健康社会工作者必须在最初的六个疗程之后或不到六个疗程（即完成治疗后）向推荐的执业医生提供报告。而转诊的医生在收到 AMHSWs 报告后要对案主进行复查。如果经过审查，案主还需要进一步的干预，即需要进一步被推荐转诊新的疗程。但 Better Access 对覆盖精神健康服务的总疗程有年度限制。一般来说，每个患者每年最多能在该项目下接受 10 次的个案服务和 10 次团体服务。AMHSWs 提供的报告必须包含评估如何执行、治疗如何提供和对患者

---

① AASW，2014，Practice Standards for Mental Health Social Workers（精神健康社工实践标准）。

② Australian Psychological Society（APS），2007，Better access to mental health care initiative. Melbourne：APS.

未来症状的管理建议等重要信息①。值得注意的是，在这项计划中，只有基于证据的焦点心理策略（FPS）服务，才符合医疗保障覆盖的范围。在 Better Access 项目下，AMHSWs 可以使用的焦点心理策略（FPS）服务包括：（1）心理教育（psycho – education）；（2）动机访谈（motivational interviewing）；（3）认知行为疗法（包括行为干预、接触技术、活动安排）和认知干预（认知疗法）；（4）放松策略（包括进行性肌肉放松、控制呼吸）；（5）技能培训（包括解决问题的技能和培训、愤怒管理、社会技能训练、交流训练、压力管理）；（6）人际交往治疗；（7）叙事治疗（仅适用于原住民和托雷斯海峡岛民后裔）（Martin，2013）。

此外，AMHSWs 还受到初级保健项目、非定向怀孕咨询计划、澳大利亚国防部，国家保险计划、癌症委员会、国家消防局、就业援助计划（EAP）、初级卫生网络、交通事故委员会、犯罪受害者等公共部门资金支持②。据调查，23%的持证 AMHSWs 为员工援助计划（Employee Assistance）提供服务，20%的被调查 AMHSWs 为 ATAPS 提供服务，16%的被调查 AMHSWs 为退伍军人部提供服务，15%的 AMHSWs 在犯罪受害者项目支持下提供服务，7%的 AMHSWs 在交通事故委员会支持下提供服务（Martin，2013）。

（一）慢性病管理（加强初级保健）（Chronic Disease Management，Enhanced Primary Care）

慢性病管理项目（原"加强初级保健"项目）是指为管理慢性病而提供的联合健康服务的医疗保险项目，该医保项目只针对接受社区医生看诊、具有慢性疾病症状的患者。社区全科医生需要与两位医疗专家共同制订团队照顾计划，然后可推荐给其他健康专业联盟人员（Allied health professionals）。慢性疾病患者每年可接受 5 次以内的相关精神服

<hr />

① Department of Health，Australian Government，2021，Better Access initiative，https：// www. health. gov. au/initiatives – and – programs/better – access – initiative? utm_ source = health. gov. au&utm_ medium = callout – auto – custom&utm_ campaign = digital_ transformation.

② Australia Association of Social Work（AASW），2020，Medicare and Mental Health Descriptions（医疗保险和精神健康说明），https：//www. aasw. asn. au/ membership – information/ medicare – and – mental – health – descriptions。

务就诊服务①。而经认可的精神卫生社工有资格在"精神卫生工作者"类别下提供这些服务。

（二）非定向怀孕咨询（Non-directive Pregnancy Counselling）

非定向怀孕咨询计划于 2006 年 11 月 1 日开始，以帮助关注怀孕的妇女。该项目服务可以由合格的全科医生、心理学家、经认可的社会工作者（包括经认可的心理健康社会工作者）和经社区全科推荐的精神健康护士提供②。提供服务的健康专业人员必须完成相应的培训，提供的培训内容包括非指导性咨询技术、与怀孕有关的知识和技能、与怀孕有关的可选择的政府部门和非政府机构的有关信息。完成培训后，社会工作者可获得澳大利亚联邦医疗保险计划申请医疗保险提供者编号，该编号只用于非定向怀孕咨询项目（持证的 AMHSW 除外）③。

（三）联合心理策略服务（ATAPS）

为改善社区获得优质初级保健精神卫生服务和及早发现治疗精神健康问题，澳大利亚联邦自由党政府于 2001 年推出了"改善心理保健结果"项目（Better Outcomes in Mental Health Care initiative）。联合心理服务项目（Allied Psychological Services，ATAPS）是"改善心理保健结果"的一部分。在此计划下，通过联合心理服务项目，社区医生可以将病人转介给"健康联盟专业人员"以获得 FPS 服务④。ATAPS 使全科医生可以将其患者转介至提供重点心理策略的专职医疗专业人员。专职医疗专业人员应包括心理学家、社会工作者、精神卫生护士、职业治疗师以及具有特定精神卫生资格的原住民和托雷斯海峡岛民。有资格通过 ATAPS

---

① Department of Health, Australian Government, 2014, Chronic Disease Management, https://www1.health.gov.au/internet/main/publishing.nsf/content/mbsprimarycare-chronicdiseasemanagement.

② Australia Association of Social Work（AASW），2020，Medicare and mental health descriptions（医疗保险和精神健康说明），https：//www.aasw.asn.au/membership-information/medicare-and-mental-health-descriptions。

③ Department of Health, Australian Government, 2020, Pregnancy support counselling, https：//www1.health.gov.au/internet/main/publishing.nsf/Content/health-pcd-pregnancy-support.htm.

④ Department of Health & Ageing（DOHA），2011，2010-2011 Operational Guidelines for the Access to Allied Psychological Services Component of the better Outcomes in Mental Health Care Program. Canberra：Commonwealth Government of Australia.

提供服务的社会工作者，必须是持证 AMHSWs①。

（四）国家残疾保险计划（National Disability Insurance Scheme）

社会工作者可以通过国家残疾保险计划（National Disability Insurance Scheme，NDIS）提供一系列支持，包括治疗和咨询支持（个人和团体）、行为支持（评估和制订支持计划）、协助协调或管理生活阶段过渡、协助获得就业或高等教育、帮助获得或保留住所②。

（五）私人保险基金（教师保健）（Private health funds，Teachers Health）

澳大利亚精神社会工作者也与私人保险项目合作，为相关人员提供精神健康服务。非医疗保险资助的 AMHSW 私人执业也包括一系列咨询和小组活动。咨询活动包括评估、干预和个人管理。有关的评估和干预领域包括关系咨询、丧失和悲伤、暴力和虐待、家庭治疗、家庭纠纷解决等。团体服务主要集中在丧亲和家庭支持方面（Martin，2013）。其中典型的项目包括教师健康基金及其子品牌 UniHealth Insurance，这个保险计划向其 300000 名会员提供了由持证 AMHSWs 提供的作为私人健康保险福利的服务，包括咨询和针对性的心理策略③。

四　精神社会工作服务：对象和介入模式

社会工作者发起和实施各类项目、服务的引入和投递工作。在各种精神卫生环境中扮演多种类别角色，包括临床精神卫生社会工作者、个案工作者、家庭支持工作者、毒品和酒精咨询师、儿童和家庭咨询师、康复工作者、危机顾问和治疗师等。AASW 在《精神卫生社会工作实践》（*Scope of Social Work Practice in Mental Health*）中对澳大利亚社会工作者在精神健康领域提供服务的范围和整体角色进行了说明。精神卫生

---

① Australia Association of Social Work（AASW），2020，Medicare and mental health descriptions（医疗保险和精神健康说明），https：//www. aasw. asn. au/membership – information/medicare – and – mental – health – descriptions。

② Australia Association of Social Work（AASW），2019，Accredited Mental Health Social Workers Qualifications，Skills and Experience（经认可的精神卫生社会工作者的资格、技能和经验），https：//www. aasw. asn. au/document/item/11704。

③ Australia Association of Social Work（AASW），2021，Private Health Fund，https：//www. aasw. asn. au/membership – information/private – health – funds。

领域的社会工作者提供六个方面的专业服务：直接服务、个案管理、项目开发、社区发展、政策倡导和研究评估服务。

　　具体来说①，"直接服务"包括：（1）评估、干预、治疗和支持，包括对患有精神健康障碍的个人、其家庭/照料者和群体的治疗，或防止弱势群体出现精神健康问题；（2）精神状态检查和其他相关评估；（3）针对DSM 5／ICD 10疾病类别的循证治疗；（4）丧亲，悲伤咨询；（5）循证家庭干预；（6）夫妻治疗和恋爱关系辅导；（7）治疗与心理教育小组；（8）酒精和其他药物滥用评估和治疗；（9）文化能力有关干预。

　　"个案管理"则包括：（1）为个人和家庭、协调机构和机构间服务；（2）倡导为案主提供服务，提供连续的护理服务；（3）协助解决社会法律问题和监护问题；（4）危机干预，安全计划，风险评估和风险管理，转介所需服务；（5）对儿童的福祉和需求作出回应，特别是对弱势和处于危险中的儿童；（6）促进获取信息、服务和资源；（7）对精神健康和身体健康疾病有关的问题进行护理协调。

　　"项目开发"则包括：（1）开发、引进和提供新的计划和服务；（2）监督和支持精神卫生社会工作人员的发展和素质提升；（3）监督精神健康计划和服务系统；（4）发展、监督组织政策和程序；（5）促进与该服务有关的所有学科之间的合作；（6）管理工作人员，提供优质服务；（8）为社会工作者和其他精神卫生专业人员提供临床监督。

　　"社区发展"包括：（1）与社区合作，进行需求分析，发现心理健康问题并从社区角度寻找解决方案；（2）通过建立强大的支持性网络以及获得适当的资源，防止意外，减少情境危机；（3）就精神卫生服务的获取或提供过程的不平等，尤其是对弱势群体的处境进行政策倡导。

　　"政策倡导"包括：（1）领导和发展针对社会工作和其他学科的实践进程和变革；（2）降低精神健康服务有效性的阻碍；（3）就政策和计划制订，与主要利益相关者进行商讨咨询。

---

　　① Australia Association of Social Work（AASW），2015，Scope of Social Work Practice Social Work in Mental Health，https：//www.aasw.asn.au/document/item/8309.

"研究评估"包括：（1）为未来精神健康服务投递的投入和设计做贡献；（2）向具有专业知识的专业人员以及患有精神疾病的个人，咨询相关研究问题，评估有关内容；（3）在同行评审期刊上进行专业写作和出版。

（一）服务对象和介入病症

AMHSW 为年龄、性别、文化背景各异的有需要的人群提供服务，包括青少年、老年人、儿童、难民和移民、原住民和托雷斯海峡岛民、LGBT 群体、农村和偏远地区的人们、受灾人群、退伍军人等。据调查，AMHSWs 服务的人群中，年龄段为 26—45 岁的成年人占比最大，其次为 19—25 岁的年轻人，向儿童提供过精神健康服务的 AMHSW 的比重较小（不高于 40%）[1]。在澳大利亚重点医保项目 Medicare Better Access 中，精神健康社会工作绝大多数的服务是针对个人的。AMHSW 具有应对一系列复杂精神健康问题的知识，对相关病症进行评估或提供干预。这些精神健康问题包括虐待和创伤、后天性脑损伤、焦虑、依恋障碍、自闭症、抑郁、悲痛、复杂的创伤、饮食失调、强迫症、人格障碍、创伤后应激障碍、精神分裂症、社交焦虑等。而对参与 Better Access 计划作为医保服务提供者的 AMHSW 的一项调查显示，抑郁症（93%）和焦虑症（90%）是 AMHSW 所见的最普遍的疾病。另外，69% 的被调查社工介入过创伤后应激事件，57% 的被调查社工诊断过惊恐发作问题；51% 的被调查社工诊断过惊恐发作和适应障碍问题。AMHSWs 跟进过躁郁症、强迫症的比例较低，占比分别为 24% 和 23%。而跟进过厌食症、注意力缺陷障碍、精神分裂、人格障碍的比例更低，占比小于 15%（Martin，2013）。

（二）社会心理评估和个案服务

澳洲的社会工作以个案工作为主。在精神健康服务领域，一名社会工作者一年要做 20 多个个案，每 1—2 个月要见一次案主。对于服务早期的案主，社会工作者主要是负责监督其吃药、定期看医生以及家访；服务中期，社会工作者就要想办法给案主安排培训、找工作（赵玉峰，

---

① Australia Association of Social Work（AASW），2019，Accredited Mental Health Social Workers Qualifications，Skills and Experience（经认可的精神卫生社会工作者的资格、技能和经验），https：//www.aasw.asn.au/document/item/11704。

2017）。据调查，在 Medicare 计划下的 AMHSW，提供团体服务的比例较小，只有不超过 18% 的受调查 AMHSW 参与过提供团体服务（Martin，2013）。在帮助精神障碍患者时，AMHSWs 使用一系列循证干预措施，包括认知行为疗法、优势疗法、正念、人际关系治疗（IPT）、叙事疗法。据 2012 年对参与 Medicare 医保计划的 AMHSWs 统计，最常见的循证干预方法是人际关系治疗方法（46%），其次为认知行为疗法（43%），采用叙事疗法占比较少（19%）（Martin，2013）。而根据 AASW 近期对 AMHSW 的一项调查表明，82% 的受访社工使用了认知行为疗法，77% 的受访社工使用过优势疗法和正念法，65% 受访社工使用过人际关系治疗，使用过叙事疗法的社工占比 51%[①]。

澳大利亚的精神健康社会工作者在为澳大利亚国民提供有效的精神卫生服务方面发挥着重要的作用。社工了解到，个人、家庭、群体和社区所产生的精神疾病并非由单一因素引起，而是同时受家庭、心理、经济、教育、就业、法律等其他社会性因素共同作用影响。互动和系统的分析，将社会工作者与精神卫生领域的其他卫生专业人员区分开来[②]。AMHSW 进行心理社会评估时，他们会探讨客户的身体、心理、社会以及他们的处境，包括社会角色运作中的问题和优势、经济情况和其他基本需求、家庭互动、重要关系、其他社会支持、文化因素。社工擅长建立关系，也能够与来自其他文化背景的人进行接纳和有针对性的合作，在提供适当或个别化的服务方面，作出了独特而宝贵的贡献。无论是独立提供服务还是团队合作，AMHSWs 不仅证明了其服务对案主的精神健康产生了积极影响，还起到了节约成本的效果[③]。

---

① Australia Association of Social Work（AASW），2019，Accredited Mental Health Social Workers Qualifications，Skills and Experience（经认可的精神卫生社会工作者的资格、技能和经验），https：//www. aasw. asn. au/document/item/11704。

② Australia Association of Social Work（AASW），2015，Scope of Social Work Practice Social Work in Mental Health，https：//www. aasw. asn. au/document/item/8309.

③ Australia Association of Social Work（AASW），2019，Accredited Mental Health Social Workers Qualifications，Skills and Experience（经认可的精神卫生社会工作者的资格、技能和经验），https：//www. aasw. asn. au/document/item/11704。

第五节　日本

　　日本的精神健康服务主要是以政府提供资金，私立医疗机构运营的方式提供。当今的日本拥有全世界人均数目最多的精神病床。尽管日本政府在过去的 30 多年里通过各种措施推动社区服务发展，但收效甚微。日本的精神健康服务起步于 19 世纪明治维新时期，成立于 1879 年的东京精神病院是现在日本广为人知的东京都立松泽医院的前身。1900 年，日本立法禁止精神疾病患者流浪于街头，将照顾精神疾病患者的责任划归家属，这导致当时大量患者被强制束缚在家中。1919 年，在有识之士的倡议下《精神病院法》得以通过，决议在各地设置精神病院为精神疾病患者提供照顾，然而由于财政经费不足外加精神疾病的污名化问题，仅有部分地区施行（Shinfuku，2017）。

　　1950 年，日本国会通过《精神健康法》，明令禁止将精神疾病患者囚禁在家中，并要求各地政府着手建立精神疾病治疗机构，下属于厚生劳动省的精神健康部也于几年后成立。在这期间，私立精神病院迅速崛起，所持有的精神病床数大大超过了公立精神病院。与此同时，各地的大学医疗部和精神病防治中心开始配置精神健康社工。在日本，精神健康社工被称为"精神保健福祉士"（Psychiatric Social Worker，PSW），"社会福祉士"是日本的原生词汇，指的是从事社会事业或社会福利的工作者，后来成为社会工作者的称呼（周文栋和吴世友，2019）。

　　1961 年，日本开始实行全民健康保险政策，将公立医院和私立医院的精神健康照顾服务都纳入保险范围，越来越多的精神疾病患者愿意接受入院治疗。《精神障碍诊断与统计手册》（美国）等西方精神障碍评定标准和治疗方法开始传入日本，但并未引起日本社会的重视，精神健康服务也并未像西欧国家一样迅速走上去机构化道路。这主要归咎于两个原因。其一，日本社会对精神疾病和精神疾病患者的严重污名化。日本社会长期将精神疾病患者视作社会秩序的潜在威胁，在推行精神健康服务时经常从"社会防卫"的角度出发，因此不少地区都倾向于将精神疾病患者强制送院。其二，日本超过 84% 的精神病院为私立医院，出于营利目的，私立医院往往不希望精神疾病患者在院外治疗。据统计，入院治疗超过十年的精神疾病患者一度超过 1/3（Shinfuku，2017）。因此，社区服务和社区照顾难以开展。

在医院，精神健康社工扮演着丰富的角色，其工作内容包括（任伟，2008）如下几方面。

（1）链接资源。社工根据精神疾病患者的需求，帮助他们申请残疾津贴和就业培训服务，甚至在条件充足的情况下帮助他们申请住房，提高他们的生活质量。

（2）社会心理治疗。作为医疗团队的一员，社工为精神疾病患者提供心理与社会层面的治疗，如社交技巧培训。

（3）心理教育。在过去，精神疾病患者可能对自己的病情以及服用的药物信息知之甚少，社工的介入让精神疾病患者可以充分了解治疗与服药等方面的知识，让他们清晰了解自己的情况。同时，社工亦担任医生与病患之间的桥梁，促进他们与医生的良性沟通。

（4）提高病房生活的质量。通过组织团体活动和康乐活动，促进精神疾病患者之间和医患之间的交流，营造愉悦正面的康复氛围，为病患提供良好的康复环境。

（5）家庭服务。家庭功能对精神疾病患者的康复非常重要，社工会与护士合作，为精神疾病患者的家庭提供支援和教育，引导他们更好地应对日常压力，并帮助精神疾病患者走向康复。

（6）与社区精神健康中心合作，发展志愿者服务，让社会大众参与到精神健康服务中。社工担任医院和社区中心之间的桥梁。

（7）早期介入。为患有精神分裂症和认知障碍症的青少年和老年人分别提供早期介入。

1964 年，一名美国驻日外交官遭到一名有精神病史的青年袭击，官方随即声明会让警察加强对社区精神疾病患者的管理，这一举动遭到不少专业人士和家属的反对。同年，日本精神保健福祉士协会（即精神医学社会工作协会）在仙台成立，是日本社会工作专业化的重要标志之一，其宗旨强调应在医院治疗中提供恢复训练，而社会工作者的要务之一是参与精神疾病的防治工作，让精神疾病患者可以回到社区中（荒川宽、史宇晖和刘继同，2008）。

1987 年，迫于世界精神病学协会的压力，在反思精神疾病患者处境的人权问题的基础上，日本修订了《精神健康法》，规定精神疾病患者可以自愿选择住院或出院，同时开始着手推动社区治疗。而在此之前，已经有部分地区尝试发展社区服务，例如，川崎社会复归中心和东京都世田谷恢复训练中心。20 世纪 90 年代的经济泡沫对日本人的精神健康造成重大影响，抑郁症发病率和自杀率急剧攀升。1997 年，《精神福祉保健士法》出台，根据要求，任何形式的医疗中心都应配置至少一名精神健康社工。鉴于精神健康社会工作的重要性，对精神健康社工的专业培训和评鉴也越来越严格。1994 年，日本通过《社区卫生保健法》，社区精神卫生体系得到进一步发展。在 2000 年，日本终于通过精神健康社会工作师的考试认证资格，截至 2020 年，日本的注册精神健康社工约有 9 万人（荒川宽、史宇晖和刘继同，2008；Japanese Association of Psychiatric Social Workers，2020）。

早期的精神病院服务受到不少质疑，有医院社工曾犀利地指出医疗模式更像是监视和驯服，随着 20 世纪 60 年代社区康复模式在日本萌芽，医院社工开始探索社区服务的各类模式。20 世纪 70 年代末，曾是北海道医务社工的谷底生良借用了一个空置的教堂，创立了浦和贝塞尔之家为四名出院精神疾病患者提供社区康复服务和互助平台，浦和贝塞尔之家与兄弟机构合作，成为一个商业联盟，患者需要在机构中参加工作，以慢慢适应社区生活（杨锃，2019）。社工则在陪伴和提供支持的同时，需要慢慢"放手"。现如今，精神健康社工已是社区服务中的关键角色。截至 2012 年，已经有 1/3 的精神健康社工在社区机构任职。2014 年，日本厚生劳动省也明确，要将精神健康服务从以医院为主转向以社区为主（Shinfuku，2017）。

如今，日本精神健康社会工作迎来高速化发展，除了医院，精神健康社工积极活跃在各大社会机构中（Japanese Association of Psychiatric Social Workers，2020），包括以下几个方面。

（1）司法机构：在司法矫正服务中，精神健康社工往往也作为多学科专业服务团队的一员，助力矫正人士的康复。

（2）行政部门：地区行政机构也有精神健康社工的身影，他们担负着推动地区精神健康服务的要务，参与起草与实施精神健康计划，提升精神疾病患者以及当地居民的精神健康水平。

（3）生活支援服务：在残障人士中心、儿童保护机构以及老人服务中心等机构中，精神健康社工负责提供日常生活支援服务以及训练，促进他们的社会康复。

此外，在因地理等灾害频发的日本，在地震等自然灾害来袭之际，精神健康社工也积极投入灾区民众的心理治疗当中。日本精神保健福祉士协会在数次大地震中，都派人前往受灾地提供支援。2011 年，日本东北地方太平洋大地震发生后，日本精神保健福祉士协会便依据先前制定的《灾害支援指南》，建立了一个地震指挥部门，并派社工前往灾区支援当地精神健康社工（见图 4-2）。在受灾区，精神健康社工的工作包括（Japanese Association of Psychiatric Social Workers，2020；木太直人，2013）以下五个方面：

（1）收集当地信息，确认伤害情况；

（2）拜访和联系需要见精神科医生的案主，将他们转接至精神科医生处；

（3）当案主拒绝与精神科医生会面时，提供心理辅导；

（4）为住在紧急避难所内的精神疾病患者提供心理辅导；

（5）协调医疗部门、保健中心以及政府部门的工作。

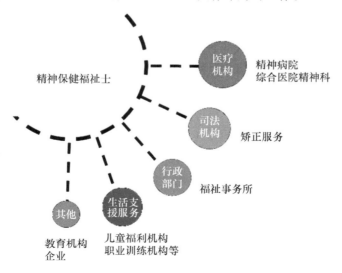

图 4-2　精神保健福祉士服务领域

日本精神保健福祉士协会认为，精神健康社工在推动精神健康服务的过程中必然扮演重要的角色，即社工应致力于帮助精神疾病患者扫除回归社区时的各种阻碍，让他们能更好地参与到社区和社会活动当中。尽管精神健康社工很大程度推进了社区服务的发展，但社区服务之路依然充满坎坷。第一，进入 21 世纪后，尽管日本通过医疗系统改革等方式，进一步降低了精神疾病患者的治疗费用，并鼓励医务人员开设门诊服务，长期住院的精神疾病患者逐年减少，但由于社区服务发展缓慢，精神疾病患者难以在社区得到妥善的治疗，选择住院治疗的病患依然过半。第二，精神疾病的长期污名化。由于地理等原因日本灾害频发，创伤后应激障碍成为一种高发疾病。然而，也正是创伤性后遗症的频发，逐渐增进了日本人对精神疾病有了新的认识，使得去污名化运动出现转机。第三，社会老龄化问题加剧，日本罹患阿尔茨海默病的病患逐年上升，这也给精神健康服务和社会工作带来巨大的挑战。

第六节　韩国

据统计，韩国的精神障碍终身患病率约为 27.6%，根据调查，超过 75% 的自杀个案都罹患精神疾病。20 世纪 50 年代，刚结束战争的韩国有不少人面临精神创伤，但精神健康资源却极为匮乏，不少精神病患只能待在家中或寻找萨满宗教治疗，更有甚者惨遭遗弃。直到 20 世纪六七十年代韩国经济崛起，精神健康服务才开始迅速发展，并引进大量治疗药物，从而逐步取代 ECT（即发射型计算机断层扫描仪，一种利用放射性核素的检查方法）的主导地位。同时，全民医疗保险系统起步，逐渐覆盖各类精神病患的治疗费用，家属也越来越愿意带病患前去治疗。20 世纪 70 年代，韩国政府要求医院必须配置社工，为患者提供咨商以及康复指导。但是精神疾病患者依然面临社会的污名化，收容所的治疗也相当粗暴。20 世纪 80 年代，一些媒体通过纪录片的方式，向韩国社会展示了精神病院中病人被长期关在小黑屋中的生存状况，引起社会哗然，同时加上专业人员的施压以及人权运动的发展，韩国政府不得不增加对精神病院和相关机构的经济补贴，以改善精神健康服务（Roh et al.，2016；Min & Yeo，2017）。

1995 年，经过漫长的起草修订，《精神健康法》终于通过，精神健康服务的重心也开始由医疗模式为主转向社区为本。同年，精神病患家属联合会成立，系统的精神健康服务体系也慢慢形成，如今，韩国精神健康服务体系主要由三部分构成：（1）医疗机构提供的临床治疗；（2）社区为本的社会心理康复服务，包括为长期精神病患提供介入以及对普通大众进行精神健康教育；（3）住房、就业以及经济支持（见图 4－3）。

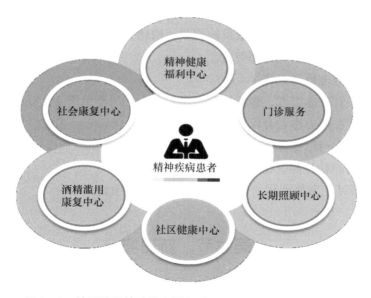

图 4－3　韩国社区精神健康服务（Heo，Kahng & Kim，2019）

近年来，韩国又通过了《精神健康五年计划 2011—2015》，其目的为：（1）减少精神病患的非必要入院，促进其社会回归和社会参与；（2）管控医疗机构和社区机构的治疗质量；（3）在不同人群中开展预防工作；（4）建立酒精成瘾管理系统；（5）降低对精神病患的社会偏见，保障他们的人权；（6）营建公共设施以提供服务和安排照顾人员。

韩国的精神健康社工主要提供以下服务（Korea Association of Social Workers，2021）。

1. 提供社会工作介入

（1）调查评估精神病患的家族史以及所处的社会环境。

（2）为病患和家属提供心理咨询，康复教育以及社交技能培训。

2. 实行康复计划，提高社会功能

（1）提供家庭教育，开展家庭自助小组活动。

（2）为病房患者提供社区康复机构相关教育。

（3）为门诊病人提供行为治疗。

3. 链接精神病患所在社区

（1）为门诊病患与住院病患链接社区资源。

（2）参与每月的社区康复中心研讨会。

（3）主持当地精神健康机构会议，构建社会支持网络。

（4）链接与协调外部资源。

4. 管理志愿者工作

（1）管理志愿者，包括招募志愿者、志愿活动组织、活动记录等。

（2）主持志愿者会议。

（3）参与运作青年志愿者学校。

5. 培养精神健康社工

讲授社工资格课程，参与社工训练与实习项目。

第七节　新加坡

一　早期的精神健康服务与社会工作

认知障碍、抑郁症和酒精成瘾是新加坡患病率最高的精神疾病。根据最新调查，每 7 个新加坡人中就有 1 人会在一生中罹患精神疾病。新加坡的精神健康服务发展借鉴了英国模式。早在 1858 年，还是英国殖民地的新加坡就紧随英国通过了《精神疾病法》（*The Lunacy Act*），并着手建立疯人院，然而，初期管理疯人院的人并非医生，而是警察。1965 年，独立后的新加坡参考英国模式修订了《精神障碍治疗法》（*The Mental Disorders and Treatment Act*），截至 2007 年，这是新加坡唯一一部关于精神疾病治疗的法律性文件。

在 1955 年，作为医疗社工的一个分支，精神健康社工便参与到板桥医院（Wood-bridge Hospital）的专业精神障碍治疗团队当中，负责职业治疗和心理辅导等服务。两年后，板桥医院与社区精神医学部门合作，将精神科门诊扩展至社区中，并在社区门诊中也配置社工岗位。尽管精神病院拆除了栅栏以鼓励更多的精神疾病患者求医，但在当时，板桥医院和精神疾病患者依然面临着污名化。随着社会经济的迅速发展，不少社会问题也涌现出来，个案服务也因此被社会工作大范围采纳，以解决患者面对的家庭、经济以及社会问题。在初期（20 世纪 60 年代），精神健康社工的工作只限于了解病史、帮助病患链接社区服务以及协助出院病人回到家中。到了 20 世纪 70 年代，精神健康社会工作的服务范畴开始拓展，为住在服务机构的精神疾病患者提供各类康复服务，例如为妇女提供家政技巧和社交技巧的培训，让她们在离开机构后能尽快回到职场中。

进入 20 世纪 90 年代，系统视角（systematic perspective）进入社会工作的视野，社会工作开始从更多层面审视精神疾病的相关因素。而受欧美等发达国家去机构化运动影响，医院设置在社区里的日间中心得到长足发展，而日间中心的社会工作服务也日益丰富多元化，如健康教育、个体咨询与治疗、家庭治疗以及小组治疗等（Lilian & Siti，2018）。

二　医疗机构中的精神健康社会工作

2001 年，新加坡最大的精神病院——板桥医院重组，更名心理卫生学院（The Institute of Mental Health，IMH），同时引进更多先进的治疗方法。精神健康社会工作的重心也逐渐从医院转向社区，但同时，社工也面临着诸多挑战，例如家庭暴力案件频发和污名化问题。这也要求社会工作进一步提升专业化，培养社工的高等教育机构针对精神健康领域推出了深造课程，并改革社工实习机制。

2008 年，新修订的《精神健康法》对强制住院有了更明确的规定，唯有心理卫生学院（IMH）可以对精神疾病患者采取强制入院措施，同年通过的《精神障碍能力法》也进一步落实了精神疾病患者的权益以及评估治疗方略。一般情况下，精神健康服务都由一支多学科团队（Multi-Disciplinary Team，MDT）负责，团队中的社工会从生理、心理和社会角度（the Biopsychosocial perspective）为不同年龄段的精神疾病患者提供服务。

作为新加坡最为专业的精神病院，心理卫生学院也是精神健康社工服务的引领者，社工活跃在各个部门为精神疾病患者提供相应的服务，主要的服务包括以下方面（Cheong，Yee & Wong，2011）。

（1）评估。社工需要对患者各方面的情况进行评估，例如儿童虐待评估、风险评估和经济状况评估等。

（2）心理治疗。社工会致力于改善病患的心理状况以及人际关系，提供婚姻治疗、团体治疗和家庭治疗。

（3）照顾者支持。在照顾者照顾患者期间，社工亦为照顾者们提供支援。

（4）心理教育。针对特定的精神疾病，例如精神分裂症，社工会给予家属教育，指导应对技巧。

（5）公共教育。社工通过工作坊和讲座等方式在社区中展开精神健康教育，促进社区，尤其是社区服务机构对精神疾病的认识。

（6）家庭/学校访问。针对患有精神障碍的儿童，社工会对其家庭和学校进行探访，以更加详细地了解病情及评估需要。

（7）制订出院计划。

（8）转介服务：个案管理在医疗机构中占有很大的比重，社工往往会根据病患的需求提供相应的信息以及转介服务，如工作坊、家属服务、社区服务以及政策讲解等。

三　由医院走向社区——多学科团队的中流砥柱

2003年，社区精神医学部门和心理卫生学院效仿英美等国家的方式，推出主动式社区治疗（ACT）模式，为成年重度精神疾病患者提供康复服务，其旨在：（1）防止或减少复发概率；（2）提升精神疾病患者的自我照顾能力（如独自出行和处理财务）；（3）提高精神疾病患者的生活质量；（4）提升精神疾病患者的社交和工作能力；（5）缓解家属的照顾负担（Lim，Koh，Lee & Poon，2005）。

2006年，《国家精神健康蓝图》发表，明确了推广社区服务、早期发现及预防服务的发展战略，此外亦提出要解决社工在社区服务领域面临的超负荷工作问题。在新加坡，社区康复服务的提供者为卫生部下属的多学科社区精神健康团队（Community Mental Health Team，CMHT），其成员包括医生、临床心理学家、护士、职业治疗师以及社工等专业人士，主要为成年精神疾病患者提供家庭为本的社会心理康复服务和危机介入。在社区精神服务团队中，社工的主要任务包括（Institute of Mental Health，2012；Cheong，Yee & Wong，2011）以下方面。

（1）提供社会心理评估以及介入服务。

（2）以个案经理的身份统筹照顾服务。

（3）在团队中提供专业临床意见。

（4）主导团队内部的衔接工作。

（5）为社区内的合作人员提供培训。

（6）提供危机介入。

此外，针对社区中的受到认知障碍等其他精神疾病困扰的居家老人，新加坡在 2006 年起启动了老年精神病学社区评估及治疗服务（APCATS）。该服务旨在减少病患不必要的入院以及缩短住院时间，服务的具体内容包括需求评估、治疗、心理教育、个案管理、居家药物治疗等。和 CMHT 一样，该服务也是由一支多学科的团队负责（Institute of Mental Health，2012；Cheong，Yee & Wong，2011），其中社工的职责和任务如下。

（1）回应有关转介 APCATS 的查询。

（2）与团队成员联络协商，进行家访。

（3）与案主和家人建立融洽的治疗关系。

（4）确定案主和家庭的需求，与其他团队成员协同制定适当的个性化服务。

（5）针对需要进一步社工服务的病患进行个案管理。

（6）为照顾者提供社会和家庭支持。

（7）对案主进行生物心理社会评估，包括观察复发可能与照顾者压力。

（8）必要时对案主进行社会和家庭评估，提供临床服务，如支持性咨询、家庭工作、照顾者支持、信息提供和转介服务，并与家庭成员合作实施治疗计划。

（9）根据需求评估的结果对案主和家人进行心理教育。

（10）通过经济状况调查，评估患者的财务状况，对符合条件的案主提供必要的援助。

（11）参加 APCATS 会议。

（12）作为项目主任履行分配职责。

而面对有情绪、行为和发展问题的儿童，新加坡也专门推出了REACH 服务（Response, Early intervention and Assessment in Community mental Health），此外，社工也与家庭服务中心、学校等部门展开合作，保护因父母罹患精神疾病而家庭功能受到威胁的儿童与青少年（见图 4 - 4）。在家庭服务中心，社工通过个案工作，帮助青少年与儿童处理情绪障碍、家庭暴力和人际关系等问题。而在学校中，社工则与驻校心理咨询师共同为学生提供以校园为本的介入服务，有特殊需要的学生会被转介至儿童辅导诊所做进一步的评估和介入，介入的内容包括药物治疗、心理治疗、家庭治疗等（National University Hospital, 2016; REACH Community Services Society, 2020）。

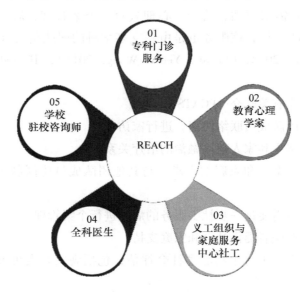

图 4 - 4 REACH 多学科团队

四　多元化社会下的社工角色

新加坡是一个由不同种族和宗教文化构成的多元社会，不同种族对精神疾病的看法也大不相同。精神健康社工也往往需要留意不同的文化特质，以华人社群为例，受儒家文化和道家文化影响，精神疾病患者往往不愿前往医院寻求治疗。无论是华人病患还是马来人病患都更倾向于寻求传统的治疗方式。因此，近年来，新加坡精神健康社工在提供服务时也开始留意文化和种族相关的讯息，从而更好地理解问题并提供适当的服务。例如在心理治疗方面，有面对华人提供的简易综合个人治疗（The Brief Integrative Personal Therapy，BIPT）和颇具特色的道家认知心理疗法（CTCP）。在过去的 50 年中，精神健康社工的发展可谓迅猛。早期对精神疾病患者以及其他弱势群体的服务更多集中在经济援助方面，他们的社会需求鲜少被提及，社会工作的出现弥补了这部分的工作空白，但是随着社会问题日益增多，社工也面临更多挑战。现如今，他们的工作角色也不再局限于评估者，而是扩展到资源链接者、教育者以及倡导者等身份。在倡导工作中，社工与医院、政府部门、社会服务组织以及社区通力合作，让患者和家属能得到恰当的资源、治疗与服务。而为了更好地统合不同的社区服务机构，新加坡卫生部更是设置了综合照顾机构，以更好地管理社区服务资源（Kua & Rathi，2019；Feng et al.，2011）。

参考文献

1. 程胜利：《瑞典社会工作》，中国社会出版社 2013 年版。

2. 荒川宽、史宇晖、刘继同：《日本精神健康社会工作的足迹》，《社会工作》2008 年第 23 期。

3. 任伟：《日本的社会工作与其精神健康服务》，《社会工作》2008 年第 5 期。

4. 吴来信：《精神医疗政策的变迁与社会工作角色的改变》，《精神病理社会工作》，空中大学印行 2005 年版。

5. 吴来信、廖荣利：《精神病理社会工作》，空中大学印行 2005 年版。

6. 杨克：《美国社会工作》，中国社会出版社 2014 年版。

7. 杨锃：《替代服务与社区精神康复的转向——以日本"浦和贝塞尔之家"为例》，《浙江工商大学学报》2019 年第 1 期。

8. 赵玉峰：《澳洲社会工作》（上），《中国社会工作》2017 第 7 期。

9. 赵玉峰：《澳洲社会工作》（下），《中国社会工作》2017 第 10 期。

10. 周文栋、吴世友：《日本社会工作的历史与发展：基于社区的社会福利实践》，《社会与公益》2019 年第 8 期。

11. Allen, R., *The role of the social worker in adult mental health services*. London: The College of Social Work, 2014.

12. Allen, R., Carr, S., Linde, K., & Sewell, H., Social work for better mental health: A strategic statement. London: Department of Health, 2016.

13. Cheong, P. W., Yee, K. L., & Wong, G., *The role of medical social workers in psychiatric community outreach*, Social Dimension Singapore, 2011, July 18.

14. Coppock, V., & Dunn, B., *Understanding social work practice in mental health*, Sage, 2009.

15. Feng, L., Cao, Y., Zhang, Y., Wee, S. -T., & Kua, E. -

H., *Psychological therapy with Chinese patients*, Asia – Pacific Psychiatry, 2011, 3 (4).

16. Forslund, T., Kosidou, K., Wicks, S., & Dalman, C., *Trends in psychiatric diagnoses, medications and psychological therapies in a large Swedish region: a population – based study*, BMC psychiatry, 2020, 20 (1).

17. Godden, J., Wilson, C., & Wilson, F., *BASW Policy on Social Work in Multi Disciplinary Mental Health Teams*, British Association of Social Workers, Birmingham, 2010.

18. Golightley, M., & Goemans, R., *Social work and mental health*, Learning Matters, 2002.

19. Gould, N., *Mental health social work in context*, Routledge, 2016.

20. Heo, Y.C., Kahng, S.K., & Kim, S., "Mental Health System at the Community Level in Korea: Development, Recent Reforms and Challenges", *International Journal of Mental Health Systems*, 2019, 13 (1).

21. https: //www. social – dimension. com/2011/07/the – role – of – medical – social – workers – in – psychiatric – community – outreach. html# more.

22. Institute of Mental Health (2012), APCATS, https: //www. imh. com. sg/clinical/page. aspx? id =273.

23. Institute of Mental Health (2012), CMHT, https: //www. imh. com. sg/clinical/page. aspx? id =272.

24. Institute of Mental Health (2012), Medical social work, https: //www. imh. com. sg/clinical/page. aspx? id =579.

25. Japanese Association of Psychiatric Social Workers (2020), About mental health worker, Retrieved from http: //www. japsw. or. jp/psw/index. htm.

26. Johnsson, E., & Svensson, L. G., "Social Integration as Professional Field: Psychotherapy in Sweden", *Professions and Professionalism*, 2013, 3 (2).

27. Kua, E. H., & Rathi, M., "Mental Health Care in Singapore: Current and Future Challenges", *Taiwanese Journal of Psychiatry*, 2019, 33 (1).

28. Lilian, M., & Siti S. B., *Psychiatric Social Work in Singapore, Mental Health of a Nation*, Singapore: World Scientific, 2018.

29. Lim, C. G., Koh, C. W., Lee, C., & Poon, W. C., "Community Psychiatry in Singapore: A Pilot Assertive Community Treatment (ACT) Programme", *Ann Acad Med Singapore*, 2005, 34 (1).

30. Martin, J ed., "Accredited Mental Health Social Work in Australia: A Reality Check", *Australian Social Work*, 2013 (66).

31. Mignon, S., *Social Work and Mental Health: Evidence - Based Policy and Practice*, Springer Publishing Company, 2019.

32. Musta, F., & Bogdanova, M., "Effectiveness of Community - Based Psychosocial Services for Individuals with Mental Health Problems in Elbasan City", *Albania*, *World Journal of Advanced Research and Reviews*, 2021, 10 (1).

33. 木太直人:《多职种协働による灾害支持: 精神保健福祉士の立场から》,《精神神经学杂志》(*Psychiatria et neurologia Japonica*), 2013, 115 (5)。

34. National University Hospital, *Response, Early intervention and Assessment in Community mental Health*, Singapore: Author, 2016.

35. O. William Farley William Farley, Larry Lorenzo Smithand Scott W. Boyle, *Introduction to Social Work* (*10th Edition*), Boston, MA: Pearson, 2005.

36. Pritchard, C., *Psychiatric Social Work in the United Kingdom*, Elsevier, 2015.

37. REACH Community ServicesSociety, *Casework - REACH community services*, Singapore: Author, 2020.

38. Roh, S., Lee, S. U., Soh, M., Ryu, V., Kim, H., Jang, J. W., & Ha, K., "Mental Health Services and R&D in South Korea", *International Journal of Mental Health Systems*, 2016, 10 (1).

39. Shinfuku, N ed., "Mental health system in Japan after the Meiji Restoration: Historical Observations", *In Mental Health in Asia and the Pacific*, 2017.

40. Sung - kil Min, and In - sok Yeo, *Mental health in Korea: Past and present*, New York, NY: Springer, 2017.

41. Vicary, Sarah, *Mental Health Social Work: its social, legal or psychiatric character?*, Historical Association, Chester, 2017.

第五章
中国精神健康社会工作经验模式

第一节　香港

一　服务概况

2018 年，香港特圣食物及卫生局的一份官方调查显示，香港成年人普通精神病患病率为 13.3%，其中以混合焦虑症、广泛性焦虑症和抑郁症最为常见，此外亦估计有 4 万人患有精神分裂症（食物及卫生局，2018）。自 1841 年香港开埠至 20 世纪初，香港的精神健康服务长期处于匮乏期，不少精神疾病患者最终只能接受禁闭隔离或者被转移遣返，亦有患者被转移到广州芳村医院接受治疗。

1925 年，随着全港第一家精神病医院（域多利医院）落成，香港开始逐步建立医疗模式为核心的精神健康服务。但面对与日俱增的病患，精神病医院的医疗设施和医疗资源难以满足社会的需求。1960 年，香港通过新的《精神健康条例》，推动以青山医院和葵涌医院为代表的院舍化服务。进入 20 世纪 70 年代后，香港陆续在《香港医疗及卫生服务的进一步发展》《香港康复服务的未来发展》等政策性文件中明确精神疾病患者的治疗权益，并以法律形式，如《残疾歧视条例》和《精神健康条例》进一步保障他们的权利。此后，社区精神健康服务也渐渐发展起来，为出院精神疾病康复者提供社区康复服务的中途宿舍、康复农场、庇护工场等设施在各区普及，标志着精神健康服务突破院舍化的局限，开始转向以社区为本的模式。此后，社区康复和社区照顾逐渐成为精神健康服务的核心理念（罗景强、吴日岚和杨剑云，2019）。

20 世纪 80 年代起，康复者离开中途宿舍后会由社工持续跟进，以尽可能防止再次发病。社会工作因此在精神健康服务领域崭露头角。1991 年，政府更是规定中途宿舍中的社工与康复者的比例为 1：50。但是社区服务的开展并非一帆风顺，与精神疾病患者相关的负面新闻事件使公众对社区康复机构持抵触甚至是反对态度，不少社区康复机构不得不建在偏僻的地方。为了消除社会长期对精神疾病患者和康复者的恐惧、排斥、歧视和污名化，公共教育和精神健康宣传也在各方的努力下不断开展，自 1995 年起，香港特区政府每年举行"精神健康月"活动，通过与非政府组织和媒体通力合作以引起社会对精神健康的关注，并鼓励社区人士接纳患者和康复者，让他们能尽快融入社会（食物及卫生局，2018；罗景强、吴日岚和杨剑云，2019）。

千禧年后，香港社会的压力不断增大，精神疾病患者的人数逐年上升，精神健康问题对香港市民的影响越来越大。香港遂开始加强提供预防、尽早识别和介入服务，例如思觉失调服务计划（2001 年），通过社区宣传和教育，及早识别发现精神健康问题并提供治疗。医院管理局、社会福利社经常与其他政府部门或社会组织一起提供针对不同群体的精神健康服务，比如和学校联手开展儿童及青少年精神健康社区支持计划，在青少年和家长群体中推广精神健康知识。在学校内，驻校社工也会积极为有特殊教育需求或遭受精神健康问题困扰的学生提供支援。老龄化加剧也为香港的精神健康服务和社会工作带来了挑战，在长者服务机构中，亦有社工与其他护理人员协同开展生活训练课程和介入服务，提高长者的认知能力和生活质量，帮助他们应对认知障碍症的困扰。家属在照顾精神疾病患者的过程中往往面临巨大的压力和负担，因此，社会福利署也设立了相应的家属资源中心，为他们提供情绪支持服务。之后，医院管理局和社会福利署陆续推出了社区精神健康协作计划（Community mental health intervention，2007 年）、个案管理计划（2010 年）等社区支持服务。2010 年，社会福利署开始将以复元（recovery）模式为主导的精神健康综合社区中心（ICCMW）覆盖至香港各地区。社会工作者亦因此在精神健康服务领域扮演越来越重要的角色。

香港的精神健康服务主要由医疗管理局管辖的医疗机构，以及社会福利署与非政府组织机构提供。医院管理局提供的服务主要包括精神科住院照顾、精神科日间医院、精神科专科门诊及社康服务等（医院管理局，2011）。在医疗机构，除了精神科医生和护士，精神科医务社工也积极活跃在医疗机构开展的精神健康服务中，除了桥接服务，他们也为精神疾病患者和家属提供心理辅导，以及协助他们解决因精神疾病引发的经济或者家庭问题，他们的主要工作内容如下。

（1）及早发现潜在精神疾病患者。

（2）进行精神健康评估。

（3）提供危机介入。

（4）提供心理社会层面的介入。

（5）帮助出院及复诊者衔接社区康复服务。

（6）为家属或主要照顾者提供支持。

（7）管理个案工作。

（8）普及精神健康知识。

香港的社区精神健康服务社区服务也在过去的几十年飞速发展，主要包括医务社会服务、精神健康综合社区中心、朋辈支持服务先导计划、精神病康复者家属资源中心、住宿照顾服务、日间训练及职业康复等。随着社区照顾的发展，社工在该领域的重要性不言而喻，他们从多方面为患者、家属、照顾者乃至普通社区居民提供多元服务，主要职责如下。

（1）对精神疾病患者进行初步评估及介入。

（2）转介患者至社区康复机构，为其链接社区资源。

（3）组织或协调社区精神健康教育。

（4）提供危机介入。

（5）目标导向训练。

（6）为照顾者提供支持。

（7）统筹、协调服务（个案经理）。

（8）组织开展心理健康宣传及教育活动，提高公众对精神疾病以及精神健康的认识。

（9）安排患者参加康复训练、生活和职业技能培训。

（10）提供就业支持。

（11）监督治疗。

（12）适时为病人离开院舍做准备。

如前文所述，香港的精神健康服务逐渐转向以复元导向和以人为本的模式，在此过程中，社会工作从被视为辅助角色到慢慢成为中坚力量。个案管理、协作计划、精神健康综合社区中心的发展都是在社工的专业参与下推行。

二　协作计划

为了避免医疗机构和社区服务机构出现服务重叠，分工模糊以及协调欠缺的情况，医管局和社会福利署推出医社协作模式，把医疗与社区照顾服务结合。2007 年，社区精神健康协作计划出台，该计划旨在通过加强医社协作，从而及早发现和介入精神健康问题。该计划的服务使用者不仅包括 15 岁以上疑似患有精神疾病的人士，还囊括其家属。非政府组织机构的社工会在社区内通过家访、外展、探访，与潜在患病者接触并建立联系，之后提供支持以及初步评估，帮助他们链接社区资源。有需要的个案会转介至医院管理局的社区精神科小组做进一步的评估和治疗（香港心理卫生会，2020；食物及卫生局，2018）。

三　个案管理

2009 年，医院管理局施行通过复康支持计划，为出院的康复者衔接社区照顾和社区支持服务，复康支持计划的核心为"以人为本"的个案管理模式。2010 年，医院管理局进一步改进个案管理计划，推出个案复康支持计划，并在葵青、观塘以及元朗三个地区成功试点，在随后几年里推广至全香港。个案管理模式旨在为严重精神病康复者配备一名个案经理，为康复者量身制订复元计划，统筹安排精神健康服务，提供持续和深入的介入和支持，以减少他们复发或再次入院的概率，让他们更好地回归社区，从而走向复元。个案经理都是由精神科护士、职业治疗师和社工担任，个案经理背后则有一个多学科、跨界别的团队为其提供支持。现如今，医院管理局和社会福利署已经合作建立起一个系统的协调平台，具体细分为总部层面、地区层面和运作层面（医院管理局和社会福利署，2015）。

个案经理主要职责包括以下几个方面。

（1）评估精神疾病患者/康复者的能力、需要和风险。

（2）针对精神疾病患者/康复者的需要及风险状况，量身制订复康支持计划。

（3）提供适当支持及介入，促进病人复元。

（4）就精神疾病患者/康复者的疾病管理向其家人或照顾者提供适当支持和意见。

（5）作为联络点及承担问责。

（6）向精神疾病患者/康复者的家人或照顾者转介和链接其他社区资源。

（7）监察服务质量。

（8）记录及汇报精神疾病患者/康复者的进展。

2012 年，个案管理计划又引入朋辈支持服务，经过培训的朋辈工作人员除了以"过来人"的身份为康复者提供支持和鼓励，也积极参与到公共教育活动中，增强大众对精神健康的认识（见图 5 - 1）。个案管理模式的发展被认为是香港精神健康服务的里程碑。

四 精神健康综合社区中心

2009 年，第一家精神健康综合社区中心（ICCMW）在天水围试点运行并取得显著成效，次年，社会福利署开始将精神健康综合社区中心逐渐覆盖至全香港。精神健康综合社区中心融合了过去曾经施行的社区精神健康联网、社区精神照顾服务、社区精神健康协作计划、精神病康复者训练及活动中心等社区项目，提供一站式、以地区为本的便捷支持服务，服务对象为精神疾病康复者、疑似有精神健康问题人士、家属、照顾者以及当地社区居民。根据要求，每间 ICCMW 的 26 人专业团队中需配备 17 名专业社工，提供精神健康评估、辅导、外展探访、服务转介等相关服务（社会福利署，2020）。

精神健康综合社区中心服务内容包括以下几个方面。

（1）偶到服务。

（2）外展服务。

（3）个案辅导工作。

（4）治疗及支持小组工作。

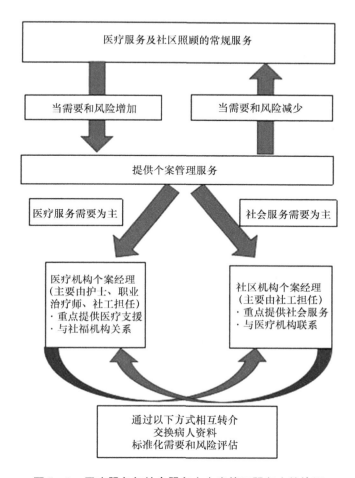

图 5 - 1　医疗服务与社会服务在个案管理服务中的协调

（5）社交及康乐活动。

（6）日间训练。

（7）外展职业治疗服务。

（8）朋辈支持服务。

（9）举办公共教育性活动加强社区人士对精神健康的认识。

（10）转介有需要的个案至医院管理局所属的医疗机构，接受临床评估及精神科治疗。

五　复元导向介入

复元导向的社会工作介入技巧现已在香港推广，其概念起源于 20 世纪 70 年代，强调个人理解、自决和赋权。旨在让患者重新认识自己、建立正面、积极的自我形象及重建有意义生活的康复过程。复元导向注重服务使用者本身的生活经验，关注患者自助的能力以及与社会环境支持。其过程大体分为退缩、觉醒、准备重建和成长。新生精神健康会提出的香港本土化的复元导向模式主要包含以下元素：个人化、自主与选择、责任、康复者参与、家人参与、朋辈支持、重视个人优势、尊重与反污名、整全性、起伏中成长，以及希望。社工在服务过程中通过关注患者不同层面的特点，引导患者走上复元之路（见图 5-2）。如今，复元导向的介入在朋辈支援服务、职业培训和精神健康教育服务中发展迅猛（迈克斯莱德，2014；游秀慧，2017）。

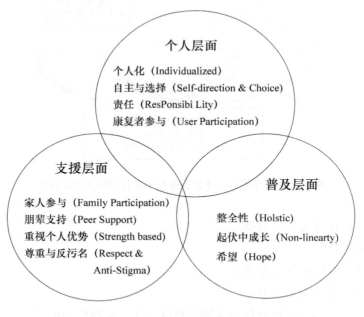

图 5-2　复元元素——香港心理卫生会

如今，精神疾病的预防、治疗和相关服务在香港受到政府、医院和各类社会组织的重视。总体而言，香港的精神健康服务由以住院为主的精神科服务已逐步转为以社区为本和复元为本的治疗模式，在此过程中，医疗界和社会福利界逐渐加强合作，以应对日益增加的社会需求，针对儿童、青少年、成年人、老年人都有专门的服务计划。服务的人群也渐渐不再仅限于患者及其家属，还通过公共教育的模式让普通大众也参与其中。精神健康社会工作在此过程中不断成熟，而社会工作者也极大地推动了服务的蓬勃发展。

第二节　台湾

　　台湾社会面临着巨大的精神疾病照顾压力。根据卫生福利事务主管部门统计处 2019 年的报告，2017 年台湾就有 261 万人因精神健康问题求医（卫生福利事务主管部门统计处，2019）。自第二次世界大战结束以来，台湾的精神健康服务逐步从医院走向社区，而精神医疗社会工作者的角色和地位也伴随精神医疗服务的发展不断转变，社工的服务越发多元化。其发展大致经历了三个时期。

一　机构化时期：精神医疗社工萌芽（1964 年以前）

　　20 世纪中叶，台湾的精神疾病患者一般都收治在各地的精神病医院或者疗养院等医疗机构中，治疗方式也多以各类物理治疗为主。台湾地区的精神健康服务起初是照搬美国的医疗模式，因此其精神医疗社会工作也是从台大医院萌芽。在台大医院精神科创立早期，便已经有个案社工的身影。随着台大医院开始在治疗中融入心理社会治疗，社工也逐渐参与到医疗团队中。1956 年，新成立的台北儿童心理卫生中心便将社工列入编制，招募社工对儿童及家庭进行评估并提供家庭治疗等服务。此外，赴美留学的专家陆续将团体治疗、精神分析等治疗模式带回台湾，极大地推动了心理辅导和精神科病理社会工作的发展（莫藜藜，2018；韩青蓉，2013；吴来信和廖荣利，2005）。现如今，台湾各精神专科医院或综合医院的精神科都会雇用社工，根据要求，社工与精神科病床的比例应至少为 1∶90（莫藜藜，2018）。

台大医院精神医学部之社会工作角色功能（台大医院精神医学部，2020）。

（1）评估病患之生活及社会心理功能。

（2）评估病患之家庭功能及其互动情形，并找出有利资源。

（3）评估及协助处理与治疗有关之家庭、社会及心理问题。

（4）促进病患、家属与治疗团队成员间的沟通。

（5）制定整体性治疗中其家庭社会面的现实目标。

（6）提供社会资源与医疗团队、家属及病患。

（7）协助家属及病患认识与疾病有关之社会、心理层面问题。

（8）协助病患及家属制订病患出院计划。

（9）协助病患家属解决病患在治疗过程中所遭遇的困扰。

（10）参与相关社区复健与社会福利及心理卫生工作。

二　医疗网建置与社区照顾萌芽期：从医院走向社区（1965—1994年）

受欧美去机构化运动的影响，台湾的精神医疗服务开始转向社区心理健康和社区照顾。而在此期间，台湾社会工作也迅速走上专业化道路，社会工作教育开始在高校发展。1972年，台北市立疗养院推出以医院为基础，结合基层卫生所的"台北模式"，将精神医疗服务引入社区之中。1981年《精神疾病诊断与统计手册》第三版（DSM-Ⅲ）被引入台湾，极大地促进精神科工作团队（包括医生、护理师、社工、职能治疗师和心理工作者）训练的标准化和专业化。五年后，台湾推出了第一个"医疗保健五年计划"，开展以医院为核心，协调区域内学校、卫生、辅导、警政等部门和资源的区域性精神医疗网，以满足社区照顾的需求。1989年，卫生事务主管部门推出精神病患社区复健试办计划，开设了第一家社区职能工作坊。次年出台的所谓"精神卫生法"确立社区服务为精神医疗服务内容之一。

为了让在家中康复的患者和出院患者能在社区中得到专业的精神医疗照顾以便更好地融入社区，各地在社区设置有过渡作用的日间医院，症状尚未稳定仍然需要治疗的患者白天可在日间医院接受复健治疗，夜晚则回到家中。总体而言，日间医院是以医疗治疗为核心，由医师、临床心理师、护理师和社会工作师等专业人员组成的综合性多元治疗机构，社工在配合其他专业人员监督药物治疗的同时，亦提供个别心理治疗、团体心理治疗、文娱康复活动、卫生教育、工作培训等服务（韩青蓉，2013；吴来信和廖荣利，2005）。

三　社区精神复健时期：角色多元化（1995 年以后）

1995 年，全民健康保险的推行使医疗健康行业迎来重大变革，社区复健服务亦被列入给付范围。同年，保护身心障碍者的相关规定也正式将慢性精神疾病患者纳入保护范围，很大程度减少了精神疾病患者及其家庭的负担，患者也因此更愿意积极投入治疗。各类社区复健机构也在政府的资助和鼓励下迅猛发展，主要包括康复之家、社区复健中心、庇护工场以及居家治疗。其服务重点在于提高患者的日常生活技能、社交技巧、工作能力、适应能力和治疗依从等方面的情况，社工的工作内容也更加丰富（吴慧菁，2019；韩青蓉，2013；吴来信和廖荣利，2005）。

康复之家：康复之家作为医院和家庭之间的过渡机构，其复健服务内容主要为提供生活技能、社交技巧和自理能力培训等，并监督和促进医疗依从性（如服药）。让出院但又无法回家的患者可以有一个暂时性、支持性的居所。

社区复健中心：出院回家的患者遇到问题时可到社区复健中心寻求帮助，社区复健中心旨在提高患者的社交、工作以及生活等技巧，增强患者的适应能力，尽早能适应社区环境并独立生活。

庇护工场：针对有工作能力，但无法适应一般职场竞争环境的患者，庇护工场为他们提高职业技能训练。

居家治疗：居家治疗也是社区照顾的一种重要形式，针对缺少病识感或排斥就医的患者，专业医疗团队提供主动式的社区关怀，将医院的治疗服务送上门，其服务内容包括精神健康教育、提供药物指导和医疗咨询、转介服务、危机处理、电话咨询。居家治疗通常采用个案管理模式和院外门诊的模式进行，较为弹性，让患者能接受持续性和综合性的治疗。居家治疗一方面降低了住院率，另一方面也能促进家属与患者的沟通，并让患者得以适应社区生活。

社区复健模式强调以社区为中心，融合社会工作、心理辅导、职能复健等要素，以个案管理为导向。个案导向的服务也逐渐融入优势视角和复元的概念。2000 年后，复元导向的治疗在全球各地兴起，亦深深影响到台湾的社区精神医疗服务。复元模式的出现与推广突破了治疗与复健的架构，主张医疗、复健、家属和社区共同合作，根据患者不同阶段的特点提供定向服务（见表 5-1）。而新型的会所模式，亦融入了复元导向的特点，成为社区复健的另一个发展方向。

表 5-1　　　　　　　台湾精神健康服务资源（2018 年）　　　　（单位：张）

机构类型		数量	床位数
精神医疗机构	急性精神病床	204	7399
	慢性精神病床		13661
	日间医院		6102
	诊所	291	—
精神复健机构	日间型	67	3176
	住宿型	144	6086
长期照顾机构 （收治精神疾病个案）	精神护理之家	42	3805
	公费养护床（医福会）	2	1499
	公务预算床（退辅会）	1	518
	小康计划床	6	835
	社会局合约床	3	1281
身心障碍福利机构	收治精神病人机构	13	1882
总计		773	46244

（一）会所模式（Clubhouse model）：重要伙伴

会所模式兴起于美国，旨在为精神疾病患者提供一个互助性的环境，提升他们的生活和职业技能，从而更好地回到社区生活或者投入职场。1948 年，首个会所模式的互助据点"活泉之家"（Fountain House）在纽约成立，采用"工作日"（work-ordered day）的制度让精神疾病患者建立起互助网络并准备投入职场。较其他类型的社区复健模式不同，会所模式强调患者自主自助、非专业管理，将患者视为会员而非病人，通过互助等方式增强自信，同时主动建立社会网络与社会链接，发展自我价值和社会认同。2004 年，第一家会所模式的社区服务机构

"伊甸基金会活泉之家"在台北成立，随后台北市康复之友协会、高雄市视而不见关怀协会等以会所模式为导向的社会服务机构陆续成立（吕又慧和戴雅君，2011）。

在康复之友协会中，社工作为重要伙伴，为会员提供专业性的协助，例如个案辅导（协助会员提高生活技能和社交能力等）、危机处理（应对需要送医的突发状况或内部冲突）、家庭沟通（协助会员解决家庭矛盾）以及社会资源整合（协助申请补助）。此外，在会所模式等自主团体中，社工还是赋权（empowerment）运动的重要推手，倡导患者和家属群体获取相应权益，抵制标签化和污名化。

随着性侵害（1997 年）、家庭暴力（1998 年）、儿童及少年福利与权益保障等领域相关规定的施行，台湾的精神医疗社会工作也从传统的医院精神科个案与家庭服务，扩展到各领域的社区心理卫生服务之中，台湾精神健康社工因此具有更广泛的角色功能，例如志工（义工）管理、自杀防治、知识教育、戒赌工作、儿童保护、司法鉴定、住院审查、社区服务等内容。现如今，社工的身份角色越来越丰富，提及较多的为治疗者、资源管理者、行政协调者、医院评鉴执行者和志工管理者、病人权益倡导者等。多学科的社区服务内容让精神健康社会工作的专业化和分工化不断加强，也给社工本身带来巨大的挑战。不同于治疗团队里的其他专业工作人员，社工无论是在医院还是社区都以"系统"的视角助力于患者复健，他们需要审视患者家庭内部和家庭外部、邻里社区乃至整个社会系统，熟悉各类相关资源和政策，让患者在从医院走向社区后得到强有力的支持。此外，面对具有暴力倾向的精神疾病患者（据统计约有 1 万人），卫生福利事务主管部门也在社区推动社会安全网以及自杀防治服务，并由社工负责（卫生福利事务主管部门，2017）（见图 5－3 和图 5－4）。

2008 年，卫生事务主管部门修订了临床社会工作专业服务规范，根据新的规范，社工的主要职责如下（卫生事务主管部门和财团法人医院评鉴暨医疗质量策进会，2012）。

（1）依据病人需要制订精神医疗社会工作计划。

（2）依据计划提供精神医疗社会工作处理且记录翔实；针对不同的人群，提供多元且合适的治疗模式，包括：个案工作；家族、夫妻治

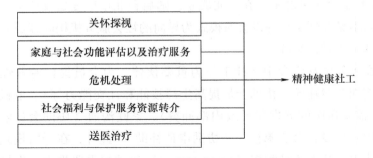

图 5 - 3　社区精神疾病患者服务模式——卫生福利部

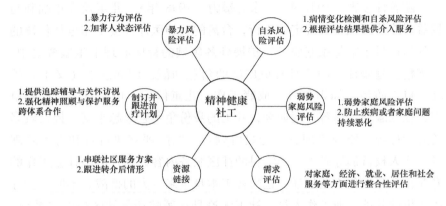

图 5 - 4　精神健康社工服务内容及项目——卫生福利事务主管部门

疗；团体治疗；社会心理教育（如家属座谈会）；社区复健方案；出院准备服务。

（3）检讨分析精神医疗社会工作部门之运作情形。

（4）积极针对病人家属提供家庭支持性服务。

（5）精神医疗社工人员能与社区链接，协助病人社会参与。

（6）对路倒病人、游民或无家属病人有妥适之安置计划。

（二）"精神卫生法"中的社工参与

"精神卫生法"的修订对台湾的精神健康服务发展具有重要意义。2007 年，"精神卫生法"的第三次修法强调了去污名化的方针，并删除了维护社会安全等内容，对是否需要强制住院和强制社区治疗的审查也更加慎重；同时，明确了推动社区照顾的战略，鼓励社区照顾和社区复健机构发展（韩青蓉，2013；吴来信和廖荣利，2005）。除了提供医疗服务、社区照顾和社区复健服务，该法亦强调了社会工作的其他任务，主要有以下四个方面。

（1）参与评估鉴定和治疗审查工作：强制住院和社区治疗一直受到争议，因此，卫生福利事务主管部门设置了一个由专科医师、心理师、社会工作师、法律专家等专业人士组成的审查会，要求社工必须参与到社区治疗的评估鉴定和审查工作之中。此外，对于有需要接受特殊治疗（如手术治疗），社会工作师亦可为治疗方案提供专业的治疗意见。

（2）反馈与调查：在发现身心障碍者的权益受到侵害，如遭受虐待或禁闭，社工需要及时向地方主管部门汇报，然后进行调查访问，确定案情的具体情况。

（3）协助保障患者的合法权益：若是精神疾病患者遭到侵害，社会工作师通常会参与到保护和治疗等工作当中；若是有需要，社会工作师亦会陪同患者出庭，在法庭上担任辅佐人，协助案主陈述案情。

（4）转介追踪：当精神疾病患者无须留院治疗，社会工作师需要参与制订复健、转介、安置以及追踪计划，当患者回到社区时，社会工作师应帮助患者衔接社区资源，进行社区追踪和保护。

面对日益增长的精神健康照顾需求和服务方式的转变，台湾的精神医疗社工的角色越发多元化，同时也迫切需要社工专业积极采取措施以处理更加复杂的工作环境。具体而言，需要从以下五个方面入手：一是加强对社工专业角色的认同，让社工更好地发挥作用；二是社工需要参与到相关规定的制定和修订中，从而能更好地从社工专业出发发展相关服务；三是完善大学社工教育中与精神医疗相关的课程和实践；四是反思和改革社工师证照制度，增强精神医疗社工的专业性，虽然台湾已经推出了所谓"社会工作师法"以及"专科社会工作师分科甄审及接受继续办法"，但在具体实施时依然需要进一步改进；五是需要进一步发展社工的服务模式与成效评估制度。

第三节　北京

北京市精神卫生社会工作的发展建立在北京卫健委的政府购买项目

的基础上。在北京市卫生计生委的支持下，北京市精神卫生保健所在全市首选了社会工作基础较好的朝阳区、西城区和海淀区招募首批社工，在北京安定医院进行学习。2015 年 10 月 27 日，北京市社会工作师从事精神卫生专业实务培训班在北京安定医院开班，首批 22 名学员参加培训，也标志着北京市首支精神卫生专业社工队伍完成组建。2016 年 8 月 30 日，北京市首期精神卫生专业社会工作师培训班结业式在北京安定医院举行，标志着 2015 年 10 月启动并列入北京市卫生计生委折子工程之一，也是"阳光长城计划心理健康促进行动——四心工程"的精神卫生专业社会工作者培训项目圆满完成。其中有 13 名学员顺利完成全部课程并通过考核，他们通过为期 8 个月的理论学习、临床实践和社区实习的三个阶段培养，成为北京市首批精神卫生专业社工。通过培训的成员掌握了精神卫生领域的基础知识与工作技巧，可以较快融入精神卫生领域，具有协助基层精防人员开展严重精神障碍患者个案管理、家庭支持、职业康复和社会融入等服务的能力，专业社工参与社区精神卫生防治工作将有助于提高严重精神障碍患者及其家属的生活质量。经过培训的专业社会工作师将于第二年参与到精神卫生社区服务管理，更好地为患者和公众提供社区精神卫生服务。

北京从 2015 年开始进行专项社工人才培养，每年投入经费 22 万元开展精神卫生社工培养，培训时间 6—8 个月（约 400 学时），包括理论学习、病房见习及社区实习。与此同时，北京市精神卫生保健所还启动了 2016 年购买社工参与社区精神卫生服务的政府购买服务项目，引入精神卫生社会工作者参与精神康复者社区管理服务。原北京市卫生计生委计划通过政府购买服务的形式，每年投入 24 万元聘用 8—10 名参加过精神卫生专业培训的社工，重点在朝阳区和海淀区提供服务，包括协助社区精神疾病防治医生（精防医生）组织社区活动、调动社区资源、进行政策宣传、开展康复活动等。2017 年起，海淀区和朝阳区亦开始自行购买精神卫生社会工作服务。北京市卫生计生委继续开展此项培训，为社工参与精神卫生工作培育种子力量，弥补基层精神卫生工作力量的不足。2017—2018 年主要在关键工作指标相对较低的 5 个区开展服务，采用按小时付费方式（100 元/小时），继续培养精神卫生社会工作者。2015—2017 年共培养 66 名专业社工师，2018 年培养 51 名专业社工师。此外，北京市朝阳区 2017 年开始自行开展精神卫生社工培训工作，每批培训 8 周，已培养三批共 300 名的专业社会工作者。

北京市社区精神卫生服务对康复者采取分级管理模式，根据康复者不同病情等级提供相应的精神卫生服务，包括与康复者接触，定期家访，开展个案管理服务，组建自助小组，进行家属健康教育和社区宣传等。以朝阳区为例，2017 年北京市朝阳区精神卫生综合管理试点工作领导小组会议审议了《朝阳区关于进一步加强基层严重精神障碍患者服务管理工作实施方案》和《朝阳区基层严重精神障碍患者服务管理工作考核指标》，要求对标北京市党代会精神，建立国际一流、和谐宜居的高度关注精神心理健康问题。北京市市级层面政策包括《北京市残疾人康复服务办法（试行）》《北京市残疾人基本康复目录（2019 年）》。

北京市精神卫生服务的一个重要发展方向和创新服务模式是以人为本，强调在社会支持下的社区融入和正常康复的社会工作方法。社会工作师的工作职责就是运用社会工作专业理念与技巧，立足社区建设与社区服务，根据群众的需求和实际情况开展一系列社会服务项目。近些年，北京市陆续出台了多个文件促进精神卫生社会工作的发展。北京市卫生计生委发布《阳光长城计划——健康北京人心理健康促进行动方案（2016—2018 年）》，其中的安心工程提到：推动社区、社会组织和社会工作者"三社联动"工作机制，培养 360 名精神卫生专业社会工作者充实精神卫生防治队伍，提升全市严重精神障碍综合防治能力，提高患者的生存质量，维护社会稳定，使患者肇事肇祸案（事）件特别是命案显著减少。在《北京市精神卫生工作规划（2016—2020）》中，提出的工作目标是要建立一批具有专业能力的精神卫生社会工作者。

目前，北京市共有 5 个区通过政府购买服务项目配备精神卫生社工，共 100 余人。各区各年的社工工资待遇都不同，年均工资约为 8 万元，一般由街道、残联或卫生部门支付，主要开展精神卫生知识宣传、参与社区关爱帮扶小组（精防医生、派出所民警、民政干事、残疾人专职委员、家属、志愿者等组成）例会、个案管理等。北京市在医疗机构和社区层面对精神健康社会工作服务进行了富有成效的实践探索。

北京市朝阳区第三医院（以下简称"区第三医院"）是朝阳区属唯一一家精神专科医院。2016 年由朝阳区精神疾病预防控制中心（以下

简称"区精防中心")建立"社会工作者服务精神科应用模式"项目,
向第三方专业机构购买 10 名社工,探索精神健康医务社会工作服务。
2018 年,医院正式设立社会工作者岗位,聘用 1 名合同制助理社会工
作师在心理康复科服务。第三医院与北京大学社会学系社会工作专业合
作,探索以社会工作者为核心的主动社区服务模式,开展社区高风险不
稳定患者个案管理、主动性社区治疗、精神疾病患者出院前康复评估及
医院—社区—家庭一体化服务模式,为住院和社区精神康复者及其家庭
提供主动式服务。

　　住院精神康复者服务包括:(1)个案服务。如寻找失联家属;解
决生活费/治疗费用问题;链接法律援助资源;解决基本生活用品、过
冬衣物;调整精神康复者不合理认知;进行症状自知、服药管理培训。
(2)小组服务。包括自我效能重建小组、职业功能小组培训、工笔重
彩绘画小组、正念减压小组等。(3)文化康乐活动。如节日活动、朗
诵比赛、户外郊游、手工皂制作、康复者社区展示活动等。(4)项目
类服务。如医院—社区—家庭一体化治疗项目。对于社区精神康复者,
社工与社区精防医生、社区残联、街道工作人员和康复者家属合作开展
项目服务:(1)医院—社区—家庭一体化治疗项目。出院初期康复者
的居家随访服务,危机干预、情绪疏导、精神专科医护资源链接。
(2)主动社区治疗(ACT)。通过精防医生转介,由多学科服务团队,
医生、护士、心理、社工提供服务,社工负责康复者家庭的随访及初步
干预、紧急干预及康复服务,出现严重情况转介相关专业负责人。
(3)心理支援项目。精神康复者小组活动,情绪相关知识培训,合理
情绪疗法教学,自信重建,折纸活动。(4)同伴支持项目。

　　2016 年 6 月,北京市朝阳区进行"国家购买医务社工项目的试点"
项目,8 月项目社工来到东风社区卫生服务中心,跟随精防医生学习并
熟悉社区精防工作,继而以医务社工的职业身份开始工作,创立了由社
工主导的"双心阳光驿站"精神康复模式。社工与精防医生合作为社
区重性精神疾病患者和家属提供康复服务。2018 年,东风社区卫生服
务中心设立专职社工岗位,成为朝阳区第一家设有专职医务社工的社区
医院。2020 年,东风社区卫生服务中心成立了医务社工科。东风社区
卫生服务中心与北京大学社会学系社会工作专业合作,探索社区医务社

工项目运行模式，实现嵌合发展：基于医疗与服务共同的理念和需求，发挥社会工作的专业优势和专业功能，将医院需求、医生需求与患者需求等多方需求整合进社会工作行动框架，促成共识，发挥各主体的力量与优势，实现多方协作。

第四节　上海

早在 20 世纪 60 年代，上海率先开始了建立精神疾病防治网的探索，精神疾病防治站、工疗组以及精神科门诊在各区陆续普及，同时医疗团队还深入农村、大专院校以及大中型工厂开展精神疾病防治工作，为社区服务的发展奠定了基础。到 20 世纪 80 年代，上海市已经初步建立起"市—区（县）—街道（乡镇）"三级精神疾病防治网络（范明林，2019）。

改革开放后，经济取得飞跃式发展，然而精神健康问题在中国却长期被边缘化。2004 年，卫生部和财政部等部门共同启动了"中央补助地方卫生经费重性精神疾病管理治疗项目"，是中国精神健康服务的一个转折点，因首批中央拨款经费为 686 万元，所以又称为"686"项目。该项目旨在"建立医院、社区一体的精神卫生服务体系，探索新的服务方式将精神病院的管理、服务延伸到社区，通过对社区工作人员、社区民警以及患者家属的培训，提高精神病病人的治愈率及生活质量，减少精神病人的致残率和肇事率"。（马弘等，2011）作为"686"项目的示范区，上海于 2008 年率先在市精神卫生中心设置社会工作岗位，随后又根据上海市卫生局、民政局、人力资源和社会保障局等机构颁发的文件《关于推进医务社会工作人才队伍建设的实施意见（试行）》成立社会工作部以统筹管理不同病区的社会工作服务。2012 年，上海市卫生局等部门颁布了《关于推进医务社会工作人才队伍建设的实施意见》，提出在医疗机构中配备专业医疗社工，到 2013 年，全市已经有 103 家各类形式的医疗机构（包括精神卫生中心、综合医院）引入医疗社会工作服务。浦东新区精神卫生中心和上海市民政第二精神病院等精神卫生机构迅速开设社会工作部门，积极发展社会工作服务（孙茜茜等，

2020；陈燕华，2018）。

在医疗机构中，精神健康社工的主要职责包括（薛莉莉，2017）以下几方面。

（1）评估与初步诊断：获取患者的相关资料（如病史、家庭资料等），对住院精神疾病患者的社会背景以及身心状态进行评估，并参与到查房工作中，为临床诊断和治疗提供信息。

（2）提供个案干预与组织小组活动。如情绪疏导、就业指导、兴趣发展以及转介等工作。

（3）根据患者的需求链接院内和社会资源。例如帮助患者衔接社区康复服务。

（4）出席工作会议。

（5）整合治疗方案。促进专业医务人员、家属与患者之间的协作，统筹与监督治疗方案的施行。

（6）家庭服务。为患者的家属和照顾者提供减压服务和病耻感干预，解决患者家庭矛盾，建立家属互助团体。

（7）提供职业康复训练。让患者能尽快适应工作环境，帮助他们与雇主和同事建立良性关系。

（8）提供心理教育与社会宣传。

（9）负责督导工作，指导和培养实习社工。

此外，作为上海市精神卫生体系的核心部门，上海市精神中心及其社会工作部也参与到宏观层面的工作当中，引导和推动精神健康社工工作的专业发展，包括：（1）制定规范手册，如《精神科医务社会工作手册》（2012）、《上海市精神卫生中心社会工作实习手册》（2014）、《精神健康社会工作服务操作指南》（2016）；（2）组织培训，建立督导平台，自2012年起，社会工作部便积极邀请海内外专家学者来沪开展继续教育以及专项培训，此外亦聘请上海各大高校的社会工作系组建督导团队，为精神健康社工提供指导和解疑；（3）建立考核标准，2015年起，市精神卫生中心将社会工作列入各区精神卫生中心的考核系统中，从而规范该领域的社会工作实务（薛莉莉，2017）。

与此同时，为了增强重性精神疾病患者社会功能，同时缓解医疗机构的人力资源负担，上海也在积极拓展医疗—社区一体化服务。2001

年颁布的《上海市精神卫生条例》是我国第一部地方精神卫生法规，该法规便明确提出了要发展社区康复模式。2005—2009年，上海开始在各个街道和乡镇都建立起为精神疾病患者提供日间照顾服务的工疗站、活动中心以及中途宿舍等社区康复机构。2010年12月，上海颁布《上海市精神残疾人社区康复机构管理意见》，进一步对社区康复机构实行规范管理，将所有社区精神康复机构改名为"阳光心园"（范明林，2019）。

2015年，阳光心园已经覆盖上海所有的街道和乡镇，为精神疾病患者提供日间照顾、心理辅导以及康复训练等服务。在每个阳光心园内都有一支多学科团队为精神疾病患者提供服务，包括精防医生、心理咨询师、社工以及社区康复协调员等专业人士。而社工服务则是在政府主导下以购买服务的形式引进，落实管控为主、人文关怀为辅的社会照顾模式。上海市精神卫生中心在通过阳光心园社工了解出院精神疾病患者动态的同时，亦会为阳光心园社工提供督导和培训（高万红，2019）。

以地处中心的长宁区为例，"阳光心园"模式下的社会工作服务主要内容为：（1）评估服务：对患者的功能和服务使用情况进行评估；（2）个案服务：包括服药监督，就诊陪同以及政策宣传等；（3）团体干预：提供团体治疗；（4）转介服务：将有需要的患者转介到医疗机构；（5）教育宣传：为患者及其家属提供疾病知识普及和政策咨询等服务（高万红，2019）。

此外，长宁区更进一步将社会工作植入医院—社区一体化服务模式中。在上海首家精神疾病防控类社会组织——长宁区明心精神卫生社工站中（见图5-5和图5-6），采用了民办社会组织运营、精神医疗机构提供支持和培训的方式，为精神疾病患者及其家属提供从医院、社区到家庭的多层面服务（郑宏，2015），该服务包括以下三个方面。

（1）医疗机构层面：危机介入、个案辅导，就医指导、信息核查、政策咨询和解读等。

（2）医院—社区层面：离院指导、社区转介、协助送治、资源链接、健康知识普及、康复辅导等。

（3）社区层面：家庭随访、危机介入、家庭教育、特色康复课程、社区康复指导、职业技能训练、社区倡导、社区公众宣传、团体辅导、信息交流等。

　　上海开展的一体化模式具有鲜明的优势。第一，促进了医院与社会服务组织协同合作，使服务效率大大提高；第二，医院社区一体化的服务推动了精神健康社会工作的职业化与专业化进程，由医疗机构参与培训精神社工，使社工得以更直接地获取工作经验；第三，政府在一体化服务过程中能加强对重性精神疾病患者的管理，弥补了街镇和居委会的漏洞；第四，一体化模式衔接了医疗机构和社区康复服务，使精神疾病患者和家属能得到及时有效的救治、支持和帮助，不至于在遇到问题和疑惑时处于束手无策的境地，从而更好地走向复元（郑宏，2015）。

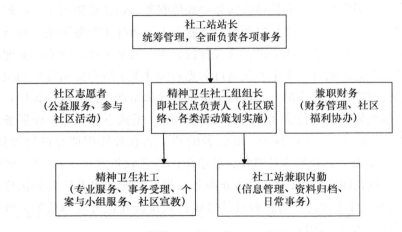

图 5 - 5　明心精神卫生社工站组织架构及职责分工

　　"上海模式"之所以走在全国的前列，离不开对专业社工人才的重视，2009 年，上海市精神卫生中心便与华东理工大学社会工作系合作，计划在三年内培训 150 名国内首批精神卫生社会工作者，其中 60 名来自社区精神康复机构（刘寒和朱紫青，2011）。如今，精神健康社工已经被上海列入精神医疗卫生体系中的正式成员，社工的专业认同和薪资待遇也得到了保障。2020 年，上海市卫生健康委员会发布的《上海市精神卫生体系建设发展规划（2020—2030 年）》中提出精神康复建设需要发挥社会组织和社会工作者在婚姻家庭、邻里关系、矫治帮扶、心理疏导等服务方面的优势，进一步完善社区、社会组织、社会工作者等"三社联动"机制，为贫困、弱势群体和经历重大生活变故群体提供心理健康服务，并强调要"开展对社会工作者的精神卫生专业知识培训，鼓励有社会工作专业背景的人员从事精神卫生服务"。（上海市卫生健康委员会，2020）

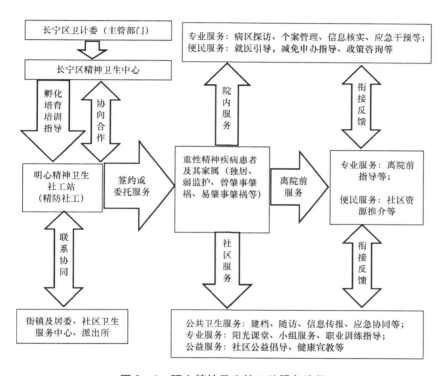

图5-6　明心精神卫生社工站服务路径

第五节　广州

1898年，广州诞生了中国第一家精神病院——芳村惠爱医癫院（即现在的广州市惠爱医院和市精神卫生中心）。在当时，除了接收广州的精神病患，亦接收来自香港的精神病患。在百年的动荡起伏中，惠爱医院逐步发展成华南地区重症精神疾病的研究和治疗中心，同时也是广州精神健康服务的发端（张帆，2014）。

2009年，惠爱医院在新成立的康复科中设置社工岗位，开展多元化的精神康复服务，并成为中山大学社会工作系的实习基地。除了惠爱，广州市民政局精神病院亦积极将社工列为康复团队的重要成员。该医院的康复科和日间康复中心基于个案模式组成了一支五人康复团队，由精神科医生、护士、心理治疗师、康复治疗师和社工组成，将医院服务延伸至社区当中。依托医院设置的精神康复日间中心，引进了香港的先进经验，由社工负责管理机构的日常，并以优势视角和复元理论为核心理念，提供各类康复训练和职业技能训练，从而让患者在走向康复的同时亦能去标签化并认可自己新的形象。作为医疗机构的管理者和协助者，社工除了提供心理辅导，主要职责还包括管理重性精神疾病患者的档案资料，促进患者与团队成员之间以及团队内部的沟通，适时召开个案会议，协助患者链接社会资源等（刘联琦和周平，2013；梁艺凌，2014）。

广州的社区精神健康服务则起始于 20 世纪 90 年代，在此之前，出院的精神疾病患者往往只有居家治疗一条路可选，为了让精神疾病患者在出院后更好地重新融入社会，广州市残疾人联合会开始着手建立医院到社区的过渡服务。1998—1999 年，广州残联引进香港利民会的先进经验，建立了广州利康家属资源中心，为精神疾病患者的家属和照顾者提供以社区为本的社会工作服务，是广州社区精神康复社会工作服务的起点。利康的服务对广州后续的精神健康服务具有重大启发，其服务模式大致有以下特点：（1）重视精神疾病患者的家庭环境与家庭功能；（2）强调精神疾病患者的主观能动性；（3）以社区为本，链接各类社会资源；（4）运用专业的社会工作方法。经过十几年的发展，利康现已成为广州社区精神健康服务的先锋，为康复者、家属以及社区居民提供健康知识普及、家属服务、康复训练、职业技能培训、社交活动以及康乐活动等服务（林桂鸿，2017）。2016 年，广州利康家属资源中心改名为广州利康社会工作服务中心。

广州社区精神健康社工服务在 2005 年迎来第一次高峰，广州残联在环境优美的白云区钟落潭镇建成具有中途宿舍性质的康宁农场，为康复者提供医疗照顾以及职业技能培训等服务。2006 年，广州残联又推出广州首个为精神疾病患者开设的春晖庇护工场，并与利康合作，引入社工服务和社区康复理念（冯慧玲，2011；林桂鸿，2017）。在庇护工场中，社工的角色包括以下几方面。

（1）个案管理与辅导：对精神康复者进行生理、心理和社会等层面的评估，并根据评估结果制订和实行个别化训练计划。此外，针对康复者服药、社交、情绪以及活动参与等方面的问题，社工亦提供个别辅导，协助康复者适应庇护工场的生活，积极参加活动以及消除社交摩擦。逐渐让康复者熟悉、适应社区生活和工作环境。

（2）设计专题训练：根据康复者的普遍需求和共性问题，通过小组活动或者工作坊等形式提供持续性的康复服务和训练课程。

（3）协助康复者链接社会资源：社工在提供康复服务和职业训练的同时，亦时刻掌握相关的社会资源咨询以及福利政策，协助康复者获得社会救济与社会保障，以帮助他们更好地回归社区。

（4）社区宣传与倡导：社区康复需要当地社区居民的支持，社工通过组织康复者摆摊等形式进行社区宣传，促进社区接纳与共融，并积极向政府相关部门提供建议，以填补缺乏的社区资源。

（5）家属支持：社工还会重视康复者的家庭状况，让家属也参与到康复过程中，同时亦为家属提供支援，发展家属支持网络。

2006年，广州开始更加深入地推进社区康复服务，在每个街镇设立具有庇护工场性质的康园工疗站，为辖区内的残疾人士提供日间托管、康复训练和辅助就业等服务，经过医疗部门评定的精神障碍患者也列入服务人群（林桂鸿，2017）。

在精神健康社会工作发展的同时，集合大量省内高校资源的广州也开始积极培养本土化社工人才，中山大学、广东工业大学以及华南农业大学等优质学府都陆续开设社会工作专业，借助毗邻香港的地理之便，社工教育得到了香港同行的专业指导和支持（冯慧玲，2011）。同时，广州也颁布了《关于加快推进社会工作及其人才队伍发展的意见》等政策文件。人才队伍的逐渐壮大使广州社会工作进入全面推进期，2008—2010年，广州开始全面推行以街道为单位的家庭综合服务中心计划，政府通过采购服务的方式为家庭综合服务中心覆盖社会工作专项服务项目（陈美招、唐璇和罗月娇，2020；民政部，2016）。很多家庭综合服务中心都设置了残障部，为精神障碍提供社会工作服务。

2013 年，越秀区建立了广州第一家正式的精神健康中途宿舍，作为医院照顾与社区照顾之间的中转站，为精神疾病患者提供宿舍照顾。同年，开始推行的社区精神康复综合服务中心是广州精神健康社区服务的重要转折点，根据广州民政局和残联的要求，精神健康社区服务中心采用社会工作为主导的方式提供地区性一站式综合服务，1/2 的工作人员为社工。服务人群既包括康复者和家属，亦包括辖区内的社区居民和疑似患有精神疾病的居民。截至 2018 年，社区精神康复综合服务中心已经达到 13 家（林桂鸿，2017）。

以越秀区社区精神康复综合服务中心和南沙区社区精神康复综合服务中心为例，具体服务内容见表 5-2。

表 5-2　　　　社区精神康复综合服务中心主要服务内容

精神疾病患者/康复者/疑似患有精神疾病的居民	转介与评估
	建档
	探访，包括上门探访与电话探访、跟进患者/康复者状况、提供个别辅导
	链接社会资源
	个人发展服务，如兴趣培养、知识分享与康乐活动等
家属/照顾者	减压服务
	照顾技能培训
	改善家庭关系
	危机介入
	家庭教育与康复知识普及
	发展家属互助网络与平台
社区居民	精神健康咨询服务
	偶到接待
	社区宣传与社区预防
	志愿者服务与融合服务

广州精神健康服务的迅速发展得益于以下四个原因。

（1）积极学习和引进海内外先进成熟经验。尽管广州的社会工作服务，尤其是精神健康领域起步较晚，但自 2007 年开始，广州社会工作界就开始积极前往国内的香港、上海和国外的新加坡等地学习先进的服务和管理经验，尤其是利康，直接借鉴了香港利民会的成熟模式，并邀请香港督导前来指导服务和培训一线社工。

（2）相关政策的落实与推动。广州的社会工作和社区精神健康服务推广离不开配套政策的支持，《精神病防治康复工作"十五"实施方案》《关于加快推进社会工作及其人才队伍发展的意见》《关于学习借鉴香港先进经验推进社会管理服务改革先行先试的意见》《广州市民办社会工作服务机构公共财政基本支持实施办法》《中华人民共和国精神卫生法》等法律和政策性文件都是广州精神健康社会工作的重大推力。

（3）人才培育。对本土社会工作人才的培养也是广州模式大放异彩的重要因素，广州是高校汇集之地，有培养人才的丰沃土壤，虽然广东的社会工作教育到21世纪才恢复，但是广州积极从香港引进专业督导和学者参与到社工人才的培养之中，此外亦对不同层次的社工和其他专业人员进行多类别的培训，使一批受过专业培训的本土社工能迅速投入社会服务和精神健康领域之中。

（4）社区化与专业化相结合。与深圳一样，广州也是以政府购买，社会机构运营的方式推广社区社工服务，而在精神健康服务重心由医院转向社区的过程中，广州则通过购买专项服务的方式在社区机构中积极推广精神健康专项项目，逐步探索医院社区一体化的精神疾病防治康复方法。

第六节　深圳[①]

2007年，深圳在全国率先出台了《关于加强社会工作人才队伍建设推进社会工作发展的意见》（业内简称"1+7"文件）。在民政部的指导下，在市委、市政府的领导下，深圳探索出了"党委统一领导、政府主导推动、社会组织运作、公众广泛参与"的社会工作发展模式。截至目前，深圳市持有社工职业证书人数累计21106人，行业从业人员

---

① 资料来源：访谈调查和相关文献（马剑平和范北方，2018；陈汝青、刘燕和谢佳洁，2018）。

9685 人，社工服务机构 188 家，服务覆盖社会福利、社会救助、社区建设、精神卫生等 10 余个专业领域①。

2007 年开始，深圳市购买专职社工在精神病院、残障康复中心和医疗机构为精神障碍患者及其家属提供服务。2007 年，深圳卫生局发布《深圳市心理卫生进社区项目工作目标》，将精神卫生防治服务推入所有社区。深圳通过学习香港的先进经验，再结合本地实情，逐步建立并拓展了"市精神卫生中心—区慢性病防治院—社区健康服务中心"三级精神健康预防与治疗服务体系。社工是该体系中的重要成员。2009 年，罗湖区慢性病防治院和罗湖区残联与香港利民会合作，首次将会所模式引入深圳，建立了罗湖区蒲公英会所，通过在会所内营造接近真实的工作氛围，提升会员（即康复者）的工作潜能与自信心。2015 年，深圳市被纳入国家精神卫生综合管理试点城市，随后印发并实施了《深圳市精神卫生综合管理试点工作方案》，首次提出了"配置社会工作者参与精神卫生服务"。2017 年 7 月 27 日，在市委常委、分管副市长牵头召集，由卫生、综治、公安、民政、残联等 19 个部门和各区政府参与的市精神卫生联席会议上，确定了在全市配置精神卫生专职社工。2017 年 11 月 18 日，市卫生、民政、财政和市综治办联合印发了《关于引入社会工作者加强基层严重精神障碍患者服务管理工作的意见》，要求各区按每 50 名患者配备 1 名社工标准配齐专职精神健康社工，市精神卫生中心配置专职精神健康社工若干，主要负责协助全市精神卫生工作统筹、督导、培训、管理等工作。2019 年，深圳市被列为全国社会心理服务体系建设试点城市，市卫生健康委、市财政委批准了市精神卫生中心关于深圳市社会心理服务体系建设试点项目专项，明确要求安排专职精神健康社工参与该项目。截至 2020 年 10 月，深圳共有 18 家社工机构开展精神卫生领域社会工作服务，该领域专业社工达 852 人，遍及市区精神卫生中心、医务和残障等领域及街道和社区。

深圳市精神卫生中心（深圳市康宁医院）在深圳市精神健康社会工作发展中起到了非常重要的作用。2010 年，深圳市精神卫生中心开始向社工机构购买社工在各个部门为精神病患者及其家属提供专业服

① 深圳市社会工作发展情况详见附录一"深圳市社会工作发展情况介绍"。

务。2018 年 9 月，深圳市精神卫生中心设立社会工作部（后改名为社会工作科），服务内容包括：（1）转诊与转介服务：与社区关爱帮扶小组联动，协助患者办理绿色通道手续，制订出院康复计划，对接社区服务和相关社会资源；（2）个案管理：评估病患的身心状况，根据病患需求制订服务目标和执行方案，并评估服务成效；（3）服药依从性管理：协助医生监督和管理病患的服药情况，包括通知家属与病患领药、服药训练、服药费用点算等，减少复发概率；（4）提供心理支持与辅导：通过以面谈为主的方式对病患和家属进行心理安抚和情绪疏导，以减轻他们的恐惧、担忧、悲伤等负面情绪；（5）协助病患开展康复娱乐活动；（6）健康教育：在医生的指导下，根据诊断和处方为患者解答疑问；开展健康教育和健康促进活动，加强患者和家属对疾病知识的理解，提升家属家庭照顾能力；（7）政策宣传和咨询：根据病患情况，讲解有关医保政策、免费服药、监护人责任和补助申请政策、社区服务等信息，帮助病患建立资源网络。

在以院舍类服务为主的过渡性场所中，社工为出院患者提供自我照顾能力训练、社会交往能力训练与就业技能训练。具体内容包括以下几方面。（1）职业技能评估。（2）心理疏导。（3）职业技能训练。根据精神病患的整体功能和知识水平，联合高校以及导师为他们提供多元化和有针对性的职业技能培训课程。（4）庇护就业服务。联络爱心社会企业，提供工作技能训练平台。（5）康复训练。提升中途宿舍中精神病患的自我照顾能力和住宿服务，并对精神病患的情况进行全程评估、监督和追踪。

深圳市精神卫生中心与加拿大多伦多大学附属西奈山医院社区防治多学科团队开展主动式社区治疗 ACT（Assertive Community Treatment）模式合作，精神健康社工积极参与主动式社区治疗多学科团队服务，ACT 模式在全市十个区落地推广。2015 年，深圳市卫计委制定《深圳市主动式社区治疗（ACT）项目实施方案》，规范 ACT 服务。

深圳市精神卫生中心与美国纽约大学社工学院教授团队合作，举办中美精神健康社工高级培训项目。2020 年，市精神卫生中心通过线上和线下培训方式，共培训全市精神健康社工人数接近 1000 人次，投入培训经费接近 300 万元。

目前，深圳在社区打造了"五位一体"的社区管理模式和主动式社区康复模式。"五位一体"的社区管理模式旨在联合辖区内的政法、司法、医疗卫生、民政、残联等部门加强对社区精神病患的管理，统筹社区工作站，医生、社区民警、残疾人联合会以及家属资源，对社区内的精神疾病患者进行建档、应急处理、紧急救治以及高风险管控等。后来深圳在"五位一体"的基础上引入了社工服务。主动式社区康复模式则是通过成立一支多学科的专业队伍（包括医生、社工、护士等），基于"复元模式"为精神疾病患者提供心理辅导、危机干预和家庭教育等多方面服务，实现让精神疾病患者"在社区中照顾和在社区中康复，建立精神健康综合管理和服务之新格局。

在社区精神健康社会工作服务中，社工的主要工作内容包括以下几方面。（1）组织协调：促进不同部门与工作人员之间的沟通与协调，为社区精神疾病患者链接社区资源，并参与组织社区会议。（2）个案管理：对精神疾病患者进行跟踪随访和风险评估，及时掌握他们的动态，并记录汇报；根据情况进行转介，必要时陪同精神疾病患者前往医疗机构，尤其是病情较为不稳定和具有高风险的病患。（3）紧急介入：当精神疾病患者发生紧急情况时，社工迅速协调与统筹社区各部门进行应急处理，提供危机介入，并及时汇报相关情况。（4）康复与生活能力训练：提升精神疾病患者的基本生活技能、自我照顾能力、社交能力和情绪管理等能力，组织康乐活动和社区活动，使精神疾病患者能尽快适应社区生活，回到社会当中。（5）职业培训与就业支持：提供就业技能培训，协助解决工作问题；联合爱心企业为精神疾病患者提供合适的工作岗位。（6）家属支援服务：为精神疾病患者的家属的提供照顾情绪支持、心理健康知识普及、照顾技能培训等服务，舒缓照顾压力；开展兴趣发展小组；构建家属互助网络等。（7）政策咨询与救助：为精神疾病患者以及家属提供社会救助信息，帮助他们获得补贴，以保障他们的相关权益和社会福利。（8）宣传教育：提供康复指导和家庭教育服务。

在市区政府的大力支持和深圳市精神卫生中心等单位的推动和指导下，深圳市各区的精神健康社会工作服务也得到了快速发展①。

① 详见附录二"深圳市各区精神健康社会工作发展情况介绍"。

参考文献

1. 陈美招、唐璇、罗月娇：《社工服务模式的区域差别及其启示——以广州和佛山两地社工机构为例》，《社会与公益》2020 年第 3 期。

2. 范明林：《上海精神健康服务和发展：社区精神健康服务与辅导工作》，香港商务印书馆 2019 年版。

3. 冯慧玲：《关于社工在精神病康复者庇护工场中的角色探索——以春晖庇护工场为例》，《残疾人研究》2011 年第 4 期。

4. 高万红：《精神障碍康复：社会工作的本土实践》，社会科学文献出版社 2019 年版。

5. 韩青蓉：《精神医疗社会工作》，华都文化事业有限公司 2013 年版。

6. 梁艺凌：《日间机构中精神分裂症患者社会工作介入研究》，硕士学位论文，西北农林科技大学，2014 年。

7. 林桂鸿：《广州社区精神康复社会工作服务介绍》，《社工观察》2017 年。

8. 刘寒、朱紫青：《精神科社工的研究进展及我国面临的问题》，《神经疾病与精神卫生》2011 年第 1 期。

9. 刘联琦、周平：《精神病院五位一体院内康复模式的探讨》，《中国康复》2013 年第 2 期。

10. 罗景强、吴日岚、杨剑云：《香港精神健康服务之演变和发展——由隔离遣走到社区融合和复元：社区精神健康服务与辅导工作》，香港商务印书馆 2019 年版。

11. 吕又慧、戴雅君：《社区精神复健的另类服务：以新北市慈芳关怀中心的会所模式为例》，《小区发展季刊》2011 年第 12 期。

12. 马弘、刘津、何燕玲、谢斌、徐一峰、郝伟：《中国精神卫生服务模式改革的重要方向：686 模式》，《中国心理卫生杂志》2011 年第 10 期。

13. 迈克斯·莱德：《100 种支援复元的方法》（第二版），凌悦雯译，香港新生精神康复会 2014 年版。

14. 莫藜藜：《医务社会工作：理论与技术》，华东理工大学出版社2018年版。

15. 上海市卫生健康委员会：《上海市精神卫生体系建设发展规划》（2020—2030年）。

16. 香港特区社会福利署：《精神健康综合社区中心》，2020年版。

17. 香港特区食物及卫生局：《精神健康检讨报告》，2018年版。

18. 孙茜茜、马翠翠、韩晓凤、柳聪、曹艳、王晓媛：《我国医务社工服务现状与主要模式探析》，《就业与保障》2020年第4期。

19. 台大医院精神医学部：《角色功能》，2020年，摘自https：//www.ntuh.gov.tw/PSY/Fpage.action？muid＝1268&fid＝1042。

20. 台湾地区卫生福利事务主管部门：《世界心理健康日卫生福利统计通报》，2019年。

21. 台湾地区卫生福利事务主管部门：《精神卫生法与心理卫生社工服务及评估工具》，2017年版。

22. 吴慧菁：《台湾社区心理卫生：社区精神健康服务与辅导工作》，香港商务印书馆2019年版。

23. 吴来信、廖荣利：《精神病理社会工作》，空中大学印行2005年版。

24. 香港心理卫生会：《精神康复服务——社区精神健康协作计划》，2020年。

25. 台湾地区卫生事务主管部门、财团法人医院评鉴暨医疗质量策进会：《101年度新制精神科医院评鉴委员手册——护理及健康照护领域》2012年。

26. 薛莉莉：《实然与应然相结合的精神医疗社会工作服务模式——以上海市精神卫生中心社会工作部为例》，《中国社会工作》2017年第27期。

27. 香港特区医院管理局、社会福利署：《香港成年严重精神病患者个人化复康支持服务框架》，2015年版。

28. 香港特区医院管理局：《医院管理局2010—2015年成年人精神健康服务计划》，2011年版。

29. 游秀慧：《第十一届周年牧养研讨会——处境中好灵性操练》，

香港新生精神康复会 2017 年。

30. 张帆：《广州市社区精神卫生资源调查研究》，硕士学位论文，广州医科大学，2014 年。

31. 郑宏：《社会工作者介入重性精神疾病医院社区一体化服务模式研究》，《中国全科医学》2015 年第 25 期。

32. 中华人民共和国民政部：《广州市社会工作十年发展报告》，2016 年版。

第六章
精神健康社会工作相关议题

第一节　精神障碍患者的病耻感

对精神障碍患者来说，精神疾病的污名通常被认为是第二种疾病，是一种无形的负担（Krajewski et al.，2013）。他们不仅要面对严重的精神疾病症状，还必须处理因社会对精神疾病的误解而产生的污名（Rüsch et al.，2005）。根据文献记载，目前公众对精神障碍患者有三种最主要的误解：（1）精神障碍患者常常是幼稚的；（2）具有反叛性；（3）严重暴力者。公众普遍认可对精神障碍患者的刻板印象，大量研究表明，在西方国家，围绕精神疾病的公众污名普遍存在（Angermeyer & Dietrich，2006；Parcesepe & Cabassa，2013）。一项研究调查了加拿大社区居民对精神分裂症患者的态度，结果表明，在1653名社区受访者中，20%的公众拒绝与精神分裂症患者成为朋友；此外，75%的受访者选择不与精神分裂症患者结婚（Stuart & Arboleda – Florez，2001）。这种污名的观点不仅得到对精神疾病了解较少的普通公众的认可，而且也得到训练有素的精神卫生服务提供者的认可（Lauber et al.，2006；Vistorte et al.，2018）。

在中国社会中，对精神障碍患者的污名也很常见（Xu et al.，2017）。一项关于中国社会中精神疾病污名的文献回顾表明，精神障碍患者和家庭照顾者在日常生活中经常遇到歧视（Xu et al.，2018）。Chan等（2017）通过汇总近10年的研究发现，公众对精神疾病的污名没有任何明显的下降，而且男性比女性更倾向于支持污名的观点。既往研究描述了社会大众对精神疾病污名的严峻现状，污名在中国社会中被普遍认可（Mak et al.，2015），包括家庭成员（Chien et al.，2014；Lee et al.，2005；Mak et al.，2012）、工作场所的老板（Corrigan et al.，2008）和精神健康服务的提供者（Chung & Wong，2004；Lee et al.，2006）。

值得注意的是，在意识到公众的负面刻板印象后，精神障碍患者可能会内化这些观念，并运用到自己身上。这种负面的心理过程被定义为自我病耻感，会对精神障碍患者的康复过程产生不利影响（Corrigan et al.，2006；Corrigan & Watson，2002）。大量研究表明，在西方社会，自我病耻感普遍存在（Brohan et al.，2010；Drapalski et al.，2013；West et al.，2011）。Brohan 等（2010，2011）对欧洲 2409 名精神障碍患者进行调查，发现 41.7% 的精神分裂症患者和 21.7% 的双相情感障碍患者具有较高的自我病耻感。在我国，精神障碍患者的自我病耻感同样普遍存在，研究表明，20%—49.5% 的精神障碍患者认同污名化的观点（Lv et al.，2013；Young & Ng，2015）。

Chronister 等（2013）认为，通过对负面刻板印象的自我认同而形成的自我病耻感对精神障碍患者的消极影响可能比公众的社会歧视更大。精神障碍患者较高的自我病耻感常常与低自我效能感、低自尊、社会支持网络薄弱、受损的社会功能、较低的生活质量息息相关（Huang & Li，2015；Mashiach - Eizenberg et al.，2013），并且会加重病情（Freidl et al.，2008），以及降低对医疗和社会心理治疗方案的依从性（Tsang et al.，2008，2009）。因此，病耻感是精神障碍患者开展康复的一个重要的障碍因素（Yanos et al.，2010）。

尽管精神障碍患者的病耻感在西方和中国社会中普遍存在，但围绕精神障碍相关概念的文化价值观不同，因此各个区域之间也存在一些差异。中国传统文化价值观对精神障碍患者病耻感的内化产生了深刻的影响（Young & Ng，2016）。在中国社会，有三种主要的文化价值观会加深障碍患者的污名观念：儒家思想、面子文化和精神障碍的致病因素（Yang，2007）。首先是儒家文化，该文化是中国核心的传统价值观之一，对中国人的社会行为产生了深远的影响。这种哲学观念强调和谐的社会和人际关系，中国社会中的所有个人都应遵守确定其社会角色和行为的道德要求（Yang，2007）。因此，维持社会和谐被视为实现个人和谐的必要条件（Pearson，1995）。然而，当违反社会规范时，社会和谐就会被破坏。因此，精神疾病的异常行为和不可预测性由于违反了儒家文化的原则，并且限制了精神障碍患者实现社会角色和遵守社会规范的能力（Kirmayer & Young，1998）。其次，中国社会文化中的"面子"观念与精神障碍患者的病耻感密切相关（Lam et al.，2010；Yang，2007）。Bao 等（2003）认为中国人期待通过与其他有影响力的人在社会网络中的互动，增强、维持和避免失去"面子"。通常面子有两种含义：一种是社会面子，是指通过成功或在特定社会角色中的表现而获得的个人声誉；另一种是脸面，代表道德面子，是个人为获得社会认可而遵守的诚信底线（Mak et al.，2015）。在中国文化中，当一个人没有达到其特定社会角色的期望时，面子就会消失；另外，当道德标准被违反时，脸面就会失去。因此，一旦人们被贴上精神障碍的标签，他们就有失去社会和道德"面子"的风险。此外，在中国社区，社会交往以一个密切的互动网络为基础，被称为"关系"，这种"关系"依靠相互帮助或人情往来维持（Kleinman & Kleinman，1993），而社交网络的运作完全建立在人情、关系和面子之上。因此，一个人被诊断为精神疾病，必然会导致失去面子，进而会破坏其社交网络，甚至是影响整个家族的关系网络（Yang & Kleinman，2008）。最后，一些其他的民间传统文化中对于精神疾病致病因素的认知，也加剧了精神障碍的污名，例如将精神疾病归因于道德缺失（Geaney，2004）、对错误行为的惩罚（Pearson & Yiu，1993）或祖先的不当行为的惩罚（Philips & Gao，1999）。在中国，精神障碍患者通常被称为疯子，意味着疯狂和疯癫，"疯子"的标签往往导致精神障碍的病耻感。这些传统文化价值观深深植根于中国社会，从而加深社会大众对于精神障碍患者的污名，从而导致患者对负面观念的自我认同。

第二节   精神健康社会工作职业化专业化

1957 年，社会福利领域的学者格林伍德（E. Greenwood）在其发表的《专业的属性》中提出，一个专业的构成需要拥有以下五个特质：
（1）专业理论和知识体系；（2）共同遵守的专业伦理；（3）专业文化；
（4）专业的权威；（5）社区认可（林万亿，2002）。格林伍德的特质论
虽然被广为接受，但也有学者认为太过理想化，因此，以威林斯基为代
表的过程论也得到重视。过程论认为，一个专业的发展就如同生命一般
有共同的成长阶段，这些阶段包括：（1）全职工作岗位的需求出现；
（2）训练的要求出现；（3）专业组织机构出现；（4）立法保护；
（5）伦理守则建立（林万亿，2006）。

一　英美社会工作专业化历程

　　西方社会工作的脱胎于早期慈善机构中的志愿工作，这些慈善机构
致力于解决贫穷问题，尤其是在工商业发展迅猛但社会矛盾也极其尖锐
的英国。而参与扶助贫弱的志愿人员多来自中上阶层的妇女，当时被称
为"友好访问员"，尽管她们的工作是志愿性的且不具备专业性，但她
们的实践深刻地影响了社会工作的启蒙和发展（林万亿，2006）。1601
年，英国颁布《济贫法》，开始英国公共救济事业，从而也导致了对专
业的救助人员的需求。1869 年，成立于伦敦的慈善组织会社主张贫民
应竭尽所能维持自己的生活而非单纯依赖公共救济，同时充分利用亲
戚、邻里以及教区的资源。1877 年，英国的慈善组织机构漂洋过海传
到美国。19 世纪 80 年代，睦邻组织运动在英国和美国兴起，遍地开花
（关锐煊，1994）。同时，对从事慈善工作的人提供训练的需求也呼之
欲出，1898 年纽约公益学校建立，1912 年伦敦大学开设社会行政专科。
第二次世界大战结束后，英国通过一系列措施加强对社工的训练与管
理，1970 年，英国成立社会工作教育训练中央委员会，从而正式确立
了英国社会工作人员的专业地位（林万亿，2006；关锐煊，1994）。

　　在大洋彼岸的美国，则是后来居上，更早将社会工作推上了专业化
道路。自 20 世纪 10 年代起，一些社会工作专业组织便开始讨论如何确
定职业标准，如美国医院社会工作者协会、美国精神病理社会工作者协
会、美国社区工作研究协会和美国社会工作者协会等，这些专业组织最
终在 1955 年合并为全国社会工作者协会（NASW）。也是在这段时间，
社会工作的三大领域：个案工作、小组工作和社区工作各自成型（童

敏，2009）。

第一次世界大战是社会工作专业的转折，身心受创的士兵迫切需要治疗，社会工作大举入驻医疗领域。现代精神病理学和弗洛伊德的精神分析学为社会工作干预提供了系统的理论基础（童敏，2009）。纽约的玛丽埃伦·里士满是社会工作专业发展的重要旗手，她在1917年将其个案经验总结而成的著作《社会诊断》让社会工作越发受到关注，同时她也留意到建立伦理守则的重要性，并于1921年发表了《何谓社会工作》。经过几十年的发展，一套系统的为世界各国所参照的伦理准则逐渐形成，例如在社会工作者对案主的伦理责任部分中强调社工要尊重案主的自决权以及尊重案主的隐私权（林万亿，2002）。

在教育方面，1903年芝加哥大学等著名院校开始增设社会工作课程。1919年，美国专业社会工作训练学校协会建立，以推动硕士教育的发展。1952年，美国社会工作教学委员会（CSWE）成立，该机构主要负责制定社工教育课程的标准以及对教育机构机型评估（杨克，2014）。社会工作的专业发展对于推动社会福利政策和社会服务至关重要，在美国社会工作走向专业化的过程中，美国社会也在不断完善社会福利体制和服务，例如，1931年大萧条时期的罗斯福新政和1935年颁布的《社会保障法案》，社会服务的发展使越来越多的社工开始被政府雇用（童敏，2009）。

二　中国社会工作专业化历程

中国古代就有官方组织的社会救济系统，例如宋朝的广惠仓、明朝的养济院，此外，民间亦有宗族和乡绅组织的义田等慈善事业（民政部，2005）。辅助现代社会救济和社会福利事业的现代社会工作何时进入中国则无从考究，在民国时期，"社会工作"被称为"社会事业"，一般认为是受日本翻译的影响。美国人步济时早在1911年便于北京组建北京社会服务俱乐部，随后以社工的身份发表了不少时评，并吸引了广大学生加入。1921年，普林斯顿大学—燕京大学开始训练乡村社会工作者，到了1929年，社会工作教育在燕京大学进一步发展，燕京大学的"社会学系"扩大为"社会学与社会工作系"，在许仕廉和步济时等学者的努力下逐步发芽。除了燕京大学，不少大学的社会学系也增设社会工作课程。在社会实务方面，总的来说，民国时代的社会工作实务虽然在医院中崭露苗头，但是重心依然是社会救济（林万亿，2006）。1949年之后，台湾、香港、内地（大陆）的社会工作专业走上了不同的道路。

（一）台湾

20世纪50年代到70年代的台湾社工大多是随国民党退到台湾的大陆社工，他们延续在大陆时期的工作经验开展济贫工作，但同时也被视为威权统治的政治工具。直到70年代后，台湾社会工作才开始一步步走上专业化道路，除了济贫组织，大量社工被医院雇用。随着台湾社会的剧烈变迁，社会福利制度也迅速发展，社会福利"三法"（老人、残障和社会救助）相继通过，随后女性平权以及少数民族等领域的社会福利运动也相继兴起。

20世纪七八十年代是台湾的社会工作教育的重要萌发阶段。虽然1963年中国文化学院夜间部就已经设有社会工作系，但20世纪70年代以前社会工作专业在台湾基本都是依附于社会行政或社会学系。1979年，东海大学率先设立社会工作学系，并在不久后开设硕士教育和博士教育，辅仁大学和东吴大学也紧随其后将社会工作单独设系。1997年，在台湾社工的不断争取下，所谓"社会工作师法"终于通过，社工被列为专门职业与技术人员（陈武宗和张玲如，2007）。此外，一系列专业组织蓬勃发展，例如台湾社工专业人员协会（TSWA）、台湾社工教育学会（TSWEA）、台湾心理卫生社工学会（TSMHSW）。2009年，行政主管部门正式确立了五大专科社会工作师领域，即医疗、心理卫生、儿童、少年妇女与家庭、老人及身心残障者（林万亿，2006）。

在伦理守则建立方面，台湾最早制定的《台湾省社会工作者工作守则》较为简单，只有10条，后经过研讨不断修改，在"社会工作师法"通过后的第二年增加到了18条并进行推广。20世纪90年代后，台湾的社会工作和社会福利服务越来越多由民间社会福利组织承包，即行政主管部门采取"公设立民营，服务外包"的方式，与社会福利组织结成亲密的伙伴关系并提供服务，其间相关制度也不断完善（林万亿，2006）。

（二）香港

1950 年前后，大量人口涌入香港，但香港的社会福利基本处于中空状态，政府不愿过多投入资源，社会服务大多由宗教组建组织和民间组织提供。社会福利署直到 1958 年才建立。从香港于 1965 年第一次颁布《社会福利白皮书》起，社会工作就与社会服务相辅相成。早期的社工依然被社会大众认为是救济员，香港社会工作学者甘炳光博士在 20 世纪社工团体不断要求提高社工的专业地位时就提出，社会大众对社工专业的信心和认可尤为重要（甘炳光，1985）。

香港社工教育大体可分为两个阶段。在 20 世纪 60 年代之前，香港社工并无专业训练，其往往充当救济员的角色在慈善机构中任职。但随着香港经济逐渐发展以及志愿机构的推动，香港社会福利与社会服务也不断壮大，进而对专业人才的需求越来越高。香港大学、香港中文大学等专科院校开始提供相关训练课程。早期各个学院的社工课程缺乏统一的规划和评鉴，为了提升香港社会工作的专业水平，政府也于 1962 年邀请海外专家对社工课程进行评估（关锐煊，1985）。1967 年，香港发生了震惊中外的"六七暴动"，这一事件也让当局看到了开展青少年工作的重要性，于是社会工作开始向青少年领域扩展。

进入 20 世纪 70 年代后，香港的社会服务和社会工作开始进入黄金发展时期。1973 年，港督麦理浩再次颁布《社会福利白皮书》，开始重点发展医疗、教育、房屋和社会福利服务，当局明确将社会服务以外包的形式转包给社会服务机构的方针，与社会服务机构结成伙伴关系（黄哲，2009）。而为了保障社会工作的服务质量和巩固社工的专业地位，香港也迅速建立起注册制度（甘炳光，1985）。而在此期间，各类专业组织，如香港社会工作人员协会（1949）、香港社会服务联会（1951）、香港社会福利专业人员注册局（1991）以及社会工作者注册局（1997）。其中社会工作者注册局便是主要管理社工注册的机构和保障社工素质的机构（黄哲，2009）。

（三）内地（大陆）

1949 年中华人民共和国成立后，中国开始推进各类计划经济体制下的社会福利，社会服务和福利都由政府负责。随着 1978 年改革开放，社会工作迎来重建。1986 年，北京大学设立社会工作与管理专业，次年民政部召开会议确定了社会工作的学科地位。1991 年，中国社会工作者协会在人民大会堂成立，并于次年加入国际社会工作者协会。为了推动社会工作专业发展，相关教育也迅速推动，直到 2012 年底，内地（大陆）地区已经有 266 家本科院校开设了社会工作专业，理论教育和实务同时推进，1994 年，中国社会工作教育协会正式成立（王思斌，2004）。2004 年 6 月，劳动和社会保障部颁布了《国家职业标准——社会工作者（试行）》，进一步推动了中国社会工作的专业化发展。2006年，《社会工作者职业水平评价暂行规定》和《助理社会工作师、社会工作师职业水平考试实施办法》出台。这标志着社工职业规范正在一步步建立。2012 年，民政部和财政部联合颁布了《关于政府购买社会工作服务的指导意见》，随后又在 2013 年出台《关于加快推进社区社会工作服务的意见》，确立政府购买社会工作服务的模式（张燕，2017）。

　　虽然中国内地（大陆）的社会工作已经踏上专业化道路，但是相比欧美发达国家和中国港澳台地区，依然任重而道远。结合格林伍德的特质论和威林斯基的过程论，可以发现中国内地（大陆）的社会工作专业化依然存在以下问题。

　　首先，虽然目前社会工作相关的理论知识已经成型，且被世界各国通用，但作为一门社会应用科学，仍然需要在长期的实践中结合当地政治、历史、文化和经济背景进行批判性吸收和运用（王思斌，2004），即使是同属欧洲的瑞典，在吸纳英美理论体系发展本国社会工作专业时，也注意到因地制宜的问题（程胜利，2013）。就精神健康社会工作而言，香港中文大学马丽庄（1994）教授认为该领域的社工还应重点学习和掌握的知识包括以下四个方面：

　　（1）精神医学，如发病原因、症状等；

　　（2）有关精神疾病问题的社会科学理论，如心理学、社会学等；

　　（3）社会工作介入理论，如认知行为疗法、叙事治疗等；

　　（4）当地心理卫生服务资源和与精神健康相关的法律政策。

　　中国幅员辽阔，拥有源远流长的历史和文化，地区和城乡发展差异大，又是多民族国家，在不少方面需要对发达国家和地区的理论知识进行批判反思和本土化运用。例如，在灾害领域，中国的心理救援长期未能到位，直到 2008 年汶川地震后才开始重视灾后精神健康救援和干预服务，精神健康社工和心理咨询师等心理从业人员也加入应急医疗救援工作人员的队伍（刘继同，2009），2020 年抗击新冠疫情的战斗中他们更是参与其中，深入武汉方舱医院。在少数民族方面，社工也需要深入了解不同民族的实际情况提供干预，例如有研究指出广西的部分少数民族在酒精成瘾问题上较为严重（冯启明等，2011）。宗教和文化传统等因素也不可忽略，例如有别于西方的家庭本位思想，南方地区基于家庭的宗族制度和伦理关系对每个国民和社会都有着深刻的影响（黄耀明，2012）。

　　社会工作知识体系的发展离不开社会工作教育的发展，一套成熟有效的训练方法才能造就一群可靠的专业人才，更重要的是社会工作教育对推动社会工作专业服务模式创新具有重要意义，尤其是在推动本土化方面（王思斌，2004）。如前文所述，中国内地（大陆）地区的社会工作重建较晚，不少院校都缺少具有社会工作学历背景的教学人员，很多教学人员是社会学或者行政背景出身，因此在授课时只能照本宣科讲授理论，本身缺乏实务经验和督导能力，而无法传授实务方面的知识。为了解决师资问题，不少高校也纷纷派人外出访学，或是从港台地区引进。缺乏专业的实习机构也是社会工作教育发展的一个掣肘。作为一门应用社会科学，实习的重要性不言而喻，根据标准，社工的实习时数应达到 800 小时，然而中国内地（大陆）大部分高校的社工系都无法达到，除了缺少专业督导外，实习机构的缺乏也是原因之一。中国内地（大陆）的专业社工机构起步都比较晚，且能提供的机会也有限，而在过去，不少社工学生都被派到社区办事处之类的行政机构打杂，纯属走过场。这些问题无疑会让学生感到更加枯燥和迷惘，缺乏专业认同，在毕业后另寻他路（蔡政忠和李嘉仪，2014）。除了高校的学历教育，中国内地（大陆）也需要推动继续教育，作为专业技术人员，社工需要不断自我提升，并学习新理论和新方法以处理服务领域不断出现的新问题，这对中国内地（大陆）的社会工作发展极为重要，因为当下不少在一线提供服务的持证社工并未接受过系统的学历教育，而接受过本科或者专科教育的社工又缺乏相应的一线经验（陈葵和成元君，2013）。

　　在专业权威方面，中国内地（大陆）社工的专业形象和权威尚未建立。一方面是社工的整体专业水平还有待提升，另一方面尽管人事部和民政部已经在 2006 年联合发布了《社会工作者职业水平评价暂行规定》和《助理社会工作师、社会工作师职业水平考试实施办法》，将社会工作者纳入专业技术人员范畴，但社工的法律地位和权威并未得到明确规定。在中国香港和台湾，都有明确法律规定，未获认证或注册者不得私自称为社工，台湾甚至通过立法划分了五个不同的专科，其中便包括心理卫生社工师。

在社区认可方面，即使是在东部沿海发达地区，不少社区居民也不知晓"社会工作"这一职业，甚至将他们直接等同于义工，好一点的也将他们与"社区工作者"的概念混淆。其原因或与社区机构（如居委会等组织）本身也对社会工作和社工不了解有关，当地社区机构和社工机构的其他工作人员往往和社工缺乏足够的沟通和协作，进而无法妥善管理、安排和宣传社工的工作（刘怀玉，2017）。此外，在高考入学时，不少就读社会工作或邻近学科的学生都是被调剂，而非第一或第二志愿，入学后有强烈转专业倾向，也反映了家长和高中生毕业生对社会工作缺乏相应的了解或不愿从事此职业（易松国，2019；蔡政忠和李嘉仪，2014）。因此，除了社工本身必须加强专业素养并积极嵌入社区，让社区机构看到其专业性和职能性，各级政府和社工组织也需要在社区加强社会工作的相关宣传，让广大群众能更好地认识社会工作（刘怀玉，2017）。

伦理守则是该专业内的从业人员的道德指引，其往往由一个被广泛认同的专业共同体制定，并要求从业人员或者会员严格执行。伦理守则的存在，将专业价值和职业价值整理成具体条文并进行明确解释（王思斌，2004）。建立伦理准则往往是一个专业形成的最后一步，因为在前期扩展时，往往需要不断扩大实力和地位，且要订立一套全国通用的伦理准则也并不容易，需要大量的案例进行反思和总结。以美国为例，1921 年就有社工提出要设立伦理准则，但是全美现行的伦理准则是1980 年才正式施行的，其间磕磕碰碰走了 30 多年，中间经历了数次修改和补充。中国台湾地区的社会工作伦理准则学于美国，但同样也是经过数次研讨和修改才最终定型。根据王思斌（2004）教授的总结，一套伦理守则应当包含以下内容：（1）社会工作者的行为和态度；（2）社会工作者对受助对象的道德责任；（3）社会工作者对同事的道德责任；（4）社会工作者对专业的道德责任；（5）社会工作者对机构的道德责任；（6）社会工作者对社会的道德责任。尽管 2012 年底民政部已经出台《社会工作者职业道德指引》，但是这几年依然曝出一些社工在实务的过程中出现严重的"踩过界"行为。深圳大学易松国教授认为，在我国社会工作发展中，社会工作机构对社工的伦理行为负有责任，且对社会工作伦理规范的建设有积极作用。具体而言，即加强培训教育、提供专业督导以及在出现违法伦理行为时进行正确处置（易松国，2017）。这在处理精神病患的个案中颇为重要。

第三节　社区严重精神健康患者的社会工作协同服务

　　根据《中华人民共和国精神卫生法》第三十八条规定，严重精神障碍指的是疾病症状严重，导致患者社会适应等功能严重损害、对自身健康状况或者客观现实不能完整认识，或者不能处理自身事务的精神障碍。目前，深圳市精神健康社会工作主要服务的严重精神障碍患者病种有六大类：精神分裂症、分裂情感性障碍、偏执性精神病、双相情感障碍、癫痫所致精神障碍、精神发育迟滞伴发精神障碍。

　　协同治理理论是一门交叉型理论，它由"作为自然科学的协同论"和"作为社会科学的治理理论"结合而形成。对于该理论，可以从协同学和治理理论两个角度来进行分析。"协同学"源自希腊语，意为"协调合作之学"。1971 年由德国的物理学家赫尔曼·哈肯（Hermann Haken）在其著作《高等协同》中，首次提出协同学研究的对象是完全不同性质的大量子系统（如电子、原子、分子、器官、人类、动物）所构成的各种系统。而"治理"则有着新旧之分，早期的"治理"可以理解为"统治"，有着操纵、控制之意。"治理"的内涵发展至今，则更强调社会主体参与社会公共事务的管理，具有一定的社会性。

　　国内外学者对"协同治理"有不同的理解。弗里曼（Freeman）（1997）认为协同治理是"多元利益主体共同参与到公共事务治理的活动过程中，以解决问题为导向，共同维护一定的责任"。詹妮弗·布林克霍夫（Jennifer M. Brinkerhoff）（2002）认为协同治理是一种"动态关系"，认为它是由不同的参与者共同构建而成，在这种动态关系中，各参与者之间所确定的共同目标是协同的基础。托马·穆里埃斯（Thomas Mauris）（2006）则突出了"系统"的概念，认为正是协同的关系使社会结构彼此之间连接在一起，这种连接的基础是自愿性，而非强制性的。朱纪华（2010）认为"协同治理"是指"政府、非政府组织、企业和公民个人参与到公共管理过程"，在这一过程中各个主体发挥其独特作用。俞可平（2010）认为协同治理的实质就是实现"官民共治"。协同治理有三个主要特征：一是治理权威多元化；二是参与主体平等；三是以谈判的方式化解分歧与冲突。格里·斯托克（1999）将协同治理理论定义为"为实现共同目标，对具有不同程度自主性的个人和组织进行指导、控制和协调的方式"。协同治理理论至少包含以下三个层次。第一，治理主体的多元化。在社会公共事务的治理过程中，主体不是单一的，而是多元化的，不仅包括政府，还包括民间组织、企业、家庭、公民个人等主体。第二，各个子系统之间的协同性。各个组织之间紧密联系在一起，通过协作实现资源与知识的互补，形成一种平等的伙伴关系。第三，共同规则的制定。各个主体在平等基础上制定规则，政府在制定规则的过程中起最终的决策作用，各个主体经过协商与谈判促进规则的形成与完善。本部分以深圳为例，对社工与其他相关主体在精神障碍患者的协同服务方面进行研究分析。

一　社工进入精神障碍患者服务体系

2015年，深圳市被纳入首批精神卫生综合管理试点城市，根据《深圳市精神卫生综合管理试点工作方案》的要求，深圳市在精神卫生工作中实现三大创新：机制创新、服务创新与管理创新。深圳市在市—区—街道三个层级分别设立了精神卫生综合管理小组，包括市级精神卫生联席会议、区级精神卫生联席会议、街道精神卫生综合管理小组，并在社区内成立"五位一体"的严重精神障碍患者服务体系。根据2015年深圳市六部门联合印发的《深圳市精神卫生综合管理试点工作方案的通知》，为了健全精神卫生综合管理机制，协助精神疾病患者回归社区，在社区中组建由社区民警、社区工作站人员、社康中心精防医生、残联专职人员和患者家属，这一阶段中，一方面，精神卫生社会工作者尚未纳入协同小组。各个主体都有其专职工作，为精神疾病患者服务只是其工作的一小部分。这个服务体系缺乏从事精神障碍患者服务的专职人员，在实际工作中出现相互推诿等问题。另一方面，精神卫生社工由街道向社工机构购买，单独在社区内开展针对精神障碍患者的服务，此时精神卫生社工是独自开展工作的，在资源的利用、服务的开展、人员的调动上都存在一定的困难。

2017年11月19日，深圳市卫计委、市民政局、市财政委、市综治办联合印发了《关于引入社会工作者加强基层严重精神障碍患者服务管理工作的意见》，正式将精神卫生社工引入社区内从事严重精神障碍患者的服务，文件对精神卫生社工的工作内容做出了明确规定。精神卫生社工主要是在市、区各大精神卫生医疗机构内提供专业化的社工服务。随着政策的出台，深圳市开始推行"每50名患者配备1名精神卫生社工"，精神卫生社工的数量得到了大幅提高，服务场域也从治疗机构不断向社区扩展，形成市、区、街道/社区三个层次的精神卫生社会工作服务体系。康宁医院属于市一级，通过购买专职社会工作者在院内提供服务，同时对各个区慢病院的精神健康社会工作予以指导，做好出院患者回归社区的转介、随访、跟进工作。各区、街道也购买精神卫生社工服务，在街道和社区层面开展精神卫生社会工作服务。社工正式成为社区关爱帮扶小组的一个重要成员，与其他主体一起为回归社区内的严重精神障碍患者提供服务。关爱帮扶小组是严重精神障碍患者管理和服务的根基，由社区工作站（综治）专干、社康中心精防医生、社区精神卫生社会工作者、派出所社区民警、民政专干、残联专干、网格员及患者监护人组成，为严重精神障碍患者提供管理与服务。主要服务内容包括患者发现和建档、随访服务、高风险患者管理、失访患者管理、患者迁移流转、应急处置、个案管理、患者救治救助、社区康复转介。

二 精卫社工与其他相关主体的协同服务

社区关爱帮扶小组的主体成员包括社区精神卫生社工、社康精防医生、派出所社区民警、社区民政/残联专干、社区专干和网格员、患者家属。无论是在深圳市政府出台的政策中，还是在实际的工作过程中，各个主体都有其特定的工作内容与岗位职责（见图6-1）。

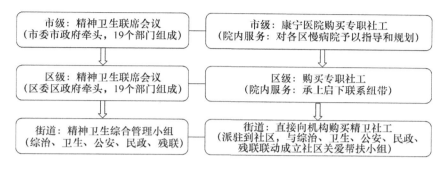

图6-1　深圳市精神卫生工作三级示意

　　社区精神卫生社会工作者是关爱帮扶小组中唯一的专职人员，在服务体系中处于主导地位，充分发挥协调、联动与统筹作用。其工作主要包含两个方面：第一，在社区关爱帮扶小组中协助小组组长组织、协调日常工作，包括促进主体之间的沟通合作、链接资源、组织会议、沟通工作、协调医院—社区一体化发展；第二，针对服务对象开展实务性工作，主要包括为严重精神疾病患者建档、社区访视以跟进和了解服务对象的情况、个案管理、采用社会工作的方法（个案工作、小组工作、社区工作）对服务对象开展精神康复和心理卫生相关活动、对患者信息进行跟进和记录。在提供服务的过程中，对那些病情稳定、家庭监护有力、社会关系良好的患者，社工秉持着不干扰其正常工作与生活的原则；而对那些患有严重精神疾病、家庭监管不力或无监护人、易肇事肇祸的患者，精卫社工需要与其他主体一起按时完成探访工作，了解患者的病情，保证社区的安全稳定。精神卫生社工都是持证上岗，在上岗后还要进行一段时间的专业培训，培训内容多是与精神疾病相关的，包括各类精神疾病的临床表现、用药、紧急处理等。精卫社工所做的工作不仅是直接的实务服务，更多时候会在各个参与主体之间做联系人，搭建平台，建立关系。社工既要做专业性的实务工作，为精神疾病患者及其家属提供直接服务，满足其回归社会的需要，又要做好协同联动的工作，与其他参与主体充分沟通、促进各个主体之间高效配合，实现联动，推进精神卫生社会工作的服务进程。

（一）精卫社工与社康中心精防医生的协同

社康中心精防医生通常是在医学治疗领域发挥其功能，一方面，为社区内的精神疾病患者提供直接的医疗服务，对患者进行健康体检、出现紧急状况的患者采取应急救治，以及对病情加重、不稳定或出现药物反应的患者提供转介治疗的服务；另一方面，需要与精神卫生社会工作者一起参与到社区访视和服务对象的个案管理中，社工在医生与服务对象的沟通中发挥重要作用，为精神科医生在社区内开展社区居民精神健康宣传教育活动和心理咨询活动链接资源、提供平台。社康中心精防医生的工作内容大致包括三个方面：一是直接与市康宁医院及区慢病院联系，免费为患者发放药物；二是对患者进行探访；三是紧急处理患者的突发状况。

当患者出院返回家庭后，第一次上门探访由精卫社工与社康中心精防医生共同完成。在对患者的跟进中，社区内探访由社工主导，社康医生并非每次都要参与。当患者出现病情复发或是服药中的严重不良反应，此时精卫社工会联动社康医生共同上门进行应急处理。若遇到社康医生无法解决的情况，则由社康医生联系专门的精神科医院对患者进行转介，精卫社工在其中协助各项手续的办理。

对一些病程较重或是病情不稳定的患者而言，药物必不可少。政府提供的免费服药服务也需要精卫社工向患者传递相关政策，协助患者申请，由社康精神医生来负责这一服务的执行，在申请提交以后，康宁医院会将这部分患者的药物发放到各社康中心，由社康中心精防医生按时按量发放给病人。

（二）精卫社工与社区民警的协同

社区警务室民警主要负责精神疾病患者的排查工作，对高风险患者进行动态追踪，对于肇事肇祸的患者采取应急处理，同时协助社工将患者送诊。民警作为小组内的一个重要主体，主要目的是维护社区安全稳定，对社区内的既往高风险患者或有潜在肇事肇祸风险的精神疾病患者负有重要职责。社区民警接触最多的就是社区精卫社工，当社工遇到紧急情况不能应对时，社区民警会进行处置。精卫社工根据患者的危险性评级决定是否需要民警或巡防员加入社区探访之中。若患者病情较为稳定，不会出现潜在风险时，社区民警可以有选择性地参与探访；当患者出现风险时，民警需要到场化解患者潜在风险，再由社康医生对患者的病情做出判断，精卫社工通过与患者沟通以平复患者情绪。此外，社区巡逻也是社区民警的一项重要工作内容，在巡逻的过程中，积极关注重点人员的行为动向和情绪状态，对于疑似患者及时联系精卫社工、上报小组，由社工对其基本情况进行了解确认，做到主动预防。

（三）精卫社工与社区专干的协同

精防专干一般是由社区工作站综治专干或民政专干担任，主要是配合其他主体服务社区精神健康障碍患者，包括落实监护，确定并协助落实监护的责任，在社区内走访观察以发现疑似患者并汇总上报，协助社康医生与精神卫生社会工作者对患者开展随访服务，对服务开展过程中的紧急情况进行应急处理。社区专干对社区居民的熟悉程度高，了解患者的基本情况，与患者家庭的互动较多，在社区访视中具有重要作用，作为"中间纽带"促进社区访视的顺利进行。

社区专干是最熟悉社区的人，社区居民包括精神疾病患者及家属在内的所有居民都是他服务的对象。精卫社工在服务对象探访及开展相关服务需要得到社区专干的支持。社区专干对精神卫生工作的认可程度对工作的开展有着重要影响。

（四）精卫社工与残联专干的协同

社区残联专干是由残联派驻到社区内从事基层工作的干事。由于残联的服务对象与精神卫生领域的服务对象有重叠，因此在工作开展中也存在交叉，如经济救助、提供就业培训与就业机会。残联对患有精神疾病的户籍患者有政策上的优待，而这些政策的宣传则需要精卫社工去做，在向患者宣传政策后，协助有需要的残疾患者申请经济补助，帮助那些希望提升自己工作能力的患者参与到就业培训中，为日后参与工作打下基础。就精神卫生社会工作领域而言，其工作内容主要围绕与精神疾病患者相关的政策展开，包括对患者的残疾鉴定、救治救助，与精神卫生社会工作者合作开展精神卫生的政策宣传工作，协助残疾患者申请经济救助、提供就业机会与就业平台，帮助患者了解生活保障政策、就业政策以及正当维权的途径。

（五）精卫社工与精神卫生医疗机构的协同

精神卫生工作坚持社区预防—院中诊疗—院后康复一体化原则，其中诊疗环节是在精神卫生医疗机构开展，而预防和康复环节则是在社区内进行，连接者就是精神卫生社会工作者。深圳市的精神卫生医疗机构是以深圳市康宁医院为中心，院内精卫社工负责为在医院内接受治疗的患者提供服务。他们与街道内精卫社工保持密切联系，主要体现在以下三个方面：第一，康宁医院作为深圳市最主要的精神卫生医疗机构，每年会定期聘请专业人员对全市精卫社工进行专业技能培训，提高实操能力，加强院内社工与社区社工之间的互动；第二，对于高风险、家庭贫困、缺乏监护人或监护不力的患者，在出院前，由院内的精卫社工对接所在社区内的精卫社工，实现资源信息的共享，共同对患者进行出院前的风险评估和康复计划的制订，精卫社工在患者出院后定期随访并按照原计划提供服务；第三，提供"绿色通道"，医疗机构向社区开放快速预约、诊治、住院的通道，由社区精卫社工向医院精卫社工提出申请即可。

（六）精卫社工与患者家属的协同

家属与患者接触时间最长，在帮助患者恢复正常生活的过程中，家属是他们最大的支持者，主要表现在照顾、支持和预防三个方面。此外，家属之间也会起到相互扶持与分享的作用，协助社工在社区进行精神健康宣传和知识推广等行为。家属对精神疾病患者的工作内容分为独立完成的任务和协作完成的任务。家属需要了解政府关于精神障碍患者的相关政策，接受医生和社区提供的精神疾病患者的用药指导培训，对患者进行日常观察与记录，按照患者病情程度对患者的行踪定期上报，申请政府补贴购买严重精神障碍患者监护责任补偿保险等。此外，家属还需要配合各个主体的工作，包括协助康复、协助心理辅导、协助处置、协助送医等，其最终目的都是为患者提供更全面的服务，减少不必要的损失。在精神卫生服务中，家属的配合至关重要。

精卫社工与患者家属的出发点都是为了帮助患者恢复健康、回归正常的生活，因此绝大多数的家属在了解精卫社工的工作职责后，会配合社工，与社工形成"战略伙伴"的关系，家属在内，精卫社工在外，共同为患者提供一系列的帮助与服务。

总体而言，深圳市在社区精神健康服务体系中引入专业社工以后，不同服务主体间的协同性以及对患者的服务质量有了明显提高。但是，也还存在一些问题，比如，有的主体参与积极性和主动性不足，协同意愿不强；社工的职责边界不够明确，承担了一些非职责范围内的工作；社工的专业素质和能力有待提高；部分患者家属不愿意配合社工，甚至回避社工等。这些问题对精神健康障碍患者的社区服务产生消极影响。

第四节　社区精神健康社会工作者的角色和职责边界

　　社会角色是一个社会学的概念，指的是与人们在社会关系体系中与所处地位或位置相适应的一整套行为规范，它反映了处于该地位或位置的社会成员的责任、权利和义务，是社会对处于该位置的成员所期待的行为模式。社会工作者的角色是指社会工作者作为现代社会职业的承担者所应扮演的角色，是他们在社会服务过程中所应有的行为模式。职责边界指的是扮演不同角色的个体会在不同的角色之间进行切换而产生的边界行为，并可以采取角色一体化或是角色分隔的边界行动策略。职责边界是划分角色范围的界限，具有不对称性并且有领域的限制。社会工作者的角色可以分为直接服务角色、间接服务角色、合并服务角色三个类别。直接服务角色是最基本的由社会工作者面对服务对象直接提供的服务，通常包括服务提供者、支持者、沟通协调者等；间接服务角色是社会工作者借助于其他程序向服务对象提供的帮助，通常包括行政管理者、资源筹措者、政策影响者等；合并服务角色指的是直接服务与间接服务二者兼而有之，通常包括调解者、倡导者、教育者等。明晰各个角色主体之间的职责边界非常重要。职责边界不清晰会导致不同角色主体无法判断什么事该做，什么事不该做，引起互相推卸责任或角色冲突等问题。

　　根据《深圳市精神卫生综合管理社区关爱帮扶小组工作方案及手册》，精神健康社会工作者的主要工作内容包括："协助精神卫生医生建档、对患者进行随访管理、协助患者转诊转介、链接社区资源、开展个案管理服务、对患者进行康复指导、对患者和家属进行心理辅导。"社区关爱帮扶小组是严重精神障碍患者管理和服务的根基，由社区工作站专干、社康中心精防医生、社区精神健康社会工作者、派出所社区民警、民政专干、残联专干、网格员及患者监护人组成，为严重精神障碍患者提供管理与服务。主要服务内容包括患者发现和建档、随访服务、高风险患者管理、失访患者管理、患者迁移流转、应急处置、个案管理、患者救治救助、社区康复转介。

一　社区精神健康社会工作者的角色

（一）服务提供者

服务提供者是社会工作者的主要角色，严重精神障碍患者作为精神健康社会工作者的服务对象，社工运用个案工作和参与式观察的方式，与社区中出现问题的服务对象进行及时的沟通，了解基本情况并协助服务对象解决问题，其所提供的服务包括对患者进行康复指导、对患者和家属进行心理辅导，这些都是精神健康社工的基本工作内容。在建立专业关系后，社工有责任和义务向服务对象提供必要的物质、心理和资源方面的支持。而且在整个服务过程中，社工与服务对象进行的是平等互动，社工尊重服务对象的权利和选择，接纳服务对象的积极和消极情绪，激励并协助服务对象利用所处环境中的社会资源，解决问题和困难，增强其社会功能。

（二）个案管理者

个案管理作为社会工作专业的服务方法，广泛应用在社区照顾、残障康复、社区矫治、精神康复治疗等领域。个案管理的基本流程可以概括为建立专业关系、评估、制定目标、执行计划、链接资源、再评估、结案。个案管理适用于有特殊需求的服务对象，注重服务对象的自身成长并在服务对象的生活环境中为其链接可持续的资源，做到真正的助人自助。由于精神健康领域的特殊性，精神健康社会工作者开展个案的各个阶段，均需要精防医生的积极参与，个案管理者作为社工重要的工作方法，是体现社会工作服务专业性的重要部分。在具体的研究过程中发现，大部分精神健康社会工作者认为个案管理最能体现社会工作专业性，但开展起来存在一定困难：一方面，社工大部分的工作时间被烦琐的行政工作所占据，缺乏时间和精力开展个案管理工作；另一方面，医生的康复治疗理念与社会工作者助人自助的专业理念之间存在不一致，在目标制定与计划执行上存在一定障碍。

（三）资源筹措者

在服务过程中，社工作为资源筹措者，要以服务对象为中心，根据服务对象的个人需求，积极地链接各类资源，帮助服务对象在其生存环境中得到可持续的发展。在具体的服务过程中，精神健康社会工作者角色履行主要体现在物质层面和信息层面，一是为符合条件的精神障碍患者申请监护补助、免费服药、送院绿色通道等福利政策；二是为患者链接社区与医院之间的资源，比如当患者出现紧急入院、出院转社区居家康复、定期复诊等情况时，精神健康社会工作者需要充分理解各类政策信息并熟知工作流程，以便及时充分地调动现有资源，激活潜在的各类资源，为患者提供有效的帮助。

（四）协助者

协助者是精神健康社会工作者在关爱帮扶小组的工作模式中扮演的十分重要的角色。精神健康社会工作者扮演协助者体现在两个方面：一是协助精神健康关爱帮扶小组成员完成服务工作；二是协助患者及其监护人完成康复工作。在关爱帮扶小组的工作模式中，由于关爱帮扶小组成员里只有精神健康社会工作者是全职岗位设置，其他成员均为兼职工作，精神健康工作只是其他成员工作的一小部分内容，而针对服务对象的各项工作内容较为繁杂，所需花费的时间和精力都较多，也常遇到紧急状况，因此精神健康社会工作者往往需要在多方面协调其他成员开展日常工作，才能为服务对象提供及时有效的服务。在协助患者康复的过程中，社工与服务对象是"同行者"，帮助和鼓励服务对象解决困难，逐步恢复社会功能，做到"助人自助"，在互动过程中，社工的专业性也得到了运用和体现。

（五）沟通协调者

社区关爱帮扶小组的组长一般由社区工作站分管综治的副站长担任，成员则由社区健康服务中心精防医生、社区精神健康社会工作者、派出所社区民警、社区工作站专干、残联专干、社区网格员、患者监护人等组成。精神健康社会工作者在与各个主体共同完成工作时，起到的是桥梁连接的作用，扮演着沟通者的角色，及时获取以及传递信息，起到相互了解、支持与合作的目的，从而确保相关主体有序地为患者提供服务；而在各个主体之间出现关系紧张的问题时，社会工作者则需要扮演关系协调者的角色，充当各主体间的"缓冲器"，让各服务主体再次就工作目标达成共识，使各服务主体之间的关系得以缓和。

（六）代言人和倡导者

代言人是精神健康社会工作者在服务过程中发展出来的角色。代言人角色可以理解为：社会工作者在了解精神障碍患者的基本情况和需求后，代表患者"发声"，向各级部门反馈患者的需求，并寻求各部门单位的支持与帮助，维护患者的权益。虽然没有明确的政策文件规定社会工作者需要扮演"代言人"的角色，但由于严重精神障碍患者病情的特殊性，精神健康社会工作者在实际的工作中承担了这部分职责。同时，社工也起到倡导者的角色。一是政策倡导，建议政府对严重精神健康障碍患者或其家庭提供政策支持；二是向精神障碍患者家属普及精神障碍方面的知识，促使家人理解患者、支持患者，给精神障碍患者创造一个相对包容的家庭氛围，并能够督促精神障碍患者按时服药和定期复诊；三是向社区居民普及精神健康知识，倡导社区居民理解和尊重精神障碍患者。

二 精神健康社会工作者的职责边界

（一）社会工作者与社区精防医生的职责边界

社区精防医生主要负责开展严重精神障碍患者管理治疗工作。在职责边界的划分上，专业的服药指导、健康体检、病情咨询、应急医疗处置必须由精防医生进行指导；精神健康社会工作者与精防医生的合作范围则包括登记建档、转诊转介、随访管理、个案管理、健康教育、康复指导等。由于精防医生一职多由社区健康服务中心的一位全科医生来担任，在全科医生的本职工作比较饱和的情况下，加上指导文件并没有对合作范围的职责内容进行细节上的划分，各区的要求不一致，导致社工实际承担了大部分合作范围内的精神健康工作，甚至本应由精防医生承担的工作也由社工完成。

（二）社会工作者与社区工作站精防专干的职责边界

社区工作站精防专干（多由民政或综治专干兼任）主要负责小组协调联络、督促落实患者监护责任、牵头开展线索调查等。职责范围包括落实监护、协调联络、线索调查、经济救助帮扶等。精神健康社工与精防专干合作职责范围包括随访管理、居住管理、落实监护责任和患者送诊等。研究发现，社区工作站专干主要起统筹协调的作用，确保关爱帮扶小组成员可以及时地汇集信息，定期交流工作。精防专干认为，社会工作者参与每一个服务过程，能更好地把控服务过程，总结服务经验与模式，发挥自身专业性。因此，精防专干对实际开展的精神健康具体工作参与较少，社工承担了具体的随访管理和患者送诊的工作，以及部分本应由专干负责落实的工作。

（三）社会工作者与社区警务室民警的职责边界

社区民警职责范围主要包括高风险管控、肇事肇祸应急处置、失访患者查找等。精神卫生社会工作者与民警合作职责范围包括患者排查和患者处置送诊等。在社工实际开展精神健康工作的过程中，如遇患者信息无法得到核实、患者需紧急送医、患者有潜在危险行为等特殊情况，社工才会求助于社区民警，社区民警也能积极配合社工工作。社区民警在紧急情况发生时，也会第一时间联系到社会工作者，请求社工介入跟进。

（四）社会工作者与残联专干的职责边界

社区残联专干主要负责户籍精神障碍患者生活帮扶救助，偶尔协助送返或安置流浪精神障碍患者等；社区残联专干主要负责联络精神残疾鉴定，协助精神残疾人申请康复救助、教育帮扶、就业支持等工作。精神健康社会工作者与民政残联专干的合作职责包括康复救助、教育帮扶和就业支持。残联专干负责整个社区的残疾人服务，并非只负责户籍精神障碍患者，因此精神卫生社工需要承担较多的行政性工作。社工需要了解残障领域的政策，发现符合条件的患者，需要把资料交给残联专干。此外，社工还可能承担更多残联专干的工作，如协助完善严重精神障碍患者残疾证信息等。

（五）社会工作者与严重精神障碍患者监护人的职责边界

患者监护人履行监护职责，主要负责患者的看护照顾和服药监管，并配合其他相关主体的随访工作。精神健康社会工作者与精神障碍患者监护人合作职责范围包括紧急送诊和康复训练。在实际工作中，少部分监护人或患者排斥社工跟进，不想被打扰，出现拒访、失联、失访等情况，甚至威胁社工，为精神健康社会工作带来了阻碍。但随着对社工的逐渐了解，越来越多的监护人开始积极配合和支持社工，甚至主动寻求社工的帮助。

三　主要问题与建议

社会工作者在社区精神健康服务体系中发挥着举足轻重的作用，一方面是因为在整个服务体系中，除了社工是专职以外，其他相关服务主体均为兼职；另一方面是因为社工是接受过专业培训和训练的专业人员，专业性强。因此，在精神健康服务体系中引入社工十分必要，意义重大。

基于各种原因，目前精神健康社工的角色定位和职责边界还不够清晰，甚至还存在混淆错用的情况，影响社工角色功能和专业性的发挥。存在的问题主要包括以下四方面。一是角色定位不清。主要表现在社工的角色定位和职责不够明确、细致。在实践过程中，社区相关主体和社工自身对社工的角色和职责范围都存在解释不清或误会的情形，以致社工易被挪作他用或工作内容被随意增加。社会大众和服务对象对社工及其职责也不够了解，社工的专业身份和专业价值难以体现。二是角色混淆。由于社工角色和职责边界不明确，社工除了为患者及其家庭提供服务外，还承担了很多本该属于其他责任主体的工作。三是角色冲突。由于社工实际上承担了多重角色，不可避免地会与其他工作人员出现角色冲突的情况。四是角色价值差距。因为存在角色定位不清、职责范围不明以及角色边界混淆等问题，加之社工自身的知识和能力所限，社工的角色表现和专业价值距离政府和社会期待还存在一定的差距。

导致社工角色和职责边界问题的原因有多方面，包括制度环境、思想意识、专业标准及个人能力方面的差异等。需要通过顶层设计、专业培训及服务监管和评估等机制和制度来改善这些问题。

第五节　精神健康社会工作者的专业性及胜任力

作为一门专业，社会工作在处理各类社会问题中发挥着重要作用。

然而，对社会工作和社会工作者的质疑却一直没有停止过，由于中国社会工作的发展尚不够成熟，不少服务使用者和社会大众都对社工一知半解，甚至将社会工作者和义工画等号。在一些精神健康服务案例中，社会工作者也常常处在一个尴尬和暧昧的被动位置，他们有一定的精神病学知识，但不像精神科医生可以给案主做诊断开处方，在心理治疗方面人们也往往更青睐临床心理学家和心理咨询师，陷入"什么都知道，但什么都不精"的尴尬境地。那么，社会工作者在服务过程中，到底是如何体现其专业性的呢？他们的胜任力又展现在哪些方面？

在本书的其他章节中，已经详细阐述了精神健康社会工作者在开展服务过程中所涉及的专业理论和专业技巧，无论是在个案工作还是小组工作乃至社区工作中，精神健康社会工作者都能以更加丰富的视角来看待问题。以在医院工作的精神健康社会工作者为例，虽然因为没有接受过专业精神科教育而不具备诊断权和处方权，但是在提供服务的过程中，他们能突破传统的医疗视角，从生理—心理—社会视角或生态系统视角出发，对案主进行评估和干预，他们重视的不仅只是医院内部的治疗手段和方法，也重视社区中的康复资源。

中国的精神健康社会工作虽然正在高速起飞，但是依然有很长的路要走，关于社会工作胜任力的研究，国内已经有学者着手，如社区社会工作和戒毒社会工作。何为专业胜任力？一般认为，专业胜任力（professional competence）指的是人在掌握专业知识后，能通过相应的资格认证，将理论和实践相结合，完成特定的工作。具体到社会工作领域，就是能掌握该专业所需的知识、技巧及价值这三大要素（Vass，1996；陈丽欣，2009）。

在价值方面，中国在社会工作专业化的进程中已经发展出了本土化的伦理道德守则，2012 年，民政部颁布了《社会工作者职业道德指引》，提出中国社会工作者在整体上要践行以下价值。（1）尊重服务对象，全心全意服务。（2）信任支持同事，促进共同成长。（3）践行专业使命，促进机构发展。（4）提升专业能力，维护专业形象。（5）勇担社会责任，增进社会福祉。2020 年深圳市社会工作者协会更是发布了《深圳市社会工作伦理指南》，引导社会工作者在实务过程中保持伦理敏感性。

英国社会工作教育和训练局（CCETSW）认为，社会工作者应该具备以下六大核心能力：（1）沟通与融入能力；（2）促进与使能能力；（3）干预与计划能力；（4）介入与提供服务能力；（5）在组织内工作能力；（6）发展专业能力。

美国社会工作教育协会（2008）则提出社会工作者的胜任力包括十大要素（舒方甜，2019），具体到精神健康实务方面，则结合复元取向（Recovery‐Oriented Practice）。以下是社会工作者的胜任力要素及其对应的以复元取向为核心的精神健康社会工作者胜任力要素（阴影部分）。

（1）具有社会工作者的身份认同和专业素养。认同复元取向，重视案主的生活经验。

（2）能将社会工作伦理原则运用在专业实务中践行中。在遇到伦理冲突时重视案主的自主选择权，倡导非强制性的干预模式；必要时使用预先指示和积极的危机预案帮助案主解决潜在的道德困境并支持案主自主选择；运用深思熟虑的伦理策略来解决案主自决权和法律规定下的保护案主及他人的道德使命之间的冲突；阐明 NASW 守则如何支持复元取向的实践。

（3）在沟通和专业决断过程中具有批判思维的能力。采用复元取向模式架构的干预，保持专业好奇心，并运用专业知识来支持案主的选择和倾向；分析医疗模型的缺陷，并批判性地分析与评估《精神疾病诊断和统计手册》的有效性。

（4）在专业实务中融入多元性和差异性的能力。通过发现不同人群（包括种族/民族、性别等）的诊断差异，注意到诊断制度中的偏差；像教师一样通过与案主的联结实践文化谦逊，并尊重他们的知识与观点；协助案主将有意义的文化和精神实践融入他们的复元或健康活动；探索过去与心理相关的被标签和污名的意义。

（5）具有促进实现人类福祉与社会经济、公正的能力。在行业内和整个行为健康系统中倡导以复元为导向的理念、进展和实践；帮助案主理解和践行法律、文明和人权，特别是那些涉及预先指示的权利，被告知同意和拒绝任何特定的心理健康治疗，非自愿处置、约束和隔离，以及平等获得资源；倡导改善个人日常生活条件并解决因权力、金钱和资源的不公平分配导致的劣势情况；促进减少和/或消除使用各类束缚；直面不公正，并努力解决对精神病患者的污名化和歧视；帮助专业人士和精神疾病患者用积极的态度沟通交流。

（6）具有应用研究成果于实务和开展应用研究的能力。批判性地审查新通过的以证据为本的研究所发展的服务；随时了解以复元为导向的新兴实践，特别是关于如何将其应用到个人、家庭、团体、组织和社区当中；使用定量和定性等研究方法说明人们可以从精神疾病中复元；在多个层面推动关于服务使用者及其观点的融合研究。

（7）具有应用人类行为与社会环境理论知识的能力。批判性地分析理解多重因素对个人行为的影响；阐述个人在精神疾病方面的生活经历、克服能力和抗逆力等一系列非凡胜利；与案主一起确定他或她的环境是否能促使案主追求更好的生活质量，然后与他或她一起改善现有环境，并进入更理想的环境。

（8）具有应用法规政策改善社会和经济现状以及递送有效社会工作专业服务的能力。分析、制定和推动与精神病患者的经济，社会融入和社会福利相关的政策，并增加获得他们所需服务的机会；消除案主充分参与社区生活的障碍，包括就业、公民参与、教育和住房方面；批判性地审视影响地方、州和国家层面的公共政策、服务结构和复元政策（例如改革从刑事司法系统转移、增加住院病人的健康设施等）；倡导服务整合，并确保所有的努力都旨在实现共同确立的目标。

（9）具有因地制宜改变实务环境的能力。在实践中考虑到宏观和微观层面上科技和创新的变化，从而为案主提供最新的服务；与其他专家和服务使用者积极合作，以确保服务的连续性，从而维持服务使用者的健康和福祉。

（10）接案、预估、介入和评估：有能力为不同背景的案主提供接案、需求评估、介入和效果评估。怀抱希望，在服务过程中协调各类专业人员。

澳洲社会工作者协会（2008）也强调，精神健康社工应当掌握的知识包括人类发展理论、社区理论、社会学、社会工作研究方法和精神健康知识等。在价值方面，精神健康社工除了遵循尊重案主、案主自决、保密以及社会正义等原则外，还需要重视每个案主的独特性，认真审视案主和照管者的生活经验，肯定伙伴关系和相互关系的重要性，解决无力感、边缘化、污名化和劣势问题，并传递同理心、同情心和希望。

而在技巧方面，精神健康社工则侧重于以下六个方面。

（1）直接服务：在尊重和同理的基础上与案主建立关系；社会工作评估；提供社会心理干预；在人权和资源上提供倡导；个案管理；评估社区需求和资源；精神健康知识推广；联络社区中的不同机构；参与社会行动。

（2）服务管理：管理好个人工作；管理社会工作和精神健康服务；在多学科小组中提供服务。

（3）机构发展与制度变革：服务发展；与社会系统共同工作。

（4）政策：分析和发展机构政策；解释和运用精神健康政策；推动精神健康政策的发展。

（5）研究与教育：保持批判性思维；阅读研究文献以建立实证为本的专业实践；计划和施行研究项目。

（6）教育和专业化发展：践行社会工作伦理；在社工督导下推动实践；提供督导；维持专业化发展。

相对于全科社工，精神健康社工需要应对的环境更具挑战性，因此，维持和提升精神健康社工的胜任力便至关重要。首先，除了学生时代的学历教育，精神健康社工还需要接受继续教育或再培训，不断学习新技能，以应对新出现的情况（Malmberg - Heimone et al.，2016；林洁，2018）。其次，建立以循证为本的胜任力评估机制和考核机制，亦能为精神健康社工的专业化发展和胜任力保驾护航（童新梓，2017）。最后，完善社会工作职业资格认证制度，也是非常重要的一环，以中国台湾地区为例，在成为社会工作师后，可以继续参加专科社会工作师甄审，成为心理卫生社会工作师，从而更好地保证该领域社工的素质。

第六节　精神健康社会工作人才培养和能力建设

人才培养是一项长期的系统性工程，加强人才培养是社会工作发展的有力保障和重要支撑，是完善现代社会服务体系、满足人民群众个性化多样化服务需求的制度安排,是推进国家治理体系和治理能力现代化的重要内容。经过 10 多年的发展,精神健康社会工作的专业价值愈加凸显,精神健康社工业已在心理健康和精神卫生服务领域发挥了重要的专业作用。精神健康领域的社工为精神病患者及其家属提供有关社会、经济、文化、情绪、人际关系、家庭以及职业生活等方面的多元服务,也需要与精神科医生、护士、心理咨询师等多学科专业人士进行合作。精神健康社会工作涉及社会工作和精神医疗双重领域,为了使精神健康社会工作的服务效果更优化,需要系统地进行人才培养,并持续提升社工的专业能力。

一　制度建设为精神健康社会工作人才发展提供支撑

2017 年,党的十九大报告提出要加强社会心理服务体系建设,培育自尊自信、理性平和、积极向上的社会心态。2018 年,由国家卫生健康委等 10 部门联合颁布的《关于印发全国社会心理服务体系建设试点工作方案的通知》,明确要求从社会治理的高度认识和推进社会心理服务体系建设,并且指出社会工作是推进中国社会心理服务体系建设的一支重要专业队伍。同年,国家卫生健康委发布了《严重精神障碍管理治疗工作规范(2018 年版)》,要求社会工作参与到多学科团队中为严重精神障碍患者提供相关服务。国家卫生健康委分别在 2020 年和 2021 年印发了全国社会心理服务体系建设试点 2020 年和 2021 年重点工作任务的通知,进一步强调社会心理服务体系建设对于中国社会治理的重要意义。国家卫生健康委把加强应对新冠疫情工作中的心理援助和心理疏导工作也纳入社会心理服务体系建设,并要求社会工作专业力量的参与和融入。

在地方层面,以深圳为例,2017 年深圳市多部门联合印发《关于引入社会工作者加强基层严重精神障碍患者服务管理工作的意见》文件,深圳计划按照每 50 名患者配备 1 名社工的标准配备专职精神卫生社工,并开展专业领域的培训。2019 年颁发《深圳市人民政府办公厅关于印发深圳市社会心理服务体系建设试点工作实施方案(2019—2021)的通知》明确要求"壮大社会工作者队伍,开展社工管理体制改革,加强社工队伍培训。鼓励各级各类机构引入社工参与心理服务工作，各区按要求配置精神卫生社工参与严重精神障碍患者服务管理。研究建立精神卫生社工激励机制，提高社工队伍工作积极性。加强精神卫生社工队伍专业化培训、规范化管理和工作绩效考核"。

二　多元培养模式促进精神健康社会工作人才能力建设

精神健康社会工作作为涉及社会工作和精神医疗双重领域的实务领域，涉及多个层次和不同类型的多元服务，因此，精神健康社会工作人才的培育适用社会工作人才培养的基本模式，但鉴于其服务的多元性和复杂性，精神健康社会工作人才的培育还需兼顾时代性、地区性和具体性来设计匹配的人才培养模式。这里从基本模式、探索模式和定制模式三个方面来探讨深圳精神健康社会工作人才的培养。

（一）完善顶层设计

一是制度建设，推行社工注册制和学分制。为督促社工通过持续学习保证专业水平，深圳在全国率先出台并严格执行社工继续教育制度，推行社工注册制和学分制，并由行业协会以会员大会形式通过有关社工继续教育的实施细则，要求执业的社工在行业协会注册，社会工作从业者首次注册需通过行业协会和社工学院组织的上岗培训和考核，每年的续期注册须在上年度完成不少于80学时的专业学习基础上方可进行。二是平台建设，深圳成立全国首家社会工作专门学院。2015年，在深圳市委、市政府的高度重视及深圳市民政局和市教育局的统筹指导下，深圳市社会工作者协会和深圳市慈善会共同发起成立了深圳经济特区社会工作学院（以下简称"深圳社工学院"）。"深圳社工学院"是最早一批省级社会工作专业人才培育基地，是民政部、广东省、深圳市诸多培训和继续教育、课题研究、基层社会治理项目实践创新的实施单位。三是体系建设，落实专业社会工作全链条人才培育。深圳市精神卫生中心与国内外专业机构合作，对全市精神健康社工开展系列培训。培训内容涵盖相关政策和方法技巧。社工学院作为深圳社工人才培养和继续教育的重要平台和抓手，以培养社工实务操作能力为重点，按照专业人才发展路径，打造专业社会工作全链条人才继续教育体系，重点突出分领域社工人才培养和课程研发。在精神健康社会工作细分领域，建立了专项培育模型以及专业人才培养标准化体系课程。

（二）探索创新培养模式

随着线上教学技术的革新发展，特别是 2020 年新冠疫情发生后，线上教学业已成为社会工作人才培育的重要方式。"深圳社工学院"加快推进线上学习与知识管理云平台"社工网院"的建设，并建成包含远程教学、考勤管理、课时管理、线上考核等在内的"云平台"线上教学管理系统。其中，远程教学针对专业服务领域开展教学内容设计与学习闭环管理，是对传统线下培训的革新与探索。在讲师线上授课的基础上加入了学员连麦、班级讨论、课堂小测等互动环节。在精神健康社会工作人才的远程教学实践中，教学场域、讲师时空调配更加灵活，国内外精神健康社会工作领域专家学者的异地授课更加便捷。

（三）以需求为导向进行分层分类培养

精神健康社会工作服务的发展需要依托地方政策、资源和需求等多种因素。社会工作服务的购买方、业务主管部门、社会服务机构等对社工培育有不同期待。因此，精神健康社会工作者培训具有很强的目的性和地域性特征。

精神卫生部门等精神健康社会工作服务购买方对社工人才培训更看重提升其实务能力和患者服务管理水平，重视社会工作服务成效的发挥。以深圳市为例，为进一步充分发挥专业社工在精神障碍预防、治疗、康复中的专业作用，从 2016 年起深圳市精神卫生中心启动了中美精神卫生专业社会工作者培育项目，该培育项目至今已持续开展 6 年，培育对象为精神健康社会工作领域的社工骨干人员。培训从政策与发展趋势、中西结合的精神健康社工服务模式、医学人文与社会工作实务、精神卫生社工发展及前景规划等不同层面开展定向培养对象的职业轮训工作。

民政部门等社会工作业务主管部门，对社工人才培训以一线社会工作者为主，开展普适性的人才培养工作，聚焦区域社会工作者整体素质提升。以深圳市龙华区为例，由龙华区民政局主办、"深圳社工学院"承办的龙华区社会工作细分领域人才培训在 2021 年启动，2022 年发展为龙华区社工人才培育"荧光计划"，聚焦 16 个社工服务领域，对一线社工开展分批次分领域专业能力提升培训。龙华区连续 2 年针对精神健康服务领域社工开展专项培训，通过课程导入与团队建设、社会工作理论知识培训、精神健康细分领域专题培训、专题研讨与互动学习、考核与认证、成果展示与转化等方式对社工开展为期半年的拉练式培训工作，形成了模块化、精细化、系统化的社会工作培训。

社会工作服务机构为代表的服务提供方结合组织价值使命对社工人才开展定向的人才培训，重视社工的行业视野拓宽与服务能力训练，从政策落实、政府社会服务购买、项目运作、专业困境等多维度对机构精神健康社工开展深度培训。

三　精神健康社会工作人才培养建设的问题与建议

（一）主要问题

一是目前精神健康领域的社工整体专业性不够，专业服务经验尚浅，还需要更多的经验流动、积累和沉淀；精神健康领域的专业服务研发及专业人才梯队建设方面也还有很大的空间。尤其是精神健康服务领域作为社会工作专业技术领域之一，社工不仅需要参与到我国社会心理服务体系建设过程中，而且需要转变视角把社会心理服务体系建设与基层社会矛盾预防化解结合起来，这就对社工提出了更高的专业要求。二是目前精神健康社会工作服务以服务购买为主，且购买方大多重管理、轻服务，社工在实际工作过程中或缺少实践或浅尝辄止，专业性与价值感体现不足。三是不同政府系统主导采购的精神健康社会工作服务之间有重叠，服务信息和资源对接不畅，服务团队协作不足，社工服务的支持系统与联动功能有限。

（二）对策建议

一是要完善社会工作细分领域人才培养体系。其一是加强院校教育，鼓励培养具有社会工作专业技能的复合型人才；其二是完善继续教育，对精神健康社会工作领域的社工开展岗前培训和专业梯队继续教育工作；其三是加快建立健全科学的精神健康服务社会工作者认证评价制度和职业管理体系。二是聚焦精神健康社会工作者实务能力的"精""专"培养。目前，我国社会工作发展正面临从一般性服务向托底性服务转变，精神健康社会工作者的实务能力和专业能力急需提升。社工要从"会做"到"做精"，不单是需要个人持续学习以精进能力，也需要服务购买方、社工机构、行业人才培养组织等从不同角度相互配合共同为社工提供支持和助力。三是在系统中探索多专业配合的模式，明确工作权责及专业定位。精神健康领域社工在日常服务中需要与卫健系统、医疗机构、司法部门、社区、心理等相关专业人士共同开展工作，在跨专业协作的过程中，社工需要探索多学科合作的有效模式；同时也需在服务过程中不断明确专业社工的角色定位和权责边界，真正凸显精神健康社会工作的学科优势与不可替代性。

第七节　精神健康社会工作服务评估

一　精神健康社会工作绩效评估的内涵与价值取向

（一）绩效评估

绩效是工作中的常用词语，虽然国内外学者对绩效的定义结论不尽一致，但普遍认为，绩效是一种基于经济性（Economy）、效率性（Efficiency）、效果性（Effectiveness）的"3E"要素结构。绩效评估于20世纪50年代美国的绩效预算制度（Performance Budgets）中真正被运用到政府的公共管理中。当代绩效评估实质是通过科学的理论模型，考量组织或个人在一定时间内完成预期工作目标的成效及程度。在社会服务中应用的绩效评估，是促进社会服务机构工作效率、提升服务质量、提高服务对象能力和满意度的重要途径。精神健康领域的社会工作是一项比较复杂、专业难度较高且效果在短期内不易显现成果的专业工作，因此对于精神健康社会工作以及社会工作者的绩效评估不仅需要得到服务对象的反馈和监督，需要深刻回应政府政策和社会问题，更需要寻求科学合理的绩效评估模式，以此推动这项工作的顺利开展。

（二）评估的价值取向

价值取向的确定是绩效评估的首要环节，是开展评估的指导原则和实践归宿，是真正实现"以评促建"的基石。由于我国精神障碍的发病率较高、患者规模较大、精神医疗服务有效覆盖率较低，在建设健康中国、以人民健康为中心的背景下，多专业、跨学科的共同合作服务，能够更好地服务于精神障碍患者，促进患者生活质量的改善和社会功能的恢复。精神健康社会工作绩效评估的价值取向应包括下列维度。

1. 以人为本，以服务对象为中心

社会工作的服务宗旨是"助人自助"，这就意味着社工的帮助模式不仅是提供一种简单的技巧，还应有助于人们挖掘自身潜能，提升个人能力和主体意识，探索自我存在的价值和意义。一方面，仍有传统"管控式"或强势提供服务的方法，只注重"解决矛盾"或仅看重数量的绝对减少，忽视了服务对象的内心真实感受与实际需求；另一方面，面对部分精神疾病患者从医院到回归社区和家庭的过程，如何加强社会支持和引导，帮助其逐步适应社会人的状态，也需要更多人文关怀。以人为本的价值取向需要以服务对象为中心，通过真诚的接纳、关怀，与服务对象建立起互相信任的专业关系，注重发挥其潜能和主动性，避免给精神疾病患者及其家人贴上"病态"标签，更多关注到其积极与正向的一面，促进服务对象提升能量，自我改变。

在精神健康社会工作的绩效评估中，以人为本是要重视服务对象的反馈，坚持成效导向、服务对象导向的价值取向，关注到服务对象群体的特殊性，设立科学合理的途径吸纳公众广泛参与，包括服务对象、家属和社会公众。这不仅可以促进精神健康社会工作服务本身工作质量的提升，也可以促进政府部门等在设计精神健康相关工作时，在服务内容、条件、标准和服务成效上充分考虑服务对象、公众的利益和需求。

2. 多方参与，提高社会共治水平

改革开放40多年来，我国经济社会发展取得了举世瞩目的成就，同时随着社会结构的变动，也产生了社会群体多样化、利益诉求多元化等问题，如今诸多的社会矛盾和问题已经充分显示传统的"大政府"或"全能政府"不再适应现代社会发展的需要。要真正有效科学地解决社会矛盾和问题，公平地兼顾各方利益，促进社会秩序良性进步以达到和谐共赢，就必须加强和创新社会治理体系。党的十九大报告提出，要"打造共建共治共享的社会治理格局"，即通过不断厘清各方定位，使各方主体的力量发挥和作用整合最优化。政府、市场、社会各归其位、各尽其责、互相合作、相互补充，共同推动社会的良性发展，同时也推动政府的职能转变，实现"政企分开""政社分开"，提升多方参与、社会共治效能。精神障碍人士作为特殊群体，其基本情况、支持资源、治疗手段、介入措施、存在问题等各不相同，因此针对他们的开展服务不仅需要社工，同时也需要加强统筹、政社合作，动员更多力量，通过家庭、社区、卫生、残联等单位的联动，建立针对此类服务对象的服务对接机制，提供有针对性的服务。

政府通过采购或资助社会组织的形式开展精神健康社会工作，就是借助市场和社会组织的优势来配置资源，降低成本，促进科学分工。可以促进政府和社会职能的科学分配，可以更加有效提供服务，而且这个参与过程也将因为公开透明的原则和合理的选择机制逐渐成熟。在此背景下的绩效评估既有助于政府科学高效转移职能，又为精神健康患者提供精准、高质量的社会服务。

3. 强化监督，凸显社工服务成效

社会工作服务是持续的、动态的，关注的是"人的改变"，然而，对于精神疾病患者这类特殊的服务群体而言，其改变过程通常是漫长的，需要社工、服务对象及其周围支持资源付出长期努力。长期以来，在精神健康社会工作服务领域，社工如何向公众交代服务成果，项目采购方又如何科学评价和检验，一直受到政府和行业关注。

目前，大部分采购方对精神健康社会工作的评估主要关注以下方面：第一，合同履约情况，即社工机构和社工是否能严格按照双方签订的协议认真履行，主要包括指标量是否完成、人员配备资质是否符合、资金整体使用情况等，通过量化结果来呈现，这是社工在开展服务中最基本的"底线"，即完成协议任务；第二，社会影响力和服务成效，即考察社工开展服务的社会认知度、对服务对象改变、长期影响力等方面，需要社工将无形的服务具体化，通过定量和定性结合的方式，展现服务对象在接受服务过程中个人的行为、情绪、态度、认知、问题、社会功能、社会关系、身份状况和身心健康等方面的改变；第三，资金使用合规情况，即项目的专项财务审计。政府近几年不断加强对购买社会服务资金的监督和审核，资金合规性评估既可以推动政府部门制定合理、科学的预算资金制度，规范采购标准和程序，也可以推动社工服务机构等社会组织在承接相应服务后的自身财务合规管理水平，保障社会组织健康、有序、稳定地发展。

4. 以评促建，提升专业能力建设

评估的重要目的之一是发现问题，提出建议。以评促建，以评促改，以评促管。通过评估提升专业能力和服务水平。科学、专业的评估应该以专业发展现状为前提与基础，通过评估来监督和约束专业行为，完善发展机制，推动社会工作不断发挥其最大的专业效能。绩效评估从发展视角出发，可以不断提升社会工作参与公共事务管理、提供专业服务的效率与活力，为政府采购专业社会工作开阔新视野，促进中国社会工作事业的高质量发展。

二 精神健康社会工作绩效评估的现状和问题

（一）精神健康社会工作绩效评估现状

随着社会工作的发展，全国各地都开展了社会工作服务评估。精神健康社会工作服务评估是整个评估的一部分。在多年的实践中，深圳市已建立一套完整的精神健康社会工作服务评估体系。

第一，引入第三方评估，开展服务跟踪。深圳作为内地城市中最早开始引入第三方机构开展社会工作评估工作的城市之一，在机构评估、人员评估和项目评估中，均大量采用第三方评价机制，开展绩效跟踪评价。精神卫生社会工作的各采购方也积极引入第三方机构，结合项目特色，依据购买双方签订的合同，通过问卷调查、实地走访、电话访谈等途径收集评估信息，对社会服务机构及其承办工作落实情况进行跟踪监督，对项目资金使用情况、组织实施情况、服务效果和项目产出等绩效目标开展科学评价。

第二，完善指标体系，评估方式多元。第三方评估机构在尊重专业特性的基础上，设置评估指标体系，评价主体包括服务采购方、服务适用方和第三方机构，在评估的过程中主要通过问卷调查、焦点访谈、电话访谈等方式进行数据和信息的收集，对各项指标进行科学评分，撰写绩效评估报告，力求全面、客观地反映社工在开展服务中遇到的问题以及取得的成效。目前，针对精神健康社会工作服务的评估体系主要由机制建设、专业建设、协议履约、项目影响力和财务等一级指标构成，细化到可量化操作的若干三级评估指标，均科学合理设置分值，最终综合评判。

第三，评估目标明确，注重操作性。通过对单个精神健康社会工作服务项目的评估，促进机构内部治理完善，提升专业人才队伍培养水平，提高资金使用效率，具有较强操作性。评估结果的应用也是购买方进行项目续期、协议续签的重要参考依据，评估结果的好坏意义重大，可以促进社工机构和社工提升对评估工作的重视。

（二）精神健康社会工作绩效评估存在的主要问题

评估内容与指标体系不够完善。首先，从全国范围来讲，针对精神健康社会工作服务的评估没能建立统一、标准化的权威评价体系，开展购买服务的各地市更多的是针对自身购买服务要求和社会工作发展情况设计评估内容，操作起来规范性不高，也缺乏权威的界定。其次，评估内容不够完善。目前针对精神健康社会工作的评估多聚焦在工作完成度本身，作为开展此项工作的社会工作者的工作能力、工作态度、价值观等方面，往往被忽视，这给精神健康社会工作人才队伍的培养带来一定困难。

评估主体作用未能充分发挥。目前针对精神健康社会工作的成效评估同其他领域的社会工作开展评估类似，均为委托第三方的形式开展，目的是希望公正、客观地呈现工作结果，有效弥补单一政府监管的不足。但是在组织评估时，涉及政府评估主体、社会公众评估主体以及第三方评估主体的评估角度和承担比例的设计不够科学，最终呈现某一方评分过多，但某一方作用体现不明显的问题。同时，在第三方评估机构的确定上，通常是通过政府公开招标的方式来裁定，未能充分体现社会公众的意志。随着精神健康社会工作服务领域、范围不断拓展，对绩效评估的要求和精度也不断提升，对第三方评估的专业性也提出挑战。

缺乏公众监督决策机制与环境。由于精神健康社会工作的服务对象特殊，更需要"以人为本"的工作理念，这就要求在评估中也能建立畅通的社会公众表达机制，充分体现服务本身在回应社会问题时的价值取向。然而在实际中，社会大众还没有一个比较畅通的渠道和沟通机制深入了解精神健康社会工作服务现状，了解精神疾病患者的问题和困难，也就难以对服务的开展做出科学的评判。评估工作体现多为服务采购方或政府的意志，评估结果既不公开，也难以被多方有效利用，造成资源浪费。

三　精神健康社会工作绩效评估的建议

（一）"绩效评估"与"人员评估"统筹兼顾，丰富评估内容

目前，针对精神健康社会工作的绩效评估工作的定位，在本质上，都偏向于"项目评估"，所以评估的内容主要围绕服务效果、服务指标完成、服务满意度和社会效益等方面。但实际上为了促进精神健康社会工作服务系统的整体提升，不仅要评估服务本身的质量和成效，还应关注服务体系、机制的建设，关注服务提供者的能力与水平，这三者紧密相关、互相促进。因此，应该在精神健康社会工作评估内容和指标的设计上注重层次性与独立性、全面性与特殊性相结合，在"机制建设"上，关注政府职能转变、组织保障、政策目标的达成度等；在"服务绩效"上，关注服务本身的质量、完成度、社会影响力等；在"人员评估"上，关注服务提供者，即社工团队的专业价值伦理、服务技能、心理状态等。只有通过全面而立体的评估内容设计，才能进一步促进精神健康社会工作从购买到实施再到发展的有机统一。

（二）标准化绩效评估流程，推进评估有序运行

现阶段针对社会工作的绩效评估工作基本已经引入了第三方评估机制，相对于过去单一的政府主体监管，这种方式在一定程度上提高了评估结果的客观性、公正性和公信力。但是，由于第三方评估机构本身组织发展程度有差异，其管理规范、评估能力、评估人才等也是参差不齐，因此，为保证评估质量，达到最优效果，必须设置规范、标准化的评估流程。从明确评估需求、选择第三方评估的机制、评估开展实施到服务后续跟进，政府、社会、公众、第三方评估机构都需要明确各自职责，扮演好各自角色，只有将评估流程标准化和规范化，政府购买精神健康社会工作的绩效评估才能得到可持续发展。

另外，在评估开展中，如何运用相关技术确定评估指标、确定绩效标准、制订评估方案、实施评估、评估反馈等评估流程也必须通过不断规范化的管理，才能从每一个环节上找到最佳操作方案，有利于社会各界对评估的各个环节开展监督。

（三）建立绩效评估的长效机制，加强工作创新

精神健康社会工作绩效评估的根本目的是对服务对象提供更加优质的服务，提升社会建设水平，而绩效评估的结果往往是针对某一次购买或某一个单独的项目服务呈现的，所以，要实现提升服务对象能力、促进社会发展的根本目的，必须是通过持续且稳定的评估机制才能反映出这项工作的开展情况。这个体制应该是动态的，不是一劳永逸、一成不变的，是要随着经济社会发展和精神健康事业进步而不断调整的。因此要推动形成多主体参与的机制，从服务提供者、服务使用者、到社会公众力量，激发多主体的积极性，才能保证绩效评估工作的运行顺利。

绩效评估是一个系统性工程，离不开多方面的支持与参与，就发展现状而言，推动建立评估与服务紧密相连的沟通机制、注重评估工作的信息化建设、加快评估配套措施的建立和完善，都是推进精神健康社会工作服务不断发展的重要因素，这在今后相当长的一段时间内，都可以作为从业人员的重大任务和使命。

（四）构建完善的精神健康社会工作绩效评估体系

精神健康社会工作服务评估，解答的是"什么样的服务是合格的精神健康社会工作服务"的问题。因此，应着眼于精神健康社会工作服务的全流程，针对精神健康社会工作的服务策划、服务执行和服务成效进行相关评估。在精神健康服务策划层面，考察服务对需求把握的精准程度、服务专业性、服务人群的精确定位、目标设定的科学性服务方案具体规划等。在精神健康服务执行层面，考察服务提供或项目执行的过程和形式以了解其进行方式，以及服务或项目活动是否达到预期目标，服务方式或项目执行是否有效或高效率地达到目标，从而确定服务或项目执行过程的优缺点。在服务成效评估中，考察服务质量、完成情况、政策契合度、社会影响力、服务评价等。

精神健康社会工作者评估，解答的是"什么样的社工是合格的精神健康社会工作者"的问题，应从考察、提升入职匹配程度入手，力争从精神健康社工的知识技能、性格、心理素质、伦理价值观、个人发展等层面，多角度勾勒出对合格精神健康社工的要求。

精神健康社工服务及社会工作者的评估资料主要通过以下方式获得，包括实地观察、访谈、座谈会、量表、查阅服务开展记录及其他相关资料。在评估过程中，根据评估内容的不同，选择合适的资料获取方法，并注重方法间的结合，力争全面客观地了解精神健康社会工作服务及社会工作者的实际状况。评估采用多方参与，综合打分的形式，有利于最广泛地收集精神健康社会工作服务成效的相关内容。

四　精神健康社会工作者服务评估

（一）精神健康服务方案策划评估

1. 精神健康服务方案概述

方案是有明确目的、具体目标和周密执行进度等具有很强可操作性的计划。精神健康服务方案是精神健康社会工作者针对精神健康服务对象，解决其某个或某些的困难或问题，在满足购买方的服务需求情况下制订的包含目的、具体目标和翔实执行进度、财务预算及评估方法等可操作性强的计划。制订操作性强的计划前要对精神健康服务对象问题或困境进行需求评估，明确服务目的，制定对应的服务目标，形成有效的服务策略，解决精神健康服务对象问题或困难，满足精神健康服务对象的需求。方案策划是做好精神健康服务方案核心内容，下面将对精神健康服务方案策划的需求评估、服务策略、精神健康服务对象定位，总目标设定、过程目标设计及具体规划进行探讨和阐述。

2. 需求评估

精神健康服务对象面对的问题相对其他服务对象往往更加复杂和多元，精神健康服务对象的需求是从我们发现的某些困境或问题中评估而来，社会工作者依据具体需求形成有效的服务方案，来改变、减轻、解决或预防服务对象面对的危机或问题。

英国约克大学教授 Bradshaw（1972）将需求分为四大类别：一是规范性需求：指专业人士或专家采用一种标准、规范或准则来对需求进行评量或评估；二是感觉性需求：指服务对象内心感受到有此需求；三是表达性需求：指服务对象表达出来的需求；四是比较性需求：指比较目标对象人群类似的情境与服务差距所存在的需求。精神健康社会工作者可评估以上四类需求，如辖区精神健康服务对象所处困境及问题，评估出来的需求符合三个及以上需求分类特征，那么这个需求是非常迫切的。社会工作者可以通过问卷调查、文献研究、个案研究等方式开展需求评估，从而策划和设计满足需求的有效的服务方案。

3. 专业依据及服务策略

精神健康社会工作者的服务策略主要来源以下三个方面：一是通过学者或专家形成的文献及理论研究成果；二是服务方案实践形成的专业经验；三是由资深的社工规划。

4. 精神健康者精确定位

在实务理论指导下，开展服务需求评估并形成服务策略前，最重要的是聚焦面对同类问题或困境的精神健康服务对象，特别是精神健康服务对象面对的复杂和多元问题。往往一个服务方案并不能解决所有服务对象的问题，而是处于同类困境或问题的服务对象才是我们服务方案的核心服务对象，同时结合采购方需求确定的具体目标对象。

5. 服务方案的目标设定

明确了目标服务对象所处的困境或困难，运用专业理论或模型进行专业分析和评估服务需求，接着就要明确目的和目标，方案目标设定是可衡量及可观察的一种行为指标，运用 SMART 原则，多为成效取向。

目的和目标设定和撰写范例如下。

方案目的例句：延长××社区精神康复者病症复发间隔时间。

方案目标例句：在××年××月××日前，经过为××社区至少10 位精神康复者开展 6 个月的自我管理能力提升服务，90% 的服务对象延长病症复发间隔 1 个月及以上（依据近两年病症复发频率作为评估基线，运用统计参与服务 6 个月服务的精神康复者的病症复发频率进行比较来评估）。

6. 服务方案的过程目标

确定方案目的和目标，是针对目标服务对象的行为、技能、态度、价值、信念、知识和状态作出改变。为达到目标需制定方案过程目标，即促使服务对象达到期望改变而提供的服务活动或内容。

例句，在××年××月××日前为××社区至少 10 位精神康复者开展 6 个月的自我管理能力提升服务。

7. 服务方案具体规划

完成过程目标后，要制订实现过程目标的计划或活动，可采用图表列明各项目活动、负责人及推进期限。范例如表 6-1 所示。

表 6-1　　　　　　　　　　服务方案的目标和计划

过程目标	计划或活动
在××年××月××日前为××社区至少10位精神康复者开展6个月的自我管理能力提升服务	1.1 开展自我管理小组服务 1.2 开展服药知识系列培训 1.3 开展康复互助工作坊 1.4 开展体育健身计划 1.5 开展心理疏导计划

（二）服务方案执行评估

服务方案执行评估属于社会工作过程评估，是指在项目实施过程中开展的评估活动。服务方案执行评估在一定程度上能为服务项目搭建及时、定期的探讨和交流促进机制，持续提升服务质量，使服务持续健康发展。

1. 服务方案执行评估的意义

协助监督服务方案活动和工作的安排，检验精神健康服务是否按照预期方案和目标顺利进行，深入了解服务效果。在评估中发现服务方案执行中存在的问题，为服务方案的执行和进一步完善提供实践指导，根据实际情况，及时调整精神健康服务方案，改善服务方式和内容，帮助服务顺利开展。通过执行评估，提升整个服务方案质量水平，为继续开展此类服务方案提供经验，有效推动精神健康类服务的自我完善和发展。

2. CIPP 评估模型

20 世纪 60 年代末 70 年代初，美国学者斯塔弗尔比姆在对泰勒行为目标模式进行反思的基础上提出了 CIPP 评估模型，该模型是一种绩效问责取向的评价模式，由背景评估、输入评估、过程评估和结果评估四种评估方法组成。CIPP 评估模型理论具有全面性、灵活性特点，全面性是指该评估模型理论包括背景评估、输入评估、过程评估和结果评估四部分内容，综合使用可以为服务项目进行一个全方位的客观评估，有助于评估主体全面了解服务项目的具体情况；灵活性是指评估主体可以依据自身评估需求选取该理论中某个评估方法对服务项目进行阶段性的评估。

3. 服务方案执行评估的内容

对于一个精神健康服务方案执行评估来说，主要内容包括服务内容管理、提供服务的方式、数量和质量、服务资源链接和利用等。根据CIPP模型理论中过程评估的目标和内容，并结合精神健康服务方案策划过程中的实际发展需要和服务对象实际需求，精神健康服务方案执行评估有以下四个方面的内容。

（1）服务执行团队：服务执行团队主要是指服务团队的人员组成情况和管理情况，包括服务团队的管理、服务人员的职责分工、服务人员的培训、专业性以及服务督导情况。

（2）活动开展情况：活动开展情况主要包括服务内容和服务方式。服务内容是指具体提供的服务是什么？是否按照方案计划开展？提供的什么服务方式？是否符合服务对象的需求？是否有利于服务方案目标的实现？

（3）资源的链接和使用：资源的链接和使用主要是指团队成员链接到哪些资源？如何运用资源为服务对象提供服务？链接到的资源是否顺利推动方案实施？是否有效的资源？

（4）服务提供情况：在方案实施过程中，服务提供是否满足服务对象需求？服务提供的质量如何？服务质量是否达到方案预期？

4. 服务方案执行评估的流程

（1）根据服务评估内容建立合适的评估框架，完善评估指标体系。建立一套可量化可操作的细化评估标准，设置合理的考核和任务指标。要充分考虑到精神健康社会工作行业的发展状况，服务对象的实际需求，避免指标设置的片面化，评估要和任务指标紧密联系，同时也要不断调整，更准确反映行业的发展状况。建立适合实际发展状况的指标体系。

（2）建立科学的评估程序。在评估过程中，要注重服务的效果以及服务对象的反馈。对服务成效的测量，不仅通过对社工的服务记录以及资料方面的评估，最好还能对开展服务的整个过程进行评估，评估过程中要注重专业服务的反思和研究。

（3）健全评估反馈机制。要让评估结果得到有效利用，完善反馈的形式，评估反馈中，评估方要将服务的优势和不足反馈，遇到有争议的观点，评估应解释判断的依据；保持反馈内容的有效性。

（三）服务成效评估

精神健康社会工作服务成效评估指标体系的建设，旨在更深入全面地了解目前精神障碍患者社会工作的服务质量和服务水平，从而在现有服务的基础上，进一步提升服务的专业性。相较于其他领域，在评估体系针对精神健康领域，应更加注重该评估指标体系对于未来精神健康社会工作发展方向和服务规范的引导作用。通过查阅相关文献发现，在众多的评估模型中，系统评估模型（The Evaluation Model of System）（见图6-2）运用比较广泛，通常用来解释人类服务项目如何运作，一个完整的成效评估指标体系应该包括输入、过程、输出以及反馈四个部分。

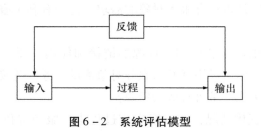

图6-2　系统评估模型

一方面，精神健康社会工作服务是一个动态的过程，因而对其评价也应该是一个过程，从前期投入、建立专业关系，到需求分析、收集资料进行初步评估、制订工作计划、开展社会工作服务进行介入和最终项目评估与终止几个环节，每个环节都需要进行评估。另一方面，开展精神健康社会工作服务是一项系统性的工作，评估服务的成效也应从系统性的角度出发。

精神健康社会工作服务成效评估指标体系可以根据输入（服务投入评估）、过程（服务过程评估）、输出（服务产出评估）和反馈（服务影响评估）四个方面内容，概括为如表6-2所示的指标体系。

表6－2　　　　　　精神健康社会工作服务成效评估指标体系

输入 （服务投入评估）	基础条件	基础设施
		基本制度
		专业人员队伍建设
		资金、资源投入
过程 （服务过程评估）	服务管理	需求调研和服务设计
		项目和品牌设计
		服务执行记录
		培训及督导记录
		档案管理
输出 （服务产出评估）	服务质量及 完成情况	项目合同履约情况（量化指标、人员配置等）
		服务总结与反思
		服务成果及品牌打造
反馈 （服务影响评估）	政策契合度	服务与精神健康社会工作相关政策的契合情况
	社会影响力	媒体宣传
		服务获奖
		服务研究成果
		资源整合
	服务评价	购买方评价
		服务对象、家属评价

五　精神健康社会工作者个人专业素质评估

（一）精神健康社会工作者知识技能评估

在精神健康社会工作开展实务过程中，精神障碍患者及其家属所面临的问题往往呈现出复杂性和多样化，这就要求精神健康社会工作者除了掌握社会工作的知识和方法外，还需要了解精神病学、医学、心理学、社会学等相关知识，强调了精神健康社会工作者的多重专业性。

1. 精神健康社会工作者任职资质评估

《社会工作服务项目绩效评估指南》（MZ/T059—2014）指出，在项目实施中，能否有效地配备与使用专业人员是保证项目实施的重要前提。因此从事精神健康社会工作者资质评估，应当分别从学历、专业背景、执业资格及岗前知识培训考核等方面对其任职资质予以规定及要求。第一，至少应取得社会工作专业或社会学、医学、心理学、精神病学等相关专业本科以上学历。第二，获得国家颁发的社会工作者职业水平证书。第三，经过精神卫生和社会工作相关专业知识岗前培训并考试合格，掌握与精神卫生相关的法律法规和政策，具备开展精神卫生社会工作服务所需的精神病学和心理学等方面的基本知识。部分地区可根据各自地方政策差异及人才资源库予以完善。

2. 精神健康社会工作者专业知识评估

（1）社会工作专业知识。社会工作学是社会工作者最重要的专业知识，是开展社会专业工作的必要条件。精神健康社会工作者应当掌握社会工作学科内的基础知识和实务方法，能运用个案、小组和社区等专业手法对不同服务对象实施介入与干预，并恰当运用社会资源对服务对象进行帮助。

（2）精神病学专业知识。异常精神活动的表现称为精神症状。精神障碍的症状学是学习精神疾病的基础，亦是熟悉精神卫生工作的前提。精神健康社会工作者需要了解和掌握精神病学常见疾病的基本常识，熟知六种严重精神障碍的症状及基本诊疗过程、常见药物治疗及其引起的副作用，熟悉精神障碍患者风险等级评估等内容。

（3）心理学基础知识。了解主要心理流派的基本理念及适应症，会使用基本的心理沟通和咨询技巧，熟悉发展心理学中个体各阶段发展特点、基本需求、常见问题等，熟知心理因素、家庭环境对疾病产生的影响和精神障碍存在的社会心理反应，如精神障碍患者面临婚恋、生育等问题所产生的困扰时，能对患者及家属的简单心理需求做出回应和支持。

（4）医学基础知识。学习慢性病、基础性疾病的相关知识，了解精神卫生相关医疗体系对精神健康社会工作者开展服务具有一定的帮助。例如，大部分的精神障碍患者常合并高血压、糖尿病等慢性病或因长期服用精神类药物引起肥胖等副作用，在患者及家属有需要时提出预防性的建议，及与精神卫生多学科团队的成员进行必要的合作和转介是非常必要的。

（5）法律法规知识。熟悉并掌握如《中华人民共和国精神卫生法》《社会救助暂行办法》《严重精神障碍管理治疗工作规范（2018 年版）》

等国家法律法规，各地医保、残联、民政等对重性精神障碍及其他精神障碍的救助政策，如住院救助、服药救助、精神残疾评定等；并能根据患者的情况协助其申请相应的救助项目，有针对性地为患者及家属链接社会资源。

3. 精神健康社会工作者专业能力评估

精神健康社会工作需要较强的专业工作能力，包括独立开展个案咨询和管理、策划和领导小组、组织实施社区工作等的能力，具备团队合作能力、独立工作能力和人际关系处理能力。精神健康社会工作者需要掌握和提升日常工作中所需的普遍技能，包括但不限于沟通协调能力、危机识别与风险评估能力、支持与转介能力、个案管理和资源链接等。

（二）精神健康社会工作者性格评估

性格是一种较为稳定的个性心理特征，它在人们对现实采取的态度和习惯性的行为方式中体现出来，是与社会密切相关并在后天环境中形成的一种人格特征。精神健康社会工作者在其特定的工作环境中开展服务，一些稳定的性格特征会成为他们的核心竞争力。精神健康社会工作者核心的性格特征包括以下几个方面。

（1）在情绪稳定性方面，精神健康社会工作者较少出现焦虑、压抑、冲动等情绪波动，他们的情绪更加稳定和成熟。

（2）在外向性方面，精神健康社会工作者面对的大多是有敏感人群，他们的性格更加热情、活跃、乐观和善于社交，具有明显的外向性。

（3）在开放性方面，精神健康社会工作者同时能够智能性地适应不同类型的突发状况和场景，开放程度高。

（4）在随和性方面，精神健康社会工作者应该更加地随和，值得信任。

（5）在谨慎性方面，精神健康社会工作者每天要处理的事情多数涉及服务对象的隐私和各种政策法规细节问题，需要谨慎小心、严格自律，做事讲证据有条理就是其性格的标配。

（三）精神健康社会工作者心理素质评估

精神障碍患者由于其疾病的特殊性、面临问题的复杂性，常因疾病、情绪、家庭、医患沟通及其他不明原因，会出现情绪激动、行为冲动甚至暴力攻击行为，甚至演变为恶性社会事件，这也使精神卫生问题作为一个社会重点问题受到国际社会的普遍关注。而精神健康社会工作作为主要面向精神障碍患者服务的专业，在服务过程中或服务结束后均面临着不同类型的风险。因此，对于精神健康社会工作者来说，具备良好的心理素质，如在服务过程中具有较强的随机应变能力、心理承受能力和心理稳定性；在精神障碍患者发生不良恶性事件时可以采取积极有效的措施，并能迅速调节不良情绪或心理，将负性影响或心理伤害降至最低，是其作为一名精神健康社会工作者不可或缺的一部分。

心理素质一般包括能力素质和人格素质。这里的良好心理素质特指与心理健康相关的心理健康素质。核心心理健康素质（psychological core health diathesis）是影响心理健康的核心特质。核心心理健康素质仅由"自我概念""人际素质""坚韧人格""心理弹性""情绪性"5种人格特质组成。

（1）自我概念。是主体我对客体我各个方面或整体的知觉、看法和评价，自我调控能力对维护心理健康起到重要作用。

（2）人际素质。指个体借助人际交往或沟通，与他人建立并维持良好的人际关系所需要的个性心理品质或人格特质，主要包括合群性、亲仁性、利他性、共情性和友善性5个方面。

（3）坚韧人格。用以描述面对高度的生活、工作压力，但由于一系列的态度、信念和行为倾向而使自己免于疾病困扰的个体。

（4）心理弹性。个体在经历重大应激事件后，能够帮助个体从这些应激事件所造成的心理创伤中恢复到应激前功能状态的人格特质。

（5）情绪性。个体在不同情境中持续体验到的反应模式，主要包括情绪内容（积极或消极）、情绪强度（稳定或不稳定）及情绪表达（表达或不表达）三个方面。

通过对上述5种人格特质进行评估测量，有针对性地借助心理测验量表等测量工具，客观地了解从事精神健康社会工作者心理素质的发展水平和均衡程度，有助于更好地评估从业人员对精神卫生社会工作的胜任力。

（四）精神健康社会工作者伦理价值观评估

社会工作伦理是指导从事社会工作专业人员正确履行责任义务并预

防道德风险的一套行为规范和要求。2013 年中国民政部发布《社会工作者职业道德指引》。2020 年深圳市发布《深圳市社会工作伦理指南(T/SZSWA004—2020)》。精神健康社会工作者在开展具体工作中应当遵守相关指引。

精神健康社会工作由于服务对象的特殊性，服务过程中往往受到法律法规和政策影响，容易与国人固有的传统文化理念相冲突，它可能与社会工作价值和伦理一致，也可能不一致，导致精神健康社会工作者在专业服务过程中面临着伦理困境、伦理抉择等诸多伦理议题，从而陷入两难的境地。不合乎伦理的专业实践会受到专业机构、同行和组织的制裁，这些都基于伦理原则，伦理原则往往难以改变。

评估方通过面谈、服务对象意见反馈及需求问卷调查等形式，从七个原则来评估精神健康社会工作者在专业服务过程中的伦理价值观是否得当。

（1）保护生命原则。此原则高于其他伦理原则。例如，在咨询和随访中了解到精神障碍患者存在自杀行为或威胁他人生命安全的计划时，精神健康社会工作者应将相关信息或资料报告多学科团队和主管部门，并做好预防和保护工作。

（2）平等对待原则。保持宽容和尊重的态度，接纳和平等对待服务对象；不因精神障碍患者疾病、民族（种族）、性别、性取向、职业、宗教信仰、社会地位、教育程度、财产状况等因素而有所差异。

（3）案主自决原则。一是承认精神障碍患者有自己选择和决定如何处理其本身问题的权利，并告知其应为该决定承担相应后果，如婚恋、生育权；但当其自我决定违背法律法规或产生可预见的严重后果时，精神健康社会工作者应及时干预和限制案主的自决权，必要时将相关信息报告主管部门和学科团队。二是相信精神障碍患者有自我成长和不断进步的能力，充分尊重服务对象的意见和决定。

（4）最小伤害原则。一是避免服务对象的生理或者心理受到伤害；二是当伤害不可避免时，选择容易获得弥补的方案；三是在任何情况下，不得与服务对象发生不必要的身体接触或发展超出专业关系的个人感情。

（5）多元化原则。人在情境中，精神障碍患者的治疗与康复既要考虑个人层面，也要考虑社会层面。充分尊重服务对象的独特性和差异性、多元文化背景和行为特质；从而为服务对象提供个性化的服务。

（6）隐私保密原则。一是不向无关人士泄露服务对象的个人信息以及和服务相关的隐私信息；二是当遇到保密例外情况时，精神健康社会工作者应将泄密程度控制在最小范围内。

（7）知情同意原则。此项原则应为一个动态评估的过程。精神健康社会工作者提供服务时应当首先取得服务对象的知情同意；当服务对象因为疾病影响缺乏自知力时，应先取得服务对象法定监护人的知情同意权，并确保该决定符合服务对象的最佳利益。其次尊重服务对象知情权，保证服务信息的公开公正，确保服务对象在接受服务过程中，了解自身和机构的权利、责任和义务，以及所获服务内容的介绍和可能由此产生的结果。

上述七条原则是评估精神健康社会工作者在开展专业服务过程中是否实践该伦理价值观的重要依据与准则。

（五）精神健康社会工作者个人职业匹配度评估

精神健康社会工作者需具备以下五个方面的职业要求。

（1）明确的身份认同。每个人在生活和工作中都会扮演不同的角色，有一定的身份定位，作为精神健康服务领域的工作者，开展服务时刻要记住的专业身份，认同这个专业角色，才能更好地做好服务，因为价值观指引行为，同时价值观与身份同时存在，如医生的角色匹配了救死扶伤的价值观、警察的角色匹配了维护社会的稳定价值观等，有了身份认同和核心的价值观匹配，社会工作者才能在实际工作中履行职责，用生命去影响生命。

（2）遵循专业的价值观。价值观是社会工作者所持有的评判助人活动的一套专业理念，包括社会工作者对助人活动的看法、对服务对象的看法以及对自己的看法等。价值观指引我们做和不做一件事，也决定了我们对于一件事情是敷衍还是认真。因此，秉持社会工作专业的价值观是社会工作者的基本准则，否则在服务中，社工容易排斥服务对象，不能接纳服务对象。

（3）专业的服务能力。面对精神障碍患者这类群体及家属，他们的主要问题和一般的社会工作服务对象有较大的差距，需要我们专业社会工作者有一定的专业能力，此能力包括建立关系能力、促进和使能的能力、评估和计划的能力、提供服务和预防的能力、在组织中工作的能力、发展专业的能力，没有一定的专业服务能力，想要做好一名精神健康社会工作者很难。

（4）良好的学习能力。社会工作者面对的是精神障碍患者本人、家属，社区五位一体及政府相关部门，他们的需求是多元化且复杂，没有一个固定的模式和服务理论，还需要我们精神健康领域社会工作者能够在工作中学习，在学习中工作，不断地夯实自己的专业能力，在现实的条件下实践相关的服务理论，促进服务在地化，把经验转化成自己的能力。

（5）跨专业团队协作力。精神健康社会工作者服务对象的需求，按照当前的服务模式，在基层工作中，一般是与多部门通力合作，同时，还需要与其他政府相关部门沟通协调，这需要精神健康社会工作者与基层服务工作者进行跨领域合作，以保证服务顺利进行。

评估方按照社工入职匹配的基本要求，从明确的身份认同、遵循专业的价值观、专业的服务能力、良好的学习能力、跨专业团队协作力五个方面对社工进行评估，以确保入职精神健康社会工作者是否符合精神健康领域的服务标准（见表6-3）。

表6-3　　　　**精神健康社会工作者个人职业发展评估**

姓名		岗位		工作地址	
工作内容					
评估指标	类型	具体评分标准			分数
	专业身份的认同（20分）	是否认同专业社会工作者角色； 在实际的工作中是否能够以专业而社会工作者的身份开展； 是否能够接纳精服务对象			
	遵循专业价值观（20分）	是否遵循国家的核心价值观； 是否能够遵循机构的文化价值观； 是否能够遵守社会工作的专业价值观； 个人价值观与专业服务领域的价值观是否吻合			

续表

姓名		岗位		工作地址	
工作内容					
评估指标	专业的服务能力 （20分）	是否有良好的沟通能力； 是否有良好的协助能力； 是否有良好的组织能力； 是否有良好的策划能力； 是否有良好的专业能力			
	良好的学习能力 （20分）	是否在实际工作中主动学习； 是否实际工作主动参与培训； 是否主动进行专业研究			
	团队的协作能力 （20分）	是否能够与团队相处融洽； 是否能够协同团队共同发展； 是否能够与他人建立良好的人际关系； 是否有良好的组织协调能力			
总分					
评估结果	是否聘用意见			考核人： 日期：	
评估分数 要求	评估结果 90—100 分（优秀）；70—89 分（良好）；60—69 分（一般）；60 分以下（不合格）；70 分以上为良好，可以聘用				

参考文献

1. 蔡政忠、李嘉仪：《当代中国社会工作专业教育与职业发展问题研究》，空中大学 2014 年版。

2. 陈葵、成元君：《社会工作继续教育现状与发展》，社会科学文献出版社 2013 年版。

3. 陈丽欣：《台湾社工大学毕业生专业胜任能力完备性与机构实习成效之研究》，《复兴岗学报》2009 年第 96 期。

4. 陈武宗、张玲如：《社会工作专业组织治理，继续教育及国际接轨》，《社区发展季刊》2008 年第 120 期。

5. 程胜利：《瑞典社会工作》，中国社会出版社 2013 年版。

6. 冯启明、韦波、陈强、潘润德、陈秋明、黄国光：《广西农村少数民族居民精神疾病流行病学分析》，《中国公共卫生》2011 年第 4 期。

7. 甘炳光、关锐煊：《社工入职条件入训练》，集贤社 1985 年版。

8. 关锐煊：《社会工作的发展和专业化过程》，周永新主编《社会工作新论》，香港商务印书馆 1994 年版。

9. 黄耀明：《社会工作本土化与中国传统文化》，社会科学文献出版社 2012 年版。

10. 黄哲：《香港社会工作发展与历程》，《云南民族大学学报》（哲学社会科学版）2009 年第 26 卷第 6 期。

11. 林洁：《社工专业胜任能力养成之探讨——医学与社会学跨领域训练》，硕士学位论文，中山医学大学，2018 年。

12. 林万亿：《当代社会工作：理论与方法》，五南图书出版股份有限公司 2006 年版。

13. 刘怀玉：《社会工作者在社区服务中的专业性困境分析》，硕士学位论文，厦门大学，2017 年。

14. 刘继同：《中国重大灾害事故，突发事件医疗救援体系与精神卫生社会工作》，《社会科学研究》2009 年第 1 期。

15. 马丽庄：《精神治疗社会工作》，香港商务印书馆 1994 年版。

16. 《中国社会救助制度的变迁与评估》，中国民政部官网 2005 年发，摘自：http：//www. gov. cn/ztzl/2005 - 12/31/content＿ 143826.

htm。

17. 舒方甜：《禁毒社会工作者胜任力模型的构建》，硕士学位论文，华中师范大学，2019 年。

18. 童敏：《社会工作本质的百年探寻与实践》，《厦门大学学报》（哲学社会科学版）2005 年第 5 期。

19. 童新梓：《社区社会工作者胜任力研究——以南京市 Q 区为例》，硕士学位论文，南京大学，2017 年。

20. 王思斌：《社会工作导论》，高等教育出版社 2004 年版。

21. 杨克：《美国社会工作》，中国社会出版社 2014 年版。

22. 易松国：《做好社会工作职业伦理规范的"守门员"》，《中国社会工作》2017 年第 16 期。

23. 易松国：《社会工作认同：一个专业教育需要正视的问题》，《学海》2019 年第 1 期。

24. 张燕：《舆情分析｜中国社会工作发展历程与现状》，《社工中国》，摘自：http：//news. swchina. org/public/2017/1009/29986. shtml。

25. 格里·斯托克：《作为理论的治理：五个论点》，《国际社会科学杂志》（中文版）1999 年第 2 期。

26. 托马·穆里埃斯：《协同治理：读菲利浦·莫罗·德法尔日著作的笔记》，江苏人民出版社 2006 年版。

27. 俞可平：《重构社会秩序走向官民共治》，《廉政文化研究》2003 年第 4 期。

28. 朱纪华：《协同治理：新时期我国公共管理范式的创新与路径》，《经济管理干部学院学报》2010 年第 1 期。

29. Angermeyer, M. C., & Dietrich, S., "Public Beliefs about and Attitudes Towards People with Mental Illness：A Review of Population Studies", *Acta Psychiatrica Scandinavica*, 2006, 113（3）.

30. Bao, Y., Zhou, K. Z., & Su, C., *Face consciousness and risk aversion：do they affect consumer decision – making?*, Psychology & Marketing, 2003.

31. Brohan, E., Slade, M., Clement, S., & Thornicroft, G., *Experiences of mental illness stigma, prejudice and discrimination：a review of*

measures, BMC health services research, 2010.

32. Chan, S. K. W., Lee, K. W., Hui, C. L. M., Chang, W. C., Lee, E. H. M., & Chen, E. Y. H., *Gender Effect on Public Stigma Changes Towards Psychosis in the Hong Kong Chinese Population: A Comparison Between Population Surveys of 2009 and 2014*, Social Psychiatry and Psychiatric Epidemiology, 2017.

33. Chien, W. T., Yeung, F. K., & Chan, A. H., *Perceived Stigma of Patients with Severe Mental Illness in Hong Kong: Relationships with Patients' Psychosocial Conditions and Attitudes of Family Caregivers and Health Professionals*, Administration and Policy in Mental Health and Mental Health Services Research, 2014.

34. Chronister, J., Chou, C. C., & Liao, H. Y., *The Role of Stigma Coping and Social Support in Mediating the Effect of Societal Stigma on Internalized Stigma*, *Mental Health Recovery*, *and Quality of Life Among People with Serious Mental Illness*, Journal of Community Psychology, 2013.

35. Chung, K. F., & Wong, M. C., *Experience of stigma among Chinese mental health patients in Hong Kong*, The Psychiatrist, 2004.

36. Corrigan, P. W., & Watson, A. C., *The Paradox of Self – Stigma and Mental Illness*, Clinical Psychology: Science and Practice, 2002.

37. Corrigan, P. W., Kuwabara, S., Tsang, H., Shi, K., Larson, J., Lam, C. S., & Jin, S., *Disability and Work – Related Attitudes in Employers from Beijing*, *Chicago*, *and Hong Kong*, International Journal of Rehabilitation Research, 2008.

38. Corrigan, P. W., Watson, A. C., & Barr, L., *The Self – Stigma of Mental Illness: Implications for Self – Esteem and Self – Efficacy"*, *Journal of Social and Clinical Psychology*, 2006.

39. Drapalski, A. L., Lucksted, A., Perrin, P. B., Aakre, J. M., Brown, C. H., DeForge, B. R., & Boyd, J. E., *A Model of Internalized Stigma and Its Effects on People with Mental Illness"*, *Psychiatric Services*, 2013.

40. Freeman, *Collaborative Governanceinthe AdministrativeState*, UCLA

Law Review, 1997.

41. Freidl, M., Piralic Spitzl, S., & Aigner, M., *How Depressive Symptoms Correlate with Stigma Perception of Mental Illness*, International Review of Psychiatry, 2008.

42. Huang, W. – Y., & Lin, C. – Y., *The Relationship Between Self – Stigma and Quality Oflife Among People with Mental Illness Who Participated in a Community Program*, Journal of Nature and Science, 2015.

43. Kirmayer, L. J., & Young, A., "Culture and Somatization: Clinical, Epidemiological, and Ethnographic Perspectives", *Psychosomatic Medicine*, 1998, 60 (4).

44. Kleinman, A., & Kleinman, J., "Face, Favor and Families: The Social Course of Mental Health Problems in Chinese and American Societies", *Chinese Journal of Mental Health*, 1993, 6.

45. Krajewski, C., Burazeri, G., & Brand, H., *Self – Stigma, Perceived Discrimination and Empowerment Among People with a Mental Illness in Six Countries: Pan European Stigma Study*, Psychiatry Research, 2013.

46. Jennifer M., *Brinkerhoff, Govemment—Nonprofitpartnership: Adefiningframework*, Public Administration and Development, 2002.

47. Lam, C. S., Tsang, H. W., Corrigan, P. W., Lee, Y. T., Angell, B., Shi, K.,.,. & Larson, J. E., "Chinese Lay Theory and Mental Illness Stigma: Implications for Research and Practices", *Journal of Rehabilitation*, 2010, 76 (1).

48. Lauber, C., Nordt, C., Braunschweig, C., & Rössler, W., *Do Mental Health Professionals Stigmatize Their Patients?*, Acta Psychiatrica Scandinavica, 2006.

49. Lv, Y., Wolf, A., & Wang, X., *Experienced Stigma and Self – Stigma in Chinese*, 2013.

50. "Patients Withschizophrenia", *General hospital psychiatry*, 35 (1).

51. Lim, C. G., Koh, C. W., Lee, C., & Poon, W. C., *Community Psychiatry in Singapore: A Pilot Assertive Community Treatment (ACT)*

Programme, Ann Acad Med Singapore, 2005.

52. Mashiach – Eizenberg, M., Hasson – Ohayon, I., Yanos, P. T., Lysaker, P. H., & Roe, D., *Internalized Stigma and Quality of Life Among Persons with Severe Mental Illness: The Mediating Roles of Self – Esteem and Hope*, Psychiatry research, 2013.

53. Mak, W. W., & Cheung, R. Y., *Psychological Distress and Subjective Burden of Caregivers of People with Mental Illness: The Role of Affiliate Stigma and Face Concern*, Community Mental Health Journal, 2012.

54. Mak, W. W., Ho, C. Y., Wong, V. U., Law, R. W., & Chan, R. C., *Cultural Model of Self – Stigma Among Chinese with Substance Use Problems*, Drug and Alcohol Dependence, 2015.

55. Malmberg – Heimonen, I., Natland, S., Tøge, A. G., & Hansen, H. C., *The Effects of Skill Training on Social Workers' Professional Competences in Norway: Results of a Cluster – Randomised Study*, The British Journal of Social Work, 2016.

56. Mashiach – Eizenberg, M., Hasson – Ohayon, I., Yanos, P. T., Lysaker, P. H., & Roe, D., *Internalized Stigma and Quality of Life Among Persons with Severe Mental Illness: The Mediating Roles of Self – Esteem and Hope*, Psychiatry research, 2013.

57. Phillips, M. R., & Gao, S., *Report on Stigma and Discrimination of the Mentally Ill and Their Family Members in Urban China*, Report to the World Health Organization, 1999.

58. Pearson, V., *Mental Health Care in China: State Policies, Professional Services and Family Responsibilities*: Springer Science & Business, 1995.

59. Pearson, V., "Families in China: An Undervalued Resource for Mental Health?", *Journal of Family Therapy*, 1993, 15 (2).

60. Parcesepe, A. M., & Cabassa, L. J., *Public Stigma of Mental Illness in the United States: A Systematic Literature Review*, Administration and Policy in Mental Health and Mental Health Services Research, 2013.

61. Rüsch, N., Angermeyer, M. C., & Corrigan, P. W., *Mental*

Illness Stigma：*Concepts*，*Consequences*，*and Initiatives to Reduce Stigma*，European Psychiatry，2005.

62. Stuart，H.，& Arboleda - Florez，J.，*Community Attitudes Toward People With*，2001.

63. Schizophrenia，*The Canadian Journal of Psychiatry*，46（3）.

64. Vass，A. A.，*Social Work Competences*：*Core Knowledge*，Values and Skills，Sage，1996.

65. Vistorte，A. O. R.，Ribeiro，W. S.，Jaen，D.，Jorge，M. R.，Evans - Lacko，S.，& Mari，J. D. J.，*Stigmatizing Attitudes of Primary Care Professionals Towards People with Mental Disorders*：*A Systematic Review*，The International Journal of Psychiatry in Medicine，2018.

66. West，M. L.，Yanos，P. T.，Smith，S. M.，Roe，D.，& Lysaker，P. H.，"Prevalence of Internalized Stigma Among Persons with Severe Mental Illness"，*Stigma Research and Action*，2011，1（1）.

67. Xu，X.，Li，X. M.，Zhang，J.，& Wang，W.，*Mental Health - Related Stigma in China*，Issues in Mental Health Nursing，2018.

68. Xu，Z.，Rüsch，N.，Huang，F.，& Koesters，M.，*Challenging Mental Health Related Stigma in China*：*Systematic Review and Meta - Analysis*，*I. Interventions Among the General Public*，Psychiatry research，2017.

69. Young，D. K. W.，& Ng，P. Y. N.，"The Prevalence and Predictors of Self - Stigma of Individuals with Mental Health Illness in Two Chinese Cities"，*International Journal of Social Psychiatry*，2016，62（2）.

70. Yanos，P. T.，Lysaker，P. H.，& Roe，D.，"Internalized Stigma as a Barrier to Improvement in Vocational Functioning Among People with Schizophrenia - Spectrumdisorders"，*Psychiatry Research*，2010，178（1）.

71. Yang，L. H.，*Application of Mental Illness Stigma Theory to Chinese Societies*：*Synthesis and New Direction*，Singapore Medical Journal，2007.

72. Yang，L. H.，& Kleinman，A.，"*Face*" *and the Embodiment of Stigma in China*：*The Cases of Schizophrenia and AIDS*，Social Science & Medicine，2008.

下　篇

精神健康社会工作实务

第七章
个 案 篇

第一节　精神分裂患者 L 的复元历程

　　我读书的时候，经常听到有人谈论我的情况，他们说"她很色，总盯着自己的胸看"，其实我并没有，我只是习惯低头，我不够自信，我害怕看他人的眼睛，感觉心里慌慌的。当我走在路上的时候，或者停下脚步等待的时候，我能感觉周边也有人指着我并讨论我，而且是两个男人。每当声音出现时，我就很气愤，一定要和他们理论一番或者骂回去，因为这个声音实在太讨厌，明明我没有，却一直跟着我，而且不停地重复，当我跟他们争吵过后，我就心里舒服了。所以当我听到声音时，我是很激动的，情绪有些难控制。但我也不想这样，当我不知所措的时候，社工姐姐的到来，给了我希望。对于声音的真假，其实我自己也会很迷茫，最先开始的时候我能明确告诉自己那个声音是假的、不存在的，但是时间久了，次数多了，自己也被声音麻痹，真真假假分不清楚。社工建议妈妈在我出现幻听时，及时打断我，将我从那个时空抽离出来，这个提议我同意且愿意尝试。最先开始，我感觉很不舒服，因为不和那个声音争吵一次，生气的情绪不会减少，反而妈妈的打断让我感到了烦躁，因为这时我需要跟两个声音对话。虽然改变很难，但是我下定决心不要再被那个声音牵制自己，每当妈妈打断提醒时，我也不断强化自己不要理他们，先去完成妈妈要求的事情。经过一段时间的尝试，这个方法奏效了，我能在借助妈妈帮助的情况下，不理会那个声音，我做到了。但是妈妈不可能一直都陪伴我，我自己需要寻找更好的办法解决这个问题，在社工姐姐的心理辅导下，我认同她的观点。因为目前我无法通过药物将那个声音除去，那么只有自己变得强大，我接受与那个声音共存，我要和它做朋友。不管声音是否真假，我接纳那个声音的存在，当你出现时，只是当作给我的提醒，我会朝着正向思考。而且我的生活会慢慢变得充实，人也会慢慢变得更加自信，我会有更多的朋友，那个声音只不过是个存在，慢慢地将不会再左右我的思想。

一　案例背景

（一）服务对象基本情况

L（化名），女，22岁，未婚，广东人。服务对象与父母、妹妹同住，妈妈在幼儿园工作，爸爸在驾校工作，妹妹目前就读初中。父母都很关注服务对象的病情，母亲自诉脾气暴躁，多愁善感，但社工与其接触发现母亲较擅长引导教育孩子，服务对象与母亲关系紧密，比较依赖母亲；父亲不善于表达（据母亲说，父亲接受几次心理辅导后，在慢慢尝试改变），服务对象与父亲关系疏远；妹妹对姐姐的病情持不接纳、不承认的态度，服务对象与妹妹关系紧张。

（二）服务对象病史（症状及服药情况）

（1）疾病诊断：精神分裂症。

（2）病史：服务对象从小跟外公外婆在老家长大，当时妹妹已出生，父母对服务对象关注较少。服务对象初中读书期间受到同学的欺负但没有得到及时疏导，服务对象到了高一病情更严重，被父母带到某专科医院诊断，未诊出精神疾病，只被评估为性格方面的问题，医生未开具药方。

服务对象于2017年在龙华区某医院被确诊为精神分裂症，开始服用精神类药物。在未确诊病情前，服务对象接受过心理咨询，父女之间关系有所改善，父亲也学会与服务对象沟通。那个时候服务对象想回学校继续上学，当时心理咨询师也说要遵循服务对象自己的意愿，于是家人又送服务对象回校读高二，但是好景不长，服务对象病情复发辍学。至今，服务对象母亲回想起来就后悔当初根本就不了解什么是精神疾病，也没有意识到服务对象是精神疾病方面的问题，导致错过了治疗的最佳时期。

（3）服药情况：服务对象承认自己患病，并接纳自己的现状，知道自己服药的种类和药量，母亲每天会督促和检查服务对象服药情况；服务对象基本上能够按时按量服用，偶尔会有忘记服药的情况；家属发现服务对象服药后嗜睡、目光呆滞、行动僵硬、行动缓慢等症状，自行减药。

二　案例分析

（一）理论：复元理论

精神康复复元理论，不只是疾病的复元，更是社会功能、社会角色的复元。精神康复者作为病人在与疾病抗衡之前，首先康复者是一个人，那么其"身、心、灵、社"都必须要参与到康复过程中；其次将康复者作为一个全人来看待，那么全人必有多重社会身份和社会角色；最后人都是有尊严的，那么康复者必有潜能改变现状，重建自我，重构生活，在逆境中实现自我价值（见图7-1）。

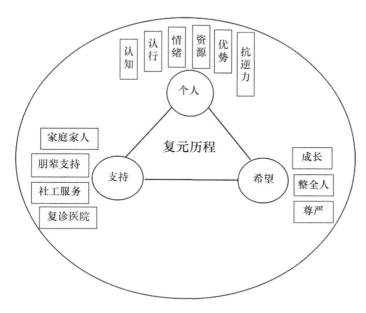

图 7-1　复元理论

精神康复者的复元历程包括三个方面：第一，个人复元，最基本的包括康复者的认知、行为、情绪方面，利用个案的自身优势、周边资源及抗逆力能力，为复元做出努力；第二，支持复元，鼓励康复者积极寻找身边支持网络，比如来自家庭家人的支持、朋辈之间的支持、社会资源（医院）的支持以及社工服务的支持等，尽可能利用一切可利用的资源，获得最大范畴的复元支持；第三，希望复元，康复者是一个整全人，应该有尊严、对未来有希望的生活，让自己在起伏中成长，在复元中成长。

（二）接案

2017年社工为服务对象办理监护人补贴事宜要求上门面访时，母亲反馈其不愿意接触陌生人，对自己的病情比较抗拒，办理补贴需要相关证件都是偷偷背着服务对象申请。2018年L区某医院反馈服务对象近期病情不稳定，社工同社区"五位一体"上门走访了解服务对象情况。通过与服务对象沟通，社工与服务对象初步建立了良好的关系，与家属沟通了解到服务对象对家访社工印象很好，觉得社工特别能理解自己的感受。经过4次面访后，社工与服务对象、家属商量正式开始服务。

（三）问题评估

1. 接案时的状态

认知方面：服务对象认知能力一般，病识感一般，承认自己患病，面对幻听症状，服务对象最开始能够分辨幻听的真实性，知道那个声音是不存在，但是时间长了，服务对象也开始慢慢分不清，认为声音是真实存在的。服务对象存在强迫性行为，比如油、水等弄到身上、手上，整个人就不自在，会重复洗手、擦拭。服务对象能够回应他人问题，也有意愿接受改变。

行为方面：由于服药副作用，服务对象行为举止比较僵硬，躯体（头部和颈部）不自主倾斜和前倾；手抖，但不会影响基本生活；习惯性低头，害怕接触他人的眼光。

情绪方面：若出现幻听时，易激动生气；一般情况，服务对象表现为呆滞，但遇到开心、伤心、生气的事，喜怒哀乐情绪均能正常表现。

病症评估：服务对象精神状态欠佳，嗜睡；面对服药后出现的副作用，服务对象不知道如何应对处理；服药习惯一般，有时会遗漏；病识感一般，承认自己患病，愿意接受改变；愿意坚持每月到慢病院复诊拿药。

2. 家庭环境及影响

（1）家属、监护者的态度及影响。积极影响：母亲对服务对象的疾病持接纳态度，积极配合和督促服务对象治疗，给予心理支持和疏导，寻求各方资源帮助服务对象康复。母亲对服务对象心里有愧疚，觉得因为当初生妹妹对服务对象的关心和照顾缺失，同时缺乏精神疾病相关知识，也忽视了服务对象当初的一些表现和症状，没有将疾病苗头遏制。父亲在服务对象未确诊病情期间，接受社区心理辅导，父女间关系有所改善，父亲尝试开始与服务对象沟通。母亲的支持和父亲态度的转变，是服务对象康复极为有利的因素。

消极影响：服务对象的妹妹不接受服务对象患病的事实，排斥、抗拒。有时候服务对象在家出现幻听或者强迫性行为时，服务对象妹妹不但没有关心支持，反而还会继续言语或者行为上无意攻击服务对象，服务对象认为妹妹不尊重自己。

（2）经济状况对服务对象的影响。家庭经济条件对服务对象的康复暂时不会有影响，生活上的开支由父母承担，服务对象没有乱花钱的习惯。但是，由于服务对象不愿接触陌生人，害怕出门，很少有外出消费的机会。

（3）居家环境对服务对象的影响。服务对象居住在木棉湾拆迁地（自购房），周边大部分楼房已拆迁，还剩少数未迁住户，相对没有人气。房间采光不好，白天也相对暗，服务对象和妹妹同住一间房，两人之间经常会发生争执，没有相对独立的空间。

（4）社会面表现。服务对象在卫计系统为一般性精神障碍患者。服务对象性格比较内向，过往未有肇事肇祸情况发生。

（四）初评结果

社工拟协助服务对象解决的问题：（1）规律服药，稳定病情；（2）正视幻听现象，不能消除即友好共存；（3）规划日常作息，模拟就业；（4）培养服务对象自主消费意识和能力；（5）鼓励服务对象外出参与社会康复，提升人际交往能力，增强自信；（6）改善妹妹与服务对象的关系，为服务对象提供好的康复环境。

三　服务计划

（一）服务目标

（1）服务对象养成良好的服药和复诊习惯，每天坚持服药，每月复诊 1 次。

（2）服务对象学会安排自己日常作息，参加模拟就业体验，提升就业能力。

（3）服务对象多参与社会康复活动，学习与人交流技巧，提高人际交往能力，不再害怕与陌生人接触交流。

（4）服务对象尝试改善与妹妹的关系，让妹妹认识接纳自己的情况并给予支持。

（二）服务策略

（1）协助服务对象规律服药和复诊：制作药盒和记录表规范服药习惯；邀请家人参与督促和检查；月中自查服药情况；学习了解药性，正视副作用，促进其规律服药。

（2）提高服务对象模拟就业的能力：利用优势视角理论，鼓励服务对象自己做好日常作息安排，根据服务对象的能力协助寻找模拟就业岗位；参加小组或活动，负责协助部分工作内容。

（3）提供人际交流的平台：链接周边资源，寻找非正式支持网络，为服务对象提供温馨、舒适、接纳的环境；邀请服务对象参与朋辈支持小组活动，获得朋辈之间的互助；利用复元理论，鼓励服务对象大胆地"走出去"，参与社会康复，融入社会，获得家属及社会大众的接纳、认可和支持。

（4）改善妹妹与服务对象关系：普及精神疾病相关知识；认识疾病相关症状表现；邀请妹妹和服务对象一起参与社工组织的活动；鼓励妹妹多参与到服务对象的生活中。

（三）服务程序

（1）与服务对象建立专业关系。

（2）协助服务对象了解自身现状，了解药性和副作用，正视幻听症状。

（3）协助服务对象规律服药和复诊。

（4）协助服务对象自主制订日常作息计划。

（5）为服务对象寻找资源模拟就业。

（6）鼓励服务对象参与社会康复活动。

（7）协助服务对象和妹妹改善关系。

四　实施过程

（一）建立专业关系

服务对象之前接触过社区社工，对社工这一职业有好感。社工主动出击，一切都以服务对象为中心，与服务对象共情，感受服务对象的感受，努力学习服务对象喜欢的东西，与服务对象同频，建立信任关系，给予支持。

（二）药物管理方面

（1）为服务对象制作药盒，药盒四面贴明服务对象姓名及服药时间；准备相应的药袋并分别贴明药物名称、服用时间和数量；制作每月服药记录表，每日相应时间服药后记录，以便服务对象自查服药情况，以及家属监督和检查。

（2）服务对象反馈服药后出现嗜睡、手抖、行动僵硬化、行动缓慢的症状，社工协助服务对象查找服用药物的药性及可能出现的副作用，并针对服务对象的担心和忧虑进行心理疏导，协助服务对象分析如果出现副作用即减药或停药的利弊，以及精神健康相关知识普及，提高规律服药意识。

（三）复诊取药方面

（1）每月定时复诊，便于医生了解服务对象服药情况，若当服务对象服药后出现让服务对象不舒服的症状，社工鼓励服务对象及时和医生沟通，配合调整药物。服务对象取药后要核对药物种类和数量是否与医生处方一致，若有问题及时与医生沟通。

（2）鼓励服务对象自己前往慢病院复诊和取药，前期由社工带领同去，熟悉路线和环境，后期服务对象可以自行前往或者约朋友一同前往。

（四）幻听共存方面

幻听目前对服务对象影响较大，当幻听出现时，服务对象很生气控制不住自己的情绪，一定要和那个声音对话后才会感觉舒服。第一，社工对服务对象进行心理疏导，认可服务对象听到声音后很生气，但同时引导服务对象自查如听声未见人，则听到的声音是不存在，这时需要服务对象给自己强化，那个声音是不真实的。第二，服务对象能够区分声音真假后，自己还不足以控制时，鼓励服务对象寻求他人帮助。比如告诉家人，当自己出现幻听与之争吵生气时，需要家人及时打断、引导，让自己从争吵的情境中脱离出来。第三，当家人介入打断后，服务对象能平复情绪，不再陷入假想声音中，鼓励服务对象当声音出现时，慢慢能够学会理性面对，自我调节，比如深呼吸、听音乐放松、找家人聊天等。希望服务对象正视幻听，如不能消除即和平共存。

（五）就业复元

（1）协助服务对象制定日常作息表，鼓励服务对象按制定表上的时间和内容执行并做记录，当服务对象觉得执行有困难时，社工协助服务对象分析原因，若制定标准太高可协助服务对象根据自己实际情况进行调整，若不是因为能力问题无法执行，鼓励服务对象努力做到并坚持。

（2）为服务对象链接社区党群服务中心的资源，提供模拟就业体验平台和机会。党群服务中心主任对服务对象的康复持积极支持态度，社工与其沟通服务对象目前的状态和能力，结合服务对象时间安排，为其提供周一、周三、周五下午半天整理社区图书室、儿童乐园、儿童阅读角、四点半课堂等社区活动义工协助工作，社工制定工作签到表，服务对象按具体工作时间内容签到。社工定期与社区党群社工沟通，及时地观察了解服务对象工作情况，并针对服务对象的问题及时给予支持和解答。

（3）鼓励服务对象自己寻找公开就业资源及地铁义工服务，让服务对象与社会接轨，在工作中学习如何与人沟通交流、如何完成工作等，如果一次公开就业失败，则需要引导服务对象分析原因及总结需要改正及注意的地方。鼓励服务对象不要因一次挫败而气馁，多尝试总结经验。

（六）人际交往复元

（1）鼓励服务对象大胆地走出去，家属、社工、义工陪同，多群体接触、交流，不同场地、环境体验。

（2）形体纠正，针对服务对象头部前倾、颈部倾斜问题，制订形体美计划，进行自我训练及家属监督。开展心理辅导，为服务对象建立自信心。

（七）家庭关系复元

（1）和服务对象父母定期沟通，了解服务对象在家里的生活情况、与家人沟通模式、处理矛盾冲突的方式，协助家庭成员寻找解决问题的方法，鼓励服务对象自决。

（2）给服务对象妹妹提供精神健康知识小册子或宣传读物，邀请其参与社工组织的活动（宣传、讲座、小组等），鼓励其多陪同服务对象一同参加，在情境中感受和接纳。社工提供心理支持，鼓励家属多加引导，让妹妹了解精神疾病知识，接纳服务对象的病情并给予关注和支持。

五　案例评估

（一）目标达成情况

（1）协助服务对象养成良好的每天服药和每月复诊习惯，服药每月误差三天内，复诊每月一次；目标已达成。

（2）协助服务对象制定日常作息表，服务对象应聘 BGY、MYD 等公司的工作及 DT 义工服务，就业能力有所提高；目标基本达成。

（3）服务对象积极参加社交活动，不再害怕与陌生人接触交流，服务对象人际交往能力得到提升，目标基本达成。

（4）妹妹与服务对象的关系有所改善，妹妹开始接纳服务对象并给予支持；目标达成。

（二）服务成效

（1）服务对象能够规律服药，病情稳定；坚持每月自己复诊领药，当出现不舒服的时候，会主动寻求帮助，及时看医生。

（2）服务对象的幻听症状仍然存在，但是服务对象能够自我调节，与假想声争吵生气的次数减少，情绪能够自我控制，幻听与服务对象生活和平共存。

（3）服务对象按照自己制定的作息表坚持执行并适当自我调整，

坚持到党群服务中心模拟就业半年之久，工作表现和状态得到党群社工的肯定和支持。虽然公开就业 3 次都未成功，但是服务对象勇敢地"走出去"尝试，值得鼓励。目前，服务对象积极参与 DT 义工服务近一年时间，从未间断，与义工队其他成员相处融洽。

（4）服务对象人际交往能力得到提升，交流时能够保持有眼神接触，不再做"低头族"，整个人感觉自信许多；服务对象能够独自外出购物与陌生人沟通交流，表达自己的需求，不再感到害怕；外出活动能够主动与他人沟通交流，结识新朋友。

（5）服务对象妹妹愿意陪同服务对象参与社工组织的活动，并坚持到活动结束；对服务对象的一些行为表示理解和接纳。

六　专业反思

第一，与服务对象建立信任关系是顺利开展服务对象服务的关键。首次面访尤为重要，投其所好，对服务对象感兴趣的内容表现出喜欢，或者愿意听其分享，从服务对象本身出发，站在服务对象的立场感受、思考；例如，L 的幻听症状，声音在真实世界确实不存在，但是在服务对象的世界里确实存在，社工不要急于否定服务对象的感受，要相信她确实听到，社工需要与服务对象的感受共情，最后再通过认知行为理论介入服务对象，让其自我意识到幻听的真假。

第二，家是避风的港湾，对于精神康复者来说，家庭成员、家庭环境的支持，良好的家庭互动模式是他们复元历程中积极正面不容忽视的正向力量。但往往家庭的辅导工作是最难的，因为当社工介入时，家庭内部结构和互动模式都已经成形，想让他们做出一点点的改变，都需要社工做好充足的心理准备，保持不放弃的态度，慢慢引导和沟通。例如，L 妹妹从最先开始对 L 病情的不接纳，到最后的理解是经历了几年的磨合，社工的谈心、家人的劝说、服务对象自身的改变以及 L 妹妹的社会支持系统，都给 L 妹妹的思想转变提供很大的帮助。

第三，针对服务对象开展的服务要随服务对象的情况、状态等方面及时调整，当一段时间看不到服务对象的改变时，社工首先要反思服务计划是否适合服务对象的发展；其次社工也要平和心态，多给自己一些鼓励和寻求督导、同工的支持。

第四，服务对象的复元历程需动态评估。针对服务对象的复元，是服务对象作为全人的价值体现，我们要相信每一个服务对象都有能力突破现状，动态复元，在逆境中学习成长。社工应该鼓励服务对象自主和独立，努力成为自己的复元专家。

督导评语： 1993 年，Anthony 提出复元是"一种与个体密切相关的、独特的过程，是个体的态度、价值观、情绪、目标、能力和角色等发生变化的过程；同时，复元也是一种生活方式，在这种方式下，个体虽受疾病限制，但仍能感受到满足和充满希望，依然能够为社会和他人作出贡献"。在为服务对象提供服务的过程中，关注的方向往往有多个，社工需要从中找出主要的问题，并且鼓励服务对象及其家属积极投入，复元工作需要在精神康复者病情稳定的情况下开展才能事半功倍，社工需要持续跟进服务对象的病情和服药情况，这非常重要。在此个案中，L 和家人的积极投入是其好转的重要条件，L 对于幻听的认识和主动改变的意愿是社工持续跟进的动力，服务对象的每一丝改变和进步，社工都放在心上，并且给予了支持和鼓励，输入了希望，在整个过程社工认真负责和耐心细致。服务成效部分，服务对象最终能够与幻听共存，也提升了就业的能力，体现了较好的服务成效。整个案例在描述内容能进一步深化和延展，适量加入重点跟进部分细节的描写，则能够更充分展现社工的具体工作内容和情感，给予读者更多的借鉴，此外，在成效部分，社工如果能够丰富一些有力的佐证数据或内容，将能够使本案例更加丰满而有说服力。

第二节　结构家庭治疗模式在精神康复者中的运用

我跟我孩子的沟通很少，经常不知道要怎么去跟他们沟通，每天都说不到一两句话，心里总是在想他们是不是很介意我的这个病情，所以很多时候他们才都不愿意跟我沟通，看着孩子们一天天地长大，而我自己却离他们越来越远，这个问题一直困扰着我，也经常会把我的心情搞得很压抑，我也很想去改善我与我孩子之间的关系，但是我真的不知道应该怎么做，怎么去改善？我也不敢跟其他人说，毕竟这是自己的家事。

直到有一天，一个社工突然联系了我，她主动关心我的情况、说可以帮助我，我刚开始还是不敢相信的，觉得有可能是骗子，慢慢地接触之后，才发现她是真的关心和帮助我，我也渐渐地对她敞开心扉地聊起了自己以往的事情，也将自己苦恼的问题反馈给了社工，希望得到社工的帮助。

一　案例背景

（一）服务对象基本情况

阿强（化名），男，41 岁，已婚，有房。与妻子以及两个孩子一起居住，居住环境一般，没有工作，主要经济来源来自妻子，大的孩子已上初中，小的孩子上小学。阿强和妻子二人均信仰基督教。因病情的原因，个案性格孤僻、自卑，不愿意跟他人沟通，与妻儿关系也不好，致使家庭关系紧张。

（二）服务对象病史（症状及服药情况）

阿强被诊断为未分化型的精神分裂症，发病的主要原因为工作压力过大，不愿意与人分享，精神紧张，自己难以承受，诱发病情。发病前出现性格孤僻，不与人沟通，行为懒散，情绪暴躁，脾气难以自控，约持续了一年。首次发病于 2006 年，发病期间的症状表现为交流困难、有幻觉、喜怒无常、兴奋话多、孤僻懒散等，发病至今已住院两次，现服用药物为奥氮平（早服 5 毫克，晚服 10 毫克）；曾经，阿强认为西药的副作用太多，认为用中药治疗自己的疾病更好，便在医院开中药服用。

二　案例分析（预估）

（一）家庭结构治疗模式

家庭结构治疗模式指出服务对象不单是一个人，而可以是一个家庭，它的焦点是放在家庭成员的互动关系上；并且从家庭系统的角度去解释个人的行为与问题，同时个人的改变也是跟家庭的改变时刻相连的；所以一个家庭对于精神康复者的康复极其重要，在与阿强第一次接触之后，发现其家庭系统存在缺陷，家庭的支持网络也相对薄弱，导致个案经常闷闷不乐，不按时服用药物，精神状态较差，并且经常出现幻听。

（二）服务对象问题预估

（1）个案病情较为不稳定，不按时服用药物，并且还会出现幻听、脾气暴躁，不与他人沟通，性格孤僻，遇到不合自己意愿的便会出现打砸行为，喜怒无常。

（2）个案抗拒去医院复诊，认知上存在偏差，认为一旦复诊，医生就会安排住院或加药，导致自己非常抗拒。

（3）从家庭生态系统来看，个案与妻子的关系比较紧张，经常会因为一些小事情就开始争吵，与孩子的关系也比较疏远，基本上没有沟通，并且对于孩子学习上的事情也不关注，学校有事情基本上是找个案妻子；同时因为疾病的原因，个案性格比较孤僻，话语较少，同时也容易跟他人产生冲突，导致跟邻居关系也不好，但是个案会跟妻子有时候一起去参加基督教的活动。

（三）初评结果

社工拟协助个案解决以下问题。

（1）个案的服药不规律，个案抗拒复诊。

（2）个案的夫妻关系以及亲子关系不和谐。

（3）个案的社区家庭支持网络比较欠缺。

三　服务计划

（一）服务目标

1. 长期目标

个案能够对疾病有一定的认识，了解到药物以及定期复诊是对疾病康复起到重要的作用，可以处理好相关的副作用，并且可以乐观地对待生活。

2. 短期目标

（1）在一年内可以让个案对于疾病有一定的认识，知道药物的重要性，从而达到病情的稳定。

（2）对于夫妻关系、亲子关系有所改善。

（3）完善个案在社区支持网络的系统。

（4）在未来的一年内，可以协助个案养成一个良好的习惯以及作息时间。

（二）服务策略

（1）与服务对象建立专业的关系，通过面访沟通了解个案的情况，并收集相关的资料。

（2）结合结构家庭治疗模式重新去分析个案的家庭结构，并了解个案与家庭成员间的互动关系，再结合个案自身的因素去分析个案所处的家庭环境。

（3）社工为个案链接社区应有的资源，并陪同个案一起参与社区的活动，带领他主动认识新朋友，从而搭建自己的社区支持网络系统。

（4）利用社区的工作方法再结合个案的空余时间，为此协助他们链接增进亲子关系的相关资源，从而促使他们的亲子关系也能得到有所改善。

四 实施过程

（一）第一阶段：专业关系的建立

（1）与个案建立信任的关系；通过面访了解个案的病史，以及目前的状况，对个案进行初步的评估，分析个案现在存在的问题。

（2）深入了解个案的基本情况。

在面访过程中发现，个案对自己的评价不高，没有改变现状的动力以及想法，认为现状挺好的，无须改变。社工通过认知疗法理论，让个案对于自己的问题有了新的认识和看法。认知是行为和感情的基础，错误的认知会导致情绪与行为问题的根源，而一旦改变了个案的认知就可以改变个案的一些思维。同时，也了解了案主的相关病史以及目前的日常生活。

（3）对个案的情况进行一个预估，通过面谈，发掘到个案的家庭系统关系，并且通过家庭结构治疗模式去分析个案整个家庭的关系，从而发掘个案在家庭中，沟通是较少的，并且与妻子跟孩子的关系都不好。

（二）第二阶段：家庭关系的改善

用结构家庭治疗模式改变个案与孩子的关系，结构家庭治疗者认为，问题之所以出现，是由于家庭结构存在异常造成的，因此，可以尝试通过改变家庭结构来帮助求助者解决问题。社工通过家庭治疗模式的方法去改善个案与妻子、孩子的关系。在社工未介入前，家属不了解个案的病情，对于疾病的认识也不够成熟，导致他们很多时候，都无法理解个案；个案的妻子是整个家庭沟通的重要桥梁，所以社工找到切入点后，便单独约了个案的妻子访谈，从而让其加深了对丈夫所患这一类疾病的认识，让其明白这类患者特别需要家属的陪伴，鼓励个案妻子在整个家庭中发挥协调夫妻关系和亲子关系的重要的作用。强调只有夫妻关系变好，家庭氛围才会有所改善，孩子也才会更加听话以及尊重父母。社工尝试让他们建立良好的家庭互动模式，从而解决妻子与个案之间存在的问题，促进家庭的和谐以及家庭成员的身心健康。

（三）第三阶段：督促个案规律服用药物，从而达到病情的稳定

在每次面访的过程中，增加药物点算的环节，做好相关的药物管理，同时整理好一些关于自行增减药物的案例资料，可以通过这些资料去跟个案沟通按时服药的重要性，并且社工本身自己也要普及好相关的药物知识，方便在面访中，当个案或家属在这方面有疑问的时候，社工也可以及时解答疑惑。通过这些方法让个案意识到药物的重要性，从而强化规律服用药物，督促个案要定期复诊。因为精神疾病本身是动态的，而且还会受季节影响，所以需要定期留意病情的变化；因此为了个案可以规律服药以及复诊，社工除了点算药物，也需定期陪个案复诊。

（四）第四阶段：走出家门，走进社区

经过社工长期的跟进，个案的情况有所改善，跟家人的关系有所改善，但对于走出家门，依旧比较抗拒，个案在家待太久，社会功能有所减退。为此，社工带领个案做好时间安排表并且陪同个案走出家门，走进社区；社工为个案链接居住辖区内党群服务中心的资源，并且协助个案一同参加党群服务中心组织的活动，刚开始个案表现为一讲话就脸红，不敢与他人沟通，经过社工的支持与鼓励，个案有所改变，现在可以主动与他人沟通。

（五）第五阶段：时间作息安排表

在未制作规律的作息时间时，服务对象想到什么就做什么，而且经常容易忘记事情和忘带物品，社工根据个案的情况，协助个案做好相关的作息管理，并且一同制定了作息时间安排表。社工协助个案将每天固定要做的事情列在一个表格，防止个案忘记，使作息时间更加规律，个案现在已慢慢地习惯自己做作息时间表。

（六）第六阶段：巩固个案已有的改变

经过社工这段时间的努力，个案有了一定的改变，社工对他以往的改变做巩固，让个案明白，经过双方的努力，自己有所进步，可以肯定自己，增强自信心。社工定期进行家访，评估个案是否继续保持已有的改变和新养成的习惯。同时，社工着手与服务对象做好相关结案准备，处理好结案的情绪。

五　评估

（一）评估方法

（1）观察法：在面访的过程中，观察个案的状态等相关的信息。

（2）基线评估：在接他为个案时，评估个案所有的情况，并做好相关的信息内容记录，经过自己三年时间的跟进，再对个案目前的状态进行总结，再跟刚结案时的状态进行对比。

（3）访谈法：在介入的过程当中，每月定期对个案以及妻子等相关的人员进行面谈，了解个案近期的状况，时刻关注个案的情况同时也时刻调整自己的计划。

（二）成效评估：

1. 第一阶段——赋权增能，鼓励个案积极改变现状

（1）个案从之前做任何事情都没有动力，连简单的家务对个案来说都是一件困难的事情，到现在可以帮忙干一些简单的家务，例如，打扫一下卫生，做一下饭，基本的生活技能有所恢复。

（2）个案的自我认知有所改变，现在能够较好地控制自己的情绪，不会喜怒无常，同时，对于自己的自我评价也有所改变，提高了自信心。

2. 第二阶段——改善亲子关系，增进亲子关系的互动

社工通过家庭治疗模式中的家庭结构图描绘出整个家庭的关系，并从中找到了切入点，发现整个家庭成员关键是个案的妻子，社工找到个案的妻子，通过与个案妻子的沟通家庭的相处、互动模式等。介入之后，个案与孩子的互动关系有所改善，个案与孩子的关系，通过社工的介入之后，关系有所改善，不会任何事情都通过个案的妻子去沟通，孩子也愿意主动找个案沟通，孩子在学习上的问题，也会主动询问个案，个案也很细心，对孩子的提问能进行回复以及解答，现在也常利用空余时间，一起外出游玩或参加社区的亲子活动等，同时，孩子也变得更愿意主动去与父亲分享在学校遇到的开心或不开心的事情。

3. 第三阶段——督促个案规范性地服药以及改变

（1）个案能够更加规范地服药，同时也改变了以往复诊时不与医生沟通的状况，现在个案复诊拿药都会跟医生反馈自己近期的状况。

（2）经过规范的作息时间以及简单的康复训练，个案在精神状态上有了一定的改变，晚上做噩梦的频次也有所降低，愿意动手去做一些简单的家务活，并且可以坚持把家里面的地板扫完。

（3）调整药物之后睡眠等方面的不良状态有所缓解和改善。

4. 第四阶段——社区支持网络系统的搭建

经过社工的跟进，个案目前愿意走出家门口去认识新的朋友，也会主动去社区参加社区的活动，相对于之前，个案现在性格变得较外向，也愿意跟他人去沟通，同时在参加社区组织的活动时，个案也在此认识了新的朋友，从而扩大了自己的人际圈，更加完善支持网络系统。

六 专业反思

第一，在第一次面访时，社工没有做好充足的准备，导致在了解个案的基本情况、需求、问题所在时，并不能很好地介入，专业关系也没能建立稳固，缺乏信任。社工要记住在谈话中，要带着目的开展介入，而不是无目的聊天。因此在之后的面访过程中，社工要做足相关准备，并且明确相关的目标。

第二，社工应该要学会让案主去了解自己，让他亲自去面对现实，培养他面对现实的能力，以及承受压力的能力，在遇到挫折的时候，让

他们自己懂得如何去解决,学会向外界求助,学会正确、客观而理性地分析问题。

第三,在面访的过程中,要懂得运用相关的面访技巧,这样在面访过程中更能收集到有用的信息,也方便更好地评估服务对象的需求。

第四,患有精神疾病的人,即使在学历上有所成就,但是总会因为身体的不适应或是人们的歧视而受到限制,导致在就业市场中多处于弱势,可选择的就业领域也相对较狭窄。作为社工,应该发挥好资源整合和资源链接的作用,为他们提供适宜的资源支持,掌握一定的就业技能等。

第五,在跟进服务的过程中,社工扮演着多种多样的角色,也会因为不同的角色为个案链接不一样的资源,起着资源链接者和统筹协调者的作用。重中之重是要结合个案的需求,通过社区党委或其他组织等给予其更多的平台和资源。

第六,社工在开展服务的过程中,可以灵活地运用社会工作相关理论,并将理论与实践结合,从而达到更好的服务成效,这也是本个案跟进里面,社工所缺少的。

第七,在跟进个案的过程中,社工还要合理地运用个案工作技巧,包括交流技巧、问题解决技巧、行为改变技巧,并进行倾听、反馈、总结等。

督导评语: 面对一开始就存在认知问题的服务对象,可以利用"认知行为疗法"帮助案主打破原有错误认知,重新建立对精神疾病治疗和康复的看法,进而改变其康复动力,减少其负面情绪和降低自卑心理,有利于后续发挥其原有优势。该服务对象刚开始康复动力不强,社工将工作重点放在赋权增能,增强其动力,从而促成每一步的改变,即使最后的结果只是服务对象在一定程度上恢复了部分原本的自理能力,这对其来说也十分重要。此个案在社工的跟进后取得了一定的成效,但社工在服务思路创新和方案设计方面还需要不断加强,可以更进一步发挥主观能动性,与个案一同定制更精细、个别化和有效的康复内容。此外,社工在撰写案例的文字和语言组织上有待更加严谨和规范,不断加强文书撰写能力。

第三节　正常化理论用于分裂性情感障碍 个案的实践报告

一　案例背景

（一）服务对象基本情况

小石，男，19 岁，未婚。深圳市户籍人员，精神残疾，在深圳长大，与父母同住，是家中独子，父母对其比较宠爱，读小学时学习成绩较好，自生病后就休学在家休养，父母对小石病情较关心，家庭关系和谐，家庭经济来源主要为父亲的工资收入，案主母亲全职在家照顾个案及家人的生活。个案一家在 2016 年搬到本辖区居住，现居住环境较安静，有利于个案康复。

（二）服务对象病史（症状及服药情况）

个案表示自己在读初一第一学期（2011 年），当上了班里的小组长，但自己没有当好这个职位，压力大，状态差，睡不好，脑子很乱，做什么事都没兴趣，个案父母觉得个案是处于青春期，比较叛逆，后来家属观察一段时间后发现个案情况不对，才带个案去看了中医，经过服用中药调理后个案觉得自己的状况有所好转，之后又因为当小组长压力大再次发病，后家属帮个案办理休学。个案从 2011 年生病至 2017 年住院 4 次，最后一次住院时间是 2016 年 6 月，现有规律服药，但需家属提醒才会记得。家属对个案的治疗很支持，会定期带个案到省会城市大医院复诊，每月都能准时到户籍地慢病院领取已申请的免费药物，其他药物也会自行到市专科医院购买。服务对象目前诊断为：分裂性情感障碍；服用的药物是进口的阿立哌唑（5 毫克）、安非他酮（150 毫克）、丙戊酸钠（0.5 克）。

二　需求与问题分析

（一）理论背景

沃尔夫斯伯格博士（1972）曾这样定义"正常化"：正常化原则是一种方法的运用，在追求文化适应的同时，应尽最大可能，无论何时，根据个人发展需要，使个人的生活境况至少能达到普遍水准，使个人的行为方式和特征（外貌、经验、地位、名誉等）得到支持与发展。（Wolfensberger，1972）

正常化的原则反映了以下观念（Renzaglia，2003）。

（1）残障人士应与正常人一样享有同等生活，所以该原则是基于平等的概念；

（2）残障人士应有机会根据个人情况，创造、追求更好的生活，因此该原则基于生活品质的概念；

（3）残障人士应享有与正常人相同的权利及价值，因此该原则深植于人权的观念。

尼耶将正常化原则定义为："让智力缺陷者可以过上与主流社会的常规与模式极其相近的生活。"（Nirje，1969）他提出了该原则的八个特征。

（1）日常生活节奏正常：与其他人在相同的时间做相同的事，同时也有灵活的变动；

（2）生活方式正常：在不同的地方居住、学习、工作、娱乐，这就意味着残障人士在应对突发事件、陌生环境时能够不害怕（Nirje，1967）；

（3）年度生活节奏正常：度假、生活、庆生或参加庆祝周年活动等；

（4）感觉正常的生命发展周期：一个受到长辈照料的童年，有机会学习、认识自己的才能和潜力，有机会了解自身，有机会在青年时期建立起自信，感受作为一名成年人能够被接纳、款待和尊重的感觉，可以开启自己的生活，独立自主、自力更生，老年时能在自己所熟悉的环境里与自己认可的人一同生活；

（5）个人的选择、愿望及欲望被尊重，并被考虑，个人得以在小团体中正常地表达自己；

（6）生活环境中有男性也有女性，相互接纳，并有想结婚、共同生活的愿望；

（7）维持正常的工资收入，如领取救济金或通过劳动获得微薄的工资；

（8）维持与他人相似的生活水准，例如，住与他人大小相似、地域相近的长期住宅（Nirje，1969）。

上述原则皆是在倡导，对待有精神疾病，尤其是患有重度精神分裂症、重度抑郁等严重精神疾病的人群时，应如对待正常人一样，他们享有与正常人一样的权利、机会及发展空间（《中国取向复元模式实践：精神健康社会工作案例研究》，叶锦成、冯慧玲和胡少良等著，第11—12页）。

（二）个案需求

个案生病后很少出门，平日与母亲在家里，在家只是玩手机，很少与他人交流，休学后也没有再与同学联系，现在也没有什么朋友，个案表示自己想与他人多交谈，但担心自己做不到。个案缺少与他人交流沟通的机会，再加上个案生病后有一定的病耻感，害怕他人知道自己生病的事情。个案希望可以像正常人一样去与他人交流沟通，在社区正常生活，可以找到一份工作，回归社会。

（三）现状预估

社工与个案接触时，个案认知行为能力一般，可以正常交流，情绪较平稳。家属、监护者对其态度及影响较好，对其病情很关心，给个案很大的空间，也很支持个案的康复训练。但个案现正处于青壮年，且有过暴力行为，担心个案会再次出现肇事肇祸的行为，对社会造成不好的影响。个案目前存在的问题是：（1）生活作息安排不规律，个案每天在家玩手机上网，不愿意出门，人际交往能力较差，无朋友，使其无法融入社区；（2）个案有服药，但未能自行按时服药，需要家人提醒才记得。

三　服务目标

（1）促使个案走出家门，协助个案回归正常的生活，使生活正常化。

（2）协助个案建立良好的服药习惯。

四　实施介入

在跟进的一年过程中，社工通过"正常化"原则，建立个案的自我认同感，帮助个案建立正常的社会介入和生活模式，协助个案正常地发挥其社会功能。

（1）尊重个案的选择。社工在前期的几次跟进中，个案一直未答应与社工见面，社工先通过三次面访及多次电访与家属先建立相互信任的关系，协助家属办理相关政策的补贴申请，再通过家属来引导个案与社工面访。在第一次与社工面访的过程中个案话较少，只简单地与社工说了几句，不愿意过多说话，社工也尊重个案，在交谈过程中也只是简单地问一下个案的生活情况，把个案当正常人一样看待。

为给个案营造一个安全的环境，社工提出在第二次与个案面访时希望可以到个案家里家访。上门面访时个案坐在社工对面，但相隔距离约有2米远，在交谈过程中个案不敢直视社工，但主动讲述了第一次发病的情况，社工与个案约定，每个月面访一次到两次，面访过程中可以谈谈自己生活中的事情，也可以谈谈自己的未来，个案愉快地答应了。

个案由一开始不愿意见社工，到现在主动找到社工，从中可以看到个案的蜕变。社工与个案的专业关系慢慢开始建立，通过每次与个案的交谈可以看出个案的变化，个案从一开始不愿意出门，到后来与家属一起到社区与社工面谈，最后可以独自一人与社工在社区面谈，并主动与社工分享自己近期的生活情况，如参加了社区活动、与父母去亲戚家玩等都告知社工；也对自己的未来做了规划，并与社工一起讨论找工作的事情，把自己感兴趣的行业列举出来，如到奶茶店、面包店上班等。

（2）日常生活节奏规律。为使个案可以踏出家门，帮助个案更好地回归到正常的生活节奏里面，社工与个案一起制定每周日程编排，让个案可以主动为自己编排好每天的生活，让个案有掌控感，可以自主规划自己的日程安排。为丰富个案的生活，社工帮助个案链接户籍地的家属资源中心参加日常的康娱活动，个案每周会抽两三天时间参加，个案主动在家属资源中心报名参加了唱歌、打非洲鼓、踢足球等活动，还在家属资源中心的年会上进行表演。社区开展的义工活动个案两周参加一次，其他时间会按照制定的时间安排表，在家执行，如在家上午看书1—2小时或听音乐1—2小时、下午与父亲打羽毛球锻炼身体1—2小时。个案每月会到工作站见社工，增加个案外出与他人接触的机会，提升个案的现实感。在后期个案偶尔会主动到社区公园与社区居民一起打乒乓球锻炼身体，让生活可以恢复到正常的轨道上。

表 7 - 1　　　　　　　　　　　　小石每周日程编排

时间	7：30—8：30	9：30—11：00	14：00—16：30	19：00—22：00	22：00—23：00
周一	起床	唱歌团练习	非洲鼓练习、日常活动	晚餐后与父母散步30分钟；看电视、上网浏览新闻	准备睡觉
周二	起床	听音乐 1—2 小时	阅读书籍 1—2 小时	晚餐后与父母散步30分钟；看电视、上网浏览新闻	准备睡觉
周三	起床	唱歌团练习	非洲鼓练习、日常活动	晚餐后与父母散步30分钟；看电视、上网浏览新闻	准备睡觉
周四	起床	听音乐 1—2 小时、上网浏览新闻	社区打乒乓球1 小时左右	晚餐后与父母散步30分钟；看电视、上网浏览新闻	准备睡觉
周五	起床	唱歌团练习	非洲鼓练习、日常活动	晚餐后与父母散步30分钟；看电视、上网浏览新闻	准备睡觉
周六	起床	听音乐 1—2 小时、上网浏览新闻	与父亲打羽毛球 1 小时左右	晚餐后与父母散步30分钟；看电视、上网浏览新闻	准备睡觉
周日	起床	参加义工活动1—2 小时	与父亲打羽毛球 1 小时左右	晚餐后与父母散步30分钟；看电视、上网浏览新闻	准备睡觉

协助个案恢复良好的生活规律后，个案的生活开始发生改变，个案本人也开始改变，之前每日在家上网、睡觉，现在主动走出家门，参加社区活动，回归社区生活，生活作息正常，对生活也充满了希望。

（1）用正常的康娱活动去支持。在社工及个案家属的支持下，个案由一开始害怕走出家门，到现在可以独自乘坐交通工具。个案刚开始到某家属资源中心参加活动时均需要母亲陪同乘车前往，自己不认识路，目前已记住地铁及公交的路线，慢慢地可以在母亲不提醒的情况下前往，最后可以完全独立到中心参加活动。

在社工带个案参加园艺活动的过程中，个案可以主动与旁边的康复者进行交流沟通，在活动结束后还与其中一位康复者交换了手机号，结交到一位新朋友。个案每两周会参加一次义工活动，从一开始的害怕参与，到现在可以主动参加义工活动，还协助社工一起开展活动。在跟进了 10 个月左右，个案可自行组织策划外出活动，从活动的准备、开展、结束阶段，个案基本上都可以独立完成，这也说明个案有了一定的组织策划能力。

个案从不愿意出门，到学会乘坐交通工具，从害怕与人接触到结交到新朋友，从被他人帮助，到主动做义工去帮助他人，开始建立健康的生活模式，在建立的过程中，社工要让个案看到自己的变化，提升个案自信心，使个案生活可以正常化。

（2）挖掘个案的价值。个案与社工交谈过程中多次透露出不想再服药的想法，社工会与个案分析服药与不服药给其带来的利弊，给个案做心理疏导，强化个案按时服药的重要性，社工邀请个案一起组织开展"规律服药的重要性"的讲座活动，让个案以"过来人"的身份给其他参与者分享规律服药的重要性，以"过来人"的身份讲解，更具有说服力，给参与者正面的引导，让参与者足以相互支持，很好地展现了个人的价值及责任，并给参与者带去了希望。

五　专业反思

提升个案的参与感。在开展个案的过程中，建立好关系是第一步，也是最需要社工去努力做好的一步，只有在与个案建立关系，个案对社工有一定的信任后，社工给个案提出建议时，个案才会更加愿意去倾听。专业关系的建立，需要社工耐心、细心、关心，这是最基本的服务要求，也是为后续提供专业服务的基本保障。建立好专业关系后，方有利于制订康复计划。在制定和执行过程中，要强调让个案参与进来，而不是由社工制定好给个案，要尊重个案的选择，与个案一起制订计划，在实施过程中个案就更加有动力。

协助"正常化"生活。帮助个案恢复正常化的生活，生活规律、作息正常，与个案一起制定日常生活的作息，让个案可以按计划进行，帮助个案链接社区的资源，如让个案参加家属资源中心的活动、到社区做义工、结交到新的朋友等，要为个案创造与社区接触的机会。使个案的生活正常化，有利于个案更好更规律地生活，后期个案主动从家中走出来到社区公园与社区居民打乒乓球，较好地回归到了社区生活。

营造融洽的家庭关系。案例中个案的父母对于个案的康复治疗全力支持，父母经常陪伴个案左右，如个案母亲会陪个案一同参加活动，能看到并鼓励个案平日的进步，个案父亲周末也会陪个案一起锻炼身体，与其交流沟通。在社工与个案制订康复计划时，个案父母也参与到整个过程中，给予了很大的支持。家庭是个案康复过程中最重要的港湾，家庭成员对个案的支持与帮助，是康复治疗路上最大的动力。一个好的家庭氛围，获得家人的支持与帮助，可以给个案提供一个较好的康复环境，让病情更好地恢复。

督导评语：正常化理论主张对精神病人的服务重点在于传递高品质的生活，这就要求他们也可以像普通人一样经历人生历程，包括每日的生活节奏、生活进程、性关系的发展、自我决定和一定的经济标准等。回归正常的生活状态，就需要家人的关注，精神疾病患者由于病程较长，易反复发作，社会功能下降等因素，会给家庭和其他成员造成巨大的精神和经济负担。家庭是个体社会化的第一场所，家庭是个体重要的支持者。家庭支持越多，精神疾病患者对疾病的认知越高，对待疾病的态度也越积极，因而疾病的控制越好。服务对象从被服务者，转变为服务他人的人，在个人思维和社会角色方面都有了较大的转变，可以看出家庭支持对患者康复的重要性，也表明了社工的服务有一定的成效。从这个服务对象中不难发现，患者自身也是极好的资源，发挥患者的主观能动性不仅能够巩固他们自身好的改变。服务对象作为"朋辈辅导员"的身份，有助于树立典型，带动其他患者加入康复队伍中来。本案例中，社工如果能够围绕"正常化"给予更深刻的介入，并做好介入前后的对比，加深社工跟进步骤总结，则能够更好地展现服务成果，给予更多可行性的借鉴。

第四节　缓解单亲家庭困难，促进
精神障碍患者复元

一　案例背景

（一）个案基本资料

木木（化名），男性，16 岁，初中生，未婚，单亲家庭，身高 178cm 左右。2019 年诊断为双相情感障碍，目前为不伴有精神病性症状的躁狂发作，有幻觉、妄想、自语发笑、暴力倾向等症状。木木是家中长子，有一个年龄相仿的妹妹，两个年幼的小弟弟，他们与 70 多岁的外公外婆及母亲一同生活，除此之外，木木还有一位已婚的小姨在深圳居住，不常往来。

（二）个案背景资料

1. 引发事件

木木于 2019 年 1 月首次住院，家属送院后木木埋怨家属将其送院致使木木不能上学，因木木在某专科住院时看到其他患者心理产生了恐惧，觉得自己没病不愿住院，向家属保证不会再打人，家属不忍心，第一次住院，木木只在医院治疗了 7 天，其间在家断断续续服药治疗，病情未受到控制，还存在暴力行为，但家属担心因此会让木木再次入院，拒绝社工上门提供服务。

2019 年 2 月，木木母亲给社工发了一张画面是木木暴力行为致使外公头部流血的照片，母亲很快便将照片撤回，告知社工此事已经过去几日，外婆已将其余外孙带至罗湖姑姑家中暂住，拒绝社工上门提供服务。

2019 年 4 月，社工收到木木家属告知木木在家中大哭大闹，对家人拳打脚踢不能制止。起因是木木已经有很多双鞋子了，但还是要求家属购买新鞋子，由于经济条件差，精神压力大，家属拒绝再为木木购买鞋子。木木家属希望社工可以协助木木办理住院手续。社工及社区"五位一体"关爱帮扶小组成员上门了解情况，提供服务。

2. 曾做出的调适及成效

社工通过线上访谈形式与木木家属沟通申请绿色通道住院政策，普及精神疾病知识，促进家属了解木木发病肇事肇祸风险防范意识，初步与木木家属建立专业服务关系。

3. 行为表现

木木发病时有幻觉、妄想、渐起多疑等症状，平时对自己及他人要求很高，未达到自己期望时会有暴力倾向，爱买鞋子，不承认自己患病。

4. 情绪状况

躁动不安，易激怒。

5. 精神病记录

双相情感障碍，目前为不伴有精神病性症状的躁狂发作。

6. 健康状况

精神异常，身体状况良好。

7. 经济条件

木木为在校初中生，无收入来源，父母离异，母亲一人肩负着整个家庭的主要开销，一天打两份工，月收入 8000 元左右，年迈的外公靠送煤气贴补家用，除木木需要抚养、治病外，家中还有弟弟、妹妹及老人需要照顾，木木家庭没有其他系统资助，经济比较困窘。

8. 暴力倾向

木木病情发作时有暴力倾向，对自己家人动辄辱骂，严重时甚至出手打家人，对外人也有轻微暴力行为。

9. 支援网络

木木一家七口，由外公外婆照顾，小姨已成家，平时往来有限。此外，由于木木母亲工作原因，社工主要联系木木外公了解木木病情。

二　问题分析

复元理论认为，复元是一个让精神障碍患者重新认识自己、建立正面自我形象及重建有意义生活的康复过程。复元模式在个人层面重视个人优势和个性化服务，强调患者个人的责任和参与；在支援层面强调家庭为本，重视朋辈支援；在普及层面重视康复的整全性，强调患者在病情起伏中成长并重获希望。

木木是在一个单亲家庭中成长的，14岁前跟随外公外婆生活，是家中长子，木木以学习为中心，争强好胜，立志要比别人优秀，严于律己，有目标，对于写字漂亮的人很是欣赏，排斥女性，爱打篮球。木木还有一个年龄相仿的妹妹，两个年幼的弟弟，他们与70多岁的外公外婆及母亲一同生活。因木木父亲存在暴力行为，曾对母亲造成生理及心理上的折磨，父母离异后各自生活。木木父亲未尽抚养孩子的义务，母亲亦未从木木父亲方面获得任何费用，也不希望和木木父亲有任何交集。母亲日夜工作，木木的日常照料由外公跟进，家庭居住环境及经济条件极差。木木争强好胜，致使学习压力大，脾气开始变得暴躁，动不动喊打喊杀，首次发病住院后还埋怨家属将自己送院治疗。

根据收集到的信息，社工同精神科医生、社康精防医生等社区"五位一体"工作人员及木木家属进行了探讨，对木木面临的问题进行了以下分析：一是在个人层面，木木缺乏对自身康复的责任感和自主决策，木木对精神疾病的认识较为片面，否认精神病性存在，且由于病情反复导致其逐渐失去对康复的希望；二是在支援层面，木木处在一个脆弱的、不稳定的单亲家庭中，其结构的不完整性限制了其功能的发挥，家属对木木的康复治疗有阻碍作用，影响了木木的成长，生活压力与经济紧张造成家属在木木康复进程中支援作用不足，家庭功能弱化。

三　服务计划

（一）服务目标

1. 个人层面

（1）木木对自我复元过程负起个人责任；（2）木木全面参与针对自身特点的个性化的复元计划和进程；（3）木木接纳自身患病事实。

2. 支援层面

（1）增强木木家庭支援能力；（2）增强木木社会支持网络。

（二）服务策略

1. 个人层面

（1）通过每月2—4次的密集访视，社工与木木及家属建立互相信任与协作的关系；（2）社工同木木和家属一起讨论、制订和执行个性化的个人复元计划；（3）邀请木木参加精神卫生康复活动。

2. 支援层面

（1）通过免费服药、监护补助政策、绿色通道减轻木木与家属的经济压力；（2）通过链接精神科医生提供康复指导，强化家属照料和家庭支援功能；（3）通过申请困难户救助及链接项目活动资源（民政部门慰问、社会事务办临时救助、团工委青少年帮困助弱项目、宫颈筛查等），提升木木参与社区康复动力，同时减轻家庭经济压力。

四　介入过程

（一）第一阶段：个人复元计划阶段

1. 介入目标

（1）社工与木木及家属建立良好的服务与协作关系；（2）推动木木参与制订和落实个人复元计划，提升木木责任意识并践行自身选择的权利。

2. 介入重点

个别化、自主与选择、责任、康复者参与、个人复元计划。

3. 介入方法和过程

（1）主要的介入内容。社工得知木木处于病情不稳定状态时，通过与家属直接沟通、观察木木动态、查看病历、与辖区精防医生沟通等方式，社工基本了解了木木的病情状态。在得到木木与家属的个案服务知情同意后，社工建议家属送木木到市某专科医院治疗。木木在进行了门诊和药物治疗病情稳定后，社工通过每月2—4次的面访和电话问询，逐渐与木木及家属建立起了良好的服务关系。在与木木和家属多次访谈过程中，社工引导木木参与制订了以"病情长期稳定、压力缓解、情绪平和、社会功能恢复"为目标的个人复元计划，内容包括木木每天作息、情绪、居家管理等内容，木木在社工的鼓励和支持下，认识到自己在复元过程中应发挥主要作用，家属、社工和社区相关工作人员是支援性力量，自己可以善用个人优势和支援逐步达成复元目标。

（2）过程中的特殊情形处理。社工与木木进行服务时，木木会抗拒谈及病情，家属也担心木木会被送院，木木发病时家属选择对社工隐瞒，拖延了木木获得及时治疗的机会，社工通过协助木木到院面诊医生，促进木木对自我复元过程负起个人责任。

4. 介入效果

社工通过掌握木木病情症状，了解其生活习性及偏好，为其解答咨询，以肢体语言、支持和鼓励等方式逐渐赢得了木木及其家属的接受，木木开始愿意与社工进行友好的交流，并最终建立了良好的服务与协作关系。

（二）第二阶段：支援网络建设阶段

1. 介入目标

（1）强化木木家庭支援功能；（2）增强木木朋辈支援力量。

2. 介入重点

家人参与、朋辈支援。

3. 介入方法和过程

（1）主要的介入内容。在获得木木及家属信任后，社工协助木木先后申请了免费服药和监护补助政策，减轻其家庭经济压力。在家访过程中，社工链接精神科医生一同登门访视，并进行健康指导和康复教育，提升木木家属照料技巧。免费服药点的医生也利用木木每次取药时机进行药物知识教育，以增强木木的医疗资源支持，强化木木家庭支援功能。后续为该家庭申请困难户救助及链接项目活动资源（民政部门慰问、团工委青少年帮困助弱项目、宫颈筛查等），强化木木家庭支援功能。在社交资源方面，在社工邀请木木参加团体康复活动时，社工都会介绍一些年龄与病情相仿的病友给木木认识，通过与病友交流，木木获得了一定程度的归属感，木木在条件许可的情况下也都积极参与，木木的朋辈支援力量得以增强。

（2）过程中的特殊情形处理。木木最初参加团体活动时，与病友零交流，通过社工的引导及鼓励，逐渐与木木交上了朋友，木木开始有了一定的朋辈支援力量，并在某专科住院期间交往了更多朋友。

4. 介入效果

在开启个案服务之前，木木因患病休学在家，与家人沟通有限，容易和球友起争执，经常独自外出打篮球，没有朋友可以交流，用木木的话来说，就是"无聊、不知所措"。在接受了社工的个案服务后，木木交到了新朋友，知道如何有效处理人际关系，开始学着到外面接触兼职的磨炼，也学习了很多精神卫生知识，有时也参加一些社工组织的团体活动，参加志愿服务，木木觉得很有意义。木木家属看到木木的转变，也渐渐接受了木木患病的事实，认可了社工的服务。

五　评估

（一）采用的评估方法

1. 简明精神病评定量表（BPRS）

精神科医生采用此表评估，认为木木大部分精神症状均已消失，某些部分症状虽然存在但不影响日常生活。

2. 优势为本评估

从精神健康、学业生活、人际关系、身体状况、经济、家居环境及其他方面对木木进行评估，木木各方面优势逐步增加，复元情况良好。

（二）介入目标达成的情况

（1）木木在个人层面自主参与了个性化的复元计划，发挥了个人作用。

（2）木木在支援层面获得了成长，自身优势、家属支援、朋辈支援均得到了增强。

（三）木木的满意程度

木木在满意度评估量表中对社工的服务表示"十分满意"，并且表示刚开始是很讨厌社工的介入的，认为自己没有患病，但是通过社工不断的关怀与支持，木木看到了康复道路上的有力支持。

（四）工作效果的自我评价

经过一年多的服务，木木改善很大，社工也感到十分满意。在服务过程中，随着木木的进步，社工也需要不断提升自我能力，以促进服务的深入发展，因此社工和木木是共同进步的。

六　结案

（一）结案原因

木木在社工的协助下，参与了个性化的复元计划，已基本达成目标。

（二）结案处理

木木填写结案知情同意书，完结个案。

（三）建议

通过社康精防医生每 3 个月进行一次后续跟进与电话回访。

七　专业反思

服务严重精神障碍患者这一特殊群体需要特别的理论，而复元理论就是一种特别适合该群体的理论。复元不单是衡量康复者是否恢复原来的状况，更着重康复者的自我接纳，个人的经历与成长的过程。复元代表了康复者、家属、社工及其他支持复元工作的人士，一起共同努力，积极推动社区及社会人士对精神健康，以及对康复者的关注及支持，并让复元在共融的气氛下深入人心。

资源方面：社工在服务过程中，多方了解救助政策以帮助该家庭，但因家庭情况特殊，很多政策不符，另外社工在寻找资源期间，相关资源部门宣传力度低，业务不熟悉，服务短板明显，阻碍该家庭链接资源有效率地进展。

家庭方面：社工在与木木母亲沟通时，母亲因工作繁忙，很少能够与社工面对面交谈，一般通过通信设备交谈，且交谈内容仓促，木木的外公外婆年纪大，语言沟通上有困难，另外他们需要照顾家中其他成员，对于木木及整个家庭的支援服务滞后。

督导评语： 复元是一个康复过程，是让精神康复者重新认识自己，建立正面自我形象及重建有意义生活的过程，这个过程不只是社工单方面参与，更重要的是服务对象及其家庭清楚和参与。单亲家庭患者木木，社工介入前后的情况改善巨大，从情绪暴躁有暴力倾向，到病情稳定能够参与团体活动和志愿服务，并且有能力交朋友，是难能可贵的转变，这点对于其个人和家庭来讲是十分重要的支持。社工在个案中注重并充分调动个人、家庭和朋辈的资源，为个案的康复好转创造了良好的环境，也为可持续性好转奠定了基础。但本个案在社工跟进过程的具体做法未做明确和总结，未形成一套跟进困窘家庭精神障碍患者的通用方法，在可复制性和可借鉴方面有待进一步归纳和总结。

第五节 增强权能理论下社区精神 康复者个案的介入

一 案例背景

（一）个案基本资料

小新（化名），30岁，男，未婚。与父母、姐弟共7人居住，父母及姐姐经常在外工作。小新从事的是送牛奶的工作，包括与一些商店谈业务，月工资3000元左右，小新与家人均是外来务工人员，家人忙于工作维持生计，极少关注小新的工作与生活，小新的吃穿行以及工作均由自己安排。

（二）个案背景资料

1. 病史资料

小新于2014年被诊断为偏执型精神分裂症，自述发病诱因是在工厂工作觉得压力很大，渐渐地觉得自己是一个很危险的人物，随后出现了失眠、幻觉和胡言乱语的情况，后被家里人送回老家精神科医院住院，出院之后个案是断断续续服药，但在服药期间一直伴随着手抖的副作用生活。

小新认为自己得病以来一直都要依赖服药，需要靠药物来维持自己的情况，觉得自己不是一个正常人，经常有停药减药的想法，曾经有自行停药一段时间，但是出现失眠，感觉脑子混乱，无缘无故听到鸟叫声音等症状，之后又重新吃回精神科药物，个案对于自己的疾病感到很烦恼与困扰，也觉得无力改变现状而一直消极地对待很多事情。

2. 个案现状

渐渐地小新对于自己工作也是很敷衍的态度，直到与女朋友感情不顺被分手之后，产生了焦虑以及无力感，上班经常迟到早退，对于工作失去了动力，周末放假都待着在家很少出门，出现了懒散消极行为，近期自行减掉一种药物，平时很少去医院复诊，每月让老家的医院寄药过来，目前已出现手脚颤抖的药物副作用，家人平时对小新的情况缺乏关怀，对于小新近期的变化也无察觉，小新与家人对于精神疾病的知识也认识不足，因此均不是很重视和关注小新的变化，小新对于所在社区资源缺乏认识与了解，不懂得运用与挖掘社区资源。

二　需求与问题分析

（一）增强权能的理论观点

增强权能指增加权力，增权的核心假设是相信每个人即使处于艰难的环境之中也是有潜能的，个体的无权感可以通过自身努力和外部帮助加以改变。所以，增强权能不是直接赋予对象以权力，其实质是挖掘或激发服务对象的潜能。本案例中是以增强权能理论为依据进行介入，通过从内因形成过程上先推动个案打破无权感，发挥自身的主动性和主体性，激发个案有效互动的潜能，再从外部改变家庭以及社会环境存在的障碍，消除外部阻碍，从而达到持续增强权能，在此过程也需要让个案意识到这种障碍是可以改变的，每个人都有不可缺少的权能，每个人都是有能力和有价值的，协助个案保持持续增权的目的。

（二）增强权能视角下的问题分析

1. 个人层面

个案的认知、情绪、行为、就医情况，以及经济情况等个人层面的无权感，导致了个案对于自身能力缺乏信心并产生了无力感，自我价值感低，个案对于自己的评价是需要依靠精神科药物，就不是一个正常人，经常用"无用"来形容自己。

（1）认知：个案自知力不完全缺失，能大致了解自己的病情情况，但对部分的精神疾病知识认识不足，经常有停药的想法。

（2）情绪：个案认为自己得病以来一直在服药，认为自己不是一个正常人，是需要靠药物来维持的，情绪很容易消极低落，经常把自己"无用"挂在嘴边，渐渐产生了焦虑感和无力感。

（3）行为：个案上班经常迟到早退，对于工作失去了动力，周末放假都待在家很少出门，出现懒散消极行为，打算辞职不想工作，认为自己的工作无意义。

（4）个人就医情况：个案自行减掉一种药物，平时很少去医院复诊，每月让老家的医院寄药过来，目前已出现手脚颤抖的药物副作用。

（5）个人经济状况：个案的经济收入主要是自己每月的工资收入，每月除去支付的精神科药物费用所剩不多。

2. 人际与家庭层面

个案朋辈群体的缺失以及在家庭中被家庭成员的忽视，当个案病情出现变化与波动时，无人倾诉，个案自我感觉有被抛弃感，令个案产生无力、无助，人际与家庭层面的无权不断被个案内化循环。

（1）朋辈：个案朋辈支持薄弱，玩得比较好的同学和朋友主要在老家，平时偶尔联系，个案近期与女朋友也因为各方面因素被分手，缺乏朋辈群体的支持。

（2）家庭：个案父母经常外出忙于工作，很少回家里住，极少关注个案工作以及生活情况，其他兄弟姐妹也各自有家庭，没有时间关注个案的情况，加上家属对于精神疾病知识认识的不足，觉得个案是心理问题，自身调整过来就可以，对于个案的服药及复诊基本不过问。

3. 社会层面

个案每天活动的主要场所是家里与上班地点，交往环境相对狭窄，接触的人群较少，加上社会大众对于精神康复存在普遍的偏见，个案本身对自己也被大众同化，在各方社会环境中渐渐存在障碍以及自我局限，让个案无法实现自己的权能，形成了社会层面的无权。

（1）社区资源：个案对于社区精神卫生政策缺乏了解，不懂得运用社区现有的康复资源。

（2）康复环境：大众对于精神健康的偏见，以及精神康复人士对于精神康复知识认识不足，并对于自身社会角色意识尚未觉醒，普遍存在无权感。

个案由于自身疾病引发了自我的负向评价，在缺乏社会交往支持与外在环境互动过程中形成了负面经验，加上宏观环境的障碍使个案难以有效地在社会中行动，因此社工可以通过协助个案明确自己是促成改变的主要媒介，也是解决问题的主体，协助个案了解经验和知识并进行分享和运用，学会利用自己所处的环境资源去解决自己的问题。

三 服务计划

（一）服务目标

1. 长期目标

协助个案建立应对生活和工作的信心，提升独自解决问题的能力。

2. 阶段性目标

（1）协助个案提升对于自身疾病的自知力，消除由于疾病带来的无力感。

（2）推动个案家属了解个案的疾病特点，加强父母对个案的关心与交流，并协助个案建立朋辈支持网络。

（3）整合和链接资源，协助个案了解自己所处社区的内外部资源，学会自己运用资源解决目前遇到的困境。

（二）服务策略

采用"个体主动＋外部环境推动"的模式，个体主动性强调个案在增权的主导和决定作用，发挥个案增强权能得到主体性和能动性，主要协助个案消除对于疾病的无力感，建立应对自己病症的信心，并协助个案找到自我价值感。此外，改善外部环境，在增权过程中通过外力激发个案的潜能，通过改变个案的家庭关系以及社会环境等阻碍，以协助个案达到增权的目的。具体策略如下。

1. 个人层面

（1）协助个案了解精神疾病知识，认识到自己的症状和药物副反应是可以缓解或者消除的；与个案主治医生共同商讨协助个案认识到规律复诊和规律服药的重要性，强化个案改变之后好的行为。

（2）协助个案相信自己是改变自己的媒介，通过与个案共同商讨协助其规划自己工作和生活方式来构建信心，改变现状的无力感。

2. 人际与家庭层面

（1）与个案父母沟通，推动个案父母了解关于精神康复知识与特点，加强对个案的关心与交流。

（2）鼓励个案走出家门，推动个案参与社区活动，建立朋辈支持网络。

3. 社会层面

（1）推动个案合理利用外部资源，挖掘社区精神卫生康复政策等资源，进而提升个案整合社区资源能力。

（2）社区政策倡导，宣传相关精神健康知识，缓解大众对精神健康的偏见。

四 介入过程

（一）第一阶段

建立专业关系，了解个案基本情况与病史资料，评估个案需求及问题分析。

1. 介入手法

电访6次，社区面谈2次，家访2次。

2. 工作内容与过程

社工通过外展示随访接触到个案，社工首先做了自我介绍，并询问个案最近在生活和工作的情况，个案一开始不太愿意说自己的情况，对社工有一定的戒备，但当社工向个案介绍社工的相关服务内容之后，个案向社工倾诉自己近期对工作迷茫的感受，以及自己对于精神疾病的顾虑。随着第四次的家访开展，个案也开始诉说了一直以来自己心里最大的困扰及疾病经历。社工在与个案建立良好的专业关系过程中，也收集到了个案基本情况以及病史，社工已经能够初步评估目前个案所在环境的个人、人际及家庭，社会层面等情况。

3. 服务成效

社工与个案建立了良好的专业关系，了解到个案各方面的情况，初步预估了个案问题现状以及资源情况。

（二）第二阶段

从个案自身入手，协助个案相信自己是改变自己的媒介，是解决问题的主体，消除疾病带来的无力感。

1. 介入手法

电访10次，家访8次，陪伴个案就诊5次。

2. 工作内容与过程

个案讲述自己的病史以及目前状况，社工发现个案对于精神疾病的了解不足，个案认为目前自己需要一直服药是治疗自己的失眠，也没有意识到手脚颤抖是药物的副反应，所以个案自行减药，导致了药物副反应却不自知；社工通过向个案普及精神疾病知识，协助个案了解精神疾病的一般特点，陪伴个案去复诊及时与医生沟通目前表现出来的手抖问题，缓解了个案受药物副作用的影响，也提升了个案对自身疾病了解程度。

个案基本不去医院进行复诊，一直以来都是按照老家医院的处方服用寄过来的药物，由于精神疾病是一种动态的慢性病，个案目前面临生活、工作环境等各种各样的问题也影响着病情，需要每月定期与医生进行面诊随时调整药物以适应目前的身体情况，社工推动个案复诊，鼓励个案与医生沟通自己的近期的情况，达成社工、医生及个案三方面谈，在这个过程中让个案意识到当自己的疾病发生变化时，应及时与医生沟通并听从医嘱，协助个案了解到规律复诊和规律服药的重要性，并与个案共同制订药物管理计划，以促进个案养成规律服药的习惯。

3. 服务成效

提升了个案对于自身疾病的自知力，陪伴个案一起去医院进行复诊，给予个案陪伴的支持，同时通过与医生当面的交流，不断强化个案规律服药和复诊的重要性，最后从个案的药物副作用得到了有效缓解这一成效中，协助个案总结在这一阶段中取得的好的改变，协助个案消除疾病带来的无力感，正确了解精神疾病知识。

（三）第三阶段

挖掘个案因改变而带来的正面影响，并协助个案建立自信心。

1. 介入手法

电访 10 次，家访 8 次，陪伴个案找工作 2 次。

2. 工作内容与过程

在本阶段中，个案已经辞去工作，整天宅在家里打游戏、睡觉，不按时一天三餐，作息混乱，对于工作也比较迷茫，不知道自己适合做什么工作，加上没有往来的朋友，生活处于懒散孤僻状态。社工通过关注个案内心的感受和想法，鼓励个案对工作的要求做出改变，并且引导个案如何修改简历以及如何准备面试的技巧，及时协助个案总结经验陪伴个案出去找工作，并且协助个案在生活上养成良好习惯，在个案做出小改变之后，不断强化个案好的行为。

3. 服务成效

社工推动了个案勇于尝试改变现状，个案已经找到一份工作，并且能调整好自己的作息时间，跟随上班的节奏，在面对工作上的事情也能自信地处理。

（四）第四阶段

寻找外部支持，推动个案父母加强关心以及扩大人际网络，消除人际与家庭的无权感。

1. 介入手法

电访 8 次，家访 5 次，与个案父母面谈 2 次，鼓励个案父母陪诊个案 1 次，推动个案参与社区活动 2 次。

2. 工作内容与过程

社工向个案父母普及关于精神疾病的特点以及康复常识等知识，并鼓励个案父母陪伴个案去复诊一次，让个案父母对于个案疾病诊断有一定的认识了解，并引导个案父母对于个案平时出现的一些改变要及时关注以及干预，鼓励个案父母与个案多进行沟通。在这过程中，社工积极推动个案与其父母的交流，努力促成双方共同面谈，共同面谈中：个案父母也是比较担忧个案的情况，但是平时比较忙没有那么多时间关注个案，觉得个案能自己照顾好自己，原来不知道个案也是需要陪伴的，社工最终促成个案与父母达成以后多互相关心的一致想法，每月至少回家两次。在人际方面，个案自从与女朋友分手之后没有再交过其他朋友，社工主要协助个案从两个渠道开展人际交往，一个是可以从工作同事中发展，引导个案与同事相处时做出改变；另一个是推动个案来社区参与社区的活动，社工陪伴个案参与了两次园艺系列活动，促进个案在活动的参与感并结交新朋友。

在本阶段中，社工除了协助个案了解与人交往时应该遵守的礼仪和真诚态度等技巧，并鼓励个案在朋友关系中多主动积极，也及时加强个案与父母的交流。

3. 服务成效

个案在工作中与一些同事成为朋友，也在参与活动结交到朋友，周末也会相约出去爬山游玩，与父母的关系有所提升，互相分享各自工作的情况与生活情况。

（五）第五阶段

协助个案利用外部环境资源，挖掘社区康复资源与政策，学会自己运用资源，解决社会层面的无权。

1. 介入手法

电访 8 次，家访 5 次，陪伴个案了解社区相关政策资源及申请相关福利政策 2 次。

2. 工作内容与过程

社工通过引导个案来到社区工作站，了解社区的实地资源，向个案介绍社区精神卫生"五位一体"工作人员的资源，协助个案了解精神康复的政策资源，并且链接社区相关资源，鼓励个案参与社区活动，为个案提供扩大人际交往的平台，最后协助个案整合自己身边的资源，包括朋友、社区、社区医生、政策优惠等资源，学会运用身边所在的资源解决问题。

社工在外开展精神卫生宣传活动时，邀请个案加入并协助开展，引导个案了解更多精神卫生知识，为社区营造关注精神健康的氛围，让更多社区居民了解精神康复者，消除偏见。

3. 服务成效

个案通过了解社区相关资源，申请了相关的补贴，缓解了目前的服药经济压力，同时推动了个案主动了解社区资源，自己学习运用资源获得有利于自己的康复资源。

（六）第六阶段

强化个案好的改变，总结经验，结案。

1. 介入手法

电访 8 次，家访 5 次，陪伴个案复诊 2 次。

2. 工作内容与过程

社工通过家访，与个案详谈了这两年多以来个案的变化，其中有好的变化，也有不好的变化，社工协助个案总结强化好的变化，也引导个案直面不好的变化，鼓励个案在过程中总结好经验，用发展的眼光看待自己的成长。总结也对服务目标进行了评估和检视，提出了结案，服务对象表示同意，并非常感谢社工的陪伴，后续社工也将跟进结案后的回访，结案后半年定期与个案联系，让个案慢慢独自适应社区康复生活。

3. 服务成效

目前个案服务目标已经达成，协助个案总结一直以来的变化，强化好的变化，增强个案发挥自身能力，寻找社区资源，意识到自身改变的价值，增加处理问题的信心，并与个案协商好结案之后的跟进服务。

五　成效评价

（一）服务目标完成情况

个案能发挥自身能力，意识到自身改变的重要性，能独立解决自己复诊服药问题，工作稳定逐渐找到了自己的价值与期待，并运用社区资源，构建人际支持网络，目标达到。

（二）具体成效评价

1. 个案提升关于自身疾病的自知力，消除由于疾病带来的无力感

（1）个案能掌握精神疾病的基本知识，每月服药记录以及复诊报告中能规律复诊和服药。

（2）个案能自我评估自己的睡眠和情绪情况，及时去医院与医生沟通自己的病情转变情况，药物及时调整，药物副作用减少，病情稳定，没有复发住院。

2. 个案家属了解个案的疾病特点，父母对个案的关心与交流增强，个案人际支持网络得到扩大

（1）个案父母了解疾病特点以及个案的康复情况之后，也陪伴个案复诊以及亲子关系有所缓和。

（2）个案目前工作稳定，工作动力充足，在工作中也结交了好朋友。

3. 个案了解自己所处社区的内外部资源，学会自己运用资源解决目前遇到的困境

（1）个案在了解社区资源后，积极主动参与社区展开的活动，也在休息时间参与做义工，并结交了在社区的新朋友。

（2）个案社会层面，了解相关精神康复资源，申请了相关政策补贴，暂时缓解了自己服药的经济压力。

六　专业反思

（一）介入技巧

社工通过电访、家访、社区随访、陪同个案复诊等方式参与到个案的社区康复过程中，陪伴个案共同成长，社工也需要作为相关资源沟通

者，在介入手法上，首先从微观介入：激发个案自身改变的能力，挖掘潜在的权能与价值，增强个案自信心；其次从中观介入：从个案家庭着手，个案的康复家人支持也是必不可少的；最后是宏观层面：加大力度宣传精神卫生知识，向大众普及相关精神卫生政策及知识，整合社会政策下康复资源，协助个案利用社区康复资源。

（二）成功经验与不足

（1）个案与社工建构起协同的伙伴信任关系。在本案例中，社工在跟进个案初期，个案表现出焦虑以及无助感，以及周围环境的多重因素，让个案深陷对自身能力的怀疑，社工在与个案建立信任协同关系上也至关重要。另外在服务前期个案表现出无助和无力感，使个案陷入一种困境状态无法自拔，社工的介入让个案很容易产生依赖，所以在跟进过程中成功经验是社工与个案共同制订了康复计划，激发了个案的参与感，增强了自信心，形成了一种合作性的伙伴关系，让个案从无权的旋涡中出来，用实实在在的参与和行动帮助其走上康复之路。

（2）个案的改变和成长是需要时间的，社工对于个案的期望过高。在跟进个案的过程中，个案会较长时间没有明显进步的情况，社工需要检视自身是否对个案有过高的期望，个案的改变需要一个过程，需要时间去成长，哪怕个案出现一点点小小的改变，那也是成长，作为社工需要协助个案定期总结和反思自己的小改变，增加个案的信心。

（3）家庭对康复者的心理支持与健康教育非常重要。在本案例中社工并没有忽视家庭成员的作用，个案作为个体，家庭是个案生活得最长、最熟以及最需要的支持资源，家庭成员的认知与行为也时时刻刻影响着个案的康复进程，社工积极促进个案父母与个案的沟通，同时也注重家属对精神疾病的了解和丰富家属照顾个案的心理技巧与精神保健知识，让家属能理解个案，使个案得到家庭的支持，增强个案康复的自信心。

（三）对服务以及服务对象的认知

精神障碍患者康复是一个长期、复杂的过程，而且精神康复者具有高复发率和高残疾率特点，传统的精神卫生服务更重于精神康复者的救治救助，满足于基本的生存需求，想要推进精神卫生工作，需要转变工作模式与理念，建立长期有效的康复机制协助康复者回归社区，从多个层面及时介入个案本身及所处的相关环境，从康复者本质出发，协助其需要适应的家庭生活、人际社交、工作等各方面。

　　作为服务精神康复的社会工作者，除需要掌握基本的精神疾病病症和保持敏感度，提升自身的专业知识和专业手法之外，也需要不断学习精神疾病的相关知识和培养对精神疾病病情转变的敏感度，这样既能协助康复者获得较为全面的康复，也能在康复者病情危急时，做出较全面的评估，实施紧急介入。

　　督导评语： 精神康复的过程是个漫长且又迂回曲折的过程，社工和服务对象本身均需要认识到这个过程中可能面临的问题或反复。在个案服务的过程中，社工要保持敏锐的观察力和嗅觉，通过发现患者的改变和进步来及时做出反应动作。社工在服务此个案的过程中，在专业、服务对象变化等方面都保持了良好的敏锐度，能够及时准确做出相应的判断，陪伴服务对象逐渐变好。增强权能社会工作主要表现为两个方面的实务目标：一方面社会工作有帮助服务对象发掘其内在权能，使其成为具有"个人自主性"的充满权能的人；另一方面推动社会改革，消除造成个体丧失权能的环境障碍。本个案在发掘服务对象内在潜能方面做了较多的工作，但在推动社会改革或改善社会环境方面的工作展现较少。

第六节　促进能力提升，增强生命力量
——复元理念在社区困难精神康复者双胞胎家庭中的应用

一　案例背景

（一）个案基本资料

　　小刚，男，29 岁，未婚。同胞弟弟小强，男，29 岁，未婚。二人与 60 岁的父母同住，母亲信奉基督教。三个姐姐均已出嫁，平常很少来往和沟通。

（二）个案背景资料

1. 引发/重要事件（接案原因或途径）

（1）事件一：2018 年 4 月，社区精防专干在工作站附近，发现了小刚满身灰土地坐在路边，衣衫褴褛，初步判断疑似病发。小刚母亲、派出所民警和社工到现场跟进，耐心安抚小刚情绪无回应，并持拳头打向社区巡防员。

（2）事件二：2018 年 8 月，服务对象母亲求助社工，小刚持续多日不吃饭，偶尔喝几口水和外出买饮品，不愿服用精神科药物治疗，用打火机烧自己的头发，反复烧水，常卧在床，不与家人交流，父母劝说无效，希望申请长期住院治疗。同时，小强每天多次出门，不愿服用精神科药物治疗，晚上整夜在沙发看电视和手机，自言自语并发出笑声，随意从楼上丢东西，连续两周在家里裸体进出，使用母亲的手机向社区精防专干发语音"找到他（社区专干）就让其死"。

2. 曾做出的调试及成效

（1）调试一：为了避免小刚二次伤害自己和周围人员，在征求小刚母亲的同意下，社工向区精联办申请绿色通道，护送小刚到精神专科医院住院治疗。小刚 5 月出院，其间社工与社区关爱帮扶小组成员多次向服务对象和父母科普精神疾病知识与服用药物的重要性，但服务对象及父母对精神疾病认识不足，认为"这么大孩子了，说什么都不听，也不去找工作，整天待在家里"，重心只在找工作方面。

（2）调试二：8 月，社工协助服务对象父母，向其户籍地精神卫生防治中心、民政部门、残联部门等了解相关福利政策，但因服务对象病情反复，又长期不居住在户籍地，大部分福利政策无法享受。针对小刚和小强出现的异常行为和母亲的无助，社工及社区关爱帮扶小组成员多次上门与服务对象沟通，但均无应答。考虑到服务对象病情及征求母亲同意，社工协助服务对象申请绿色通道住院治疗。9 月，社工与服务对象母亲一同前往精神专科医院探视小刚和小强，二人精神状态良好，可以简单交谈，小强坐立不安，出院意愿强烈。

3. 经济状况

小刚、小强均无工作，但有就业需求，无通信设备。小刚、小强上下铺睡，父母分居睡。其父亲是出租车司机，母亲无工作，偶尔做兼职。其父亲已多年不给母亲和服务对象生活费，仅靠母亲钟点工维持正常的生活开支，难以支付高昂的住院费用。

4. 精神病记录、健康状况、行为表现、暴力倾向/虐待记录/犯罪记录

小刚 2016 年 12 月初发病，患未分化型精神分裂症，曾经在家冲动攻击父亲，评定既往风险等级为 4 级，既往住院 2 次。患有乙型肝炎、轻度脂肪肝、高脂血症、高催乳素血症。小强 2016 年 12 月初发病，患未分化型精神分裂症，既往风险等级 4 级，既往住院 2 次。小刚、小强服用精神科药物后伴有副作用，精神状态不佳，睡眠时间较久，每月服用精神科药物的费用达 1000 元。

5. 人际关系、支援网络（能获得的资源）

小刚、小强病情稳定时，沟通支持较多，家庭支持最多的是母亲，父亲望子成龙，且小刚、小强常常达不到自己的期望，关系频频紧张，也成为小刚、小强发病的导火索。服务对象的支持网络关系弱，能给予服务对象和家庭的资源有限，当小刚、小强与父亲发生冲突时，解决能力有限。

二　问题分析（预估）

（一）理论分析

（1）复元、正常化理念。每一位精神康复者都是独特的，他的需要、优势、缺陷、经历、背景和期望也是独特的，帮助服务对象享受到普通人享受的社会资源、社会福利，改善偏见，享受有意义的人生。

（2）心理健康教育多元家庭治疗模式是一种有效的家庭心理教育干预模式，为服务对象提供精神疾病的症状、发展和治疗手段的信息，同时训练其使用结构化的问题解决方式。通过加强家属对疾病的了解和支持、减少其对环境压力的负面认知、拓展家庭社交网络，达到降低复发和再住院的目的。

（3）社会支持网络理论按不同的标准有不同的分法，有形的支持和无形的支持，其中有形的支持包括物质或金钱的支持和援助，而无形的支持多半属于心理、精神上的，如鼓励、安慰、嘘寒问暖、爱及情绪上的支持等。社会支持的增加，会使人们的心理健康显著提升，支持适

时介入有压力的环境中，可以预防或者减少危机的发生，适当的支持可以介入压力的处理，解决问题，减少压力所造成的不良影响。

（二）问题分析

（1）服务对象患精神分裂症，需要药物治疗，但是服务对象服药依从性差，不参与复诊，其父母对精神疾病认识不足，导致病情复发，病情复发状态会持物或持拳头伤人，给服务对象和家人带来不安全感。

（2）服务对象无工作，但有就业需求，母亲偶尔做兼职，但是药物治疗费用昂贵，加上对小刚、小强照护压力较大，母亲多次濒临崩溃的状态。生活并不富裕的家庭，雪上加霜。

（3）服务对象家庭关系较弱，父亲与小刚、小强常常产生分歧，多用口头或者拳头解决问题，加深了父子之间的矛盾，不利于小刚、小强的康复。

（三）需求分析

1. 康复治疗需求

服务对象因对疾病认识不足、服药治疗间断，对服务对象和家庭都带来了影响。服务对象有一个持续康复治疗过程，提升对精神疾病的认识，改善服务对象对康复的态度，规律药物治疗及复诊，减少病情复发次数和稳定精神状态。

2. 提升家庭关系

家庭是精神康复者在社区康复的重要力量，和谐的家庭关系对服务对象的康复治疗有着至关重要的作用。父子之间频繁发生矛盾，父母关系紧张，也成为服务对象发病的导火索。缓和家庭亲子、夫妻之间的关系，创建和谐友爱的家庭氛围，提高其社会支持。

3. 缓解经济压力

服务对象有就业需要，但是因病情不稳定，常常住院治疗，康复治疗费用昂贵，服务对象无工作，但有就业意愿。减少住院风险，办理相关福利政策，缓解经济压力。

三　服务计划

（一）服务目标

（1）接受系统康复治疗，减少住院风险，强化治疗效果。

（2）强化家庭支持系统，缓和家庭矛盾，提升家庭关系。

（3）链接康复相关资源，减轻经济压力，提升自我价值。

（二）服务策略

通过家访和资源链接，主动全面评估服务对象的精神症状、社会危害风险、躯体状况等，通过药物指导、心理干预、康复训练、应急处置等连续服务，加强家庭支持，提升社会功能。

（1）稳固病情治疗。运用心理健康教育多元家庭治疗模式，提供精神症状、社会危害风险、躯体状况等全面评估，药物管理、疾病和治疗的系统化、结构化信息，提高服务对象的服药依从性，改善服务对象的症状。

（2）修复家庭关系。提供持续的情感支持和危机干预，以帮助患者和家庭成员应对疾病带来的挑战。以家庭访视和家属集体座谈为主要形式进行疾病知识的讲解以及危机干预，以提高患者的药物依从性，降低再住院率。

（3）改善社会支持。评估家庭在支持服务对象方面的优势与局限，以及家庭所拥有的社会支持资源。协助链接相关福利政策申请，缓解经济压力，提高其社会功能。帮助服务对象享受到普通人享受的社会资源、社会福利，改善偏见，享受有意义的人生。

四　介入过程

（一）协助接受系统康复治疗，稳固康复治疗效果

小刚、小强服药意识不强，父母对精神疾病的认识不足，服务对象频繁发病，主要通过三个方面巩固康复效果。

1. 全面评估风险及病情，链接资源接受住院康复治疗

小刚与小强多次病情复发，与家人发生口头和肢体冲突，工作人员在协助服务对象救治救助的过程中，身体有不同程度的受伤，经区级评定，结合社康医生、社区民警评估，服务对象符合住院条件。但因服务对象经济条件有限，同时病情存在波动和一定的风险，社工多次联动社区"五位一体"关爱帮扶小组成员，链接区慢病院的相关救治救助资源，为服务对象申请免费精神专科医院住院治疗的机会。协助哥哥小刚住院共计6次（5次免费、1次自费），2018年住院3次、2019年住院

2 次、2020 年住院 1 次；协助弟弟小强住院共计 2 次（2 次均免费），2018 年住院 1 次、2019 年住院 1 次。服务对象在精神专科医院接受系统治疗后，出院后的康复情况都较好。

2. 强化疾病了解与认知，规范服药治疗和复诊意识

服务对象与父母对疾病认识不足，认为服务对象在发病前只是闹闹脾气，缓和一段时间就好，殊不知可能延误治疗康复效果；服务对象在出院后接受药物治疗，康复稳定就可以停服药物等方面存在理解的误区。社工通过家访、电访、微信等访视手段，分享易于理解的案例、发放宣传手册做健康教育宣导、线上温馨提示、陪同到精神专业医院就诊等多元方式，巩固服务对象和家属对疾病的认识、规律服药复诊就诊的意识。协助家属分析和厘清服务对象每次病情复发时的表现，如哥哥小刚在病情复发时多出现不与人沟通、不吃饭、不服药、不洗澡、用被子蒙头、用手捂住耳朵等行为表现；弟弟小强在病情复发时多出现将家里的东西往外扔等行为，表达一些较为激动的言语等。在社工的指导下，服务对象和父母对服务对象发病的症状、疾病的认识、药物的名字和服药剂量慢慢熟悉；服务对象出现明显的病情波动时，母亲可以做到第一时间向社工求助，及时得到救治救助服务和治疗。从邀请服务对象和母亲陪同复诊到服务对象可以完成主动复诊，强化了服务对象的复诊就诊意识。

3. 在社区进行药物管理，提升康复动力与康复信心

规范的药物治疗是服务对象在社区治疗康复的关键，服务对象服药意识不强，在出院后会坚持服药一段时间，但是等病情稳定后，药物就出现间断甚至是不服用。2019 年 3 月，社工分别为小刚、小强制作药盒，备注药物的名称、药物剂量和服药次数，服务对象服用每日的药物后，完成日打卡和签字，确保"一人一方案""一人一药盒"。社工少则半月，多则一月家访服务对象和母亲，点算药物的数量、检查药物是否过期、受潮，小刚和小强是否出现互相服用药物等情况，并针对出现的问题，与服务对象和家属进行讲解，降低出现的风险和可能出现的不可控因素，检视服务对象服药后的治疗效果、产生的积极因素和以往住院的原因等，不断强化个案进行规范的药物管理的必要性，提高服务对象的服药依从性，降低再住院率，积极鼓励和推动服务对象和家属的康

复动力和康复信心。

（二）缓和家庭关系，强化家庭支持系统网络

1. 情感支持和危机干预共同发力

服务对象母亲多次与社工倾诉家庭的经济困难，服务对象发病频繁、情感淡漠，母亲的照护压力较大，主要针对服务对象母亲提出的父子关系紧张、夫妻关系不和谐等情况，社工根据服务对象和家庭已有的优势和资源，为服务对象链接心理咨询师、社区关爱帮扶小组成员等资源，提供心理疏导、情感支持，一方面通过指导服务对象母亲积极利用家庭资源，尝试主动与家人沟通，母亲是一个缓冲的角色，在家庭中起到一个关键作用和纽带作用，有效连接服务对象和父亲、儿女；另一方面服务对象母亲在社区寻找老乡，利用社区资源寻求情感的支持，2018年服务对象母亲在老乡的介绍下信奉基督教，教堂兄弟姐妹对其母亲提供了情感支持和家庭关系维系等建议。同时社工向家属普及疾病知识、危机干预和救治救助知识、渠道，在紧急状态下，优先保证生命安全，及时得到社区"五位一体"成员和社工协助救治救助。

2. 访视多元和家属集体座谈并驾齐驱

社工积极发起组建"小刚、小强关爱帮扶小组"微信群，成员由社区组长、社区精防专干、社区民警、社康精防医生、社工与家属组成，社工与社区关爱帮扶小组成员通过电访、微信访视、上门访视、邀请服务对象和家属到社区工作站访视等多元化的形式搭建沟通平台，通过矛盾调解，化解家庭矛盾，缓和家庭关系，强化家庭是服务对象重要的康复条件的意识，寻找解决问题的出口。但父亲因工作属于倒班制和不愿意积极主动承担服务对象的照护责任，主要与服务对象母亲沟通，与父亲沟通次数较少，主要通过普及疾病的认识，调和亲子关系方面给予建议。同时做到服务对象出现病情不稳定的征兆时在群内及时共享，病情基本稳定每周或每半月跟进，后期常态化每月跟进，将家庭矛盾与风险降到最低。

（三）链接康复资源，减轻经济压力，提高自我价值

1. 普及政府相关政策，减缓经济压力

在服务对象住院治疗方面，为小刚链接资源提供了6次免费住院，小强2次免费住院，极大地缓解了家庭经济压力；在服药治疗方面，协

助服务对象申请免费服药政策，保证药物服用的连续性，定期提醒和陪同服务对象协助复诊，巩固康复效果。同时，多次向服务对象户籍地残联和精神卫生中心了解相关福利政策，协助服务对象在 2020 年 8 月底申请了精神残疾证，二人均持精神残疾证二级，同时户籍地政府统一购买医保，以防出现因病致贫。

2. 持续开展就业训练，提高自我价值

服务对象在社区康复治疗过程中，待病情基本稳定后对就业的需求越来越大。但是服务对象外出找工作，父母担心监管不到，服药会中断。服务对象既往有在工厂工作的经历，2019 年在与母亲的共同商量下，协助寻找家周边的工作和手工作坊，有 2 家手工作坊，在老板的指导下，学习珠宝袋的翻袋、穿绳和系扣，安装收纳袋的拉链等，以件计价，平均 5 分钱/个。最初服务对象二人流水线作业，小刚穿绳、小强系扣，平均两人可以做到 200 件/天，随着熟练度的提升，两人可以独立完成穿绳和系扣，平均可以做到 600 件/天，大大激发了服务对象的潜力，提升了服务对象的获得感和自我效能感。服务对象母亲在前期的兼职工作中主要做一些家庭保洁服务，2020 年 12 月也在家门口找到了一份保洁工作。

五　评估

（一）评估方法

（1）面谈法和观察法评估服务对象病情、服药、家庭关系和经济能力等情况。

（2）问卷调查法评估服务对象对社工的满意程度和工作效果。

（二）评估内容、满意程度和工作效果

（1）病情复发次数减少，自主服药和复诊意识提升。哥哥小刚 2018 年住院 3 次、2019 年住院 2 次、2020 年住院 1 次；弟弟小强 2018 年住院 1 次、2019 年住院 1 次，2020 年没有住院；参与复诊次数增多，2018 年大部分由母亲代领药，2020 年可以保持 1—2 个月定期自主前往社区健康服务中心复诊领药；认识服用药物的名字、知道服用的剂量，服药意识提高。

（2）家庭关系有所缓和，沟通交流和关爱支持增多。父亲最初对

服务对象不闻不问，或者将所有的过错归咎于服务对象。在2020年下半年的家访服务中，父亲开始愿意学习和了解服务对象的药物知识，主动地关心服务对象的身体健康情况。彼此之间有了一些沟通，母亲也较少提及家庭矛盾，更重要的是对康复者的病情稳定起到了积极的效果。

（3）经济压力有所缓解，过渡就业与自我价值增强。协助服务对象与家属办理了相关福利政策，如监护补贴、免费服药、免费体检、精神残疾证，节假日进行慰问等。据不完全统计，每人每年可享受至少3万元的福利政策。服务对象家庭的经济压力有所缓和，也尝试用积极的心态在家中开展康复训练，提高了经济收入，也增强了自我效能感。

（4）2018—2020年，社工累计随访196次［面访103次（15次陪诊）；微信、电访93次］。每次随访服务中，服务对象和家属表达最多的就是感谢关心。通过问卷调查，服务对象和家属的满意度是"非常好"。

六　结案

（一）结案原因

（1）阶段性目标完成。

（2）服务对象自己已有一定能力独立于社工服务之外，符合结束个案服务的条件。

服务对象在社工跟进以来，服药和复诊基本规律、病情稳定；协助办理了相关福利政策，缓解了经济压力，主动愿意开展居家就业训练，提高了经济收入。

（二）结案处理方式及建议

（1）患者家属已申请监护补贴，并为其配备了2名协助监护人（主要是社区工作者），社工与协助监护人家访服务占比90%以上，社工在实践中培养协助监护人学习沟通技巧、关注重点等，后期主要由协助监护人跟进服务对象的情况，使服务对象和家属提前适应结案可能出现的离别情绪。

（2）检视与回顾服务对象和家属的改变，巩固服务成效。服务对象既往评估为高风险，社工仍需要在后期定期随访关注服药情况与康复情况。结案时，告知服务对象和家属规律服药的重要性，有需求和困难，仍可继续与社工保持联系，或者在"小刚、小强关爱帮扶小组"微信群里沟通解决。

七　专业反思

精神康复者回归社区进行康复治疗，主要以精神康复者为核心，家庭为依托，社区关爱帮扶小组为撬动点，提供一系列康复治疗、资源链接、救治救助等服务。一家有 2 名既往风险等级较高的精神康复者，存在服药不规律、病情复发率高、存在肇事风险等康复治疗问题，家庭经济薄弱、关系紧张、监护能力有限等家庭基础问题。对于一个复杂棘手的家庭，从事精神卫生工作不足半年的社工，在三年的服务中从介入突破、手足无措到看到希望、巩固成效，陪伴服务对象改变的过程，也是社工磨砺成长的过程。

（1）沟通交流是基础。建立良好的服务关系和运用良好的沟通交流技巧是服务开展的重点和基础，初次家访中面对服务对象不回应、无回应，对于新手社工是手足无措，通过自我反思，发现沟通技巧不足、家庭评估和需求不清是重要的两大因素。一是以母亲为撬动点，收集服务对象和家庭资料信息；二是常态化的随访服务（多则每天，少则一个月）了解服务需求，链接资源和解决实际难题。服务对象从最初无回应，到简单回应"没有啊""不会啊"，再到被动指导手工袋穿绳技巧，到最后领药时主动找社工打招呼，微小的改变真的是弥足珍贵。

（2）病情稳定是前提。面对一家有 2 位男性既往高风险且病情波动的精神康复者，起初社工的服务压力是很大，在督导团队的指导下，一是将切入点放在了稳定服务对象的病情方面，通过提供免费住院服务、协助申请免费服药、陪同复诊领药等服务，强化服务对象规律服药的意识，使其保持一个稳定的康复状态；二是通过提供药物管理服务，如免费药盒、相关记录资料等，向家属提供相关疾病知识，提高履行其监护责任的意识，使服务对象在社区保持常态化治疗康复效果；三是通过定期提醒，推动服务对象自主到精神专科门诊就诊领药，提高就诊意识和自我管理意识。

（3）助人自助是目标。为了缓解整个家庭因病致贫，社工和社区关爱帮扶小组链接了较多资源，如慰问品、监护补贴、免费服药、绿色通道住院、残疾证、手工资源等。服务对象母亲经常提及服务对象懒，也通过多次随访服务向母亲提及服务对象在服药治疗过程中部分因药物的作用和疾病的情况出现"懒惰"的情况，希望母亲正视并发现服务对象优势和积极的一面。在社工看来，服务对象有既往在工厂工作的经历，做事情很勤劳，手工作坊的资源可以在灵活的手下高效地完成，有时面对手工作坊资源少，一连几天没有活可以做，服务对象也会主动出门收废品，将废品捡回家后统一卖钱。在服务对象病情稳定的前提下，可以激发服务对象的潜力，可以实现服务对象助人自助的目标。

督导评语：精神卫生社会工作具有专业性和特殊性，要明确个案服务的功能与定位，要更加细化、深入化和专业化，以问题为导向，逐步与服务对象一起解决康复过程中所遇到的问题，工作内容要具体、有针对性，不要过于宽泛。针对患者服药不规律，家庭压力大和家庭沟通经常出现矛盾等情况，社工从疾病治疗、家庭关系、经济压力等方面入手，通过持续的跟进和辅导，患者病情平稳好转。在病情稳定的基础上，其他各方面的跟进才有可能得到更好的成效，社工深刻明白这一点，把患者的病情稳定放在第一位。通过社工、患者及其家庭的共同努力，逐步提升了就业能力，成功就业，实现了精神康复与经济创收的双重目标。面对双胞胎的特殊性，社工如能定制更具个性化的服务，对二者之间的支持和配合多做一些探索和研究，总结相互陪伴的复元模式，将会更丰富复元理念在实践中的指导作用，并且取得更多的创新成果。

第七节　坚持沟通，促进改变
——精神障碍康复者的康复旅程

我是一个分裂情感性精神障碍康复者，在我十多岁的时候因为控制不了自己，被父母送去住院，已经住过7次医院了。我平时不太喜欢出去，怕邻居用异样的眼光看我，我有很多的想法。我想出去找工作，来养活家里的父母；我想认识新朋友，一起分享生活的美好；我想有爱我的男朋友，结婚生孩子，但我生病了，我怕他们知道了，不让我工作，不愿意和我做朋友，不愿意当我男朋友。之前因为发病，我被派出所民警强行送去专科医院治疗，我现在也怕父母说我病情不好就送我去医院，我不想去，有一个关心我身体状况的社工姐姐在我情绪不稳定或有问题的时候总会及时出现在我身边，她鼓励我按时服药，并为我申请免费服药补贴，缓解了我经济上的压力，同时定期陪同我去复诊，鼓励我将近段时间的情绪及问题真诚地与医生沟通，医生也会根据我的情况帮我调整药物，我病情已经有了很大的改善，很开心很久没有去医院住院了。每当我有一些疑问的时候，社工姐姐总能及时帮我解答，给予我帮助。她还善于和我的父母沟通，这让我和父母彼此多了一些了解。现在，我对未来很有信心，相信自己可以调整好自己的状态，养好身体，找到好的工作，还可以结婚。现在我明白，我有很多想法，这不是坏事，我会行动起来去好好实现。

一 案例背景

（一）个案基本资料

美美，女，29岁。疾病诊断：精神分裂症。

（二）个案背景资料

1. 个人家庭情况

美美，湖南人，未婚，无业在家，父母离异，由妈妈照顾。平时在家大部分时间在睡觉和看电视，偶尔做饭，无其他活动，不愿意出门散步或锻炼身体，出门唯一的爱好是逛街。

2. 服务对象病史（症状及服药情况）

美美被诊断为精神分裂症，2007年首次发病，当时因情绪不稳定，大吵大闹住进湖南老家的精神病专科医院。目前共发病8次，在湖南老家住过3次精神病专科医院，在深圳住过5次精神病专科医院。2017年5月，因怀孕自行停药后发病，持着两把刀在小区里走动，认为有人要伤害自己，父亲报警送专科医院治疗。2020年，父亲突然逝世，美美因情绪焦虑紧张，服药不规律，6月到专科医院复诊，门诊医生建议其住院调理。目前美美在家康复，定期到社康中心复诊拿药，服用精神科药物为：丙戊酸钠缓释片（500毫克）、利培酮片（2毫克）、普萘洛尔片（10 毫克）、氯硝西泮片（2 毫克）、盐酸苯海索片（2 毫克）；服用控制血糖药物为：二甲双胍片（250 毫克）。

二　问题分析

（一）主要问题分析

社工通过与服务对象共同探讨其面临的问题：一是服药与病情稳定问题；二是身体调养问题；三是情绪管理能力问题。

1. 服药与病情稳定问题

服务对象的康复过程复杂，因为对疾病的了解不够及照顾者的照顾技能不强，导致服务对象服药不规律或停药，易发病住院，不利于康复且加剧身体损害，社工需要帮助服务对象意识到服药的重要性，通过规律服药促进病情稳定。

2. 身体调养问题

服务对象自患病后，受药物影响，睡眠不规律，黑白颠倒，饮食不规律，饭量大，喜欢吃甜食，高血糖，不受控制，且因敏感多疑，不愿意走出家门，社会功能退缩，不愿意运动，体重超标，影响健康，社工需要帮助服务对象调整作息时间，规律饮食，多运动，意识到身体健康对精神康复的重要性。

3. 情绪管理能力问题

服务对象人际沟通波动较大，情绪好的时候很好，情绪不好的时候与父母大吵大闹，言语激动，有时候会出口伤人，或者与邻居吵架，无法劝说，情绪对患者的康复有影响，社工需要帮助服务对象从这方面进行介入，提升情绪管理的能力。

（二）理论运用

1. 复元理论

复元理论对精神康复者是一个康复过程，是一个转变的过程，康复者是复元的中心，需要尊重康复者个人想法及康复者自身的能力基础，由"注重疾病症状的缓解"向"兼顾患者的成长与发展"转换，在复元视角下，要让康复者意识到疾病只是人生中的一部分，并不是全部，他们在其人生中也有要承担的角色和责任，让精神病康复者重新认识自己，建立正面自我形象及重建新的生命意义和目标。复元理论有利于精神康复者个人心理健康，使康复者专注工作、生活、学习，同时也有助于其重新投入社会，逐步迈向富有意义和有希望的生活。

2. 心理社会治疗模式

心理社会治疗模式认为人是由生理、心理和社会三个方面的因素组成的，各方面的因素相互作用、共同影响导致案主的特定行为，而个人在过去所经历的一切会深刻影响着个人现在所面对发生的事情，个人与其环境的互动，他的家庭和社会角色的影响，对超我和自我理想的建立都有着重大的意义。社工运用这一治疗模式把案主放到一定的社会环境中去认识，通过了解案主所处的环境分析案主的问题：（1）案主年幼时由奶奶照顾，父亲、母亲在外打工，父亲因私藏毒品坐牢房，小时候没有照顾她，让她极度不安全，造成心理极度自卑，无形中给了案主心理负担，这些都是案主精神分裂的重要原因；（2）案主毕业后有一份短暂的幼师工作，后被辞退，非常想找工作但又怕受挫折，案主自我期望与实际有一定的偏差；（3）小时候缺乏关爱，有不合理信念，对母亲有很大的不满，无法面对社会上遭受的失败，让服务对象抗压能力防线崩溃，最终导致精神异常。

3. 人本主义模式

人本主义模式认为人性本善而且蕴藏着无限的潜能，主张改善环境以利于人性充分发展，认为决定人类行为的不是习惯认为的客观的经验自我，而是主观形成的自我概念。自我概念实质上是一套有组织的、连贯的、相对稳定的关于自己的界定，主要包括身体、社交、性、感情、喜好、理智、职业、价值观和人生哲学九个方面，自我概念主要由这九个方面的自我看法所构成。决定人的行为问题产生的真正原因在于人不能接受自我，不能悦纳自己的情绪、需要和行为。社工运用人本主义理论让案主了解自我概念并不是一个僵化的存在，而是一个动态的发展过程，这意味着自我概念是可以改变的、能够培养的。鼓励案主并使其认识到在对自己生活、工作、与家人沟通等上的自我概念是可以改变的，帮助案主对人的本性、潜能找回乐观的态度、信心。帮助案主自身挖掘潜能，使案主独立自决，达到自我实现。

三　服务计划

（一）服务目标

1. 总体目标

协助服务对象培养良好的服药习惯，稳定病情，调养好身体做好情绪管理，最终达到更好地在社区康复。

2. 具体目标

一是认识到病情稳定的重要性，培养良好的服药习惯。二是身体在恢复过程中，协助做好调养及运动。三是梳理服务对象的情绪问题，让其学习如何情绪管理，提升情绪管理能力。

（二）服务策略

（1）建立专业关系。与服务对象建立相互信任的专业关系。接纳和理解服务对象的现状，让服务对象认可和接纳社工，愿意一同制定目标并朝向目标去执行。

（2）协助控制病情。让服务对象及家属了解所患疾病的症状和特点，了解疾病的康复方法，按时服药，健康生活的方式与方法。通过社区"五位一体"的沟通与配合，督促其服药，及时跟进反馈服务对象问题，减少服药副作用，链接资源，落实相关政策，让服务对象提升药物管理能力。

（3）协助服务对象积极面对生活，学习情绪管理能力的技巧，消除非理性信念，建立良好的人际关系。

（4）构建支持网络。强化家庭照顾服务对象的能力，提高服务对象使用社会支持网络的能力。

四　案例分析

（一）接案

社工在前期走访过程中了解到康复者美美的情况，美美父母离异，父亲因吸毒被强制隔离戒毒，无人照顾美美，其母亲从老家来深圳照顾美美，美美对包括母亲在内的其他人都有防备，认为他们都是害自己的人，是为了自己的钱财才愿意接近自己的，平时待在家中，无任何的娱乐活动，生活单一。社工与美美及其母亲多次沟通，让其了解个案服务介入内容，并多次邀请美美参加社工组织的各类活动，并协助办理免费服药政策等，通过多次美美才愿意接纳社工，并于 2018 年 1 月 25 日纳入个案管理服务。

（二）服务对象现状预估

1. 接案时的状态

在接案时，个案刚住院出来，服药基本稳定，平时由母亲帮其分药，服务对象对自己的疾病有一定的认识，因刚住院治疗出来，知道需要吃药，情绪时低落时焦躁，平常睡眠不规律，晚上 1—2 点睡觉，白天中午才起床，身体较胖，目前病情较稳定，主要在家里休养，很少外出。

2. 家属、监护者对其态度及影响

因其父亲被强制戒毒，母亲特地从老家赶来深圳照顾她，一起生活，平时需要复诊也会陪同，对服务对象照顾无微不至，希望其调养好身体，对服务对象较关心。但服务对象嫌母亲太唠叨，常与其吵架，一方面对母亲有排斥和不满；另一方面又希望得到母亲的照顾。

3. 经济状况对服务对象的影响

服务对象所服药物较贵，为节省成本之前多次将一粒药分成两半吃，不利于病情稳定，服务对象自述生活所需的资金源于之前工作的存款以及亲朋借助，家庭无其他经济收入。

4. 居家环境对服务对象的影响

目前居住的房子为服务对象自有房，服务对象独住一间房，社工实地观察光线较昏暗，房屋堆放杂物较多，建议其对房间进行整理。

5. 对公众造成影响的可能性

服务对象病情稳定时平时较少出门，也无肇事肇祸倾向。

6. 其他特殊情况说明

服务对象有就业意愿、社工与服务对象沟通目前以稳定病情、调养身体为主。

（三）初评结果

社工与服务对象共同探讨其需要解决的问题：一是服药与病情稳定问题；二是身体调养问题；三是情绪管理能力问题。

五　介入过程

（一）建立专业关系，了解服务对象情况，促进彼此沟通

1. 与美美建立专业关系

社工前期通过电话联系与家属取得沟通，了解美美的情况，并与家属沟通上门走访，首次与家属接触时，了解到美美敏感多疑，情绪不稳定，对陌生人有较强的戒备心，平时不愿意出门，家属表达自己在照顾美美方面压力很大，情绪紧绷，美美情绪稍有不顺畅就和家属吵架，不愿意按时服药。为降低美美的戒备心，社工先与家属建立良好关系，为家属舒缓情绪，教授沟通技巧，美美复诊时也陪同前去，并主动与美美聊一些她比较感兴趣的事情。通过多次的走访，美美才慢慢接受社工。

2. 定期微信开导

多次见面后与美美互加微信，平时与美美沟通她目前的情况，有些她不明白的问题也及时解答，几次接触，让美美愿意多说一些自己的情况，关系也慢慢建立。

3. 政策宣讲

了解美美的服药情况，告知监护补贴政策，协助办理相关政策，让其缓解经济压力，不会再因无钱买药而只吃一半的药量或不服药物，让她的病情稳定。

4. 定期上门走访及陪同复诊

定期上门走访，了解美美的近况，掌握其动态，对出现的情况及时做沟通处理，并陪同复诊。

（二）梳理服务对象问题，增强内部动力，制定服务目标

1. 梳理目前存在的问题

与美美建立关系后，与其一同梳理目前存在的问题及目前急需处理的难题。并与其探讨如何跟进及处理这些问题，制定服务目标包括规律服药、稳定病情、调节做好身体休养及情绪管理。

2. 跟进目标

制定目标后，针对目标内容制订行动方案，一是稳定服务对象的病情。协助服务对象申请免费服药政策，可以每月领取约 300 元的药物，其中奥氮平为全额免费，可以缓解服务对象的经济压力，让服务对象能够有足量的药物服用，同时与服务对象探讨近期住院的原因，分析不合理问题，让服务对象了解到住院的原因及后期要注意的事项，为服务对象制作药盒，每月点算药物，鼓励服务对象规律服药，在认识到病情稳定的重要性，培养良好的服药习惯。二是协助服务对象身体恢复，与服务对象商讨如何更好更快地恢复身体，协助制订调养及运动计划，让服务对象能够按照计划执行。三是提升情绪管理能力，协助服务对象梳理目前存在的情绪问题，找相关的情绪管理资料让其学习，并不断练习如何进行情绪管理。

（三）巩固服务成效，寻找家庭支持，推动行动力

1. 巩固服务成效

社工跟进美美后，美美能够规律服药，病情基本稳定，社工对其良好的表现给予鼓励，在协助服务对象身体恢复方面，美美因服药等原因无法坚持，常常不规律饮食，饭量很大，造成体重增加，年初回老家过年，更是查出血糖偏高，住院调整也未能回落，目前在鼓励服务对象规律饮食的同时，也关注美美的血糖问题，鼓励其减少糖分摄入及加强运动。

2. 寻求家庭的支持

服务对象的父母是其坚实的后盾，日常照顾美美的生活，社工多次与美美家属沟通，包括情绪支持，让他们能够缓解照顾压力，病理特征介绍说明，让家属了解美美疾病的表征，并一起讨论照顾技巧，让家属学习新的照顾技巧等。

3. 持续跟进

通过与服务对象建立关系，在需要的时候给予专业意见，推动协助其更好地面对生活。

六 成效评估

（一）评估方式

1. 前后测评估

每3个月访谈服务对象及家属，对其情绪行为做前后测评估对比，了解他们在服务过程中的感受，了解目标达成情况。

2. 问卷测评

与服务对象及家属进行问卷调查，了解他们对服务目标达成情况的

满意度进行评估。

（二）目标达成情况

1. 服务对象病情基本稳定，未再出现住院情况

社工接案 3 年以来，服务对象病情基本稳定，通过服务对自己的疾病有一定的认识和了解，知道服药的重要性，能够规律服药，当有情绪波动等方面情况时也会及时与社工沟通，并及时复诊，未再出现因发病住院的情况。

2. 服务对象与家属沟通有较好的转变

服务对象因为童年经历对父母小时候未能好好照顾自己有很大的怨言，情绪控制困难，稍有不顺或情绪不好时就会与家属产生矛盾，认为父母现在照顾自己是应该的，通过服务，让服务对象改变认知，知道父母照顾自己的不容易，学习情绪管理技巧，控制自己的情绪，能够看到父母的优点及对其无微不至的照顾，感恩彼此。

3. 服务对象生活等方面趋于健康发展

生活规律方面的调整，目前服务对象的睡眠初步调整过来，但也有反复，需要不断强化，饮食方面还在沟通，目前因饮食不规律，患有高血糖，需要服药控制，在饮食方面需要调整，但服务对象还在逐步调整过程中，同时不理性信念还时有存在，需要社工不断地沟通与做工作，让服务对象有更多更好的改变。

4. 服务对象人际交往

在服务前期，服务对象是敏感多疑，不愿意接触陌生人，没有朋友，通过服务，邀请服务对象参加活动、工作坊等，服务对象结交了新朋友，在平时常与朋友交流并一同参加其他活动，建立了自助支持网络。

七　专业反思

第一，微小的改变也要鼓励；大部分的精神障碍康复者发病很多年，社工在介入过程中，看到服务对象的正向改变，哪怕是很小的改变都要及时正强化，社工积极地用眼光去发现，面对服务对象的细微改变，不断地鼓励和推动，对服务对象的细微变化不断地给予肯定，让他们有前进的动力，能将好的改变坚持下去。

第二，在服务对象开展的过程中社工要多倾听，倾听可以让社工及

时了解服务对象的情况，情绪等方面，及时作出回应，获得服务对象的信任，拉近彼此的关系，同时也让服务对象看到社工的服务态度和真诚，能够更好地开展服务。

第三，社工也是同行者，在陪同服务对象的过程中，社工是同行者，与服务对象一同去变化，一同去改变，在服务前行过程中，社工也要不断地提升和武装自己，让自己变强，保持专业的敏感度，更好地为服务对象提供服务，促进服务对象的不断改变和进步。

督导评语： 精神康复的目标不是单纯消除精神疾病症状，而是针对患者不同程度的精神症状和不同的社会功能缺损，采取综合措施，以训练技能为主，配合必要的教育、心理干预及综合协调、环境支持，让患者尽可能恢复正常的社会功能或重新获得技能，且具备独立生活的能力，最终重返社会。在本个案服务过程中，社工注重理论与实际的结合，从心理——社会和人本主义角度出发，把康复者真真正正放到实际生活环境和社会环境中分析，并用相关部分的改善和促进策略来增强其家庭角色参与感和社会功能，从而对其个人的康复产生了积极的效果。社工反思中强调的"专业的敏感度"很重要，因为个案服务总在动态中进行，服务对象的需求也可能在过程中发生变化，后续的服务社工也要用变化的眼光分析和明确服务对象所处的阶段，从而调整服务手法和介入策略。此外，案例列举了三种理论用于此个案，但在过程描述中并未更多地体现运用具体过程和步骤，服务成效也轻描淡写，缺乏强有力的对比数据或文字，说服力有所欠缺。

第八节　社会支持理论在社区精神康复服务中的应用

一　案例背景

（一）服务对象基本资料

大壮，男，53岁，已婚，有两儿一女，与妻子儿女租房住。大壮性格内向，少言寡语，与家属间沟通少，社交也少。大壮与妻子一同经营肉丸摊的生意，做一些力所能及的辅助性工作，但摊位生意不好。

（二）服务对象病史

疾病诊断：大壮患双相情感障碍，有 4 次住院史，曾 4 次自杀未遂。首次发病在 2000 年，因哥哥赌博输钱常向服务对象借钱，原生家庭也给大壮很大的经济压力，导致病发，发病时打砸东西，不听劝阻，故被家属送至老家精神科医院住院治疗，目前服用 5 种精神科药物。

二　需求与问题分析

社会工作者通过全国精防系统，与家属及服务对象面谈了解到大壮主要存在以下几个方面的问题及需求。

微观层面：（1）社交少，服务对象性格内向，平时少言寡语，社交活动基本无；（2）经济负担重，精神科药费的支出、每月交社保的钱、生意不好，家庭开支等造成服务对象经济压力大。

中观层面：（1）家庭成员间缺乏沟通互动，家属对服务对象了解不够，常有埋怨情绪，导致服务对象不愿表达自己的想法；（2）也由于家庭成员间缺乏应有的沟通，导致服务对象产生自杀行为。

宏观层面：（1）社区"五位一体"（社区精防专干、精防医生、残联专干、社区民警以及五位一体组长）精防工作人员（下文简称社区精防工作人员）对于精神疾病知识、服务对象跟进和照顾方法等缺乏了解，与服务对象缺少互动。

三　服务计划

（一）理论框架

社会支持理论强调个人与他人、社会之间的接触，通过这些接触，个人得以维持社会身份并且获得情绪、物质、信息及服务方面的支持。当一个人获得的支持越强大，就能够越好地应对环境中各种挑战。社会支持可根据其来源分成两种：一种是非正式的社会支持；另一种是正式的社会支持。本案例中社会工作者利用服务对象自身以及身边所能运用的资源，从微观、中观及宏观三方面来解决服务对象目前所面临的问题。

（二）服务计划/目标

1. 微观方面

（1）稳定服务对象病情，减少服务对象自杀的次数；（2）鼓励服务对象积极参与辖区组织的各类康复活动，增加服务对象的社交支持网络；（3）协助服务对象申请免费服药以及监护人补贴政策，缓解服务对象的经济压力。

2. 中观方面

通过宣教，提高家属对精神疾病相关知识、精神科药物知识以及药物副作用反应的认识、提升照顾护理技能，改善夫妻间沟通交流方式。

3. 宏观方面

开展针对社区精防工作人员的精神疾病知识、服药监督、危机干预、心理疏导等方面的宣教及培训，提高社区精防工作人员对特殊群体的接纳度，增进其对特殊群体的理解，为后续服务特殊人群，增强服务对象在社区方面的社会支持网络。

四　服务策略

社会工作者与服务对象经过多次沟通与协商确定服务目标之后，制定了以下的服务策略和服务程序，主要分为六步。

第一步，签订服务协议，建立专业关系。前期社会工作者为服务对象讲解了社会工作者的职责，协议的达成目标、服务内容、服务流程等内容，以便服务对象对服务有清晰的了解，增强服务对象对社会工作者的信任，建立专业关系。

第二步，链接资源，协助服务对象申请免费服药及监护人补贴政策，以及办理病退，缓解服务对象的经济压力。

第三步，了解服务对象辖区开展的服务活动情况，鼓励服务对象多参与辖区开展的活动，促进服务对象社交能力的提升，扩大交际圈。

第四步，宣教，增强家属对精神疾病知识以及药物副作用反应知识的意识、提高家属照顾护理能力；协助建立健康的夫妻互动方式，加强夫妻之间沟通交流。

第五步，针对社区精防工作人员开展关于精神疾病知识、服药监督、危机干预、心理疏导、随访技巧等方面的培训，提高社区精防工作人员对特殊群体的接纳度，扩大服务对象在社区方面的社会支持网络。

第六步，结束个案服务。与服务对象共同回忆服务的过程，梳理解决问题的办法，改变联系方式和频率，跟进和观察服务对象的改变效果，结束服务。

五　服务实施过程

（一）第一阶段

建立关系，收集资料，了解需求。

1. 介入重点

与服务对象签订服务同意书，为服务对象制作药盒，陪同服务对象到精神科医院复诊，增进与服务对象的信任关系。

2. 介入内容

社会工作者与服务对象签订服务同意书，并与服务对象建立信任关系。主要工作内容有以下几方面：（1）定期每月对服务对象进行1次家访，家访中了解服务对象的近况、病情情况、服药情况以及家庭生活情况，利用鼓励、共情、倾听、示范性、自我表露等沟通技巧引导服务对象尽量多地说出自己的情绪、当下的感受以及对于病情的认识；（2）为服务对象制作药盒，服药记录表，定期为服务对象点药，关注服务对象服药情况；（3）定期陪同服务对象到精神科医院复诊及拿药。

3. 介入成效

服务对象信任社会工作者，遇到问题时主动寻求社会工作者的帮助；服务对象能适时表达自己的情绪并且懂得积极分享自己的感受；社会工作者接案以来服务对象病情稳定未发生自杀行为。

（二）第二阶段

资源链接，缓解经济压力。

1. 介入重点

协调服务对象申请精神科药物的免费服药政策、监护人补贴政策，缓解服务对象的经济压力。

2. 介入内容

前期社会工作者向服务对象耐心地讲解深圳市符合服务对象申请的免费服药政策以及监护人补贴政策；后期社会工作者联系社区精防工作

人员陪同服务对象一起完成相关表格的填写以及手续的办理，向区慢病院以及街道递交申请资料。

服务对象在办理病退手续中也遇到了困难，办理病退需要出具一份无业的情况说明。社会工作者链接社区的相关办理工作人员，服务对象心里有些犹豫，社会工作者运用鼓励、倾听的技巧，鼓励服务对象办理病退一事的相关资料，服务对象同意先自行尝试，最后成功开具了无业说明，成功办理了病退手续。

3. 介入成效

免费服药政策为服务对象每年直接节省了 6000 元左右的药费开支；监护人补贴政策每年有 2400 元发放；服务对象后续每月可以领取 1100 元左右的退休金，这在一定程度上缓解了服务对象的经济压力。

（三）第三阶段

构建社会支持网络，鼓励服务对象参与辖区活动，扩大交际圈。

1. 介入重点

链接辖区活动资源，构建社会支持网络，扩大交际圈。

2. 介入内容

社会工作者一方面通过辖区负责人了解近期辖区开展的相关活动，对活动类型进行详细的分析以及评估；另一方面对于服务对象的病情、参与能力进行了综合评估。最后服务对象顺利参加街道举办的 3 场园艺活动以及 1 场户外活动。

3. 介入成效

在活动过程中服务对象从一开始的拘谨被动接受，到后来愿意主动分享自己的活动作品。活动结束后，服务对象反馈参加此类活动让自己认识了很多跟自己一样生病的人，知道了不是只有自己一个人在跟病魔作斗争。从家属的微信朋友圈小视频及照片侧面了解到服务对象慢慢融入了周围的社交圈。

（四）第四阶段

家庭宣教、增进夫妻沟通，强化家庭支持力量。

1. 介入重点

通过宣教，提高家属对精神疾病相关知识、精神科药物知识以及药物副作用反应知识、患者照顾护理技巧的认知力；通过心理疏导、互动，协助建立健康的夫妻互动方式，增强夫妻之间沟通交流，并教会双方沟通的技巧与倾听的重要性。

2. 介入内容

社会工作者刚接触服务对象伴侣时，服务对象伴侣反馈"服务对象很懒，什么都不做，整天就在那睡觉，还整天闷闷不乐要死要活的，都不知道他要干什么，伴侣俨然表现出照顾者疲劳的状态"。而服务对象也觉得伴侣整天唠唠叨叨，不理解自己，很烦，也就不愿意与伴侣多沟通，导致服务对象发病时前后做出了 3 次自杀行为。伴侣对于疾病的认识不足以及康复照顾知识的缺乏，也导致夫妻间的沟通出现了问题，总感觉彼此聊不到"坎"上。社会工作者主要做了以下几方面工作：（1）每次家访社会工作者会带上精防的宣传手册，耐心地向伴侣普及精神疾病知识及护理知识；（2）服务对象复诊时社会工作者会鼓励伴侣陪伴，以便伴侣能更深入直接地了解服务对象的病情；（3）向伴侣详细讲解双相情感障碍的发病征兆、病症，以及药物副作用的处理方法，协助伴侣能及早识别发病征兆，早干预；（4）引导伴侣从服务对象的兴趣爱好方面入手与服务对象多沟通；（5）通过心理疏导，排解伴侣的不良情绪以协助建立起健康的互动沟通交流方式，鼓励伴侣多与服务对象袒露自己的心声，多倾听对方的需要。

3. 介入成效

伴侣慢慢地改掉了以前唠唠叨叨的沟通方式，看到服务对象"闷头睡"时，伴侣也抱着理解的态度；伴侣会趁着服务对象心情好的时候，鼓励服务对象多参与一些家务事以及多出去走走。由于服务对象擅长做菜，在伴侣及家人的多次鼓励和支持下，服务对象主动提出负责一家人的日常饮食，伴侣也给予了服务对象正向的反馈，服务对象感受到了来自伴侣的真真切切的关心，对伴侣的态度也比之前有很大的改变，夫妻谈话言语间，两人对视的时候，多了一份相互理解。

（五）第五阶段

扩大服务对象在社区方面的社会支持网络。

1. 介入重点

与社区精防工作人员面谈，了解各精防工作人员的需求，针对需求开展面谈及培训，扩大服务对象的社区支持网络。

2. 介入内容

社会工作者逐一走访社区精防工作人员，面谈了解各精防工作人员的需求，工作中存在的疑点难点，就存在的问题进行了一一的回应。社会工作者除了平时在工作中加强与社区各精防工作人员间的沟通外，还在每月的社区精防会议中对社区精防工作人员进行相关主题的培训以及现场答疑，协助社区精防工作人员最大化地了解社区服务对象的需求，增加社区精防工作人员对服务对象的了解，加大对服务对象的帮扶。

3. 介入成效

前期经过社会工作者与社区精防工作人员的磨合及沟通，目前社区精防工作人员与服务对象的互动有所增强，日常社区精防专干会定期电访或者走访服务对象，了解服务对象的日常需求，服药情况，节假日也有定期慰问服务对象；精防医生会定期电访面访服务对象，提供免费体检等个性化服务。服务对象平时有困难时也能主动寻求社区精防工作人员的帮助。

（六）第六阶段

结束服务。

1. 介入重点

与服务对象共同回顾个案服务的过程，梳理解决问题的办法，跟进和观察服务对象的改变效果，处理离别情绪，结束服务。

2. 介入内容

提前告知服务对象即将结案，处理离别情绪，与服务对象一起回顾服务的整个过程，服务目标已达成，检视社会工作者跟进服务对象期间服务对象发生的改变、伴侣发生的改变，总结以及强化服务对象及伴侣的正向转变。

3. 介入成效

服务目标已达成，成功结束服务。

六　总结评估

（1）社会工作者介入服务期间，服务对象有规律服药，病情也比较稳定，也没有发生过自杀行为；在家属的带动下，愿意参与家族生日会、聚餐等休闲活动，主动承担部分家务。

（2）通过简明精神病评定量表 BPRS（每季度填写一次），最后一次填写的量表总分值为 19 分，服务介入前总分值为 28 分，测量结果显示服务对象精神疾病病情较为稳定。领悟社会支持量表（PSSS）最后一次测量总分值为 67 分，属于高支持状态。证明服务对象的支持系统较服务介入前（低支持状态：总分值为 34 分）有了很大的改善。社会工作者在家访过程中通过观察能感觉到服务对象与家庭成员间相互的尊重。服务对象及家属的精神状态比介入之前有了很大的改变。

（3）服务对象经济方面的压力也在一定程度上得到了缓解，服务对象的心情比之前乐观了很多，与社会工作者面谈时脸上时不时会露出笑容。

（4）社会工作者通过问卷调查的方式了解服务对象对社会工作者服务的满意度。总体上服务对象对于社会工作者整个服务过程满意度为5 分（5 分制）。

七　专业反思

第一，首次家访服务对象时，需做好家访前准备，保障家访顺利，才能与服务对象建立专业信任关系。一起随行的有两位社会工作者，其中一位社会工作者在家访过程中拿笔记本做笔记，对此行为家属反馈会让服务对象及家属觉得像是犯了错被审问一样，觉得很不舒服。故在家访时为了避免对服务对象及家属造成不必要的心理压力，让面谈能顺利进行，如有类似情况需提早征求服务对象及家属的同意。

第二，保留对服务对象相关疾病的显性症状的职业敏感度，只有这样才能更全方位地了解服务对象，才能以一个更专业的角度服务于服务对象。本案例中社会工作者在前期跟进过程中，服务对象一直没有提到有过 4 次自杀未遂的经历，直到后续面谈服务对象时，社会工作者主动问及服务对象有没有自杀的念头时，服务对象才"滔滔不绝"提到之前的自杀经历；由于服务对象缺乏主动性，人际交往能力退化，社会工作者需要了解服务对象更详细的情况，只能通过不断的鼓励以及引导服务对象以及从家属、亲戚、朋友处多渠道收集信息。

督导评语： 社会支持是指个人与社会环境的正面互动。通常包括由家人、朋友、专业人士或其他社会系统提供的帮助。人与人之间的相互支持，对维系正常的社会生活是必不可少的，任何人都无法独立地满足自身所有的需求。人们生活中所遇到的许多问题，往往也是由于缺乏必要的社会支持而产生。社会支持有正式的社会支持与非正式的社会支持之分，正式的支持是由社会正式组织（如居委会、民政、残联、慈善机构等）或专业人士（如医生、律师、社会工作者等）提供的支持，非正式的支持是来自家人、朋友、同事、邻居等人际互助的支持。有学者指出，非正式社会支持利用的程度越高说明患者融入社会的程度越高。在本个案中，社工运用社会支持理论，分别从微观、中观、宏观层面对个案的问题进行了需求分析，在服务过程中通过分阶段由浅到深、由表及里地回应了案主的需要，使案主在资源链接和能力提升方面都得到了较好的成长，前后状态对比下，得到切实的好转。在个案论述中，如果能将更细化的内容加以归类和说明，将使案例更具有参考价值和推广意义。

第九节　运用社会治理多元服务推动酒精所致精神和行为障碍患者康复

深圳市 A 区 B 街道精神卫生康复项目主要服务于六大类严重精神障碍康复者，包括精神分裂症、双相情感障碍、分裂情感性障碍、偏执性精神病、癫痫所致精神障碍、精神发育迟滞伴发精神障碍等，此外，被评定为高风险等级的其他个案、涉及心理及精神类的个案或事件，也是工作的重中之重。本个案服务对象虽不属于六大类严重精神障碍范围之列，但也被评定为既往高风险，是精神卫生社工的重点跟进对象。为此，深圳市鹏星社会工作服务社的精神卫生社工运用专业手法从康复者的认知、行为、就业关系等多方面介入，展开了个别化的个案帮扶服务内容，从而更好地帮助其在社区康复。

一 个案基本情况

个案阿俊（化名）离异，膝下育有一女，就读于老家 C 省 D 市 E 中学，由父母代为抚养，阿俊每月需寄钱回家赡养父母。阿俊体格偏瘦，就职深圳公交某车队，曾是公交车司机，发病后车队基于其能力胜任和身体情况，仅给予一些辅助性的简单工作，如任车队站台发车登记员等，后单位出于安全考虑，不再给予实质性的工作任务。阿俊居住在单位宿舍，卫生间、洗手间、厨房等是公用的，仅需平摊水电费。目前，阿俊依旧独自在深圳，其亲姐作为监护人，虽住在隔壁市，但对阿俊十分关心。

二 疾病史及诱发原因分析

2019 年 8 月 1 日，阿俊在深圳公交某车队突发疾病，出现持刀威胁车队人员的行为，单位报警后，阿俊被强制护送到深圳市某专科医院住院部就诊治疗，疾病诊断为使用酒精所致精神和行为障碍。住院治疗一周后，阿俊病情逐渐稳定，出院后单位批准其回老家调养 1 个月，调养期间阿俊有规律服药。之后，阿俊从老家回到单位上班，其间能自行规律服药。但遇到令自己不快之事时，仍喜欢小酌一杯，但阿俊其实不胜酒力，很容易喝醉，一旦喝醉，就会怀疑单位车队人员鄙视自己，进而瞎说胡闹，影响单位正常办公秩序。经社工了解，阿俊抗逆力不强，与以往的经历和原生家庭成长环境有着密切的因果联系。

三 饮酒前认知和行为

未饮酒时，阿俊精神状况佳，与常人无异。个人意识方面，自知力完全，能识大体，性格内敛，病识感强，无幻觉幻听；生活作息方面，衣着合宜，仪容整洁，进食和作息也较为规律，睡眠良好；工作和交际方面，和单位员工相处融洽，表达能力和聆听理解能力佳，为人老实，情绪平稳，能合理处理人际关系冲突等。

四 导致饮酒的情形分析及饮酒后的表现

阿俊饮酒的理由层出不穷，可归纳为思乡思亲、对己不公、路见不平三种。"想起家乡太久没见面且已逐渐年老的双亲、在家乡求学的独生女，就想喝点酒借酒消愁""其他人发了奖金或加了工资，就是没有我，我觉得对我不公平，就喝了点酒""与单位同事人际相处出现矛盾，不开心，有时候在街上看到其他人遭遇不平等对待的事情，我看不过去，也会喝多点酒。"阿俊倾诉和排解情绪的途径较为局限，自我调节的能力较弱，抗逆力、抗压能力较弱。原本这些理由也可以是正常人喝点小酒的理由，但区别在于酒后的表现。

饮酒后，阿俊的表现相比未饮酒的状态大相径庭、判若两人。2020年9月，阿俊在单位宿舍酗酒后大吵大闹，情绪一度失控，一直絮絮叨叨说自己不孝，没能服侍于年老的双亲身边、没能陪伴女儿成长等，阿俊情绪异常激动，宿舍同事劝说无效反而逐渐演变成双方吵架。2021年10月，单位员工调薪，因名额有限，只有部分人员加薪，因阿俊日常工作实质内容少，不具备调薪资格。阿俊得知自己不在调薪名单中，心中愤愤不平，但又无处倾诉，就去酗酒，酒后扬言要拿刀砍人，要到楼顶跳楼，情绪十分激动，经过长时间安抚和引导无效，无法进一步沟通，只能报救护车，劝说其入院治疗。

五 运用社会治理多元服务介入过程

在精神卫生综合管理和服务体系中，精神卫生社工扮演重要角色，是撬动个案大小资源的中坚力量，发挥着积极作用。精神卫生社工一方面以精神康复者及其家属为中心提供专业的精神康复服务和管理；另一方面也要积极联动市（县）、区（乡镇）、社区（村）等多方资源，为精神障碍康复者创造更好的康复环境，寻求更多有效的帮助。在本个案中，阿俊个人的资源如图7-2所示。

在阿俊的资源中，最基础的资源是姐姐和车队，最有力的资源是精神卫生社工，最稳固的资源是社区和街道。姐姐给予精神支持和力量，照顾着阿俊的感受，是阿俊的情感支持；车队给予了阿俊稳定的收入，车队领导和同事都给予了阿俊很多包容和理解；精神卫生社工是其中的中坚力量，撬动着整个资源网络；社区关爱帮扶小组是最迅速的行动力量，能够及时关心和帮助个案；社区、街道、慢病院等则是环境保障和技术保障，为个案提供有利于康复的社会生活环境和技术支持。

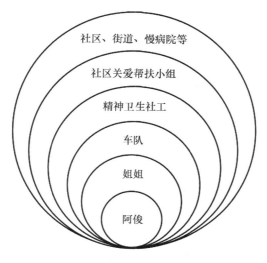

图7-2　阿俊的资源

　　精神卫生社工通过多种方式参与到心理健康人群和心理危机人群的预防和干预过程之中，运用自身专业知识和技术，整合相关资源，引进相关社会团体，建构三级体系以健全街道心理与精神健康服务和管控网络。三级体系分别是：一级——社会治理覆盖的所有普通人群即心理健康人群；二级——有心理和行为问题易影响公共安全的人群；三级——严重及一般精神障碍康复者。

　　B街道建构精神卫生三级体系（见图7-3），一是由B街道综治办牵头精神卫生工作，整合街道、社区各部门的合作和联动，建立精神卫生工作小组，推动精神卫生联席会议机制。二是街道发展壮大了心理健康服务队伍，将精神卫生管理和服务有机结合。三是街道从二、三级人群重点介入，一级人群以加强宣教为策略，进一步明确阶段性目标和评估方法，将责任分到具体部门和人。根据阿俊及其有限的资源，社工主要做了以下几个方面的工作。

　　第一，提升大众对精神康复者的认知，为精神康复者搭建友好的社区康复大环境。社工在阿俊所在的街道、社区提供了精神卫生或心理健康知识宣传服务和精神康复者服务成果展等，为社会大众普及了精神健康、心理健康知识，也展示了精神康复者的能力和精神风貌。

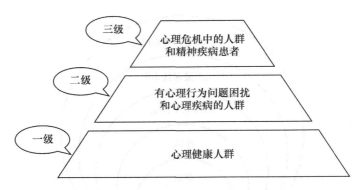

图 7 - 3　街道心理和精神健康三级体系

第二，重塑精神康复者的人际关系。社工着力修复个案在发病期间对家人、同事、领导产生的不良印象和关系，加强了对方对病情的认识，引导个案身边人相互之间的理解、爱护、鼓励、欣赏和支持，促进了相关方之间的积极互动，澄清了诸多矛盾与误会。

第三，重新审视精神康复者的工作能力，引导与用人单位的工作关系。工作方面，社工与个案的单位领导沟通，适当给予一些个案力所能及的工作，逐步推动个案重塑社会功能，恢复自信，如参与党支部一些活动、跟进会议辅助工作、协助核酸、协助发车等。

第四，加强社区关爱帮扶小组互动协作，整合和调动社区内外资源。在个案发病期间，精神卫生社工协调联动相关部门介入，派出所第一时间派出警力到现场防控，阿俊用人单位协助派出所对楼栋人群做必要的疏散，社康精防医生现场评估，精神卫生社工联系专科医院做好送诊救治服务，并协助康复者家属申请就医绿色通道，以减免康复者家庭负担等；在个案病情稳定期间，社工鼓励、联动个案所在社区、单位以及同事等做好关心关爱服务，让康复者在精神情感上感受到温暖；同时，提醒监督个案严格按医嘱服药，防止病情复发。

第五，加强精神康复者病识感，促进其家属的关心、支持和相互理解。个案从刚开始不承认自己的病情到最后接受饮酒后自己行为不受控制影响他人的事实，在社工的劝解下愿意戒酒；当遇到烦心事，个案愿意采用主动倾诉的方式得到社工、家人、朋辈等的支持和引导；用人单位领导十分理解个案的病情，同意并支持个案多回老家看看老人和孩

子，多与亲戚联系，保持好的精神和心态，遇事后主动与领导和社工等
关心他的人沟通。

六　认知和行为矫正

情绪 ABC 理论认为，正是由于人们常有的一些不合理的信念才使
我们产生情绪困扰或行为障碍。情绪 ABC 理论中：A 表示激发性事件；
B 表示个体针对此事件产生的一些信念，即对这件事的一些看法、解
释；C 表示自己产生的情绪和行为的结果。本个案中的阿俊一遇到不顺
心或者觉得不公正的事情（A），就认为自己无能为力去改变，心中苦
闷难以释怀（B1），而行为就是只能通过酗酒（C1）发泄愤愤不平的
情绪。然而阿俊又不胜酒力，属于"一杯倒"的范围，于是逐步演变
成情绪失控，体现在言语和行为的过激，寻衅滋事，惹是生非，找人硬
怼，和未喝酒前唯唯诺诺的阿俊简直判若两人。

如图 7 - 4 所示，一个事件引发的情绪和行为，与人的认知密切相
关，通过改变不恰当的认知方式，可以改善情绪及行为障碍。社工在阿
俊对事件看法和解释方面下重笔，不断引导其尝试对事件本身做一些力
所能及的改观和解释，产生新的信念（B2），也多与他人做一些倾诉和
想法的交流，通过认知矫正，减轻了个案的情感和行为的障碍，引致新
的结果（C2）。

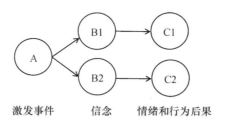

图 7 - 4　情绪 ABC 理论

七　社区康复跟进方向分析

酒精是一种具备亲神经性的物质，进入人体后会在一定程度上对神
经系统功能产生抑制作用，如果人体单次酒精摄入过量或者是长期饮
酒，极容易会对酒精产生依赖，出现酒精戒断综合征、酒精依赖性精神

病等疾病，使其精神方面出现障碍或者躯体受到损害，故酒精已经被认作全世界最多见的一种成瘾性物质，其对于人的危害程度仅次于毒品。近年来，有相关研究提出，酒精导致的精神和行为障碍其主要发病因素是社会因素、生理因素以及心理因素三个方面共同作用之后产生的结果，而其中的心理因素在该病的发生、发展中都有着关键性的作用，因此认为，对于因酒精导致的精神和行为障碍患者，在给予常规药物治疗的情况下，再给予科学、有效的心理护理干预可以提高其临床治疗效果，改善预后，降低患者治疗后复饮情况的发生率。在对酒精所致的精神障碍疾病患者进行治疗时，患者会因为不承认自己有病或者对酒精的危害认识不足而拒绝治疗。此时，有效的心理护理对其具有重要意义。对患者进行健康知识宣教并对其进行心理疏导，可以提高患者对疾病的认识，改变其焦虑等负面情绪，还能够提高其治疗的依从性，使其能够积极地戒酒来配合治疗。

通过科学、有效的心理护理干预可有效改善患者的抑郁、焦虑等负性心理，减少患者的住院时间，且复饮发生率较低，使患者更快恢复健康，临床上应该大力推广运用。因此，针对阿俊的情况，社工进行了以下跟进。

（1）出院后及时宣教，康复过程中注重定期教育。患者出院7日内，精防社工、精防医生与患者约见，进行沟通和交流，稳定专业服务关系，了解身体和思想、情感等方面的变化，并重点了解其对喝酒、戒酒的想法和动力，灌输康复过程中的相关注意事项；可以询问其在住院期间对环境、病友的情况及心理感受，运用回顾法和对比法，增加其对好的经验的巩固以及不好的经验的改善，增强积极自我暗示，提升其对正常社区生活的期盼和自我康复的动力。

（2）对社区康复过程中的身心变化进行及时的关心和疏导。社工需要定期了解患者在社区生活及戒酒劝导期间的心理状态和生理变化，对由于戒酒带来的身体不适应和其他个性化的心理开展及时疏导，缓解患者紧张、焦虑等负性心理，防止出现酒精戒断综合征的相关症状，提升戒酒成功率。如有情况，立即和社区精防医生联系，及时调整治疗方案或药物治疗方案；引导并要求患者身边的人以患者戒酒和身心健康为重，不引诱患者饮酒，而且要想方设法让患者充分了解到酒精对其身体和精神产生的损害，鼓励其积极主动地配合戒酒治疗，从根本上改正嗜酒、酗酒的坏习惯，提高其临床治疗效果。

（3）制订有效的个性化的康复计划。依据患者个人的喜好，结合患者住所环境或工作环境，制订一些有助于情绪舒缓或者患者康复的计划，如播放一些节奏舒缓的轻音乐，缓解患者的焦虑情绪，让患者时刻保持心情舒畅，指导患者做一些简单规律的运动锻炼，通过适当的运动调节精神状态。

（4）获得工作单位和家庭对患者康复环境的保护和支持。精防社工与患者家人、工作单位领导以及其他社区关爱帮扶小组成员保持有效的沟通，督促工作单位领导正视患者的能力和心情，让其多参与团队事务，发挥能力；引导单位其他同事正确对待患者，给予关心、鼓励和支持，不另眼相待；鼓励患者在日常生活或工作中保持良好、稳定的心态，养成良好的生活习惯，并与患者家属做好交流和沟通；提醒患者家属给予更多的关怀，并告知如果患者出现饮酒的情况，应该马上告知社工等相关人员或及时带患者回医院就诊；号召同事、家人协助其在工作和生活期间进行康复训练和放松训练，为其康复创造良好的工作环境和家庭环境。

（5）指明可倾诉的对象和发泄的途径。鉴于阿俊饮酒的起因多数为心中困扰或不平无法得到有效的倾诉，精神卫生社工为此给阿俊定制了认知矫正计划，分析遇到事情时候从另外一个角度理解事件本身，同时和他约定，再有困扰或者烦心事，无论是生活上的还是工作上的，都可以找精神卫生社工谈，社工在遵循保密的原则下，会尽一切办法陪同其找出最优化的解决方案。

目前，在精神卫生社工积极主动跟进下，个案近3年发病入院次数仅为1次，相比之前稳定很多，饮酒的频次大幅度减少，主动找社工分享近况及想法的频次明显增加。目前，通过社区内外资源的多元联动，个案的生活、工作情况稳定，病识感和情绪等方面都表现良好，并在稳步康复中。

督导评语：社会治理是政府、社会组织、企事业单位、社区以及个人等多种主体通过平等的合作、对话、协商、沟通等方式，依法对社会事务、社会组织和社会生活进行引导和规范，最终实现公共利益最大化的过程。社会治理强调在党的领导下多元共治，从而实现共建共治共享。使用酒精所致精神和行为障碍的患者，相比六大类严重精神疾病具有其特殊性。社工详细分析了患者饮酒前后的意识、行为及性情等的巨大差异，并对其进行了劝诫、宣教等。本个案从社会治理的高度出发，整合了社区多元化主体参与，为案主提供多方面的能力提升和困境帮扶，对案主的认知和行为进行了矫正，跟进成效明显。社工总结了跟进酒精所致精神和行为障碍案例的经验，具有较强的借鉴意义，在跟进类似情形的个案方面也提供了多元参与的初步模型，如能进一步拓展为更全面的多元服务的内容并形成模式机制，则将更具实践指导意义。

第十节 "与过去告别，和未来相拥"
——运用优势视角为康复者赋能

我叫大洋，我曾是别人眼中的问题会员，情绪不稳定，抽烟，严重的时候我会忍不住砸东西，他们都以为我是个很凶很暴躁的人，我想就这样吧，反正我就是这样的人。后来到家属资源中心参加康复，在这里有了不一样的感受，他们尊重我接纳我，甚至他们看重我，他们说我身上有很多值得肯定的优点，他们让我加入中心义工队，和社工们一起去开展活动，我穿着红马甲，发着传单，别人还对着我说谢谢，社工说我就是他们的小伙伴，是他们中的一员，穿着红马甲我感觉身份都不一样了，所以每次义工活动我都特别用心卖力。有付出终究是有回报的，社工们看到了我的优秀，他们给我颁发了优秀义工奖，他们说：大洋，你真棒！继续加油！

"年度潜力男演员的得主是——大洋"，听到社工念出这句话的时候，我心里开出了一朵花。在中心，我不仅成为一名优秀会员，优秀义工，我还参加中心的艺术调理项目，参加小品表演，社工说："大洋，演得很好，看到下面的观众的反应了吗？他们都在为你鼓掌。"没想到有一天我也能上台表演，也能受到大家的肯定，我想我并不是没有优点，只是没有被发现，其实我也可以是一个优秀的人。

一　案例背景

（一）服务对象基本情况

大洋（化名），广东户籍，男，40岁，离异，育有一子，父亲在其6岁时去世，母亲独自抚养案主与弟弟长大。母亲已退休，弟弟未婚，一家四口住在一起。住房为父亲公司分配，母亲已退休，退休工资低。大洋委托安置就业，儿子刚读中专，每学期需要花费昂贵的学费，加上每月需要购买精神科药物等，经济负担过大，家庭较困难。

（二）服务对象病史（症状及服药情况）

案主1999年首次发病，2000年于深圳市某精神专科医院诊断为"双相情感障碍，目前为不伴有精神病性症状的躁狂发作"，主要表现为喜怒无常、行为怪异；目前危险度评估为0级。目前按医嘱规律服用奥氮平（10毫克）、丙戊酸钠（30毫克）、苯海索（2毫克）。案主病情稳定，自行按时服药，定期到慢病院领取精神科药物。

二　案例分析（预估）

（一）接案

2018年国庆节后家属致电社工，提出案主从残疾人职业康复服务中心（以下简称职康）退会了，现在没有工作没有地方可去，希望可以到区精神康复者家属资源中心（以下简称中心）来康复。社工通过职康管理员了解到大洋近段时间经常不向职康请假，这样不方便职康的管理，建议退会。管理员提醒社工案主情绪不稳定，之前在职康抽烟、光膀子，曾把职康的门踢坏。了解情况后社工约大洋到中心面谈，告知中心入会规则以及一些注意事项，需要在中心适应一个月后，评估通过才准许入会，案主表示没问题，之后便开始到中心康复。

（二）服务对象现状预估

1. 行为表现

案主情况较稳定，各方面能力较好，独立生活能力强，偶尔忘记服药，会引起头疼，情绪不稳定，长期抽烟。

2. 情绪状况

平常较平稳，日常的生活和康复都非常稳定，但是遇到不服药或特殊情况案主会情绪爆发，严重时摔东西甚至打人。

3. 健康状况

相对良好，没有其他慢性病，但是有长期抽烟的习惯。

4. 经济状况

经济困难，一家四口，经济来源主要靠母亲退休金和案主的工资与补贴，弟弟的收入不稳定，儿子正在读中专，花费较高。

5. 人际关系

家人关系一般，和以前职康的会员有联系，会在闲暇时间一起打牌，和中心足球队的伙伴比较好，一起踢足球。

6. 支持网络

家人支持，虽然和母亲的关系一般，但是母亲非常关心案主的康复；每月免费复诊拿药，监护人补助，案主安置就业等相关的政策支持；在中心有社工的及时支持，也链接相关资源（如心理咨询等）可以支持到案主。

7. 优势资源

案主对自己病情认知较清晰，虽然服药不规律，但是知道自己不服药出现头疼等症状后会继续服药，主动寻求帮助，出现问题会主动找社工或者心理咨询师寻求帮助，在中心积极参加康复训练。

8. 精神症状表现

平常较稳定，遇到不服药或特殊情况案主会情绪爆发。

案主刚到中心和大家不熟悉，相对拘谨，但是情绪平稳，能够积极参加中心训练。家属和案主的关系一般，家属的话案主一般不愿意听，家属表示案主在家里会经常发脾气，生气的时候把家里的东西都砸了，电视机、窗户玻璃都打烂了，有块玻璃到现在还没修，案主之前还打自己的儿子，家属甚至一度希望可以强制送案主长期住院，关着不要出来，担心出来后案主会继续打人。案主没有工作，收入就靠自己的安置就业及补贴，这些钱都是案主自己在管理，没有给过家里补贴，家里的一切开销都是靠母亲。案主身材高大，抽烟成瘾，情绪不稳定，这些因素可能都会对中心其他会员造成不良影响。

（三）问题分析

1. 理论分析

根据"复元"理念，为案主搭建个人复元框架，支持个人从治病为中心，迈向至提升个人身心健康（well - being）。"个人复元框架"（Personal Recovery Framework）建基于案主的自身经验，由四个范畴组成，四个范畴包括：希望，最常被提及的复元元素；自我身份，包括现在和将来的自我形象；人生意义，包括人生目的和目标；个人责任，为自己的人生负起个人责任的能力。

主动性社区治疗（Assertive Community Treatment，ACT）是一种已在全世界推广应用，基于循证医学，密集和综合性的精神治疗方式，ACT 起源于美国，有明确的实施标准，与传统的个案管理模式有很大不同。长期的研究证实，ACT 在减少住院，提高患者社区生活能力方面有明显的效果。它是在社区内对于患有严重、持久和复杂的精神疾病患者提供综合性、个体化治疗和康复的一种模式，主要针对因不能有效利用传统精神卫生服务的患者。随着我国经济社会迅速发展，政府和民众对于精神卫生服务的重视不断提升，精神卫生法的出台更对社区精神卫生服务模式及质量的发展提出了迫切的要求。

案主在职康的表现被称为不合格的会员，且不按时服药不服管教，情绪不稳定，危害公共安全，被职康退会，案主有能力却不被看见，是别人眼中的"问题会员"。在"复元"理念以及 ACT 的服务模式下，首先确保案主按时服药，保持稳定，换了地方康复，给案主注入新的希望；同时发掘案主优势，引导案主正确认识自己，并发挥自己的优势实现个人价值。案主需要有一定的经济能力，分担家庭的负担；同时需要满足爱和归属的需要，家人关系及社会人际交往关系是案主进一层的需要。

2. 问题分析

A. 案主刚到中心，不熟悉中心环境，相对拘谨；以前在职康是"问题会员"不知如何融入新环境。

B. 案主没有工作，经常试工没有通过，经济较困难；案主家属对康复者用钱方面不放心。

C. 案主服药管理不规律，偶尔忘记服药；案主精神状态一般，情绪不稳定，严重时摔东西甚至打人。

D. 案主对自己的认知不清晰，对未来没有方向。

综上所述，案主除了病情的影响，在别人眼里是一个"问题会员"，不像其他康复者那样，遵守规则，家人甚至案主自己都忽略自己的优点，只看到案主不好的地方，给案主下了不好的定义，贴了标签，不利于案主的康复。

（四）初评结果

社工拟协助案主解决的问题：

（1）适应中心环境，引导参加康复训练；

（2）申请相关补贴，缓解经济压力；

（3）情绪管理及行为问题，树立新形象，撕掉"问题会员"的标签；

（4）发掘自己个人优势，并发挥优势实现个人价值。

三　服务计划

（一）服务目标

（1）适应中心环境，积极参加中心康复训练；

（2）与家属一起协助案主能够按时服药，保持稳定；

（3）协助申请相关政策支持，减轻经济压力；

（4）链接相关资源，促进案主行为改变；

（5）发掘案主优势，增强案主自信，实现个人价值。

（二）服务策略

（1）在"复元"理念的引导下运用 ACT 服务模式，评估案主各个阶段的情况，制订康复计划：①协助案主适应中心环境，引导案主积极参加训练；②提高案主康复动力，积极参与康复训练，积极配合中心。

（2）在"复元"理念以及 ACT 服务模式的指导下，案主在不同层次的需求，运用不同的工作手法提供个案服务：①提供药物管理服务，让案主意识到规律服药的重要性；②从家庭系统出发，运用家庭治疗理论，调整案主与其母亲的关系，共同为家庭做出努力。

（3）介绍中心资源，提供心理咨询服务，协助案主了解自身优劣势。

（4）定期面谈，制订个案计划。

（三）服务程序

（1）了解案主服药情况，和案主及家属沟通，协助案主按时服药。

（2）与案主建立专业关系，尊重接纳案主，倾听案主，和案主发展信任的、富有安全感的专业关系，并协助案主了解相关政策，申请补助，减轻经济压力。

（3）协助案主了解自身现状，案主个人能力较强，但存在许多行为问题。和案主回顾在职康出现的问题，案主的身体情况，案主感兴趣的活动，案主的优势和劣势，让案主对自己有更多的了解。

（4）了解案主的优势，协助案主发挥自己的优势，找到自己的价值，提高自己的自信心。

四　实施过程

（一）ACT 服务模式路径（见表 7-2）

表 7-2　　　　　　　　　　ACT 服务模式路径

步骤	目标	当前表现	社工行动	服务表现
第一步	加强案主对服药的重视	服药不规律，导致情绪相对不稳定，会引起头疼，案主表示自己不记得服药	向家属分析案主不规律服药的严重性，同时向案主强调规律服药对稳定病情的重要性及服药政策等情况	案主答应规律服药，家属同意协助监督
第二步	和案主建立良好的服务关系	案主从职康转到中心，对中心康复模式不熟悉，和中心会员不熟悉	引导案主熟悉中心服务，积极参与中心服务，向中心会员介绍案主，引导案主融入这个大家庭	案主对于自己感兴趣的康复训练非常积极，比如球类运动方面
第三步	和案主一起分析案主自己的情况，找出优劣势	案主对自己的认知不是特别明确，觉得自己没有什么优点	与案主探讨，了解案主自身优点，社工反馈自己看到案主的优点，案主积极参加康复训练，康复动力强。案主体育方面比较擅长，参加足球训练及比赛，主动协助社工开展活动，敢于尝试体验角色表演	案主缺乏自信，只是觉得能够完成社工或者中心交代的训练或者任务

续表

步骤	目标	当前表现	社工行动	服务表现
第四步	找到案主的优势,实现价值	案主会协助社工开展活动,积极参与中心训练	邀请案主作为义工协助开展活动并培养作为骨干义工,发挥自己的优势,邀请案主参与中心艺术调理节目排练,登上舞台表演	案主对做义工非常积极,非常认真,也非常负责。在节目排练中也很投入,在舞台上能够自信地展示自己

（二）具体介入过程

1. 第一阶段,尊重、接纳案主

（1）介入重点:建立良好专业服务关系,收集服务对象信息,进行问题评估。

（2）主要内容:案主在适应期和社工第一次面谈,比较拘谨而坦诚,社工在前期主要给予很多耐心,让他去表达自己。在表达过程中,案主说起自己曾经干过一些不好的事情,偷过东西、砸坏过东西等,社工一直保持尊重、接纳的态度,不批判、不否定,只是针对案主在中心的一些注意事项,遇到问题该如何寻求帮助。当他自己的手受伤,不吃药,社工也是不否定、不批判,反而是关心他,帮忙包扎伤口,向其说明不服药会有什么影响,所以他坦诚地说出因为情绪不好,愿意尝试不同的方式去提醒自己服药。

2. 第二阶段,了解服药情况,监督按时服药

（1）介入重点:社工协助案主提高其规律服药的意识,同时增强案主家属对其规律服药的重视。

（2）主要内容:促进案主与家属的交流,给予支持,案主加入中心之后,社工开始邀请其家属参加中心的活动,在活动过程中,促进家属与案主之间的交流。在面谈期间,社工引导家属和案主可以针对一些问题展开对话,使案主和家属之间的关系有所缓和,家属表示会提醒和督促案主服药。

3. 第三阶段，发现案主的优势，肯定他的努力

（1）介入重点：协助案主找到自己的优点，发挥自己的优势。

（2）主要内容：在参加中心日常训练中，鼓励案主参与，发现他的优点。案主本身的能力较强，积极参加康复训练，也主动协助中心开展活动，社工鼓励案主参加中心义工队，同时尝试体验角色扮演。社工在案主尝试过后肯定他的努力，肯定案主在做义工时发挥的作用，表演带来的舞台效果非常好，对其他康复者来说是一种鼓励。案主就越来越有动力去尝试，向前进。

①邀请案主参加中心的艺术调理项目，尝试小品角色体验，案主表现突出，有自己的想法及表现，勇敢尝试中心小品表演角色。

②案主体能好，喜欢足球，参加区残联组织的足球体能训练并且参加足球比赛，案主在足球训练时也发挥自己的优势，协助社工做好后勤工作。

③被邀请加入中心义工队，协助社工开展相关活动，尤其是在协助社区宣传活动，发放宣传单时，回答居民疑问，实现了自己的价值。

五　案例评估

社工主要通过两点进行个案评估：一是对预期目标的完成效果进行评估；二是案主及家属对社工服务满意度进行评估。

（一）预期目标达成情况

（1）案主养成了规律服药的习惯，偶尔还会出现不规律服药的情况，但有其家属的监督。

（2）在服务过程中，案主快速适应中心环境，积极参与中心康复训练：①案主在中心也认识一些会员，在社工引导下适应中心环境；②中心的康复训练包括很多方面，案主除了在舞蹈方面比较不感兴趣，其他方面的康复训练都非常积极参加，尤其是球类运动。

（3）遵守规则，改变个人行为。①案主依旧有抽烟习惯，但是遵守大楼规则，每次抽烟都会到大楼门口抽完之后再回来参加训练；②出问题找社工，在中心如果发生一些问题或者自己有问题需要帮助，比如和中心会员发生口角时，会控制情绪，找社工帮忙解决问题；③案主会主动寻求帮助，比如孩子择校问题，不知如何了解情况，孩子申请助学

金等问题，案主会主动找社工了解相关情况。

（4）发现优势，提高自信：①发现案主的优势，参加中心义工，协助社工开展活动，发挥自己的能力，实现个人价值；②兴趣培养及发展，案主对体育方面比较感兴趣，参加足球训练及比赛，锻炼身体的同时也是自己的兴趣爱好的发展；③参加中心艺术调理，小品表演，勇敢地在公众面前表演，表达自己，提高信心。

（5）赋权增能：案主目前情况稳定，案主的儿子已经上中专，和儿子之间的关系良好，引导案主能正视自己的父亲角色，发挥父亲角色的功能。

（6）在服务过程中，对案主与其家属的关系进行调整，起了一定的效果。

（二）案主评估

首先，案主对于社工服务表示满意。案主有地方可康复，而且在中心积极参与训练，和会员朋友相处融洽，戒掉了很多坏习惯，并且发挥自己的优势，获得大家认可，拿到中心的"优秀义工"以及"年度潜力男演员"的称号，更有自信表达自己。协助社工开展活动，可以以康复者正面的形象对居民宣传精神卫生知识，帮助更多有需要的人，实现自己的价值。

其次，家属表示对社工服务满意，很重要的一点，案主进步很大，以前经常摔东西，在家里发脾气，和儿子的关系也不怎么好，甚至打儿子，没有做父亲的责任。但是现在虽然还是会偶尔发脾气，但是基本上没有摔东西，儿子上中专之后和儿子之间的关系慢慢变好了，放假时会主动接送儿子，帮儿子申请助学金，跑街道盖章，提交相关资料，儿子在家的时候会主动和儿子互动，让儿子带着自己打游戏，案主带着儿子出去骑自行车，锻炼身体，家属表示自己的压力减轻了很多，看到案主的改变，自己很欣慰。

六 专业反思

第一，"复元"理念为指导，运用 ACT 服务模式。"复元"是一种生活方式，尽管疾病没有被"治愈"，但即使受到疾病的限制，依然要过一种满意的、充满希望的和有所贡献的生活。

从大洋的故事中我们看到，精神疾病并未占据一个人的全部，但对功能的诸多领域产生不同程度的影响，有些领域的功能是完好的，因此个体保留部分健康和有能力的领域，与症状和功能障碍共存。我们把康复者当成一个"人"来看，疾病只是他的一部分，他还有很多值得肯定的地方。在"复元"的指导下，给予足够的信任，让他们知道有需求的时候有人在这里；给予他们希望，生活的希望，康复的希望；基于优势，基于案主的优势，鼓励案主，提升案主前进的动力。

第二，案主在中心并未出现情绪波动而摔东西，或者不遵守约定在公众场所抽烟或光膀子的行为。但是他的问题已经消失了吗？不，他的问题依然存在，只是我们看到更多的是他的闪光点。大洋用他的行动甩掉了他是问题会员的标签，并且有前进的动力。每个康复者都像一棵树，即使树干已经千疮百孔，只要有足够的阳光雨露，这棵树也可以长成大树，发挥着大树的风格，为别人遮阳乘凉。

督导评语： 金无足赤，人无完人。面对精神康复者，社工在服务过程中持守接纳、尊重和平等基本信条显得格外重要。良好的社会工作价值观能让服务对象充分发挥自己的作用，提升本身的素质，进而影响其世界观。社工从在刚与个案接触的时刻起，就能够无差别地接纳服务对象，使其感受到了被尊重而愿意加入新的群体，建立了良好的专业关系。该个案运用复元理念，弱化了疾病对案主的影响，社会工作者在服务中看到案主的优势和能力，充分发挥社会工作者是案主的"镜子"的功能，让案主获得新的正向评价，重新认识自己，并通过正面身份的强化，鼓励案主多些自我表达。在服务过程中，以复元理念为指导，以积极心理学和优势视角为介入理论，以艺术调理、义工服务和个案辅导相结合的方式促进案主发展，取得了较好的服务成效。康复是为了更好地回归社会，在接下来的服务中，社工可考虑在服务对象社会功能恢复较好的基础上，视情况提供相应就业辅导和职业康复服务，最终陪伴其回到社会，发挥社会价值。

第八章
小 组 篇

第一节　在凝聚中改变，在互助中成长
——关于精神康复"开心和睦"小组的案例报告

一　小组背景
（一）需求发现

到岗初期，为快速与康复者建立关系，社工对辖区内康复者家庭进行了大量的深入走访。由于地域偏僻，社会康复资源匮乏，有相当部分康复者"被迫"选择在家闲坐，日复一日地重复着睡觉、吃饭、服药三个内容。家属紧锁的眉头，愁苦的面容，时而涌现悲伤的眼泪；康复者呆滞的神情，盼望的目光，迟钝的动作，这一切，都充斥着对康复的渴求。服药是减轻病症、稳定病情的手段，身心康复才能改善康复者的社交和生活，恢复社会功能，实现新生。

（二）形式确定

根据辖区内康复者及家庭支持度，经过反复沟通后，在得到了康复者家庭的信任和认可下，确定以小组的形式定期组织康复者开展以康娱、学习为主的互助小组服务，以促进康复者间的沟通交流、互助支持。

二　准备阶段
（一）遴选组员

出于对未来人生建设潜力考虑，选取年龄段在 15—30 岁、病情稳

定、渴望参与康复活动、闲散在家、在社区长期居住、家庭支持的男性康复者，人数暂定 5 人。

（二）评估需求

在选取的 5 名组员中，经过调查了解，总结出共同的需求是：

（1）生活单调，希望丰富现有生活；

（2）渴望走出家门，认识新朋友，恢复正常社会交往，学习社会知识；

（3）希望增强意志力，控制病情；

（4）渴望得到家人的关爱支持，消除自身心理歧视障碍。

（三）确定目的

让康复者重新从多方面认识自己，建立正面自我形象，活出有意义的生命；分享个人康复经验和生活技能，以成功的经验作为榜样，鼓励彼此做出尝试；促进互相支持，加强凝聚力，提升康复者的自信心。

小组为康复者建立互相理解共同体关系，让康复者面对面，彼此之间传递信息、建议、鼓励和情感支持，学习精神症状控制，强化规律服药依从性作用，积极正向改变以期达到预期的效果。

（四）小组成立，计划拟订

首次小组会议议题：

（1）组员自我介绍，各自取代号姓名；

（2）小组名称确定：开心和睦小组；

（3）小组每周开展时间：暂定每周二、周四上午 10：00—11：30；

（4）小组每周开展内容：练毛笔字、练习八段锦、朗读、分享半小时（日常趣事、现存困难），列出每项练习排列顺序和时长；

（5）小组开展所需物资：由社工和各组员自筹；

（6）地点设在社区社康服务中心社工办公室；

（7）小组定 3 个月为一个周期；

（8）议定成效目标；

（9）各组员精神面貌改变、仪容改变、谈吐有礼有节；

（10）组员每人能完整书写一篇毛笔字；

（11）组员能独自完整完成一段八段锦练习；

（12）组员能团体朗诵一段《弟子规》。

三　开始阶段、实施过程

主要是社工需履行的事项，开展日常细则：

（1）社工培训指导组员见面说话礼仪、动作礼仪、服装仪表等，培养组员之间相互尊重和接纳；

（2）与组员商议制定小组守则，公布张贴守则，协助组员履行；

（3）与组员商议制定轮值组长制，拟定组长和副组长职责，第一周由社工轮值组长，示范轮值组长的职责与义务（主要是开场的桌椅摆放、收场后的场所恢复、卫生清理、物品收整、分享半小时的主持等），以后每周各组员轮值组长和副组长，社工协助履行；

（4）在分享半小时中，培养组员积极倾听他人意见的良好习惯；

（5）纠正组员书写毛笔字时的不良姿势；

（6）对组员提出的一些疑难引导组员参与讨论，并引导组员提供解决方案；

（7）对生日组员组织问候，指导组员动手制作生日卡，送上祝福；

（8）适时表扬表现良好、处事得当、积极参与的组员；

（9）对出现消极抵触的组员，适时鼓励，谈心了解，个别化支持；

（10）根据小组发展动向，适时调整，对内容或时长进行增减。

四　中期转折阶段

（一）出现的主要问题及解决方案

在小组活动开展中期，时有纷争发生，康复者之间的关系构建尚处于薄弱阶段，当轮值组长时，个人主义表现突出，尤其是双相精神障碍康复者，强烈的主观态势，对组员有一定的冲击，容易引起其他康复者的不满，为此会造成冲突。

（1）解决方案：开展的时候，随时留意组员的情绪变化，及时解决组员疑虑，营造和谐的气氛，制造轻松环境，平时指导培训的待人接物行为礼仪尤为重要。

（2）小组内容新鲜感过后，出现过一段时间的出勤异常，不遵守小组守则，无故迟到、旷到、不请假，不接电话，不回信息等情况经常发生。

（3）解决方案：取得家属和监护人的大力支持，进行个别化的单聊，了解原因，进而调整小组内容，汇集个别需求，促进形成共同认识，也就是去异求同的过程。

（二）稳固队伍

1. 培养骨干

在小组成长中期，还有组员的不稳定流动性，为传承理念，增加组员的积极参与性，在组员中选取了两人做核心成员重点培养，鼓励他们成为模范，在小组活动中起带头作用，协助推动小组发展。

2. 增强归属感

在组员的建议下，为加强小组成员归属感，增加欢乐，由组员商议选取当下流行易唱的歌曲作为组歌，并由其中一名热爱跳舞的组员带领大家跳简单舞蹈，小组在后来的开展中，都是在欢歌笑语中开始，又在欢歌笑语中结束。

五 后期成熟阶段

（1）组员认可度增强。

（2）组员每周到社康参组已养成习惯，成为组员日常一项社交活动，日程开展自律，能自觉按日程表轮值，能在值日组长主持下，进行康复训练。

（3）组员关系融洽。

（4）组员之间关系缓和，每周见面两次，彼此开心热情，亲密聊天，笑笑闹闹，意见大多时候没有分歧，能互相谦让和接受。

（5）练习熟悉。

（6）组员对康复练习熟悉，效果有改善，动作熟练，但动作标准和规范欠佳，有些随意。

（7）沟通分享。

（8）在分享半小时中，组员自行提出问题，讨论问题，并提出解决方案；在有组员发言时，其他组员能倾听对方，闭口不与他人闲聊，玩手机情况减少。

六 结束和评估

（一）目标完成情况

（1）组员精神面貌有改变，着装干净，面容清洁，相互见面有说有笑，能分享个人生活趣事，个别有文化康复者，会分享网络流行趣事、社会动态，帮助缺乏社会信息的康复者培养其社会知识。在康复者互动及助人的过程中，帮助的康复者收获了成就感、自豪感；得助的康复者心怀感恩，学习兴趣增加；各组员发挥优长，互助补短，团队氛围浓厚，组员情绪稳定，心态阳光。

（2）小组完结时，举办了练习测试，每人能完成一篇短文毛笔字；有 3 人能独自完成一段八段锦练习，2 人练习时无法独自完成，需其他组员带领才能完成。

（3）全体组员团体朗诵一小段《弟子规》，发音清晰，基本整齐顺畅。

（二）结束处理

（1）测试练习完毕，总结本次小组活动，对优秀康复者颁发奖励。

（2）邀请康复者家属参加结束会议，回顾小组开展历程，请各组员自评，总结各自的成效对应，对达到成效者，大家肯定其努力；对未达到成效者，大家帮助找出其不足，给予鼓励。

（3）社工鼓励组员保持小组经验，在家属陪护关爱下，保持已经改变的行为，掌握学习的社会和礼仪知识，并在日常生活中运用小组中获得的成长经验，持续康复练习，出现需求和困难时，适时寻求他人的帮助。

（4）为了让组员减轻离别情绪，保持现有状态，也为了下一次小组的顺利开展，社工重点说明，本次小组终止不是结束，而是开始，接下来小组将在原有基础上，吸收经验，扩大效能，更新后的小组将更丰富多彩，将链接社区资源，帮助康复者逐渐走进社会、融入社会。

七　专业反思

（一）家属参与的重要性

康复者家人的支持极为重要，康复者需要家人对其了解、接纳和生活上各方面的支持，以及对康复者的康复过程的全面参与，但家人参与非家人主导，需要康复者、社工、家人反复沟通，一起讨论和制定复元的目标和计划，家人协助维系小组稳定，只有在组员稳定，参与性强，社工维系关系，对组员们日渐熟悉，组员们彼此间也逐渐建立感情的情况下，才能开展所制订的康复计划，执行康复内容。

社工也最终明白在精防工作小组 5＋2 中，其中有 1 位为家属的重要性，家属具有不可替代性和特殊性，无论在工作中还是在开展小组、活动的过程中，家属都起着重要支撑作用。

（二）朋辈支持的协调性

团队治疗成效可能显著，但同时考验社工的协调沟通和组织能力，小组开展期间，历程起伏，组员品德学识交织，如何求同存异，破冰相融，需要根据实际情况不断实践，反复沟通才能达成共识，只有让康复者达成一致目标，才能实现朋辈支持效应，持续互助互爱，不断增强凝聚力，树立信心，积极参与，学习朋辈的成长经验，让康复者能领悟到自己承担着不同的角色和责任，认识到精神病只是生命中的一部分，不是生命的全部，从而燃起希望，鼓舞整个康复过程。

督导评语： 小组工作是社会工作的基本方法之一，以团体或小组为对象，并通过小组或团体的活动为其成员提供社会服务的方法。其目的是促进团体或小组及其成员的发展，使个人能借助集体生活加快自身的社会化；协调和发展个人与个人、个人与团体和团体与团体之间的社会关系；发挥团体或组织的社会功能，促进社会的进步与健康发展。精神健康小组需要围绕特殊组员的特别需要来制订和开展计划，多以病情或者药物认知、康复训练、服药依从性、朋辈辅导咨询、能力培养、再就业或再社会化等为主题。该小组是社工开展的第一个小组，其在一定程度上展现了社工的专业成长之路，社工从不知道小组是什么到学习开展小组，再到通过小组的开展让康复者从小组中获得成长，对社工来说是一个非常大的进步，小组的开展也得到了服务对象的支持和肯定，并得以继续下去。通过激发小组成员的兴趣，共同订立合理的小组目标，发挥小组成员自主性。社工及时根据小组的情况调整小组内容，以适应小组发展的各阶段。但本小组的开展缺乏理论支撑，小组内容多而散，缺乏一个相对聚焦和固定的开展形式，且小组并未严格遵照小组的开展要求，而更像是定期开展的工作坊，社工若能将小组的持续性和前后关联性以及目标重点通过小组计划更为连贯的计划并且实施开展，将取得更好的服务成效。

第二节 塑造正面角色，发展个人能力
——精神康复者复元力小组

一 小组介绍

（一）小组基本情况

（1）小组名称：元气加油站——复元力学习小组。

（2）活动对象：本次小组招募 20 位精神康复者，要求其处于疾病康复期，有意愿参与本次小组，并能持续参与小组的学习，将小组中所学在生活中尝试运用。

（3）人手编排：2 名社工带领，2 名义工协助。

（4）开组频次：每周 1 次，共计 10 节。

（二）小组目标

通过从疾病认识，生活规划，强化自我责任，实现自我价值，寻找朋辈支持及增强希望感等几个维度学习相关知识，结合日常生活情境和实践，提升康复者应对疾病的能力，从而提高自我管理能力，提升生活的幸福感。

（三）理论与方法

复元是目前指导精神康复者康复较为有效的服务理念之一，它相信康复者可以通过对自己的认识，对周围资源的使用，将疾病的康复变成一场生命的康复，在康复的路上重视康复者自我疾病的管理、心理层面的疏导以及建构社会支持系统，让他们在友好的环境中去发掘自己的能力，提高能力感，发展正面角色，从而达到元气的恢复，即使是带着疾病，也可以发挥自我的能力。

本次小组除了知识讲授，也重视朋辈间的支持以及个人过往成功经验的复盘，所以在小组中将会把情境模拟、角色扮演、家庭作业练习、生活实践等结合起来将所学的知识进行内化，并做过程性的跟进，看参与者在自我管理和自我效能感部分是否会有改善。

二　小组过程

（一）小组计划（见表 8 - 1）

表 8 - 1　　　　　　　　　　复元力学习小组计划

节数	主题	目标	内容	带组技巧
组前准备	前测	用复元阶段量表和生活质量问卷做前测，了解小组开始前参与者的情况	由 5 位家属资源中心的社工协助，和参加小组的康复者做面谈，填写前测量表，并做统计	前测面谈为一对一面谈，社工需要在面谈前熟悉表格，并提醒协助组员在填写过程中保持中立
第一节	疾病的认识	1. 告知小组内容安排，组内认识；2. 认识疾病，学习并分享应对药物副作用的方法和成功经验	1. 介绍精神疾病的症状；2. 了解常用药物；3. 药物副作用、应对方法及成功经验	1. 在知识教育环节中，要事先做好 PPT，在讲的过程中鼓励组员先分享自己已知的知识；2. 如不确定的药物相关的知识，提醒组员在社工确认前不要作为自己调整药物的依据；3. 鼓励组员分享成功经验，可以在开组前先找目标对象做好分享议题，随着小组的发展，再随机挑选组员分享，也是为组员分享营造安全环境
第二节	生活规划1	1. 塑造组员正面身份；2. 列出生活习惯；3. 制订自我管理计划和日常执行计划	1. 寻找自己在生活中的正面角色，如"儿子""父亲""母亲""姐姐"等；2. 个人生活与疾病管理的经验分享；3. 生活习惯的养成（关于运动、饮食、疾病管理的习惯培养）	1. 组员正面身份在生活中存在，但因长期的疾病影响，康复者、家人和社会对康复者以正面身份参与家庭事务、社会事项的机会甚少，所以在带领过程中需要引导康复者去觉察、认同、分享正向经验的方式来确认和强化正面角色；2. 康复者的个人生活习惯各不相同，在带组中可以分组讨论，组员可以组内小组分享自己的生活习惯，再一起讨论出适用于大多数人在运动、饮食和疾病管理部分的好的习惯等，并提供可以坚持的秘诀，再以小组的形式在大组内分享；3. 生活习惯的养成需要在日常生活中逐步培养，所以为每位组员提供一本生活事项记事本，每天记录自己的生活安排和执行情况，在下一次小组讨论时邀请几位组员分享

续表

节数	主题	目标	内容	带组技巧
第三节	生活规划2	1. 生活规划中，自我责任的认识； 2. 寻找到组内支持，与1名组员结对	1. 生活习惯养成中自我约束与责任（回顾上节小组中的日常管理与生活习惯中组员的执行情况）； 2. 分享生活规划中的成功经验和需要调整的部分，在组内寻找支持； 3. 再次完善自我管理计划	1. 小组进展到第三节，组内成员间的关系已经建立，小组内部的安全氛围也已形成，可以引导组员更多地分享和自我披露，但也需要每节小组中提醒大家组内分享的个人隐私，不能在组后进行讨论或者和他人分享； 2. 组内寻找朋辈间的支持，组员间较为被动时，社工可以主动地根据组员情况进行分组； 3. 完善自我管理计划，主要是为了与组员制订自己可执行的计划，所以不重视量，会重视他们的自我决定、自我参与和自我责任，制定的主角是他们，社工在带领中要提醒自己中立和不判断
第四节	自我责任	1. 可以列出自己生活中能独立完成的事项； 2. 寻找自己可以独立完成事情的动力； 3. 计划一件可以独立完成的事情，作为这次小组的课后作业，并完成	1. 列出生活中自己有独立决定或独立完成的事项； 2. 列出自己生活中想独立完成但没有完成的事项； 3. 组内讨论如何提高自己的生活希望感，提高自己独立处理事情的动力和能力； 4. 做计划，未来一周要自己独立完成的一件事	1. 在制定可独立完成的事件时，需要具体，社工可以提前做好工作纸，包括事件的名称、时间、完成的程度和完成的具体计划，并补充需要在事前寻找的支持； 2. 鼓励每位组员都可以制定可独立完成的事件，事件本身没有特定要求，要组员自愿制定，并有动力去完成
第五节	自我价值1	1. 认识自己的优势，列出5个优点； 2. 分享运用自己的优点应对疾病的1—2个方法	1. 在组内分小组，认识自己的优势，每人列出自己的优点5个，在组内分享，并记录； 2. 引导组员觉察和复盘，如何运用优势应对疾病的； 3. 分享和记录在应对疾病的过程中自己的收获，重点是思考疾病带来的成长	运用强化，课后作业是让每位组员大声朗读自己的优势，并用自己的方式给自己鼓励，记录每天自我鼓励后的感受，也支持大家在小组线上群组发自己的打卡视频

续表

节数	主题	目标	内容	带组技巧
第六节	自我价值2	1. 进行正面角色的确认和内化，列出未来以正面身份一周要完成的2件事； 2. 列举出近期帮助他人的一件事	1. 根据第二节大家确认的正面身份，再次进行确认，并写出角色的期待； 2. 自己近期帮助他人的一件事，可以在组内邀请愿意分享的组员进行"故事分享"； 3. 分组进行分享帮助他人的过程中自己的感受和收获； 4. 总结发展正面角色，提高自信心的方法； 5. 组内进行最后的总结，并选出大家一致认同的提高自信心的方法，在未来一周要尝试使用，下周分享使用体验	1. 带组工作人员需要跟进课后家庭作业，鼓励大家多练习； 2. 学习成长性小组，组员的行为习得需要不断的练习和强化，工作人员可以在日常服务或家庭康复中邀请其他工作人员或家属督促和支持组员学习所获得的知识
第七节	寻找支持——朋辈的力量	1. 了解什么是朋辈支持； 2. 在组内寻找1—2位和自己有相似疾病应对经验的伙伴； 3. 和结对组员达成组后互帮互助的方式，并分享	1. 分组，每位组员分享自己应对疾病的有效经验1个； 2. 组内分享后，寻找1—2位有和自己类似应对疾病经验的伙伴，再进行沟通，完成经验的总结，做大组内分享； 3. 和结对伙伴，按照工作纸完成后续支援的行动，包括支援的方式、频次、事件以及期待	1. 小组成员愿意分享，但分享的深度不一，所以逐步设置环节，每一次的分享互动比上一次的更为深入； 2. 重视组后的组员间的互动

节数	主题	目标	内容	带组技巧
第八节	寻找支持	1. 从过往经验寻找1个有效应对他人不理解的方法； 2. 分享应对污名的感受，组内形成应对的2—3种方式	1. 如何应对家人的不理解； 2. 如何应对社会歧视和污名，让社会接纳； 3. 如何发展社交，与外界建立联系	1. 以分组讨论为主，再进行大组内的分享； 2. 组内成员投票决定可行的方式，进行日常生活中的尝试，如何寻找家人的支持，如何应对社会歧视，如何在同辈间、朋友间发展社交等，作为家庭作业实践，并记录收获
第九节	未来希望	1. 确定自己未来的规划； 2. 制订行动计划； 3. 预计挑战，并提出具体的应对方法	1. 自己的未来规划，可以只针对自我管理部分，按照工作纸的内容完成，制订可行的行动计划； 2. 列出小组所学2—3个重要的知识，并分享自己将如何使用，在下次小组可以分享具体的计划； 3. 预计行动计划的挑战，提出应对的方法，如果不知道如何应对，可以在当下和组后寻找朋辈的支持	工作人员需事先准备好工作纸，可以根据组员的情况设定工作纸的简繁程度，如果组员的计划性不强，社工可提前设定可执行性高的指导性表格让组员执行，并配搭执行记录表
第十节	结束小组	1. 告知小组结束； 2. 座谈，分享感受，回顾小组	1. 每位组员分享小组的收获，形式不限； 2. 座谈，包括自己参与的感受、所获知识以及小组后的组内成员的联系以及复元朋辈支持群组的发展	1. 本节工作人员作为小组结束后小组主题和线上群组持续发展的督促力量，可选择骨干组员跟进组后的活动，前期社工也可以参与； 2. 结合中心的朋辈支持辅导员，鼓励组内骨干成员结合所学的复元内容，延续小组的发展成果

（二）小组发展情况（见表8-2）

表8-2　　　　　　　　　复元力学习小组发展情况

节数	目标达成	组员表现	社工反思
前测	完成了问卷回收，但后续查阅发现有部分问卷不完整	20位组员，16位都可以在社工的支持下完成问卷，有4位有些问题理解不了，需要社工进一步跟进解释和询问	选取的量表不要超过2个，问卷的表达需要简单；有些组员回答问题存在虚假答复，可以作为无效问卷处理，但如果时间允许，社工可提前了解量表和问卷，用访谈作为补充资料的方式
第一节：疾病的认识	1. 组员了解了小组安排，认识了组员和工作人员； 2. 组员结合自己过往经历、知识及本次小组学习的相关知识，了解了精神疾病的种类、主要药物、药物副作用和应对方式	20位组员均出席。小组刚开始，有些组员开组前就认识，小组的安全感强，有些组员和组内的大部分人都不熟悉，在小组中的表达少，甚至沉默	因组员间关系的差异，社工在带组中要留意组员座位的分配，也需要增进组内成员的相互认识和熟悉，提高组员的归属感，比如在分享的时候可以指定互相不熟悉的组员分组一起讨论，合作在小组内分享汇报，这样可逐步提升小组成员的归属感
第二节：生活规划1	1. 每位组员都寻找到了自己的一个正面身份； 2. 每个组员列出了自己的生活习惯	1. 有7位组员积极分享自己在生活中的正面角色，其他组员较为被动； 2. 在列出生活习惯的过程中，准备了记事本，提供的内容框架比较大，只写了运动、饮食和疾病管理的习惯，有些组员不是很明白如何列出自己的生活习惯； 3. 制订自我管理计划和执行计划时组员的可参与性因内容较多也受限，刚开始是组内一起讨论，后进行了分组，小组讨论时，每个小组也配搭了一名工作人员带领，调动了小组的气氛，组员可以参与	1. 完善生活规划表格，越具体越好，可以将三大内容做具体的细化，另外用每日工作记事本的规格制作记录表格，这个部分也可以放在小组中与组员一起完成表格的制作。 2. 社工运用倾听的技巧，了解组员的诉求并及时总结组员表达的内容。部分组员在分享时出现自己的不足与解决方法不相符的情况，社工及时澄清，并给予组员改善建议。一些平时不爱说话的组员上台分享，社工也会给予鼓励。 3. 分组讨论时有位组员一直不活跃，社工可以通过引导组员讨论，鼓励组员发挥作用

续表

节数	目标达成	组员表现	社工反思
第三节：生活规划2	1. 了解了生活规划中，自我的责任，每位组员都列举了2个以上的责任；2. 每位组员寻找了1名伙伴结对	1. 社工带领组员回顾上节小组内容，邀请组员讲述自己上一周的生活管理计划执行情况。组员从运动、饮食、药物管理三个方面进行讲述。2. 社工带领组员回顾上节小组内容，邀请组员讲述自己上一周的生活管理计划执行情况。组员从运动、饮食、药物管理三个方面进行讲述。3. 组员间寻找伙伴的时候，为避免熟悉组员间自发地组队，社工在带领中提醒大家最好是认识新的朋友，15位组员都有选择到自己认识不熟悉的或不认识的组员组队	小组人数较多，在大组分享的时候容易出现组内小组，且也照顾不到所有小组成员，这个在带组的过程中，有协助社工提醒，可以分组带领分享，最后在大组内选代表分享
第四节：自我责任	1. 每位组员都列出了在生活中可以独立完成的事件；2. 组员总结了在事件中的自我责任，10名组员进行了分享	1. 社工带领组员回顾上节小组内容，邀请组员讲述自己上一周的生活管理计划执行情况。组员从运动、饮食、药物管理三个方面进行讲述。2. 分组讨论，生活习惯养成中自己的自我约束与自我责任。社工将组员分成四个小组，讨论主要根据上周的内容，以药物管理、饮食管理和运动管理三个方面为主，说出自己成功的经验。3. 组员分组讨论生活规划中自己的不足之处，并讨论改善的方式。组员们讨论的领域比较广泛：在运动方面，部分组员表示自己不能坚持天天运动，狠不下心减肥，通过讨论给自己定下减肥计划；在个人成长方面，一位组员表示自己学历不高，所以想充实自己；一位组员表示自己平时比较懒，所以多做家务；一位组员表示自己有时爱玩手机，所以给自己列出了学习计划。4. 社工继续分组讨论，让每个组员列出自己生活中想独立完成但没有完成的事项，并每组派不同的三名成员上台分享。大多数组员表示想独自出行旅游，但是没能实现；一部分组员表示在自我实现和学习方面做得不足，希望能够通过自己的努力做好；另一部分组员表示自己在购买物品和婚恋情况上还没能实现。5. 组内讨论如何提高自己对生活的希望并提升自己独立处理事情的动力和能力，全组成员上台分享	1. 在组内讨论如何提高自己对生活的希望并提升自己独立处理事情的动力和能力时，很多组员不太了解讨论的内容，依然停留在上一个环节中，将每个人想要独立实现但是没有实现的事情一一列举。社工及时跟进，并依次向组员解释需要讨论的内容，不仅使组员更加明确讨论方向，也节省了时间。2. 由于每组讨论时所需时间不同，因此社工在接下来的小组活动中注意时间管理

节数	目标达成	组员表现	社工反思
第五节：自我价值1	1. 组员列出了自己的5个优点；2. 有10名组员分享了自己运用优点应对疾病的1—2个方法	1. 小组开始前，社工带领组员们进行热身游戏，回顾上节小组布置的家庭作业；社工提到有组员在微信群里分享自己在公交车上让座的事情，鼓励组员们能够将自己独立完成的事情记录在本子上。2. 分享环节，谈到自己的优势，大多数组员从个性出发，觉得自己乐观、积极、开朗；有些组员从生活出发，觉得自己家务做得好，会绣十字绣，会做饭；有些组员从兴趣爱好出发，觉得自己很有运动天赋，有绘画才能，有音乐才能；还有一名组员觉得自己敢于挑战自我，愿意走出家门来参加小组，这也是自己的优势。3. 运用优势应对疾病，不是每位组员都有分享，观察到在他人分享的时候，没有分享的组员也在投入地倾听，这个环节组员的投入度高	1. 社工继续沿用分组讨论的形式，使每个小组成员都能够参与思考和讨论，提升小组成员的参与感。2. 其间一名组员的家属提出希望，希望社工可以在分享环节鼓励该组员分享，社工在重视和引导其分享的同时，也鼓励其坚持到中心参加小组活动。家属在小组小节结束后很感谢社工对组员个别化需求的回应，表示自己也会鼓励他来到中心参与小组，家属看到了组员第一次在这么多人面前分享，是很大的进步
第六节：自我价值2	1. 再次确认了每位组员的正面角色；2. 有17位组员分享了自己在近期帮助他人的一件事	1. 社工将小组讨论分为两个内容。第一个内容是讨论正面角色。社工举例讲解什么是除康复者以外的正面角色、角色期待，以及总结发展正面角色的方法。第二个内容是讨论最近帮助过他人的一件事，并分享在帮助他人时自己的心情。2. 分组讨论：正面角色。大多数组员从实际出发：一些组员表示自己最满意的正面角色是做父母的子女，所以角色期待是想好好做父母的子女；提升正面角色的方法包括学做家务，孝顺父母，同时自己也要有规律地生活，照顾父母的晚年生活；还有一部分组员对未来有所憧憬：一名组员认为成为演员是自己满意的正面角色，也有组员认为成为老师是自己满意的正面角色，还有组员认为成为军人是自己满意的正面角色。3. 分组讨论：帮助他人。组员们分享自己帮助过他人的经历。大部分组员表示自己在公交车或地铁上给孕妇或老人让座，帮助别人，自己的心情也很高兴，很满足；还有的组员表示自己帮助中心会员打水，增进了友谊；有一名组员分享了自己做义工的经历，虽然很辛苦，但活动顺利开展，自己也觉得非常有成就感	1. 分享过程中，一些组员讲述的并不是自己现有的比较满意的正面角色。社工及时澄清，但也没有否定组员的想法。2. 分享结束后，社工及时对每位组员进行总结。但在总结方面，还是不太全面，需要在以后的小组中多多学习其他社工带领小组的技巧

续表

节数	目标达成	组员表现	社工反思
第七节：寻找支持——朋辈的力量	1. 了解朋辈知识教育； 2. 每位组员在组内寻找了1名以上的伙伴结对子	1. 社工提到平时组员们在康复中会得到家庭、朋辈、个人等的支持。社工将组员分成三组，分别代表朋辈支持、自我支持和家庭支持。组员们根据自己的真实情况选择小组并进行讨论。 2. 组员们根据个人情况进行讨论； 3. 社工设计几个场景，让组员们运用朋辈支援进行模拟，不仅让组员们学习帮助别人，更是让组员们学习如何向他人寻求帮助	1. 分组讨论期间，每个小组都有一名社工跟进组员们分享讨论情况，比较节省小组时间。 2. 通过场景模拟，让组员们更容易接受朋辈支援相关内容，可以在以后的小组中沿用。 3. 场景模拟后，社工及时总结，讲解在现实生活中可以如何应用
第八节：寻找支持	1. 每个组员都参与了讨论：从过往经验寻找1个有效的应对他人不理解的方法； 2. 小组总结出应对污名的2—3种方法	1. 社工以问卷的形式分小组讨论目前面临的障碍及如何去改变。在自我挫败的想法方面，一些组员表示会体现在发病及无法像正常人恋爱时；在不愿承担个人责任方面，一些康复者表示自己发病时会无意识，生活紊乱，尤其是在个人卫生问题上，还会出现不愿意自己去医院的情况；在缺乏康复的相关信息方面，少数康复者表示不知如何治好自己的精神疾病；身体健康问题是所有组员都很关注的方面，有些组员会记忆力差，经常头晕，会有鼻炎，因为服药会变得发胖，引起血压变化；放弃梦想、目标、希望方面，部分组员表示自己会有心理落差；社区资源匮乏方面，有部分组员表示目前未实现免费服药；耻辱偏见歧视方面，一些组员表示自己会受到来自社会、家庭的偏见；无助感方面，有组员表示发病时无人帮助，会让自己很无助；自我耻辱感方面，一些组员表示无法与常人正常沟通；在自我封闭方面，有康复者表示自己不愿意和别人沟通，怕别人知道自己有精神疾病；在缺乏应对技能方面，有组员表示很想学画画，但是自己总是画不好，没有信心；在药物滥用方面，组员们表示都还好，只是偶尔会有忘记吃药的情况。组员们找到了自己的障碍，在身体健康方面，组员们表示按时服药，适当锻炼身体，控制饮食；在耻辱、偏见方面，有组员表示隐瞒病情，还有组员表示会承担生活。 2. 场景模拟：社工邀请组员将自己曾与小贩发生争执的真实事件进行演示，并让其他组员思考如果是自己面对这样的事情会如何解决，组员们纷纷表示会控制情绪	1. 问卷方式能够更直观地体现组员的想法，便于组员填写。问卷的部分问题不太容易被组员理解，社工和马老师及时解释，保证每组都有社工跟进。 2. 通过场景模拟，让组员们更容易接受朋辈支援相关内容，可以在以后的小组中沿用

续表

节数	目标达成	组员表现	社工反思
第九节：未来希望	1. 组员都参与讨论未来发展方向； 2. 10位组员制订了自己行动计划	1. 分组讨论前，社工带领康复者回忆以往小组所学内容（疾病的认识、自我责任、家庭支持、朋辈支持等方面），便于后面的讨论。 2. 分组讨论：①自己对未来的规划；②为此的行动；③小组所学，可以在实现计划时怎样使用；④预计挑战，如何应对。社工给每组派发一张带有问题的表格，给每个组员4张便利贴，根据每个人实际情况探讨后分别贴在表格的相应位置上	1. 社工以小故事的形式引出小组内容，使小组氛围变得比较活跃、轻松。 2. 沿用分组讨论的形式，每位组员都能投入讨论当中，使组员们更有参与感。 3. 有些组员在分享过程中，制订的计划脱离了实际，难以实现。社工及时澄清未来计划一定要有可行性，引导组员加以改正
第十节：结束	结束小组	1. 往期小组回顾，巩固小组成果。社工带领组员回忆前九节小组中所学习的内容，并播放小组剪影视频。 2. 社工提问组员们在进行小组回顾以后，对哪一节印象最深刻。有组员表示对第一节疾病的认识印象最深刻，通过社工的讲解，使自己更加懂得了精神类疾病并不可怕，只要自己能够按时服药，调整心态，疾病就能被控制得很好；有的组员表示对认识自己正面角色这一节印象很深刻，通过小组讨论学习，对自己的认识更加深入了，也懂得了要向着自己的角色目标努力去做；有的组员表示自己对朋辈支援这一节印象最深刻，在这一节自己不仅学习了运用朋辈支援达到一些目标，也懂得了如何向他人寻求帮助。 3. 带领组员们进行自由座谈，组员们纷纷讲述自己康复的心路历程和参与小组后的感受。一名组员表示自己就像一个段子所讲的"自从得了精神病，整个人都变得精神多了"，自己平时会调整心态，按时吃药就能控制病情；一名组员分享参与小组后，自己从中学到很多知识，自己也了解到精神疾病并不可怕，要敢于面对一切生活中的挑战	1. 社工上节小组家庭作业使用纸质版表格的方式布置，使组员觉得做作业充满仪式感，每位组员也都认真完成。 2. 座谈会形式能调动小组气氛，有助于组员分享，也对后续的小组延续提出了自己的看法，觉察到组员对小组的安全感越来越高，愿意表达自己的看法

三　专业总结与反思

该小组是"知识学习"和"生活实践"相结合推进的，学习性兼具成长性的小组。小组的推动中，运用较多的是组员间的互助影响（朋辈支持力量）、组员过往成功经验的总结与强化，将这两者融入小组发展的不同阶段，通过小组动力推动两者更好地发挥作用，以此来达到组员间互助支持和组员个体正向经验强化的功能。

综观本次小组，从设计、带领、组员的参与情况和组后的延续等方面来看，有以下几个部分可以与大家分享。

从设计部分来看，该小组对组员的要求比一般的兴趣类和学习类的组员要求要高。要求小组成员要有基本的认知、理解能力，要对小组有较强的参与动力。在组员招募和筛选的过程中需要根据小组内容和小组风格选定目标对象，也需要结合小组成员的具体情况，进行内容再修订。例如，在小组招募的过程中，有4位因癫痫所致的精神病康复者报名参与，但他们的认知和理解力与一般的精神康复者是有差异的，在带组中如要照顾到他们，需要放缓小组进度，或者是在人员配备上，需要有至少2位义工协助他们。所以在招募环节，对4位组员进行了一一面谈，进一步了解他们的能力和参组动机，发现有2名组员是可以参与到小组的，他们能够顺畅表达自己的想法，发病过程中的病症和应对的策略和一般的精神患者较为相似，而且参组也可以给他们后续的复元提供支持，参组的动力和目标明确，所以同意2位加入；另外的2名因癫痫疾病的影响，脑部受损明显，理解力较弱，语言词汇单一，不能准确地表达自己所想，参组后会影响他个人的状态，也影响小组的设计和带组进度，就告知他们这个小组不适合。

小组开始后，因该小组是20人的大组（为了获得小组研究的数据，所以小组成员数量较多）在带领中遇到了较多的挑战，如邀请组员表达分享时时长会很长，小组易形成内小组，小组成员间就同一问题较难达成一致的看法等。在第二节小组后，带组工作人员和协助工作人员在组后进行了总结反思，觉得20人的小组带领确实是一大挑战，我们每次小组都可以先整体讲授，再分组讨论，后续再以小组为单位在大组内进行分享，每次分为4—5组，可以在每个组内小组中配备1名协助工作人员。调整后，发现带组效果较之前有所改善，一方组员可以在有限的时间内更多地表达，小组成员在组内的投入度更高，小组讨论后进行大组内汇报时部分组员更愿意主动承担，而且在经验分享部分大家的角度不一（减少了群体内的从众），在组内提供了更多应对疾病或提升自我的视角和方法。

小组结束后，因小组所学和小组的理念，与我们一直尝试发展的朋辈支援服务相关度很高，所以小组结束后也鼓励部分组员延续小组中所学所得，定期聚会，分享践行的心得，也邀请组内积极的组员加入朋辈支援计划，参与导师培养，最终作为社工的工作伙伴，一起开展探访、团体、个案等服务。

督导评语： 小组工作的发展阶段包括前属期、权力和控制期、亲密期、差异期和分离期，社工要清楚把握各阶段的任务和社会工作者的角色。该小组建立在较高的专业要求上，较为详细地展示了小组开展的内容过程及成效，也较好地呈现了小组的五个发展阶段。社工通过引领组员进行"知识学习"和"生活实践"配合推进，充分调动了朋辈互助的力量，提升了组员的积极性。小组组员通过正视自己的疾病、找到自己的能力、获得朋辈的支持、总结成功的经验、规划自己的未来，得到了长足的进步和成长，在一定程度上较好地促进了组员康复。本小组结合组员日常生活情境和实践，通过多个维度学习和讨论，目的是提升康复者应对疾病、自我管理的能力，最终提升生活的幸福感，社工如果能够对目的进行逐层分解和细化，最终明确可测量目标和对应的逻辑关系，与各小节的目标相互呼应，则更能够体现整个小组设计和执行的完整性。

第三节　美食正念慰心灵，携手共建互助网
——家属互助小组

2022 年，深圳市某精神康复者家属资源中心（以下简称中心）契合精神康复者家属需求，完善家属常态服务，在活动、小组、工作坊等

基础项目中进行品牌服务升级。一是开设以写作治疗、生命回顾、美食疗愈等多样主题的活动，丰富家属的业余生活，让家属通过活动感受快乐，获得片刻放松和喘息时刻；二是延续朋辈支援服务，引导家属在参与过程中发表自己的意见想法、相互交流、凝聚共识并达到互帮互助的过程。在此期间，中心开展"以食慰心，向阳而生"——家属美食疗愈小组，设计"食疗＋正念"的创新小组模式，引导家属聚焦当下，发挥家属的互助功能，从而减轻家属照顾压力，构建家属交流平台，增进家属群体的获得感、安全感和幸福感。

一　小组介绍

（一）小组基本情况

（1）小组名称："以食慰心，向阳而生"——家属美食疗愈小组。

（2）活动对象：由社工定向邀请12名精神康复者家属，要求其有强烈意愿参与服务，能够持续参与，并且愿意分享"过来人"的经验。

（3）人手编排：2名社工带领。

（4）开组频次：每周1次，共计7节。

（二）小组目标

通过美食制作、正念体验等内容，协助家属正确认识自我，提升自我认同感，同时引导家属在参与过程中，与组员相互分享，获得朋辈间的支持，以此建立互助网络。

（三）理论与方法

（1）互动小组模式理论，小组的目标在于小组成员的交互影响，共同活动，分享情感。这一模式强调人与人的交互反应关系，强调成员的互相帮助，强调个人必须从群体生活中学习。

小组互动有助于个人形成良好的自我与发展健康的人格。小组成员相互依赖并分担相互帮助的责任，有助于满足小组成员娱乐、交往与感情交流的需要，也有助于面临共同问题的人进行信息交换，获得心理支持，学习正确的态度与行为，从而缓解个人的危机和问题，小组成员在小组中分享责任与小组经验。

（2）社会支持理论认为一个人所拥有的社会支持网络越强大，就越能更好地应对来自环境的各种挑战。社会支持理论指出：社会支持是由社会网络、社区、家庭和亲密伙伴所提供的、所感知的和实际的工具性或者表达性支持。

工具性支持包括引导、协助、有形支持与解决问题的行动等，表达性支持包括心理支持、情绪支持、自尊支持、情感支持、认可等。本小组旨在扩展精神康复者家属的非正式社会支持网络，在小组的互动过程中，通过引导、协助，提供心理支持、情感支持、认可等方式，增强家属间的相互交流、相互帮助，通过相互的认可增强家属的自尊感，使之获得更好的社会支持。

（3）朋辈支援理论。朋辈支援理论是指曾经面对、承受和克服逆境的人，能够为那些面对类似处境的人们提供有效的支持、鼓励、希望或者指导。本次小组中除了关注美食制作、正念疗愈带来的舒缓压力作用，更注重朋辈间的支持，鼓励家属之间彼此认识，互相交流照顾康复者的经历、照顾过程中的感受和困难、压力、情绪等，使家属之间引起感情共鸣。通过小组这个安全环境，让家属们从内部的相互熟悉、相互支持，逐步将自己的成功经验分享给其他没有或不愿走出来的家属，从服务使用者转变为服务带领者、策划者，影响更多困境家属积极生活，提升希望感。

二　小组过程

（一）小组计划（见表8-3）

表8-3　　　　　　　　　家属美食疗愈小组计划

节数	主题	目标	内容	带组技巧
第一节	正念体验＋组员分组	1. 告知小组内容安排，组内认识； 2. 体验正念；	1. 通过"抛公仔"破冰游戏促进组员认识。 2. 呼吸减压正念体验：通过呼吸正念冥想，让组员觉察自己一呼一吸的身体变化，专注于此时此刻，放松身心，舒缓压力；体验完组员进行分享	1. 与组员沟通：通过破冰游戏、自我介绍等方式，为组员营造一个轻松、安全的氛围，让第一次参与小组的组员更有认同感和归属感。 2. 促进组员互相沟通：带组期间，工作人员提醒组员相互倾听、表达，引导组员对他人的表述相互反馈

续表

节数	主题	目标	内容	带组技巧
第一节	正念体验＋组员分组	3. 组员分组； 4. 制定契约	3. 食物正念体验：从正念的角度去觉察品尝食物，有目的地、刻意地去关注食物。通过视、触、嗅、味觉等调动所有感官去认真感受美食，打破常规的靠潜意识、靠习惯的进食方式，专注于用眼睛观察食物的外表颜色、形状、大小、粗细等，用手感知食物的质地大小、粗细、长短、软硬等，用鼻子闻闻食物的气味芳香，然后剥开香蕉的皮再次感知香蕉，最后缓慢地放进嘴里，全神贯注地体验咬断、咀嚼、磨碎、舌头搅动、吞咽等每一个动作，放慢节奏，细嚼慢咽全身心地体验食物，感受食物对身体及内心的变化，学会去欣赏、感恩、赞美食物，从而愉悦心情，更加健康地饮食，体验完组员进行感受分享。 4. 介绍小组以正念＋美食制作为主题，组员组队分别担任每节小组长	3. 小组讨论：讨论过程中，工作人员根据组员需求，事先准备适宜的主题，如正念环节，并选择合适的场地； 4. 主持技巧：工作人员在带领过程中，运用鼓励、提问等方式，引导组员进行互动，并对组员的表达进行澄清、聚焦等
第二节	正念＋美食制作，互动交流	1. 正念体验； 2. 小组长带领制作美食； 3. 互动分享	1. "身体扫描"正念体验：通过"身体扫描"正念冥想，对自己的身体进行如实的觉知和觉察，放松每一寸身体，让家属尝试把心放在当下，并去观察身体的感受，达到身心合一的状态，从而舒缓身心，缓解紧张焦虑等情绪。体验完让组员将感受写下来，邀请几位进行分享。 2. 小组长带领制作美食，拍摄美食制作过程。 3. 一起品尝美食及分享（切合当天的美食和小组长进行提问互动）。 4. 对小组长及菜品进行评价，写在便笺纸上赠送给小组长	1. 正念环节，事先了解正念并进行体验，下载好正念音频，组员体验完后邀请组员分享，让积极向上的组员带动其他组员进行正向的察觉。 2. 美食制作环节，小组长安排2—3人搭配，相互商量决定当天制作的美食，促进组员之间互动交流，鼓励所有人参与制作环节，分工合作，享受制作过程。 3. 品尝美食环节，鼓励小组长分享选择这个美食的缘由，这个美食对小组长的意义，勾起小组长的回忆，引导组员对小组长今天的美食进行提问，并给予评价，将正向的评价赠送给小组长，并分享到微信群

续表

节数	主题	目标	内容	带组技巧
第三节	正念+美食制作，互动交流	1. 正念体验； 2. 小组长带领制作美食； 3. 互动分享	1. "情绪共处"正念体验：通过"情绪共处"正念冥想，让家属关注身体的压力点，对自己的情绪进行全心全意的觉察、感受，以帮助它舒缓，从而接纳自己的情绪，与情绪共处，让情绪温和地转化，让家属明白它不是让情绪消失，而是情绪还在那里，但是不会在情绪发生的时候给自己制造额外的烦恼，舒缓家属的压力。体验完让组员将感受写下来，邀请几位进行分享，正面带动影响其他组员。 2. 小组长带领制作美食，拍摄美食制作过程。 3. 一起品尝美食及分享（切合当天的美食和小组长进行提问互动）。 4. 对小组长及菜品进行评价，写在便笺纸上赠送给小组长	1. 设计方面：工作人员选择合适的场地，将正念与美食制作分开进行，取得较好的效果。 2. 小组进展到第三节，组内成员间的关系已经建立，小组内部的安全氛围也形成，工作人员引导组员更多地分享和自我披露。 3. 组员之间开始寻找朋辈间的支持，工作人员有效利用小组整合动力，引导组员改善沟通和互动模式
第四节	正念+美食制作，互动交流	1. 正念体验； 2. 小组长带领制作美食； 3. 互动分享	1. "身体扫描"正念体验：通过"身体扫描"正念冥想，对自己的身体进行如实的觉知和觉察，放松每一寸身体，让家属尝试把心放在当下，并去观察身体的感受，达到身心合一的状态，从而舒缓身心，缓解紧张焦虑等情绪。体验完让组员将感受写下来，邀请几位进行分享，正面带动影响其他组员。 2. 小组长带领制作美食，拍摄美食制作过程。 3. 一起品尝美食及分享（切合当天的美食和小组长进行提问互动）。 4. 对小组长及菜品进行评价，写在便笺纸上赠送给小组长	1. 小组内容：基本按照前期计划进行，逐步以组员为主导者，工作人员为协助者。 2. 部分组员开始表现十分活跃，工作人员鼓励组员进行信息交流，促进组员之间相互学习，从而缓解个人的危机和问题

续表

节数	主题	目标	内容	带组技巧
第五节	正念+美食制作，互动交流	1. 正念体验；2. 小组长带领制作美食；3. 互动分享	1. 呼吸减压正念体验：通过呼吸正念冥想，让组员觉察自己一呼一吸的身体变化，专注于此时此刻，放松身心，舒缓压力；体验完让组员进行分享。体验完让组员将感受写下来，邀请几位进行分享，对于积极向上的感受社工加以强调，与其他组员呼应，正面带动影响其他组员。2. 小组长带领制作美食，拍摄美食制作过程。3. 一起品尝美食及分享（切合当天的美食和小组长进行提问互动）。4. 对小组长及菜品进行评价，写在便笺纸上赠送给小组长	1. 小组内容：基本按照前期计划进行，逐步以组员为主导者，工作人员为协助者。2. 组员之间建立起良好的关系，小组凝聚力得到提高。3. 组员之间更加熟悉，可能会因为想法不同出现分歧等，工作人员需引导组员客观看待和接纳小组中的不同声音和行动，并共同寻求解决方法
第六节	正念+美食制作，互动交流	1. 正念体验；2. 小组长带领制作美食；3. 互动分享	1. "身体扫描"正念体验：通过"身体扫描"正念冥想，对自己的身体进行如实的觉知和觉察，放松每一寸身体，让家属尝试把心放在当下，并去观察身体的感受，达到身心合一的状态，从而舒缓身心，缓解紧张焦虑等情绪。体验完组员将感受写下来，邀请几位进行分享，正面带动影响其他组员，引起共鸣。2. 小组长带领制作美食，拍摄美食制作过程。3. 一起品尝美食及分享（切合当天的美食和小组长进行提问互动）。4. 对小组长及菜品进行评价，写在便笺纸上赠送给小组长	1. 小组内容：基本按照前期计划进行，逐步以组员为主导者，工作人员为协助者。2. 组员建立起良好的亲密关系，工作人员根据组员的实际情况选择合适的主题引导组员相互讨论，学习成功经验，取得互助的效果，其间工作人员需适当帮助梳理

节数	主题	目标	内容	带组技巧
第七节	正念+总结	1. 正念体验; 2. 回顾小组,分享感谢; 3. 告知小组结束。	1. "情绪共处"正念体验:通过"情绪共处"正念冥想,让家属关照身体的压力点,对自己的情绪进行全心全意的觉察、感受,以帮助它舒缓,从而接纳自己的情绪,与情绪共处,让情绪温和地转化,让家属明白它不是让情绪消失,而是情绪还在那里,但是不会在情绪发生的时候给自己制造额外的烦恼,舒缓家属的压力,体验完让组员分享整个小组下来从第一次正念体验到现在有什么不同感受。 2. 观看社工制作的小组回顾视频。 3. 每位小组分享小组的收获。 4. 座谈,包括自己参与的感受、知识所获,以及小组后的组内成员的联系以及家属互助群组的发展	1. 工作人员采取茶话会的形式,一方面处理组员因小组结束产生的离别情绪;另一方面增强朋辈支持网络。 2. 工作人员在小组结束后可以选择骨干组员跟进,将朋辈互助持续发展。 3. 小组结束后组建一支家属朋辈美食志愿者队伍,延续小组的发展

(二)小组发展情况(见表 8-4)

表 8-4　　　　　　　家属美食疗愈小组发展情况

节数	目标达成	组员表现	社工反思
第一节:正念体验+组员分组	1. 组员了解了小组安排,认识了组员和工作人员; 2. 体验了正念,初步了解正念的体验感和作用; 3. 组员内部分组很快完成	1. 12名组员都出席,组内有些组员本来就相互认识,小组的安全感强,有些组员不熟悉,但是经过了破冰游戏,增加了熟悉度,从"老乡"或者"年龄相仿"等共性很快完成了分组; 2. 组员分享时比较负能量	在分享环节组员基本都是分享自己小孩的相关事情,很少关注到自己,后续需要引导组员放下身份,做当下的自己,对自身有个正确的觉知

节数	目标达成	组员表现	社工反思
第二节：正念＋美食制作，互动交流	1. "身体扫描"正念冥想，让组员如实地觉知自己，达到身心合一的状态，舒缓身心； 2. 两个小组长带领制作"客家酿三宝"，其他组员主动协助，组员之间相互沟通交流	1. 有2个组员迟到，影响正念体验； 2. 整个美食制作环节井然有序，分工合作，各组员都很投入，也会跟组员之间沟通交流，相互添加微信，情感交涉，了解各自孩子情况、生活情况、身体心理状态，分享自己的经历，相互支持鼓励，增加朋辈支持	1. 因为组员迟到及外界声音影响，正念效果没有那么好，组员分享时话题跑偏，时间过长，社工要注意拉回主题，控制分享时间，下次换个正念环境，减少正念时的干扰。 2. 组员一边制作美食一边互动交流，氛围轻松愉悦，因为当天做了三道菜，花费时间比较长，品尝美食时没有进行分享环节，后续还是可以进行分享互动环节。最后邀请组员对当天的美食和小组长进行评价，大家的评价都很高，积极肯定，小组长特别开心
第三节：正念＋美食制作，互动交流	1. "情绪共处"正念冥想，让组员尝试关照自己的情绪，去感受、觉察，并尝试接纳，舒缓压力； 2. 两个小组长带领制作白切鸡和凉拌黄瓜，组员之间很活跃	1. 有组员退出，新增加2名组员，很自然地融入团体； 2. 组员之间更加熟悉默契了，有几个组员很活跃，不停地拍照拍视频，带动气氛唱起歌来，其他组员也会被带动，整个氛围很欢快	1. 因为上次正念体验时组员分享话题容易跑偏，社工此次引导大家用笔写下正念内容感受，并将感受分享到群里，加强正面引导； 2. 组员之间慢慢熟悉更加有默契了，很熟练小组的环境，能够自己带动氛围，其他组员也被感染，活在当下，享受当下，小组凝聚力更强了
第四节：正念＋美食制作，互动交流	1. "身体扫描"正念冥想，让家属尝试把心放在当下，对自己的身体进行如实的觉知和觉察，达到身心合一的状态，舒缓身心； 2. 三个小组长带领制作咖喱鸡，并然有序地进行	1. 这次组员都能静心地进行正念体验，反馈都很放松，分享时也积极向上； 2. 美食制作时因为三个小组长都是合唱团的，她们边准备美食边唱歌，还邀请其他组员加入合唱团，小组凝聚力更强了	1. 正念感受仍然用笔写下的方式挺好的，这样每个人都可以觉察到自己当下的感受，组员分享也是积极向上，对正念体验也逐渐认可； 2. 组内有组员比较活跃，在制作美食之余还会带领其他组员去摆姿势拍照，刚开始比较羞涩的组员不愿意去拍，最后也被带动到拍照队伍，拍的照片分享到微信群，大家看着自己美美的照片很开心，组员能够自己带领小组节奏，也要组员分享中心以外的活动，其他组员也一起去参与的，同时分享在微信群，朋辈支持增强

续表

节数	目标达成	组员表现	社工反思
第五节：正念＋美食制作，互动交流	1. "正念呼吸"冥想，让家属再次体验第一节的呼吸正念，感受一呼一吸的过程，关注当下的呼吸以及身体状态，舒缓身心； 2. 两个小组长带领制作可乐鸡翅、沙拉、芋头西米糖水，组员之间互助合作	1. 组员对正念接纳度很高了，能够很快地进入正念体验； 2. 美食制作环节大家一如既往很欢快很有序地进行	1. 小组成员关系很亲切了，组员在分享时想哭就哭、想笑就笑，不会掩盖，能够袒露心声，不会忌讳，彼此更加信任了； 2. 美食分享时，组员反馈吃什么其实都不重要，跟谁一起吃才是最重要的，跟大家一起吃什么都很开心，只要在一起就很开心，也期望以后能够多聚聚
第六节：正念＋美食制作，互动交流	1. "身体扫描"正念冥想，让家属尝试把心放在当下，对自己的身体进行如实的觉知和觉察，达到身心合一的状态，舒缓身心； 2. 三个小组长带领制作酸菜鱼，其乐融融	这次的主厨之前表示自己不会做菜，只能协助，但是因为之前组队的队员退出，她主动担任主厨，其他组员也协助帮忙片鱼片，准备各种东西，主厨很感动	1. 组员对正念体验反馈挺好，正念时整个人都放松舒服，有组员表示自己因为碰到烦心事导致当天没办法静心，但也努力体验，其他组员会及时安慰该组员，并鼓励组员有事说出来心情会更好，社工也找一些正念音频发到微信群，方便组员在家里体验； 2. 主厨表示自己并不怎么会做菜，但是听到大家喜欢吃，她很有成就很开心，很珍惜这个机会，也很高兴认识这么多朋友，她以前不怎么喜欢参加活动，但是现在越来越期待跟大家一起活动

续表

节数	目标达成	组员表现	社工反思
第七节：正念 + 总结	1. "情绪共处"正念冥想，让组员尝试关照自己的情绪，去感受、觉察，并尝试接纳，舒缓压力； 2. 组员各自带来美食一起分享一起总结	1. 往期小组回顾。社工带领组员回忆小组内容，并播放小组剪影视频； 2. 社工引导组员自由座谈，组员分享自己参加小组的心情、小孩情况、参加小组认识了新朋友，也能从大家的交流鼓励中慢慢走出来，其间有组员情绪比较激动也会分享自己之前"想死"的念头，其他组员会进行开导与支持，该组员表示来中心以后参与很多活动，大家给了她很多帮助与鼓励，现在她好很多了。整个小组氛围很好，大家的评价很高，期待以后能够多点活动让他们相聚，组员在小组中是放松的、开心的，他们能够将自己最隐私最柔弱的一面在大家面前展现出来，觉得这是一个安全的环境，能够给到他们支持、安慰与鼓励	1. 社工赠送了组员每人一本小组纪念册，组员收到后很感动，对小组有个美好的回忆，感谢社工的精心准备，有组员将纪念册分享到朋友圈，分享给其他机构工作人员，组员对整个小组反馈很好，不舍得结束，期待再续； 2. 经过几节小组活动，组员之间信任感、安全感越来越高，能够不带修辞地讲述自己的喜怒哀乐，组员之间也会彼此开导彼此支持

三　专业总结与反思

(一) 对小组整体设计的反思

1. 小组设计思路：通过开展美食小组，招募具有相同经历的家属，引导组员在参与活动过程中相互理解、相互支持鼓励，合理运用共情获得心理支持，同时相互承担小组责任，给组员们带来成长，增加组员之间的互动，获得力量。再由这部分的家属逐步将互助理念传递给仍陷入困难不能或不愿走出来的家属，一带一群，提升家属对未来生活的信心，以发展家属社群，构建家属支持系统。在小组达成效果方面可知，组员通过参与小组建立了良好的同伴关系，同时发挥榜样的作用，社工引导小组里愿意分享的组员，积极参与到小组活动中，充分发挥带动作用，提升整个小组的凝聚力。

2. 小组设计内容：家属在互助的过程中，先关顾好自己的情绪尤为重要。社工关注家属个人情绪，在每节小组开始前加入 10 分钟正念练习，引导家属沉浸当下。练习后鼓励家属分享感受，促使组员发现自己的过程性改变。在此期间，社工鼓励平时不爱说话的组员将感受写在纸上，他们开始慢慢愿意分享自己所写的内容，增加了彼此间的情感支持。在活动结束后，社工也将音频发给家属，让家属在家中尝试练习，从而缓解因为照顾而产生各种压力。

（二）对社工角色的反思

在小组发展中，社工主要作为协调者的身份，一是在美食制作中协调解决组员因选购食材、烹饪过程中遇到的困难，保证小组顺利开展；二是在活动开展中，发挥组员之间的互助作用，强调朋辈带给组员之间的力量，引导组员间彼此支持，在互帮互助中建立自信心，增强对于自身及他人的认同。

中心在小组结束后，在原有组员的基础上组建一支家属朋辈美食志愿者队伍，作为中心家属服务的一个重要补充。除了协助中心美食制作外，中心也鼓励组员们将朋辈互助理念实践到现实生活，传递给更多有需要的家属，带动他们一起投入中心服务。社工则从旁协助组员提升个人能力、沟通技巧，帮助家属运用榜样效应带来的正向影响实现互帮互助。

督导评语：冥想是心理学上非常有用的一种综合性的心理和行为训练，对人的身体健康和心理健康均有益处。冥想最直接的影响包括增强个体的积极情绪、个体的共情等人际交往的能力、增强对消极事件的心理承受能力等，对于精神康复者来说，冥想更有助于增强注意力，并对情绪和睡眠有调控作用。在精神康复者的家庭中，家属承担着长时间的照顾压力和心理压力，提供喘息的机会对照顾者来说十分重要。该小组从家属的角度出发，利用正念与美食结合，碰撞出了不一样的火花，为提升组员的情绪调节能力和沟通交流能力提供了轻松愉悦的平台，有效地帮助家属缓解了压力，得到了心理支持。本小组为纯粹的家属互助小组，在内容设计方面，如果能够多增加一些更加聚焦于精神康复者照顾技巧和经验等内容的分享，可能对小组后家属的照顾压力缓解会有更长远的影响。

第四节　乐舞青春

——精神康复者艺术调理小组

一　小组工作背景

精神疾病是以精神活动紊乱为主要表现的疾病，是由于各种原因引起的感知、情感和思维等精神活动的紊乱或者异常，导致患者明显的心理痛苦或者社会适应不良等功能损害。精神疾病的康复是一个漫长的，甚至伴随终身的过程。T 区家属资源中心是 T 区残联通过购买专业机构服务，专门为辖区内精神康复者和家属提供身体、心理及社会全面康复服务而设置的精神康复服务项目。

精神康复者因长期服用抗精神病药物，容易出现身体僵硬，手和身体无意识发抖的情况，药物对味觉产生影响，重口味的食物吃得多，运动功能相对减弱，肢体容易不协调，易产生自卑心理，抗拒外出或是减少参与集体互动；社工在多年的精神康复一线服务工作中发现，很多处于康复期的康复者，情感活动较之发病前表现淡漠，日常与他人互动交流的频率降低。康复者最初和社工面谈时提到觉得孤单，希望能多接触他人、交到朋友的比例很高，但通过家属资源中心这个日常康复平台发现，他们语言表达相对较少，很少会主动去和他人交流，社工个别了解，则多是表示不知道该和别人说什么，担心自己不会说话，或是说着说着自己头脑就空白了，于是就选择不说话坐着，或是"装"作很酷的样子，不让别人看出来自己心里的想法。康复者话语里有主观的需求，也有现实的无奈，而作为家属中心的社工，则开始尝试以非语言为主的艺术调理的方式去协助康复者们打破这种界限。

艺术调理来源于音乐治疗和舞动治疗的结合，运用了一切与音乐、舞蹈有关的艺术活动形式作为媒介和手段，如说、唱、游戏、律动、歌词创作、即兴演奏、即兴舞蹈等各种形式。

二 小组基本情况及特征

（1）小组名称：乐舞青春——精神康复者艺术调理小组。

（2）活动对象：区成年精神康复者，以家属资源中心会员和职康会员为主。

（3）特点：康复者希望能够锻炼肢体协调能力、与其他康复者多互动及获得快乐。

（4）参与人数：8—15 人。

（5）性质：成长性小组。

（6）活动次数：七次。

三 小组目标

用演唱、律动、舞蹈、绘画、即兴创作、小乐器、戏剧游戏等多元化艺术的手段与方法促进精神康复者的肢体协调能力、语言/非语言、社交技能以及认知、情感表达等功能，增强其自信心。

四 理论与方法

1. 复元理论

复元是一个让精神康复者重新认识多方面的自我生命，减轻精神疾病歧视和限制，建立正面自我形象及重建有意义生活的康复过程。精神疾病只是生命的一部分，康复者有不同的角色和责任，不局限消减病症，而是重视康复者参与及个人优势，着重身、心、社会的参与。艺术调理中，社工以大量的肢体和感官互动游戏来代替口语表达，康复者拥有自己的艺名，小组过程中能够感受到独一无二的自己，每个人都是自己的主角；通过肢体去表达和释放自己的各种情绪和情感，他们舞动过程中的动作没有对错，环境是充满鼓励的、安全的，能够提高他们的专注度，克服不良情绪，透过非语言的动作去感受来自同伴群体的尊重和温暖，在快乐的氛围中更能有感受，从而能激发对生活的希望和动力。

2. 社会学习理论

根据社会学习理论，人们通过观察和模仿他人的行为就可获得改变，形成新的行为方式和习惯。艺术调理小组中，社工带领他们放松身体的各个部位,了解基本的一些肢体动作,歌曲、游戏和律动都会先示范带领,如每一句的声调、动作等,在他们熟悉的基础上逐步过渡到小组和个人的创编,小组尊重每个人的能动性,肯定他们的独特性,针对他们的模仿和创编,社工及时给予肢体和语言的鼓励,使他们强化小组中所学的动作。

3. 增能理论

综合复元理论和社会学习理论,增能理论有与它们的互通之处,但并不矛盾。增能在这里不强调要恢复精神康复者原本丧失的身体和社会功能,而是通过音乐和舞动对感知觉、情绪情感进行刺激和调节。精神康复者较难集中注意力去做一件事,或是集中的时间不长,艺术调理的方式可以提供其自身的刺激,进行注意力的集中训练、让他们在不知不觉中敏捷度提高,身体协调度得到促进;音乐、歌唱、律动等艺术活动,可以促进康复者在小组成员间相互表达情感,促进其与外界的沟通,提升交往能力,从而获得团队的接纳;歌曲、舞蹈的学习和表演,培养了新的兴趣和技能,快乐的源泉增加,自我价值感提升,可增强他们对生活的信心。

五 小组计划

1. 第一次活动:因乐而聚(见表8-5)

表8-5 精神康复者艺术调理小组第一次活动计划

时间	目标	内容
10分钟	澄清小组目标及学习内容	1. 负责社工开场白,简单介绍小组成立的背景,原定目标及计划学习的内容; 2. 邀请组员谈谈对音乐调理的理解,并说明参与小组的期望
15分钟	介绍自己,熟悉其他组员,建立初步的关系	名称:招牌动作与自我介绍。 1. 工作人员请所有的组员围坐成一个圆圈,介绍游戏规则: (1) 每人轮流走到圆圈的中间标记处,用自己的身体去做一个属于自己的招牌式动作,同时说出自己的艺名(因部分会员都是熟悉的,邀请他们给自己取一个能够代表自己的艺名,在艺术调理中专用); (2) 每个人带着自己的舞蹈动作走到标记处,对自己进行一个简单的自我介绍,之后站在原地不动,等待下一个人走上来与自己进行一个肢体的触碰,如脚、身体、各关节部位等,方可离开。 2. 做招牌动作和说艺名时工作人员先自我示范,然后请自己右手边的组员开始;自我介绍时邀请一名组员或工作人员共同示范,当组员明白规则后,然后从自己左手边的组员开始

续表

时间	目标	内容
5分钟	讨论小组名称、介绍举行日期、时间及地点	1. 请组员共同讨论一个小组名称； 2. 介绍小组开展的时间地点的安排
10分钟	订立小组规则	邀请组员共同讨论小组规则，并把规则写上，组员签署名字确认
10分钟	体验音乐游戏，放松	所有组员站着围个圆圈，跟着《幸福拍手歌》的音乐节奏，在工作人员带领下随着歌词内容做相应的动作
5分钟	小组结束	1. 简单总结这节小组的内容，巩固需要强调的内容； 2. 简单介绍下节小组安排

2. 第二次活动：乐器助我乐（见表8-6）

表8-6　　　　　**精神康复者艺术调理小组第二次活动计划**

时间	目标	内容
5分钟	巩固上节内容，说明本次活动内容	1. 回顾上节小组活动的内容，巩固需要学习的知识； 2. 说明本次小组活动的内容、流程、注意事项等
15分钟	认识乐器，培养观察力，让每位组员体验乐器	1. 工作人员介绍游戏的名称——"丝巾交响乐"以及游戏规则； 2. 工作人员利用抽纸条数字的方式使组员分组，然后根据纸条上数字旁的汉字提示选择与小组相对应颜色的丝巾和乐器； 3. 工作人员作为引导者示范：用身体来触摸和碰到这些不同色彩的丝巾，相对应颜色丝巾那一组的乐器就要发出声音； 4. 每组轮流选择一名参与者作为"丝巾交响乐"的指挥者，两名指挥者过后可使每组交换乐器
10分钟	分享活动感受	观看刚才"丝巾交响乐"的照片/视频，同时自由发言或每组派代表谈谈自己在活动中的表现及感受
25分钟	手眼口协调。加深对乐器的认识，增加竞争性和小组凝聚力	1. 名称《土豆谣》： 工作人员朗读土豆谣"土豆土豆丝丝，土豆土豆皮皮，土豆丝，土豆皮，土豆丝皮"并请组员朗读。 2. 工作人员示范加入身势："土豆土豆"拍腿两下，"丝丝"拍手两下，"皮皮"拍地两下，请组员练习。 3. 让原小组分工，一组只拍腿，一组只拍手，一组只拍地，一组观察；组员熟练后加入乐器，一遍过后轮流，使每组都有机会做一次观察者

续表

时间	目标	内容
5 分钟	分享、总结巩固	1. 总结参与《土豆谣》的感受：如在身体协调方面、每组的分工合作以及作为观察者时的心情等及本节小组活动的感受； 2. 简单介绍下节小组安排

3. 第三次活动：律动——"红梅花儿开"（见表 8 - 7）

表 8 - 7　　　　　精神康复者艺术调理小组第三次活动计划

时间	目标	内容
10 分钟	巩固上节内容，说明本次活动内容	1. 通过观看照片，回顾上节小组活动的内容； 2. 说明本次小组活动的内容、流程、注意事项等
35 分钟	体验氛围，学习律动，小组合作	1. 工作人员介绍游戏名称——"红梅花儿开"及游戏规则：7 人为一组，手拉手跟随着音乐的节奏向前走，一端最前面的两人举起拉着的手让另一端的人钻过去，钻完之后又成为一队，之后进行互换，让另一端最前面的两个人举起拉着的手让另一端的人来钻，每组的 7 人马上围成一个小圆圈，之后循环以上的动作直到歌曲结束； 2. 介绍后工作人员先从组员中请 5 位出来示范，两端可各让一位社工带领； 3. 请各组同时根据节奏和刚才的示范进行练习，若中间出错，工作人员可进行引导，让每组都能体验成功； 4. 按组轮流表演
15 分钟	组员总结分享	1. 引导组员分享自己在活动中和活动结束后的心情、感受、音乐和律动的配合难度等； 2. 简单介绍下节小组活动安排

4. 第四次活动：律动——"大卫王的眼睛"（见表 8 - 8）

表 8 - 8　　　　精神康复者艺术调理小组第四次活动计划

时间	目标	内容
10 分钟	巩固上节内容，说明本次活动内容	1. 简单回顾前几节小组活动的主题内容； 2. 说明本次小组活动的内容、流程、注意事项等

续表

时间	目标	内容
35 分钟	学习律动，活跃气氛、放松	游戏名称——"大卫王的眼睛" 1. 工作人员介绍规则同时引导组员示范：将参与者分为 1 个大圆圈站好，若干人数为单数，工作人员自己加入进去。伴随着音乐的节奏，围圆圈做波浪状，左右各一次。 2. 跟随音乐节奏，单数（男生）拍手，双数（女生）以公主状态昂首挺胸走向中间，四个节拍，然后退回来，也为四个节拍，之后单数与双数互换；律动第一遍，工作人员先进行示范然后邀请和鼓励其他组员示范，直至所有组员都能根据节奏进行律动。 3. 在往中间走和退后时，可引导组员变换各种姿势和步法
15	分享总结	1. 分享自己在活动中和活动后的心情与感受，如对音乐的感受、律动过程中组员的配合、做各种动作时自己的心情等； 2. 简单介绍下节小组安排

5. 第五次活动：一年四季（见表 8 - 9）

表 8 - 9　　　　　　**精神康复者艺术调理小组第五次活动计划**

时间	目标	内容
10 分钟	巩固上节内容，说明本次活动内容	回顾上四节小组活动的内容，有使用的乐器、各种身势动作、律动等； 说明本次小组活动的内容、流程、注意事项等
40 分钟	回应第二节小组的认识乐器、身势动作，同时加入画画，锻炼组员合作能力	1. 工作人员介绍活动名称——"一年四季"。 2. 请所有参与者围坐成一个大圆圈，在圆圈的中间摆放一张桌子将嫩绿、深绿、金黄、白色的四张大卡纸放在桌子上，引导组员观察四张纸分别能够代表什么季节。 3. 工作人员将参与者按照四季分组：春天组，夏天组，秋天组，冬天组。然后让各组的参与者依据自己组别选择有代表性的实物或节气来代表自己组（如春天组可以选择柳树或者植树节来代表自己的小组）。 4. 工作人员作为引导者示范：如引导者把手放在哪一组的纸上，那一组就要喊出他们组所代表的事物，变化的频率可以由慢到快；当每组都体验过后，根据组员接受程度分别引入身势和乐器，当中可以交换参与者进行组合。 5. 当气氛进入最高点时，工作人员引导每组画出自己组所在的季节并分享给大家，组员以最后一次组合为准

续表

时间	目标	内容
10分钟	总结巩固	1. 分享、总结本次小组活动内容； 2. 简单介绍下节小组安排

6. 第六次活动：成长的故事（见表8-10）

表8-10 精神康复者艺术调理小组第六次活动计划

时间	目标	内容
10分钟	巩固上节内容，说明本次活动内容	1. 引导组员回顾前面五节的小组活动，大家在活动中的合作和成长； 2. 说明本次小组活动的内容、流程、注意事项等
35分钟	冥想、放松，激发想象力	1. 工作人员介绍活动名称——"成长的故事"，同时介绍放在此处的用意； 2. 工作人员介绍规则同时邀请一名工作人员示范，其他组员围圈观看：首先想象着自己只是一颗埋在泥土里的豆子，在背景音乐响起后，引导者伴随着轻柔的背景音乐，慢慢讲述着一颗豆子的成长历程，示范者伴随着轻柔的音乐，在引导者的引导下，想象着自己正在悄悄地长大，身体也随之变化：先是一颗沉睡的种子，慢慢苏醒—发芽—长叶子（第一片、第二片、第三片）—长成藤蔓—开花—结果等； 3. 邀请一位组员作为引导者，其他组员在安静的环境下跟随指导语和背景音乐进行感受； 4. 引导组员根据引导语和自我感受进行即兴动作表演
15分钟	分享总结	1. 分享本次小组活动的心情和感受； 2. 简单介绍下节小组活动内容，并告知组员还有最后一次小组活动

7. 第七次活动：乐动我心（见表8-11）

表8-11 精神康复者艺术调理小组第七次活动计划

时间	目标	内容
3分钟	说明本次活动内容	说明本次也就是最后一次小组活动的内容、流程、注意事项等

续表

时间	目标	内容
30分钟	1. 回顾前面小组活动内容，巩固小组成效； 2. 评估反馈	1. 通过投影仪，播放小组活动的精彩的每一刻（照片），协助组员回顾整个小组活动； 2. 社工对所有小组活动进行总结； 3. 填写活动意见反馈表
22分钟	1. 学习民谣； 2. 复习律动、使用乐器； 3. 合影留念	1. 学习广东民谣《月光光》，工作人员邀请会广东话的组员带领大家学习这首民谣； 2. 引导组员回忆第一次小组活动时抽到的数字组成四组，分别带着情感把民谣朗诵出来，比如很高兴、很气愤、很忧伤、很激动等； 3. 根据民谣歌词，引导组员加入前面小组活动中学习过的身势、律动、乐器等进行伴奏； 4. 各组拿着自己的乐器选择动作照相，所有组员合影
10分钟	茶会，结束小组	1. 每位组员用一句话分享整个小组活动的心事或感受； 2. 分发纪念品； 3. 每位组员选择一种乐器打击"爱的鼓励"节奏，三次或较整齐时结束小组

六　小组发展状况

（一）小组形成期：第一、第二节

组员主要来自家属中心和街道职康中心的会员，康复者类别涉及自闭症、精神分裂、双相情感障碍、精神发育迟滞等，他们每个人都是特别的，体现在小组中的参与程度不同，这在第一节表现得很明显。对于需要用语言介绍、小组规则讨论，精神分裂及双相障碍的组员表现得很积极，思维活跃，语言组织能力较好，会有自己的想法，而自闭症回应的多以简单几个字为主，反应相对较慢，需要社工多示范和引导，但只要他们理解后，在参与过程中就非常遵守规则。社工的引导和接纳很重要，会放慢速度，在自闭症康复者思考和表达的时候，其他组员们能够望着他们，给他们时间反应和思考，氛围融洽。招牌动作与自我介绍环节促使组员了解各自不同的一面，用艺名代替原先的名字，组里笑声不断。社工鼓励他们用动作表达自己，没有对错，促使组员们感受到在小组中是安全的。

第二节小组引入了漂亮的丝巾和各种不同的奥尔夫乐器，组员们的兴趣从一开始就被吸引，通过分组的形式，组员们开始感受到小组和合作的概念。透过丝巾交响乐属于观察游戏体验，组员们在遵守游戏规则中无意识地就会关注他人的一举一动。社工看到每一位组员注意力都很集中，指挥者和演奏乐器的都会互相有意识地去观察。而在分享环节社工会引导做过指挥的组员去分享他人比较好的表现，互相鼓励和肯定，促进组员间彼此发现优势及鼓励，提升组员关注彼此的意识，小组开始形成。

（二）小组发展期：第三、第四节

第三、第四节选用的是俄罗斯和以色列的舞蹈律动，特点是组员们只听得懂节奏的纯音乐，没有歌词，优点是音乐都是节奏感强且欢快，容易带动氛围。两个律动设置的都是全体组员一起参加，因组员们身体的开放度不同，第三节时有些组员担心自己做不好而不愿动，社工在过程中一遍遍示范带领，鼓励组员们去模仿和跟上动作节奏，当动作熟练后，社工会引导组员创编，给组员们讲解律动舞蹈都是随生活出发的，并不一定要按照某一个固定的动作，大家可以按照社工提供的动作去做，但中间一些不影响队伍变换的动作大家是可以自己换的，只要整个队伍统一。组员出现改变会带头变换动作、有会员做新动作时，社工马上引导组员跟着一起做，慢慢地大家动作变得整齐些，在这过程中组员们的情绪也调动起来了，能够看到创编的律动是发挥大家的能动性，赢得组员们更多笑声。第四节律动较第三节互动性强，组员们肢体接触更多，大家突破了不同性别的差异，律动过程中不抗拒，拉手、旋转等很自然，没有比较谁表现最好，跟随的社工不断地鼓励：女士抬头挺胸，感受自己是公主，而男士则是绅士的王子，他们在舞动中的自信透过动作和神情就表现出来了。

（三）小组成熟期：第五、第六节

第五节"一年四季"引导组员们透过一年四季的特征，根据颜色和四季代表物来启发他们的语言表达，组员们反应能力较强，因四季每一年都在感受，融入奥尔夫乐器的即兴表演和创作绘画都很顺畅，组员中没有绘画专长的，但整个小组下来，社工只需提出主题和在旁引导，大家在玩的状态下配合得很默契；第六节"成长的故事"组内完成度超过社工的想象，社工在第一节时明显感受到不同类别康复者的特点对小组进程有影响，而在这一节已经变成了不同花开的绽放，不管是跟随引导语和音乐的冥想放松动作，还是最后的即兴表演，都各有特色，甚至自闭症组员成长过程的动作真实到让社工感动，让社工看到他们对于豆子（生命）成长历程每一个"固定"动作，一片叶子举一只手，两片叶子多举一只手，三片叶子加上一只脚，可是身体不平衡了，摔在地上哎哟一声，摸摸头说"怎么回事啊""难道不是这样吗"？小组没有因为他们的这些小插曲而停下来，而是更多笑声、更融洽、更有温度，他们没有太多煽情的话语，但是舞动的动作足以展现出组员间彼此的信任、真诚。

（四）小组结束期：第七节

透过投影仪看到自己从第一节到第六节的活动身影，组员们脸上的表情很丰富，社工通过讲解照片带领组员回顾前六节的内容，组员对于活动主题记忆深刻，而具体某一个律动的动作，则表示记不得了，但坐着时会去比画和回忆。广东民谣融入了身势、律动和乐器，这是对前面小组的回应，也是小组内容的结束，组员们投入度高，整体氛围很好。最后的分享环节，组员中好几位都表达自己很快乐，身体都动起来了，感觉回到小时候；还有表达说自己会玩了，律动很有趣，特别是一位自闭症康复者平时较少说话，但他会主动问到以后还有没有，还想要参加，这让社工感觉到这个小组给组员们带来的影响超过了开始的预期，是有成效的。

七 小组评估

艺术调理小组七节小组活动把组员们带入大量的游戏、音乐律动和情境中，大家在引导下自然地跟随动作、合作创编等，每节刚开始时会有组员表达我不会或是跟不上，但没有任何一个组员停下来，他们在小组的氛围下，参与度非常高。

（一）小组出勤情况

小组在督导的建议下定位为开放性的小组，每节小组内容既是独立的，又与前面小组有衔接，中途加入的组员不会出现半途中加入进来跟不上的情况，因此这个最初定位为开放性的小组没有出现组员中途退出，欣喜的是他们会告诉其他康复者这个小组有意思，好玩又能运动以至不断有新组员加入其中。每一节人数不断增多，从最初的 8 人慢慢增加到 14 人，并在第五节时人员稳定下来，出勤率是令人满意的。

（二）小组目标达成情况

从 14 名参加者反馈意见表中统计得到，参加者非常同意目标达致的有 13 人（5 分），1 人给予了 4 分。

通过音乐、律动/舞动、绘画、小乐器、戏剧游戏等多元化的艺术手段和方法促进组员的肢体协调能力，在小组的过程中，第一节至第七节每节都设计有相应的活动能够让组员们动起来，随着小组进程的开展，组员们的肢体动作表现得越来越丰富，也越来越敢用肢体语言来表达自己。小组的形式是开放的，不会强迫要求组员去学习什么动作，而是在社工的带领和引导下，去激发组员们将平时生活中的一些动作表现出来，在音乐的烘托下，组员们一起配合，这样的形式是组员接受的，他们反馈很开心，像回到了小孩子的时候，因此每一节的氛围都很好，组员们参与的积极性很高，从大家的笑容和每节的分享中可以看到组员们是很开心的，收获到了快乐，组员间的互动自然，愿意去展示自己，去接纳组员的各种状态，这就是小组成功的表现，每一节的小组目标都达到了，而小组的总目标则通过每一节小组目标得到达成。

八　专业反思

心路历程及专业技巧：社工专职从事精神康复一线服务七年，了解各类精神康复者的特点及他们的状态，同时工作期间相继接受过艺术调理相关培训初级及进阶班的培训，在家属资源中心各类活动中带领过多次音乐律动及艺术调理互动游戏，这两项相结合，是社工很好地完成本次艺术调理小组的先决条件。社工在每节活动开始前都会做足准备，自身努力地去营造一个比较好的氛围，同时采用示范、鼓励和支持的技巧、及时反馈的技巧，在过程中加深组员之间的互动。

小组过程中组员都有平等参与的权利，也有权决定自己对某一活动环节参与的意愿，社工尊重组员的发言和提问，会耐心地去倾听和回应。参与小组的康复者类别不同，性格各异，但他们真诚，都在尽自己最大的努力参与到小组过程，这些也在感染着社工，会站在组员的角度，去感受他们的努力，欣赏他们的进步，以积极的心态鼓励和支持他们。

　　督导评语：音乐治疗是精神心理康复的良药，是调节精神心理状态的最佳手段之一，良性的音乐能提高大脑皮质的兴奋性，激发人们的感情，振奋人们的精神，加之律动，有助于消除心理、社会因素所造成的紧张、焦虑、忧郁、恐怖等不良心理状态，提高应激能力，达到消除心理障碍、修复或增进身心健康的目的。在本小组中，社工借助音乐、乐器、律动等艺术形式，打造了轻松活泼、参与性强的小组氛围，通过感官刺激和精细动作锻炼等，对组员的感知觉、情绪情感表达、注意力、身体协调度等做了很好的综合性训练，对组员培养新兴趣和技能，提升自我价值感，增强生活信心有积极的促进作用。小组成效较好，但成果的巩固，仅仅依靠七节小组还是远不够的，需要注重延续性，小组结束后，如果能够鼓励促使组员成立自发性质的团体常规性律动活动等，以旧带新，继续发展和巩固小组中所学，则有利于深化该小组对精神康复者的影响。

第五节　"心里有画"油画疗愈小组

一　小组背景

　　因受到病情或社会环境的影响，许多精神康复者不喜外出，常年宅在家中，沟通能力较弱，不善言辞，难以表达自己心中的需求。绘画艺术疗愈是身心障碍者自我疗愈的有效方法，它不依赖语言进行自我表现，而是更注重心理表现，将内心世界投射在画中。精神康复者可以通过绘画工具，将潜意识内压抑的感情与冲突呈现出来。在绘画的过程中，康复者在心灵上、情感上、思想上，将获得负能量的释放、解压、宣泄情绪、调整情绪和心态，修复心灵上的创伤、填补内心世界的空白，获得满足感、成就感、自信心，从而达到良好的疗愈效果。

　　相关数据显示，我国精神心理疾病的患病率为17.5％，有超过2亿人受到精神心理疾病的困扰，其中重性精神疾病大概有 2000 万人，约为 1%。辖区精神康复者生活较单一，兴趣爱好较少，康复的漫长过程使部分康复者不愿动、反应迟钝，也渐渐放弃了自己的喜好。绘画疗愈有助于人格完善和大脑维度的扩展，是探索自我的渠道，也是疗愈心灵的良药。借助绘画的艺术形式，有利于丰富精神康复者内心的想法，协助其表达自己心中的需求，从而达到心理健康发展和认知功能的恢复。社工希望通过开展"心里有画"油画疗愈小组，丰富精神康复者的生活，通过曼陀罗画创作和绘画的过程，积极引导和鼓励康复者通过绘画表达自己的内心和想法，为精神障碍人群及家属提供康复训练及相关知识，协助其挖掘自身的潜能，发展技能，让其有机会静下心来感受色彩的力量，感知生活的多姿多彩，结交朋辈，表达需求，释放压力，从而提升自信心，提升自我价值感。

二 理论

（一）镜中我理论

该理论认为人的行为在很大程度上取决于对自我的认识，而这种认识主要是通过与他人的社会互动形成的，他人对自己的评价、态度等，是反映自我的一面"镜子"，个人通过这面"镜子"认识和把握自己。一是关于他人是如何"认识"自己的想象；二是关于别人如何"评价"自己的想象；三是自己对他人的这些"认识"或"评价"的情感。在其中，前两项只有在与别人的接触中、透过别人的态度才能获得。库利认为，"镜中我"也是"社会我"，传播特别是初级群体中的人际传播，是形成"镜中我"的主要机制。一般来说，这种以"镜中我"为核心的自我认知状况取决于他人传播的程度，传播活动越活跃，越是多方面，个人的"镜中我"也就越清晰，对自我的把握也就越客观。本活动拟通过康复者与家人通过视频讲解、角色互换等方式，以形成彼此间更深刻的认识和理解，从而正确自己在他人眼中的意义，协助个人在他人的评价下更好地认识自己。

（二）团体辅导理念

一个团体就像一个社会环境的缩影，领导者如何有效运用学习迁移，以协助成员产生建设性行为，增进社会适应。团体辅导（Group guidance）是运用团体动力学，设计团体活动、课程、内容，用来预防及处理个体在各发展阶段所面临的问题。团体辅导是一种有系统的辅导计划，强调辅导的预防性功能。团体辅导为有效达成团体目标与辅导功能，必须结合、运用团体动力学，以凝聚团体成员的向心力，催化团体内在气氛，激发成员建设性的行为与开放性的反应。团体动力是影响团体运作的力量，与团体辅导的实践息息相关。二者关系之密切如同人类的人格深受个人知觉和成长经验的影响一样。因此，本活动通过团体辅导的形式，通过领导者对掌握团体动力的了解，并辅以理财和购物的正确观念，来鼓励患者热爱生活，合理消费。

（三）复元理论

复元是一个康复过程，是一个让精神障碍人群重新认识自己、建立正面自我形象及重建有意义生活的过程。复元视角看待精神康复者不是只看到疾病和问题，而是把康复者看成完整的"人"，尊重康复者作为人的尊严，相信人的潜能和价值，强调整全的生活，认为精神疾病≠康复者个人，精神疾病只是生命的一部分而不是全部，康复者同样有多重角色和身份，不应局限在消减病症，而是着重身、心、灵、社会的参与。本活动从尊重康复者能力和价值的角度，注重挖掘和培养其潜能和价值，引导康复者自身往多方面发展。

三　小组目的与目标

（一）目的

为辖区严重精神障碍人群营造良好的社区康复环境，提高社区居民和精神康复者自身对精神疾病的认识，为精神障碍人群及家属提供康复训练及相关知识，协助其挖掘自身的潜能，发展技能，从而提升自信心。提升社区居民对严重精神障碍人群的了解，促进精神障碍人群家庭关系和谐，发展其潜能，让其走出家庭、融入社会，实现再社会化，促使社区长治久安。

（二）目标

（1）80%的参加者至少完成1幅油画作品；

（2）80%的参加者能够描述自己的画作的大意；

（3）80%的参加者能够表达自己在作画过程中的情绪或心情。

四 小组过程

(一) 小组具体内容 (见表 8-12)

表 8-12 "心里有画"油画疗愈小组活动内容

节数	日期/时间	主题/目标
1	2021.10.29 14：30—16：30	1. 本油画小组目标、内容等介绍。 2. 热身游戏：小组成员认识。 3. 小组契约，订立小组规则：每一节的作品都认真先拍照留下，等成果结束后返回；能画完且被评质量合格，可以申领新的数字油画。 4. 数字油画使用和注意方法。 5. 尝试绘制油画。 6. 学会表达情感：分享绘画过程的感受或小组小节感受。 7. 预告下一节的时间和内容
2	2021.11.05 14：30—16：30	1. 热身游戏：加深小组成员认识。 2. 小组契约巩固。 3. 冥想正念。 4. 绘制油画。 5. 学会表达情感：分享绘画过程的感受或小组小节感受。 6. 预告下一节的时间和内容
3	2021.11.12 14：30—16：30	1. 热身环节：生活习俗分享。 2. 冥想正念。 3. 绘制油画：交流康复心得，对服药的看法。 4. 学会表达情感：分享绘画过程的感受或小组小节感受。 5. 预告下一节的时间和内容
4	2021.11.19 14：30—16：30	1. 热身环节：我打算把这幅画怎么样。 2. 冥想正念。 3. 绘制油画：交流康复心得，对复诊的看法。 4. 学会表达情感：分享绘画过程的感受或小组小节感受。 5. 预告下一节的时间和内容，告知下一节为最后一节小组
5	2021.11.26 14：30—16：30	1. 热身游戏：巩固小组感情。 2. 冥想正念。 3. 绘制油画：交流康复心得，对日常生活中康复活动的看法。 4. 学会表达情感：分享绘画过程的感受或小组小节感受。 5. 观看小组过程PPT，鼓励小组组员在过程中的好的表现和能力，巩固小组目标和成效。 6. 填写《活动反馈表》，邀请把画作留下，届时作为成果展示，成果展示结束后还给各位。 7. 告知小组结束，与自己的作品合影留念

（二）各小节详细计划

第1节：认识与选择的意义（见表8-13）

表8-13　　　　　　　"心里有画"油画疗愈小组第1节计划

小节目标	1. 80%的参加者进行了自我介绍；2. 80%的同意小组规则；3. 80%的参加者能够完成画作的1/5				
	时间	环节名称	本环节目标	内容	所需物资
小节流程	5分钟	签到	记录出席率	请到场参加者在小组签到表上签上自己的名字	签字笔、小组签到表
	5分钟	小组知多少	介绍本油画小组目标、内容等	本小组的目的是挖掘自身的潜能，发展技能，提升自信心，培养耐心、恒心和意志力。目标是3个，80%的参加者至少完成1幅油画作品；80%的参加者能够描述自己的画作的大意；80%的参加者能够表达自己在作画过程中的情绪或心情	话筒
	10分钟	破冰游戏：找零钱	破冰，成员相互认识	1. 男生代表1毛钱，女生代表2毛钱；2. 社工请全体参与者围圈顺时针走动热身；3. 当社工说出一具体价格数目时（如3毛需男女搭配，2毛则是女生独立男生成对，1毛则男生独立女生必自我介绍，1毛5则全员自我介绍等），大家自由组合，落单或者组合错误均需要做自我介绍。注：重复介绍无妨，可由介绍的人提出一个零钱数字多次进行游戏。邀请还未自我介绍的参加者进行自我介绍	空旷场地或者围绕桌子、话筒
	10分钟	小组契约	订立小组契约，确定小组规则	引导小组组员确定小组规则，例如：1. 每次准时参加，坚持有毅力，不迟到、不早退。2. 在小组中相互尊重，相互帮助。3. 对小组中的谈及隐私等内容方面进行保密。4. 高质量完成画作，不浪费。5. 小节结束后，清洗好自己的画笔，打扫卫生等。成员全体通过后，将契约写在英雄榜上，并且签上自己的大名	英雄榜1份（大白纸一张）

	时间	环节名称	本环节目标	内容	所需物资
小节流程	5分钟	如何绘制数字油画	介绍数字油画画笔样式和绘画方法	画布上有大大小小填着数字的块状形状，根据区块的大小选择画笔即可（画笔使用前要冷水泡软一下为佳）。数字和颜料盒上的数字是一一对应的，只要把相应数字的颜料填涂进去方可。具体方法如下。 1. 从浅色开始涂起，如白色、淡黄色等。由于丙烯颜料有覆盖性即使画错也无妨，可以等颜料干后深色覆盖修改。 2. 建议涂两遍颜料，浅色由于不好覆盖黑色数字可以涂更多遍，但要等颜料干了再重复涂色。颜料尽量厚重些，这样更有油画的效果，并且尽量保持笔画的一致方向。 3. 涂颜料时请注意要做到颜色压颜色，将色块的黑色线条覆盖，保证油画的真实性。 4. 丙烯颜料容易干，不用时一定盖好盖子，避免颜料干掉。丙烯颜料有水溶性，即使颜料干可以兑水溶解。 5. 绘画结束后颜料干透后涂亮光剂，亮光剂的作用可以使颜色更加亮丽并且凸显油画的笔触。另外在画面上形成一层保护膜，避免时间长久不好清理困扰。 6. 亮光剂只需薄薄一层，涂上后放在通风处24小时晾干	数字油画12套、清水若干杯
	5分钟	熟悉用笔	熟悉数字油画笔使用方法	在空白纸上或者不蘸颜料，用不同大小的画笔尝试按照形状填涂，熟悉后方可开始作画	A4纸若干张

时间	环节名称	本环节目标	内容	所需物资
小节流程 45 分钟	绘制曼陀罗油画	绘制和填涂曼陀罗数字油画,完成作品的 1/5	请大家细心、耐心,提醒和鼓励大家,刚开始速度会慢一些,但后期渐渐就会越来越熟悉、越来越好	话筒、相机、数字油画 12 套、清水若干杯、报纸(桌垫)
	"画说心语"——由画到情感表达	邀请分享作画的感受和想法	社工观察每一位组员在绘画时候的状态,在适当的时候(如康复者停顿休息时)邀请康复者谈一谈过程中的所思所感	话筒、相机
5 分钟	小组小节结束	结束本小节内容	1. 请大家暂停手中的画笔,并且清洗好,尤其是盖好颜料保持密封; 2. 预告下一小节的内容和时间,时间可以针对现场参加者的意见调整和统一	洗手池、抹布

第 2 节:耐心与静心(见表 8 – 14)

表 8 – 14　　　　　　**"心里有画"油画疗愈小组第 2 节计划**

小节目标	1. 80% 的参加者至少完成油画作品的 2/5; 2. 80% 的参加者能够表达自己在作画过程中的情绪或心情

时间	环节名称	本环节目标	内容	所需物资
小节流程 10 分钟	热身游戏:比长短	加深小组成员之间的认识,增加小组互动	两组人分组比长短,比什么长短先保密,由主带社工在过程中确定。游戏规则如下: 1. 将小组成员 1、2 报数分成两组,两组人数一样,如出现奇数则协助社工加入补充或请小组成员中 1 人当评委; 2. 两组对手,每组派出一位他们认为会赢当局的人,两两对决; 3. 社工分别从头发长、腿长、手指长、耳垂长、手臂长、指甲短等方面进行对比,胜者较多的获胜,败者则需演唱歌曲一首或介绍自己最喜欢的身边美食	签字笔、小组签到表、话筒、游戏协助人员 1 位

续表

时间	环节名称	本环节目标	内容	所需物资
小节流程				
5分钟	回顾小组契约	重申小组契约，巩固小组规则	带领组员回顾小组规则，鼓励在过程中表现好和做到了的规则，提出有待坚持或者改进的规则，鼓励组员继续努力做到英雄榜上的小组契约	英雄榜（契约书）
10分钟	冥想（视情况可放到中间休息时间）	平稳情绪	本小节的主题是耐心与静心，请大家要保持良好的耐心和心态平和。播放冥想正念音乐《修习宁静与平安》，引导绘画前的静心和细心	冥想音乐、计算机、音响、话筒
90分钟	绘制曼陀罗油画	绘制和填涂曼陀罗数字油画，完成作品的2/5	1. 提示过程中注意事项，注意需要把数字和线条覆盖，切勿着急，注意循序渐进； 2. 过程中问题和疑惑的解答或者协助； 3. 邀请参加者注意感受过程中画笔均匀地涂抹在画布上的感受	话筒、相机、数字油画12套、清水若干杯、报纸（桌垫）
	"画说心语"——学习表达	练习自我情绪和思维表达	1. 在适当的时候（如康复者停顿休息时）邀请康复者谈一谈在这一次的绘画过程与上此次是否有不同，过程中有何所思所感； 2. 画这幅作品的时候你联想到了什么； 3. 临近小节结束时间，邀请组员分享绘画过程的感受或小组小节感受	话筒、相机
5分钟	小组小节结束	结束本小节内容	1. 请大家暂停手中的画笔，并且清洗好，尤其是盖好颜料保持密封； 2. 预告下一小节的内容和时间，时间可以针对现场参加者的意见调整和统一	洗手池、抹布

第 3 节：坚持与恒心（见表 8 – 15）

表 8 – 15　　　　　　"心里有画"油画疗愈小组第 3 节计划

小节目标	1. 80% 的参加者至少完成油画作品的 3/5； 2. 80% 的参加者能够表达自己在作画过程中的情绪或心情				
小节流程	时间	环节名称	本环节目标	内容	所需物资
	10 分钟	热身分享：习俗	分享康复者日常生活习俗	参加者通过抽签分享各自的习俗： 1. 分享春节的习俗，如贴春联、团圆饭等； 2. 分享中秋节的习俗，如赏月、供奉等； 3. 分享端午节的习俗，如端午节粽子是什么粽； 4. 分享元宵节的习俗，如有什么特别的美食； 5. 分享其他特别的习俗，如家乡、南方、北方的独特习俗等	签字笔、小组签到表、生活习俗小纸团
	10 分钟	冥想（视情况可放到中间休息时间）	修炼心境	本小节的主题是坚持与恒心，请大家务必继续坚持，磨炼性子。播放冥想正念音乐《摆脱不善心境的制约》，引导绘画前的积极心理	冥想音乐、计算机、音响、话筒
	95 分钟	绘制曼陀罗油画	绘制和填涂曼陀罗数字油画，完成作品的 3/5	1. 提示过程中注意事项，注意需要把数字和线条覆盖，保持耐心和初心，注意循序渐进； 2. 过程中问题和疑惑的解答或者协助； 3. 请参加者注意感受过程中自己内心变化和感受	话筒、相机、数字油画 12 套、清水若干杯、报纸（桌垫）
		"画说心语"——强化自我表达	强化自我情绪和思维表达	1. 在适当的时候抛出议题，邀请组员在绘画过程中边画边想，交流对服药的看法，康复心得。辩证看待药物对自己身体带来的好处和弊端。 2. 临近小节结束时间，邀请参加者分享在绘画过程中的所思所悟	话筒、相机
	5 分钟	小组小节结束	结束本小节内容	1. 请大家暂停手中的画笔，并且清洗好，尤其是盖好颜料保持密封； 2. 预告下一小节的内容和时间，时间可以针对现场参加者的意见调整和统一； 3. 社工重申小组契约相关内容，鼓励准时到达	洗手池、抹布

第 4 节：胜利在望，戒骄戒躁（见表 8 - 16）

表 8 - 16　　　　　　　　　"心里有画"油画疗愈小组第 4 节计划

	小节目标	1.80% 的参加者至少完成油画作品的 4/5； 2.80% 的参加者能够表达自己在作画过程中的情绪或心情				
小节流程	时间	环节名称	本环节目标	内容	所需物资	
	5 分钟	热身分享：我的作品	分享康复者对自己油画作品的安排计划	邀请小组组员分享自己对作品成品的处理想法，是挂在哪里，还是准备送给谁等，引导康复者及家属规划自己的生活和未来	签字笔、小组签到表、话筒	
	10 分钟	冥想（视情况可放到中间休息时间）	处理情绪	本小节的主题是胜利在望，戒骄戒躁。成功就在眼前了，大家依旧要保持初心，把心中最完美的作品创造出来。播放冥想正念音乐《处理情绪》，引导绘画前的心理准备，摆脱自身不良情绪	冥想音乐、计算机、音响、话筒	
	100 分钟	绘制曼陀罗油画	绘制和填涂曼陀罗数字油画，完成作品的 4/5	1. 提示过程中注意事项，注意需要把数字和线条覆盖，保持耐心和初心，注意循序渐进； 2. 过程中问题和疑惑的解答或者协助； 3. 邀请参加者注意感受过程中自己内心的变化和感受	话筒、相机、数字油画 12 套、清水若干杯、报纸（桌垫）	
		"画说心语"——进一步的自我表达	进一步强化自我表达欲望和能力，培养自我情绪和思维表达习惯	1. 在适当的时候抛出议题，邀请组员在绘画过程中边画边想，交流对复诊的看法，分享复诊对防止病情复发的好处和优点； 2. 临近小节结束，邀请参加者分享绘画过程的感受或小组小节感受	话筒、相机	
	5 分钟	小组小节结束	结束本小节内容	1. 请大家暂停手中的画笔，并且清洗好，尤其是盖好颜料保持密封； 2. 预告下一小节的内容和时间，时间可以针对现场参加者的意见调整和统一； 3. 根据优化作品完成的情况，可以让很多的成员带回家作画加快一些进度，但不给成员压力，有心情或兴趣的时候补上，注意不要弄坏弄毁油画； 4. 告知下一小节为本小组的最后一节，请成员做好结束的心理准备，鼓励准时到达	洗手池、抹布	

第 5 节：结束与新的开始（见表 8–17）

表 8–17　　　　　　　"心里有画"油画疗愈小组第 5 节计划

小节目标	1.80% 的参加者至少完成 1 幅油画作品； 2.80% 的参加者能够描述自己的画作的大意； 3.80% 的参加者能够表达自己在小组过程中的情绪或心情				
	时间	环节名称	本环节目标	内容	所需物资
小节流程	10 分钟	热身游戏：给你一颗糖	使小组成员在小组后期积极表达对小组其他成员的感谢，在小组中感受到鼓励和被鼓励的感觉，提高自信心	1. 小组成员围坐在一起，社工总结本次小组活动，让小组成员谈谈本次活动中自己的感受，并让组员想一想这次活动中自己认为表现好的组员或需要大家鼓励的组员； 2. 由社工将事先准备好糖果分发给每个小组成员，每人 2—3 颗； 3. 小组组员将自己的糖果送给小组其他成员，并要求每送 1 颗就要向对方说出你欣赏他的一个地方或者鼓励他的一句话，直到糖果送完为止； 4. 观察谁得了最多的糖果或赠送给了某人全部糖果，社工引导询问："在这个游戏里你收获了很多糖果，你能谈谈现在的心情吗？"或"我发现你把大部分糖果都给了他，能说说他身上的什么优点能够让你这么欣赏吗？"或"通过这个游戏，你觉得自己有没有更自信？觉得自己收获了什么？"	签字笔、小组签到表、话筒、糖果若干颗（条件有限则用优点贴纸代替）
	10 分钟	冥想（视情况可放到中间休息时间）	新的可能性	本小节的主题是结束与新的开始。本小组的结束，意味着新的活动即将开始，新的创作和生活即将开启，大家要对自己充满自信，对未来充满信心。播放冥想正念音乐《为新的可能性留出空间》，引导绘画前的心理准备，摆脱自身不良情绪	冥想音乐、计算机、音响、话筒

续表

	时间	环节名称	本环节目标	内容	所需物资
小节流程	80分钟	绘制曼陀罗油画	绘制和填涂曼陀罗数字油画，完成整幅作品	1. 提示继续完善，检查是否把数字和线条覆盖，细致、耐心，坚持到最后一画；别忘记涂上亮光剂。 2. 过程中问题和疑惑的解答或者协助。 3. 邀请参加者注意感受过程中自我成就感和获得感，在这个过程中收获最大和最为满意的是什么	话筒、相机、数字油画12套、清水若干杯、报纸（桌垫）
		"画说心语"——巩固和内化自我表达	巩固和强化自我情绪和思维表达	1. 在适当的时候抛出议题，邀请组员在绘画过程中边画边想这幅画给组员什么想法；想要给画取一个什么名字，并分享取名的意义； 2. 临近小节结束，邀请参加者分享绘画过程的感受或小组小节感受； 3. 鼓励成员在生活中也要善于表达，尤其是自己的感受和情绪状态的变化，也要及时察觉和善于表达	话筒、相机
	10分钟	"画说心语"——小组总结	总结小组组员表现及成长，欣赏组员的改变和能力，巩固小组成果	1. 邀请组员观看小组过程PPT，鼓励小组组员在过程中好的表现和能力，巩固小组目标和成效； 2. 邀请组员留下油画作品，在作品背后写上各自姓名和电话，后期用于成果展示，展示后送还	小组总结PPT、投影设备、计算机、音响、话筒
	5分钟	小组评估	对小组进行评价	填写《活动反馈表》，评价小组满意度和目标达成情况等	活动反馈表12份
	5分钟	小组结束	处理离别情绪	告知小组结束，与自己的作品合影留念	洗手池、抹布、相机

（三）小组发展情况

第 1 节（见表 8 - 18）

表 8 - 18　　　　　"心里有画"油画疗愈小组第 1 节发展情况

过程记录	1. 签到与出席。经过筛选，报名小组的人数为 12 人（9 名康复者和 3 位家属）。报名截止后，活动当天，其中 3 位组团的成员临时受邀到平日参加的服务点去参加活动，时间冲突，于活动当天上午请假，1 位家属因身体不适于活动当天中午请假，社工发起新的招募未有合适人选补充。此外，活动开场，1 名康复者因缺乏自信，在还未展示和说明数字油画内容时候，觉得太难无法完成和坚持活动，社工多次鼓励和引导无效，在讲完小组契约后选择离场，主带社工尊重其选择，安排协助社工送其离开场地。小组由原本报名成功的 12 人减少为 7 人，虽社工根据之前的经验有预想到可能有 2—3 位将请假，但此次情况仍有些超乎意料。 2. 成员相互认识。成员之间进行了相互认识，各参加者均能够勇敢大声地向周边的组员介绍自我。其中何周蕃介绍得很顺畅和全面，得到了组员更加热烈的掌声。组员们的状态也十分轻松自然，未出现预想中的一些问题。 3. 小组契约形成。社工引导小组组员制定和确定小组规则，在小组开展前，因为精神康复者的特殊性，为防止组员理解上的差距和想法的不足，社工预先制定了几条小组契约让小组组员勾选，小组组员全部勾选同意。主带社工引导组员是否有其他契约和规则时，组员们纷纷微笑表示目前这些规则已经很好，不需要更多的规则，并表示能够遵守和坚决做到。 4. 曼陀罗数字油画绘制过程。主带社工与组员讲明数字油画的绘制方法和规则后，询问大家是否清楚和理解，组员表示知悉。在过程中，其实仍有个别组员不清楚绘制方法和规则，主带社工陪伴和鼓励其进行绘制，组员慢慢全部进入状态。 5. 过程中的情绪和改变。组员小王在活动开始前表示"我要挑战高难度的"，他也做到了，"在画画的过程中感觉自己越来越平静，这种感觉很舒服"，小李表示"之前在住院的时候画过数字油画，当时画的是花，相比而言，今天画的曼陀罗画让我感觉更有规则和规律，画起来给人一种平稳、舒适和安全感，这种感觉很好"。随着大家对数字油画规则的熟悉，大家画的速度和细心程度也越来越好，社工细心观察发现，组员小董的手由之前抖动很厉害到变得平稳。在小组小节结束的时候，主带社工将这些总结说给了组员听，并对组员表示欣赏和鼓励。 6. 小组活动的下一场预告和时间安排。主带社工让小组组员选择并且确定了小组接下来几节课程的时间，组员们表示很期待下一节活动的开展，并一定如约而至
目标达成情况	80% 的参加者进行了自我介绍 ／ 活动开场，小组成员相互认识，7 名参加者主动有礼貌地进行了自我介绍，目标达成
	80% 的参加者能够完成画作的 1/5 ／ 通过照片及社工观察可知，80% 的组员都由内而外绘制曼陀罗画，完成量约 20% 的绘制内容，目标达成
	80% 的同意小组规则 ／ 小组组员讨论并且通过了 5 条小组契约，目标达成

续表

工作反思	1. 关于招募和出席情况的反思。招募结束后，相关社工提醒个别康复者经常无故或借故缺席，主带社工表示知晓，也告知社工，我们接纳和尊重康复者自己的选择，自己已经做好准备。当天有3位参加者因受邀其他活动而无法出席的情况出乎主带社工的意料，按照常人的安排，应该优先参加先报名的活动，但社工了解到，对于她们来讲，可能另一个活动是兴趣所在以及日常惯性参与的内容后，主带社工表示同意。 2. 关于协助社工的反思。在活动过程中，有协助社工无意识地会引导组员改变规则，引起一些小组内容的不统一，后期要进行反思总结，加强活动开展前期的沟通和分工交流，明确小组中注意要以主带社工引导为主，避免自行带偏个别组员的情况
下节跟进	1. 回顾小组契约内容，对做到的组员提出表扬，对没有做到的组员进行鼓励； 2. 询问上次活动的心情和感受，引导当天的心情、情绪，并且鼓励小组成员进行表达； 3. 继续鼓励完成数字油画的绘制，在过程中鼓励和引导

第2节（见表8-19）

表8-19　　　　　　"心里有画"油画疗愈小组第2节发展情况

过程记录	1. 回顾小组契约。主带社工对到场准时的各位小组组员表示鼓励和欣赏，对迟到几分钟的一位特殊情况的组员向小组组员进行了说明和解释，避免其他人对该组员有看法，也防止其他组员学习。主带社工对小组契约进行了重申和提醒，欣赏大家做得好的部分，鼓励做得还不够好的。 2. 绘制曼陀罗油画。在过程中，主带社工用柔和的声音引导，患者边画边听，效果显得温暖而不影响绘画的气氛和进度。小组组员十分投入、认真，主带社工引导大家休息一下手腕和眼睛，动一动身体放松一下，避免过程中产生不舒服的感觉。 3. 活动中间冥想休息。画了一小时，组员依旧十分投入，主带社工不得不打断一下组员，让其在必要时候休息和分散一下注意力，提醒和引导组员进行了5分钟曼陀罗绘画的冥想。过程中，组员闭目养神，随着引导语呼吸和想象，减轻了绘画给眼睛和身体造成的疲倦。 4. "画说心语"——学习表达，自我察觉和情绪感受的表达。"来之前心情一般，绘画之后感觉就很开心。""我觉得我的画中间像太阳，金色的太阳，带给我能量。" 5. 注重家属的参与和鼓励。一位男组员在过程中休息较为频繁，主带社工询问其是否很累，有无不舒服，该组员表示没有，问社工自己画得好不好，主带社工指出这幅画的难度并指出该组员绘画的线条、色彩等都清晰，赞赏其到目前为止的速度，鼓励其继续静心慢慢画不着急。此外，邀请陪同其家属对他目前的进度和内容进行了鼓励，家属表示"老师讲画得好，我也觉得很不错，继续加油好好画哦"。 6. 小节结束，活动预告与约定。本小节临近结束，主带社工在30分钟、15分钟、5分钟的时候慢慢提醒大家时间，让大家足以慢慢把情绪和注意力抽离，避免了仓促与戛然而止引起小组成员的不适，并提醒下节活动的时间和主要内容。组员们离开的表情和心情大多数都是微笑和开心的。其中，小刘即将完成绘画，在距离结束几分钟感觉比较仓促，社工询问得知，他是想赶紧完成拍照发朋友圈。主带社工告知其和家属不着急，我们还有时间，画作即将完成，更需要耐心，我们不着急。小刘完成作品后，他不太会语言表达，但却能看出十分开心和激动，请社工帮自己和作品拍照发到群里，社工经过询问其个人和家属，帮助其拍照和发到了群里，也得到了组员和工作人员的点赞，小刘欣喜不已

续表

目标达成情况	80%的参加者至少完成油画作品的2/5	经过社工观，通过作品照片可以看出，7人中6人已完成约40%，其中1人已完成100%，目标达成
	80%的参加者能够表达自己在作画过程中的情绪或心情	主带社工在活动过程中邀请了每一位组员描述了绘画过程的心情和感受，参加者均能够准确表达，目标达成
工作反思		1. 小组组员除1名因不能自己认路迟到几分钟外，其他6名成员均提前到场，对曼陀罗画充满了兴趣，小组动力强。把曼陀罗画留在活动场地不让带回，一方面有利于保证画的安全；另一方面有助于提升组员到场的动力和期盼，有助于小组动力的形成。 2. 组员在绘画过程中非常积极投入，有时候不方便打扰，小组环节中冥想时候在中间累了休息的时候播放，绘画过程整体环境也是安静无声的，让需要休息冥想的组员自己选择是否跟着冥想，也是一种较为恰当的方法，也起到了较好的效果
下节跟进		1. 个别已完成初步作品的修改和改进的鼓励； 2. 个别组员耐心和作品欣赏的鼓励； 3. 绘画进度的把控和调整

第3节（见表8-20）

表8-20　　　　"心里有画"油画疗愈小组第3节发展情况

过程记录	1. 突发状况处理。小组组员中，组员小董智力相对来说比同等年龄的人低一些，其负责社工本想通过参与小组活动的机会和过程，增强小董外出能力，让其学会自己乘坐公交，因此社工也陪同其走了多趟来回的公交，并耐心绘制交通路线让其熟悉路线和公交站点，但最后社工评估其能力依旧不能够独自乘坐。今日原本要求其按照原来计划到固定点等社工一同前往活动地点，但未见其人，电话其家属则说其13：30就出发了，至14：40还未到指定会合点，也未到活动地点。后经过社工一路寻找，在活动地点的上一站找到该组员。据了解，他自己想要尝试来活动地点，但是仍未记清楚下车站点，提前一个站就下车了。社工对他的动力和努力进行了鼓励，但对其可能迷路的危险性也进行了教育。为保证小组组员安全和按时开展，社工决定后续还是要求其和社工一同前往，在过程中让其带领，看是否能够正确到达活动地点。 2. 签到出席。组员小刘因患感冒请假，家属需照顾她，故本节小组请假2人。主带社工与其他组员说明了此情况，避免其困惑，社工对坚持出席的5位参加者进行了表扬，并鼓励继续坚持，有恒心。 3. 绘制曼陀罗数字油画过程。组员们在绘制过程依旧十分投入，社工不得不温馨提示大家注意休息眼睛，身体累了靠着或者站起来休息。在细节处理方面，主带社工为每一位组员进行了指出和欣赏，鼓励组员按照自己的想法和能力，精益求精，追求卓越。

续表

过程记录	4. 对服药的看法。在小节后半段，组员们精力稍有分散，社工引导其进行休息，与组员们谈起了服药的看法和情况。大部分组员到了第三节都彼此熟悉和信任了，谈起服药也能够侃侃而谈，没有排斥。组员们表示自己一直有坚持吃药，也知道自己的服药时间，对自己的病情也尽心鼓励沟通和分享，自我病识感较强。社工鼓励大家继续坚持，就像糖尿病、高血压等慢性病一样，坚持服药，就能够健康地生活和工作，保持良好的精神状态。此外，社工引导其对未来的计划进行了思考，鼓励其规划好自己的生活和工作。 5. 其他延伸性话题。组员小何说"我家里还有 2 幅数字油画，一幅是给我爸的，另一幅是我的，但是一直没有时间画，在家里多数都是看手机"。主带社工鼓励和引导其多做一些看手机以外的事情，发展兴趣爱好，动起来，小何表示："我要开始把那幅数字油画画完。"此外，小何还说了自己的关于婚姻和家庭成员等隐私的情况，社工再次关注到小组契约中保密的重要性。 6. 小组小节结束，社工鼓励大家坚持参加，强调活动时间，组员均表示一定准时参加。此外，对绘画进度稍有落后的组员，社工安排其在自我控制的范围提前到场先画一部分，调整进度
目标达成情况	80% 的参加者至少完成油画作品的 3/5
	通过社工观察和活动照片可以看出，除 1 名家属未到场未完成外，其余基本达成约 60% 的进度，1 名新完成 100% 的组员，共 2 名完成 100%，目标达成
	80% 的参加者能够表达自己在作画过程中的情绪或心情
	通过观察和社工询问，参加者对绘画过程中自己的心情和情绪，能够用语言表达出来，目标达成
工作反思	1. 开展特殊人群的小组，组员到场和安全性我们要十分关注，不然影响的不仅是活动开始的时间和活动的气氛，更是参加者家属对我们的信任； 2. 小组到了后半期，组员之间的信任感和互动性明显得到了增强，在小组中敢于大声谈论自己的生活和想法，过程中提醒小组契约中的保密十分重要； 3. 工作人员在配合过程中形成了良好的默契，能够主动协助并提醒主带社工完成相应的工作，如接送个别人员、油画晾干后的收纳整理工作
下节跟进	1. 已完成初步油画作品的改良； 2. 新油画内容的准备和安排； 3. 请假人员的感冒情况和是否能参加第四节小组的情况跟进

第4节（见表8-21）

表8-21   "心里有画"油画疗愈小组第4节发展情况

过程记录	1. 组员签到和到场。组员准时到场，对小组的内容和未完成的油画充满期待，表现出了十分的热情，小组动力优良。 2. 绘画过程中的表现。未完成的组员，依旧十分热情和专心，投入地绘制曼陀罗，感受曼陀罗的魅力和美丽。部分已完成的，主带社工鼓励其将油画绘制完善和完美，把线条和数字等覆盖，提升油画整体的质量和美感。组员也追求完美，逐步改善自己，完善和美化属于自己的生命曼陀罗。修改完毕后，主带社工安排新的油画内容让小组组员选择，组员十分欣喜和开心，再一次燃起了对数字油画的兴趣和热情。 3. "画说心语"——进一步的自我表达。主带社工引导组员在过程中表达自己绘画时的情绪和想法，组员表示"心中平静，感觉十分安详和舒服"。后主带社工引导组员分享关于复诊的情况和看法。组员表示复诊对自己来说很重要，能够及时知道自己的病情，也可以及时更改药物，得到一些好的建议。在场组员100%都能够做到定期到医院复诊取药，并且记住自己吃药的时间和药量，能够很好地督促自己服药，能够做到按医嘱服药。社工鼓励组员们继续努力，按时复诊，按医嘱服药，慢性病需要长时间的治疗和坚持，才能够更好地生活和工作。 4. 提升小组组员的自信。个别小组组员在对自己绘画质量和能力等方面进行分享的过程中，表现出了一点点不自信或谦虚，主带社工及时通过看到、听到以及询问其能做到、在别人眼中的感受以及对他人好的影响等多方面进行了分析和鼓励，让组员在过程中真正看到了自己的优点，从而接纳了自己做得好的一面，对自己的认可多了一些，也自信了一些。 5. 小组结束。主带社工逐步提醒小组活动的时间，让组员的注意力和精神慢慢从沉浸于绘画的过程中逐步抽离，进行比较良好的过渡，从而慢慢接纳小组的结束。社工提醒小组组员完成自我整理和收拾的过程，组员们到了时间很开心热情地和社工告别。社工再次鼓励组员出席小组，并告知下一节小组为最后一节，请大家继续坚持，同一时间，在1楼开展，鼓励组员按照小组契约做到准时或提前到场
目标达成情况	80%的参加者至少完成油画作品的4/5	通过社工观察和活动照片可以看出，组员基本达成约80%的进度，上节请假的组员本节也超量，1名新完成100%的组员，共3名完成100%，目标达成
	80%的参加者能够表达自己在作画过程中的情绪或心情。	通过观察和社工询问，参加者对绘画过程中自己的心情和情绪，能够用语言表达出来，目标达成
工作反思	1. 注重个别化。有个别组员因为对画作创作过于精细，进度相对较慢，社工鼓励其下一节可以延长或者早一些到，多给自己一些时间，也鼓励她保持进度，不急于求成，慢慢来，创作出自己想要的高质量作品，安慰其继续精益求精，小组结束后依旧可以把作品分享出来，不要因为时间急而影响自己的心情，慢慢来。 2. 小组目标中虽然有要求80%的参加者完成一幅数字油画，但其实更注重的是组员对数字油画绘制中的投入和享受过程，本小组的组员对自己的作品创作投入均非常高，已经达成了这个可测量目标的实际目的，社工对做得慢的组员并未进行催促，而是通过鼓励的方式，让其能够更加投入和稳定地完成自己的创作，是对其能力和自我要求的一种认可。 3. 社工团队默契度的提升。小组过程中，主带社工和协助社工的默契不断强化和形成，协助社工能够很好地完成自己的协助内容，并且能够主动发现甚至主动提醒活动过程的进度和内容，给了主带社工十足的支持，团队配合更加融洽	
下节跟进	1. 跟进组员提前到场的安排和出席情况； 2. 小组总结分享PPT的制作和完成情况； 3. 小组场地的确定和安排	

第 5 节 （见表 8 - 22）

表 8 - 22　　　　　"心里有画"油画疗愈小组第 5 节发展情况

过程记录	1. 出勤、签到情况。小组组员全部提前到场，其中有一位组员因绘画完成度相对落后，主动与社工沟通提前到场 30 分钟。整个小组组员小组动力强，组员对小组内容十分感兴趣，也养成了良好的小组沟通和分享环境，实现了平等沟通和信任交流。 2. 绘制曼陀罗油画过程。直到小组最后一节，组员们对数字油画还是保持着热情，看到油画逐渐趋向完成，主带社工在过程中耐心引导，把曼陀罗画的精髓逐渐注入组员的内心："曼陀罗是内在心灵的地图。我们借助眼前的曼陀罗来进行沉思冥想，然如这幅曼陀罗绘制的就是你们自己，曼陀罗的中心就是你们的内心，我们的内心被一层层包裹着，安全而又充满能量，我们的生命也是如此，源源不断，一层又一层，丰富多彩，我们自己具有治愈和复苏的能量，我们能够自我治愈和完善，也能够通过自己的努力，使这些颜色与众不同，改变她原本的形状和色彩，最终创造属于我们自己独一无二的精彩人生。""慢性病需要不断自我察觉，敏锐地发现自己心理及心情的变化，坚持吃药和复诊，保持自己身心健康，就能够很好地生活和工作，创造自己的价值，活出自己的人生。"在社工的积极引导下，组员们也十分接受和同意观点，且能够戒骄戒躁，真正把这一幅曼陀罗画当作自己的人生勾勒，一笔又一笔修改和完善，直至心满意足，达至圆满。 3. "画说心语"——巩固和内化自我表达。主带社工邀请小组组员分享自己对自己作品内容的感受和释义，让他们想象和解释自己创作的曼陀罗油画的内容。这个部分相对较难，但是组员们却将自己所画内容的颜色和形象进行了比拟，把金黄色和鲜艳的颜色比作阳光和力量等正向代表，从画的形状和内容联想到了地毯、高级的图腾等，描述的都是充满力量和正向的精神代表，对自己和其他组员来说，都是十分正面的引导，给了彼此之间祝福和鼓舞。 4. "画说心语"小组总结。主带社工精心将小组每一节内容用精美 PPT 展现出来，把小组过程比作一个疗愈的精神旅程，观察和指出小组中每一个组员的优势和闪光点，如"交流健将""自信君""精雕细琢工程师""幸福笑容"等，并将过程中大家一丝不苟、心无旁骛沉浸在绘画世界的视频播放给小组组员看，让组员增加自我欣赏和自我认可的信念，小组组员十分感动和开心，也十分认可自己在小组中的表现以及社工的鼓励。 5. 小组结束，新的开始。"今天，我们的小组结束了，但精彩还在后面，这预示着我们新的开始，很多新的活动正在等待大家，因为大家在小组中十分出色的表现，我也将奖励给大家新的油画，让大家在小组结束后再次可以开展新的绘画之旅。"社工为小组组员灌输了新的希望和新的调整，让他们对小组结束后的内容也充满了期待。 6. 活动过程中感动片段。小组组员小李，在必胜客工作，每次 16：30 小组结束都要及时出发前往工作地点，为了全心全意参加小组最后一节，努力绘制曼陀罗画，她特意请了一天假期以更好地投入小组最后一节内容。在过程中，她也表现得很积极投入，社工能够感受到她的平静和安心。小组宣布结束后，她向社工申请多在场地画一会儿画，她说："画这个很能静得下心来，很开心。"社工评估她并非对小组产生了依赖或过分的离别情绪，她也选择了一幅心仪的油画"蓝鲸"，表示"回家还要继续画，很期待和开心，还有一幅漂亮的蓝鲸，从报名开始我就一直想要画这一幅啦"。小组圆满结束，组员们相互告别，表示有需要会把自己的油画拿回来作为成果展示，也期待着下一次参与更多社工服务

续表

目标达成情况	80％的参加者至少完成 1 幅油画作品	通过社工观察和活动照片可以看出，仅有 1 名组员未完成 100％，目标达成
	80％的参加者能够描述自己的画作的大意	已完成的组员为自己的画作取了一个名字和并讲述名字的缘由，也向其他组员分享了油画在自己眼中的意义，目标达成
	80％的参加者能够表达自己在小组过程中的情绪或心情	通过观察和社工询问，参加者对绘画过程中自己的心情和情绪，能够用语言表达出来，目标达成
工作反思	1. 从出席情况和组员在小组过程中的表现评估得知，小组给予了组员新的能力和希望，原本懒得动或者不愿意动的组员竟然都坚持完了 5 节小组出席，小组解散后组员们有了新的小目标，可以看出小组对组员的成长和对未来的计划有较大的触动和推动； 2. 在小组过程中，主带社工遇到了许多与计划顺序和内容的挑战，需要社工不断在过程中调整，社工服务不能拘泥于小组计划书，需要根据实际情况及时变通，进行调整，因为小组的成效不仅是依靠设计内容或者流程不变的，而且要懂得审时度势，根据现场的情况和组员的状态和积极参与的点进行适当沟通，有助于目标的最终达成，这就是成功的小组设计，不拘泥形式； 3. 不仅小组组员有动力，几位观摩社工也能坚持参与，在坚持参与的同时，自己也参与了曼陀罗数字油画的快乐创作，同样获得了小组动力，这也从另一方面体现了曼陀罗画的魅力； 4. 曼陀罗数字油画义工培养：在整个活动过程中，培养了社工＋家属，共 6 人，一支 6 人曼陀罗数字油画义工队伍形成
下节跟进	1. 跟进小组组员在小组结束后的表现和反馈； 2. 跟进未完成曼陀罗 1 人的完成情况以及后续数字油画大家的坚持完成的情况	

五 反思与总结

（一）目标达成情况

（1）参加小组的 7 人中，只有 1 人在 5 节的时候只完成了数字油画的 60％，其余均完成或超额完成，总数量超过 7 幅，80％的参加者完成了 1 幅油画作品。

（2）通过小组各节分目标的达成，以及社工观察统计组员对自己所绘制曼陀罗的描述和给予的意义可知，100％的组员能够描述作品的意义，100％的参加者描述了自己的画作的大意。

（3）通过小组各小节分目标的达成以及社工的引导，组员均在过程中表达了在绘画过程中自我的情绪，并且敏感地表达出了前后小组自我情绪和心情的变化，80%的参加者表达了自己在作画过程中的情绪或心情。

（二）工作反思

（1）因地制宜，减小场地和环境的影响。小组第1、第2节借用的场地配置好、空间大，空气好，环境优美，对参加者的投入和感官能够起到更好的作用。小组第3—5节场地是一个会议室，空间相对狭小，空气流通较差，对活动效果稍有影响，需要依靠社工良好的控场和烘托气氛的能力，把环境对活动的影响降到最低。因借用他人的场地临时变化频繁，后续可以尝试发展或者链接其他更加稳定的场地资源来开展服务，让场地环境为服务成效加分。

（2）关注个别化，看到小组成员能力的差异性并且提前准备预案。参加活动的精神康复者和家属能力各不一样，在完成曼陀罗画的进度和时间都存在差异，社工提前预想到这种情况，安排了预备方案，很好地提升了全员的参与度，控制了小组的整体进程，使小组能够在规定时间内顺利结束。在小组开展前，社工均应该多在脑海中演练小组过程中可能发生的事情，避免因事前社工准备不充分而导致手忙脚乱、不知所措等，影响小组的氛围和成效。

（3）特殊人群服务，安全第一。特殊人群参加长期的服务，根据不同能力的参加者，在其来之前和回去之后一定要跟进和了解其是否安全到家，避免产生一些不必要的安全问题，保证参加者平安往返。

（4）巧用物资，把控小组进度。小组物资预备多一些有助于应对小组过程中一些特殊情况，例如成员绘画速度过快完成或失去耐心等，可以通过给予新的物资或更换难度低的油画进行调整。

（三）后续跟进内容

（1）跟进小组后期小组组员在小组过程中讨论的生活和工作计划行动情况；

（2）跟进小组结束后，奖励的数字油画完成的情况；

（3）跟进小组组员在小组后期病情管理和药物管理等方面的坚持和改善情况。

督导评语： 绘画在满足患者自我表达的同时，也对精神疾病患者的康复起到了积极的推动作用。据了解，绘画疗法能处理不同的情绪障碍，人类的情绪更容易通过绘画艺术来表达，在绘画的过程中，个体可以进一步厘清自己的思路，把无形的东西有形化，把抽象的东西具体化，对于精神康复者来说，绘画疗法有助于增强患者的自我意识，改善情绪管理技巧和社会化技能，促进自我完善、提高社交技能；完成绘画时，精神康复者在"欣赏自己"的过程中满足心理需求，了解所缺所想。通过绘画，患者可以将潜意识内压抑的感情与冲突表现出来，并且在绘画的过程中获得疏解与满足，用于增强自我意识、缓解情感冲突、提升行为管理、发展社会技能，减少焦虑、解决心理问题及提高自尊等。社工借用油画的艺术方式，组织不善表达的精神康复者在过程中通过绘画慢慢描述和表达，打开了组员沟通和表达的途径。通过油画笔在画布上作画，锻炼了组员的精细化动作，绘画过程培养了组员的细心、耐心和注意力，知识学习和讨论获得了朋辈的支持，分享交流了康复心得和有用经验，组员收获颇丰。小组较好地挖掘了组员的潜能和技能，提升了对生活和康复的信心。小组结束后形成了线上互动群，有一定的延续性，但缺乏资金支持可能无法持续更长时间，可以考虑与本地油画组织或基地等开展合作，从社会治理的高度，形成社会组织自治、互利共赢的局面，巩固小组发展成果。

第九章
项 目 篇

第一节 日间康复和社区康复的项目服务

一 项目背景

A 区残联自 2008 年在残疾人工作中引入社工服务，运用"个案管理"模式为各类残障康复者在提供身、心、社层面的综合性服务。在服务的推进中，逐步地进行精细化服务设计，于 2013 年推出了精神残疾人及其家属的服务，也就是目前的 T 区精神康复者家属资源中心项目。

区残联在精神残疾人服务中运用"大康复"模式，即以购买服务的形式，将专业社会服务引入残联现有服务中，根据康复者及其他们家庭的情况，从政策福利、权益保障、康复就业、服务转介等方面提供综合性的服务。残联设置专门的精神残疾人服务办公室，即"精防办公室"，负责精神残疾人的服务申请和审核，田区精神康复者家属资源中心与精防办公室合作跟进辖区的精神残疾人服务，主要提供具体的服务，如所需服务超出残联服务范围，会有项目社工进行资源整合或服务转介，同时也会根据康复者及其家庭的其他需求链接残联的其他部门，如权益保障保部门、就业部门等为他们提供综合性的服务。

二 项目的运营模式和服务内容

某区精神康复者家属资源中心（以下简称资源中心）是以辖区的

精神康复者和家属为主要服务对象的精神健康服务项目，过程中重视康复者及其家属的支持网络的搭建，同时整合各类资源，为精神康复者的身、心、社层面的康复提供具体化的服务。

（一）团队人员构成及工作分工

项目团队配备有 1 名项目负责人、10 名社工、2 名心理咨询师、2 名康复治疗师。在分工上，社工主要负责的是个案管理和服务设计，咨询师和治疗师作为专业力量在服务中配合社工，咨询师主要是提供心理咨询和团体辅导，康复治疗师主要是提供日常的康复训练和职业康复服务。

（二）服务的模式

资源中心是日间康复服务和社区康复服务双轨道并行的服务模式。日常康复服务，主要是针对有外出康复意愿，且疾病稳定的康复者，其当下主要的康复目标是能力训练和社会融入的部分，日间服务实行"会员制"，为常来会员提供身、心、社、就业等方面的训练和辅导，为家属提供减压服务，并搭建互助支持平台；社区康复服务主要是为不能或不愿走出家庭的康复者提供的探访式服务，提供的服务包括心理咨询、居家训练、自我疾病管理、家庭康复环境打造、资源整合、社区精神障碍患者协同管理等。

（三）服务理念

资源中心自成立以来，运用的"复元"理念，协助康复者通过在日常生活中发掘潜能，提升自我能力，增强自信心，从而提高应对疾病及恢复社会功能的能力感，达到改善其生活质量，提高康复者及其家庭的生活满足感，促进病情的稳定和康复，实现正常的社会生活。

1. 重新建构"精神疾病"

为康复者个人进行个性化的疾病重构，结合专业人士对精神疾病的理解演绎具有个人意义的经历，从经验中寻找意义，将疾病视为人的一部分，而不是一个人的全部。

2. 发展正面身份

"复元"强调康复者在"精神病患"以外发展一个正面身份。在发展正面身份的过程中，康复者可以自己选择发展哪一个身份，这也是提升能力感的一个重要的途径。

3. 自我管理

重新建构精神疾病的定义能将患病的经验转化为人生的一个挑战，让康复者发展自我管理的能力。康复者从临床管理的被动角色转为承担自我管理责任的主动角色。这并不代表康复者独立完成所有事情需要康复者独立完成，而是承担自己身心健康的责任，包括在需要的时候要求协助。

（四）特色服务

1."重返职场"计划

中心链接社会资源，为已具有就业能力的康复者提供支持性就业岗位，在模拟就业的过程中，职业治疗团队为康复者提供就业适应性辅导，与企业合作，制定符合企业岗位的支持性就业流程。为有就业意愿的康复者提供就业能力培训，鼓励康复者尝试就业。

2015 年，中心链接了深圳市的一家在地铁口附近的餐饮店，为 4 名康复者提供支持性的就业岗位。在招募阶段，面向辖区就业年龄段的康复者介绍该项目，激发家属和康复者参与的积极性；在面试阶段，为有意向参与面试的康复者提供面试前培训，并根据每个人的情况进行一对一的辅导，主要是给他们营造安全的面试环境，减少因内心的不安带来的中途退出；在内训阶段，中心专门成立了职业康复团队，由社工、康复治疗师、心理咨询师合作跟进，从就业规划、职业技能训练、就业心理准备、友好就业环境营造等多方面提供服务；在就业阶段，职业康复团队动态跟进，为康复者提供过程性的支持，协助他们尽快适应岗位，同时也做好用工单位协助康复者就业的相关知识教育。最终，4 名康复者在岗位工作 6 个月，他们突破疾病的困扰，学习与他人团队协作，发挥个人的优势，感受工作带来的价值感，提升了他们应对疾病的能力感，也给他们后续的职业发展带来了希望。

2. 艺术疗愈计划

中心自 2016 年开始尝试艺术疗愈项目，主要是借助音乐、律动、表演、歌唱、绘画等多种方式，设计服务项目让康复者和家属参与其中。当语言难以传达的时候，就用艺术创作这种安全而隐秘的方式，进行宣泄、倾诉与自我梳理，获得生理、心理或情绪上的疗愈，同时也可以激发他们与他人、与外界联结的动力。发展初期，在中心日常康复项目中加入了"艺术调理"训练，主要是通过律动、舞动，带领参与者先打开身体，尝试用肢体表达自我，鼓励常来中心的康复者都参与其中，也结合部分大中小型活动，加入一些艺术调理的元素，让更多的服务对象认识艺术疗愈；发展中期，开始重点招募对艺术表达有兴趣的服务对象成立了专门的小组，在每周会进行律动、台词、肢体表达、角色扮演、乐器学习、歌唱等多形式的训练，在每年会集中时间进行节目编排。

3. 朋辈支援计划

以复元理念为指导，重视康复者在复元过程中的自我参与，运用朋辈力量提升康复者及其家庭的希望感，中心设计了朋辈支援计划。2019年，中心开始先在康复者群体中发展这部分服务，鼓励参与中心日常服务的积极康复者参与这个计划，前期会有一系列的培训，再让他们尝试参与。计划启动后，有 7 位康复者参与，他们都患精神疾病 5 年以上，有 5 位康复者病情稳定，近 3 年未曾复发，有 2 位病情波动，近 1 年又入院，他们都会根据自己不同的状况进行有关对疾病的看法、成功应对疾病的经验、与家人的相处和自我价值的寻找等方面的分享，并通过团体活动、探访活动、个案面谈、日常康复、非正式互动等形式给予其他康复者支持和影响。从项目的成效看，一方面给了参与该计划的 7 位康复者平台，将以往被看作人生负面标签的康复者身份，转化为正面身份，并以过来人的身份去重新建构自己的过往，同时也有了平台和机会，将成功经验传递给更多的人，提升了个体的能力感，也给这个群体带来了新的康复视角；另一方面也给了被服务的康复者和家属带去了希望和信心，尤其是朋辈导师们展示的正面的积极形象，让其他正在经历疾病困扰的康复者家属看到了希望，提升了应对疾病的信心。

三　服务经验总结

过往，精神疾病的康复等同于症状的缓解。因此，传统临床服务侧重于精神疾病症状的管理、控制和减少。然而，这种康复观点近些年也受到了新观念的冲击，精神康复的主要方向开始向综合性的精神健康发展。

Robert E. Drake 博士等人对不同人群的康复进行了大量研究，提出了康复的五个方面，包括临床恢复、存在性恢复、功能性恢复、身体恢复和社会恢复。其中临床恢复是指传统意义上的症状缓解，这涉及采取临床干预措施来减少症状，常见的干预措施包括精神药物治疗、谈话疗法和行为干预。但是，精神健康倡导者一致认为，这些干预措施对于全面康复来说还是远远不够的，故又加入了其他几个方面的康复。

中心在开展服务的过程中，更多的是提供存在性恢复、功能性恢复、身体恢复和社会恢复。

精神康复者常表达他们的生活中存在着空虚感，通常表现为缺乏希望、意义和目的。存在性恢复指的是回应康复者这部分的需求，通常包括信念或精神活动，这些活动帮助许多人在康复方面取得进步，帮助他们寻找新的希望、目的和意义。中心重视向康复者和家属传递"复元"的理念，在日常的服务、心理咨询和团体辅导时都重视向家属和康复者传递希望，并在中心的服务设置、活动带领、中心发展方向等部分，鼓励康复者和家属参与，以赋权、增能逐步提高他们在应对疾病、面对生活中的能力感。

功能性恢复指的是参与日常和有价值的社会角色，这些角色通常被未经历精神疾病的人视为理所当然。例如，精神疾病患者的失业率高、就业不足、大学辍学和无家可归等，社会不平等就像疾病本身一样痛苦，因此，功能恢复意味着根据个人目标采取行动，在就业、教育和住房等领域取得进展，其中职业康复和职业治疗可以帮助人们进行功能恢复。中心以"平等""赋权""增能""自我参与"等为服务设置的指导方向，提供机会发展康复者正面身份，比如在中心发展的"同行义工队""朋辈导师""就业支援""同心艺术团"等都是发展性的项目，鼓励康复者和家属做他们感兴趣的事，以此丰富日常生活，减少空虚感，提升生活的能力感，从而减少疾病复发，提高生活质量。

患有精神疾病的人有更高比例的身体健康问题，如肥胖和糖尿病。许多患有精神疾病的人还在与饮食不良、缺乏锻炼和吸烟作斗争。因此，身体恢复是指身体健康状况的积极改善，这可能包括采用更健康的饮食，增加锻炼，减少香烟和酒精等物质的使用。身体健康的这些改善常常会对心理健康产生连锁效应：这是身心双赢的局面。中心在日常康复中就加入了运动训练项目，鼓励康复者定期参与各类运动，并由康复治疗师结合不同康复者的情况，在饮食、运动、疾病管理等部分提供建议，由社工以"个案管理"的模式，将这部分内容加入康复者的服务管理中。中心，也针对居家康复的康复者做上门的康复训练指导，主要是在家庭中为康复者居家训练提供专业指导和示范。

耻辱感和刻板印象可能会导致精神疾病患者被社会排斥，这会引发患者彻底的孤立和孤独。因此，社会恢复包括采取行动更好地参与社交，包括营造安全环境，尝试与外界进行联结，也会搭建平台，提供机会让康复者多些与他人互动，也会安排个人个性化的社交和去污名的服务。服务中，包括促进康复者与家人和老朋友的互动交流，及涉及社会领域的新活动，例如加入体育俱乐部或其他社区组织。临床心理学家和社会工作者可以帮助人们进入社会领域并发挥其积极效应。

精神康复服务中重要的系统，如个人系统、家庭系统、社会系统。再聚焦下表达，个人系统就是康复者个人，家庭系统更多的是指他患病后长期居住和生活的家庭（家庭中的重要他人是长期的照顾者），社会系统包括疾病康复期的医生、社工、心理咨询师等。这三个系统的功能发挥得如何，一定程度上影响康复者的康复情况，在三者中对重要性来排序的话，我个人认为按重要程度由高到低排序，依次是家庭、个人、社会。因疾病的影响康复者个人的能力和生活动机有所降低，所以重要系统对他来说非常重要，而家庭可以发挥这个作用。所以，在精神康复服务设置中，要将家属支援型服务放在重要的部分，这部分服务和直接的康复服务结合起来，才能为康复者提供机构、家庭、社区层面的多元服务，利于疾病的稳定和能力的复元。家属支援型服务目前可设置的服务有家属互助网络搭建、心理减压团体辅导、个案心理咨询、朋辈支援服务、兴趣类学习等。

精神康复服务中的个人系统，也就是康复者本人，他们是康复服务设置的核心参考，也是服务的最终受益者，促动他们提升康复的动机，提高自我管理的能力，提升自我价值感是服务的目标。可设置的康复者服务有个案服务、探访服务、日间康复服务、朋辈支援服务、就业技能提升、社区融入服务等。

精神康复服务中的社会支持系统，包括很多部分，但和康复者有直接联结的就是服务的主提供者，包括医生、社工和心理咨询师。服务提供者作为个人和家庭之外的重要力量，支持着这两个系统在康复中更自如地发挥功能，注入康复的希望，陪同应对疾病的反复和面临的困境。笔者认为一个合格的服务提供者，首先是要有正确的工作理念，要以人为本，将疾病和人分开看待，也就是要摆脱"非正常化"与"病态观念"的控制，更多地看到他们的能力和潜力；其次是要有扎实的专业能力和严谨的工作程序。时刻提醒自己我们说的每一句话，提供的每一项服务，对服务使用者来说是影响无限的，要在服务中传递希望和支持。

督导评语：精神康复者家属资源中心是精神康复者及家属的避风港和赋能湾。T区家属资源中心是运营时间相对较早，发展较好，专业经验相对丰富的精神康复者家属资源中心，致力于服务辖区精神康复者及其家属，帮助其恢复生活能力和社会适应能力，回归社会。该项目内容和模式已经形成了自己独特的风格，推行"日间康复＋社区康复"服务双轨道并行的创新服务模式，一方面为有外出康复意愿、疾病稳定的康复者及其家属在能力训练、社会融入上提供资源、场地等保障；另一方面为不能或不愿走出家庭的康复者提供探访式服务，使他们在社区康复上有了新阵地。在项目服务工作中突出"家属"和"支援"的工作模式，以会员制的形式，服务精神康复者，注重发挥精神康复者的能力，在前台引导员、朋辈导师和艺术调理等方面进行了项目创新，也取得了一定的成效。精神康复者家属资源中心是一个很好的平台，拥有众多资源，应继续发挥优势，努力提升社工专业服务技能，突出亮点，形成和拓展康复服务链条，打造契合精神康复者康复或就业的品牌服务。

第二节　"园治你心"精神康复者及家庭减压项目

一　背景及需求分析

（一）项目必要性

精神疾病在全世界都是一个不容忽视且难以克服的困难，在中国也是如此，中国人口众多，且随着中国经济快速发展、竞争加剧、压力增大，人们的患病率也明显持续增高，数据显示，截至 2019 年，中国在册严重精神障碍患者人数已达 550 余万人。深圳市 2017 年底累计登记在册的严重精神障碍患者 4 万余例，报告患病率为 3.58‰，呈上升趋势，病种以精神分裂症和双相情感障碍为主。严重精神障碍患者包括六大类：精神分裂症、双相情感障碍、偏执性精神障碍、分裂性情感障碍、癫痫所致精神障碍、精神发育迟滞（伴发精神障碍）。精神障碍患者普遍出现情绪、心智、行为、自我形象或性格上的异常表征，大多数严重精神障碍患者入院治疗或接受门诊治疗后，病情基本稳定后回归家庭，在社区康复，定期去医院复诊。

严重精神障碍患者在社区康复越来越受到政府及社会的重视，深圳市为贯彻落实广东省综治办《印发〈关于加强严重精神障碍患者救治救助工作的实施意见〉的通知》（粤综治办〔2016〕1 号）的文件要求，出台《深圳市精神卫生综合管理试点工作方案》，各有关部门认真履职，积极作为，形成了政府领导、多部门齐抓共管协调联动的综合管理机制，同时社区层面建立严重精神障碍患者"五位一体"救助帮扶机制等，为促进工作有效开展，推动社会工作者在精神康复服务中的积极作用，工作取得有力的成效。

目前，N 街道的严重精神障碍患者 800 余人，派驻在街道的社工在前期大量的电访和实地走访过程中，了解到严重精神障碍患者在社区康复中，患者和家属都面临许多困难及问题。绝大部分精神障碍患者因疾病丧失社会功能，没有朋友，失去工作和学习的机会。他们自我封闭，禁锢在自己的世界里，有的甚至不出门，与世隔绝。而作为精神障碍患者的家人，十分担心患者因疾病问题与社会脱离太久而无法融入和适应。家人需要长时间照顾患者，同时还要遭受社会大众的歧视，家属逐渐失去信心与耐心，易造成患者及家属关系紧张，出现沟通障碍，彼此背负巨大的情绪压力。当患者与家人关系不和，他们彼此之间互不理解，甚至出现正面冲突时，精神障碍患者感受不到来自家人的关爱和理解，不利于他们的康复。

（二）项目可行性

（1）深圳政府对精神障碍患者的重视，出台大量政策文件支持精神障碍患者更好的康复。

（2）街道社区结合政府文件，积极落实政策文件。

（3）N 街道精防督导团队有较强的精神障碍患者服务专业水平，能够提供专业指导。

（4）N 街道精防团队在 N 街道服务近 3 年，具有丰富的服务经验，取得了较为广泛的社会影响，赢得服务对象的好评。通过专业服务，精防社工与辖区内精神障碍患者及其家庭建立良好信任的专业关系，便于工作的开展。

（5）N 街道精防团队社工共计 15 名，在辖区内开展精神康复服务，为项目开展提供人力保障，同时精防社工在街道服务中经验丰富，并不断学习、反思和积累，拥有较强的专业能力及服务水准，为项目提供专业服务保障。

（6）N 街道精防团队在区级、街道级开展精防服务，受到用人单位、患者及其家属的认可。

二　项目理论

本项目中以复元理论、园艺疗法作为主要理念，开展项目服务。

（一）复元理论

复元理论是 1993 年学者 Anthony 提出，复元（recovery）是个人改变其态度、价值、目标、技巧和角色的一种深沉且独特的过程。它是让生命可以有希望且获得满足和产生贡献的一种生活方法，让精神障碍者由"疾病角色适应环境"转为"重建不同的生命"。复元是个体在危机中积极应对的过程，是患者面对危机有能力成功应对环境，最终克服障碍继而适应生活的过程。Waller 认为复元是个体结合内外支持资源应对困境的技能。曾文志表示家属对患者表现关心、理解、支持以及家属良好的态度等能促进个体复元，康复效果更理想。学者 Grotberg 则认为影响复元的外在系统是患者身边最重要的人对他（她）关怀、信任以及友好的外在环境。故此，以复元理念为导向介入精神康复者的社会支持能帮助患者在困境中应对外在环境的障碍并发展正向适应。复元理念注重能力取向，精神疾病患者通过自身努力寻求改变，积极发掘自身、家庭的优势，链接社区和社会公共资源，由"个人"转向"家庭及社区",最终使患者拥有更多的社会支持。

（二）园艺疗法

园艺疗法属于农林学、医学及心理学的交叉边缘学科，是对希望改善身体和精神状态的人，通过园艺操作及植物栽培、园林生态环境参观及维护等相关活动，构建"人—植物"的双向沟通平台，从而在心理、社会及生理多方面进行自我调整的一种有效康复手段。治疗过程中，植物环境作为载体，治疗师仅引导或协助，病患是康复主体及主动者。借以植物、园艺及人与植物的亲密关系为推力，结合精神体力投入、希望、劳作、收获与享受的过程，使病患在园艺过程中获得治疗与康复，同时更了解自己及周围世界。园艺疗法的类型被分为治疗型（对疾病或伤残进行医疗复健）、职能型（作为临床作业治疗的重要部分，旨在促进病患的社会属性，助其早日回归社会）及社会型（提升生活品质与福祉）。治疗形式多样化，具有趣味性，主要包括室内及户外栽种（室内盆栽、水栽植物的培育，户外林木花卉栽种，苗圃耕作）、植物生态环境下的远足郊游（园林景观维护、植物园及植物展参观）及植物手工艺的制作（干燥花、人造花及植物美术拼贴制作）等。

三　项目目的和目标

（一）目的

使精神障碍患者从零交流开始扩大社交圈，促进患者及其家庭缓解压力，释放情绪，调节情绪状态，促进彼此交流、互动及分享，让他们家庭彼此间理解与支持，对社区更有归属感，更好地在社区康复。

（二）目标

（1）80%参与者通过该项目，与家庭成员的沟通交流量得以增加。

（2）80%参与者通过该项目，获得情绪支持，负面情绪得以舒缓。

（3）80%参与者通过该项目，增加了接触外界的机会，获得不一样的体验。

（4）80%参与者通过该项目，获得相结交朋友的机会，提升归属感。

四 项目内容

(一) 实施进度 (见表 9-1)

表 9-1 项目实施进度

阶段	目标	服务计划
项目启动阶段 (2019 年 7—8 月)	1. 实施计划制订; 2. 项目人员分工; 3. 物资筹备; 4. 资源联络	通过电话、微信、面谈发布活动预告
项目执行与监管阶段 (2019 年 9—10 月)	结合目标实际开展服务	1. 开展 4 场园艺康复活动; 2. 开展 1 场户外绿色植物公园探秘活动
总结评估及成果展示阶段 (2019 年 10 月)	1. 项目总结及评估; 2. 召开座谈会	开展 1 场座谈会

(二) 具体服务计划 (见表 9-2)

表 9-2 项目具体服务计划

时间	服务内容及量化指标	预期成效
2019 年 7 月项目启动阶段	1. 实施计划制订。与督导沟通确定实施计划及开展服务时间。 2. 项目人员分工。召开不少于 2 次的筹备会、分工会,让参与成员对项目内容有详细了解与分工。 3. 物资筹备。准备项目服务物资,做好活动前准备。 4. 资源联络。与用人单位、出资方沟通,确定服务场地	完成服务实施计划,确定服务内容,确定服务成员分工
2019 年 7—10 月项目执行与监管阶段	开展多种形式宣传招募,提供专业服务,组织服务对象交流分享。 1. 开展 4 场园艺康复活动;开展植物扦插、插花艺术、组合盆栽、干花相框等园艺手工活动,设置相互认识、互相介绍环节,教授每节制作方法及要点,动手制作,感受活动现场氛围,在活动中能有效释放情绪,缓解压力;设置相互配合与合作环节,促进彼此互动,促进相互理解与支持,让成员分享活动中的见闻与感受,鼓励参与者表达内心情绪。 2. 开展 1 场户外绿色植物探秘活动;设置家庭合作环节,在活动开始前首先开展热身活动和相互介绍,让参与者相互认识,在活动中分派任务,家庭成员合作分组去公园内收集植物叶子、枝干等,并集中现场收集的植物制作一幅画作,并写一段话送给现场最想送的人,促进现场的互动与沟通,同时鼓励参与者在参与活动中用手机拍出最美的照片,让他们感受大自然的美景,能够舒缓情绪,释放压力,结交朋友	1. 80%参与者通过该项目,与家庭成员的沟通交流量得以增加; 2. 80%参与者通过该项目,获得情绪支持,负面情绪得以舒缓; 3. 80%参与者通过该项目,增加了接触外界的机会,获得不一样的体验; 4. 80%参与者通过该项目,获得结交朋友的机会,提升归属感

续表

时间	服务内容及量化指标	预期成效
2019 年 10 月总结评估及成果展示阶段	1. 项目总结及评估。PPT 总结报告。 2. 召开分享座谈会。召开 1 场与服务对象、用人单位的座谈会，分享总结项目（参与者超过 20 人）	1 场座谈会

（三）具体项目内容（见表 9 - 3）

表 9 - 3　　　　　　　　　　　具体项目内容

序号	项目名称	日期	地点	对象
1	微景观绿植园艺活动	9 月 5 日（周四）	社创培训室	辖区内精神康复者及其家庭成员
2	插花园艺活动	9 月 11 日（周三）		
3	陶艺绘画园艺活动	9 月 18 日（周三）		
4	组合盆栽园艺活动	9 月 25 日（周三）		
5	户外绿色植物探秘活动	10 月 16 日（周三）	户外公园	
6	"园治你心"身心减压之旅总结分享会	10 月 24 日（周三）	社创培训室	

五　服务成效

（一）产出

共开展 6 场活动，包括 4 次主题园艺活动，1 次户外活动，1 次总结分享会，出席率达 98%，共有 97 人参与活动人数，与 N 街道创新园、N 街道某公园等资源方合作。

（二）媒体宣传

公众号发文共 18 篇，其中社工学院 6 篇，深圳残疾人网站 4 篇，鹏星社工 2 篇，街道美篇 6 篇。

（三）项目成效

通过意见反馈表得知：92% 参与者通过该项目，与家庭成员的沟通交流量得以增加；92% 参与者通过该项目，获得情绪支持，负面情绪得以舒缓；100% 参与者通过该项目，增加了接触外界的机会，获得不一样的体验；95%参与者通过该项目，获得相结交朋友的机会，提升归属感。

1. 资源链接

与 N 街道创新园、N 街道某公园、L 区慢病院、B 街道、区第四人民医院等资源方合作。

2. 专业关系巩固

通过该项目，精防社工与社区康复者进一步加深了良好信任的专业关系。

3. 良性发展

通过面访了解到家属与康复者参与服务后，康复者的表现良好，向着好的方面发展，病情也较稳定。

（四）项目影响力

通过项目服务为辖区精神康复者和家属营造了一个平等良好的氛围，让康复者在其中锻炼动手能力、缓解压力、释放情绪，并从中结交、认识新朋友；让精神康复者对社区更有归属感，更好地在社区康复，也为创造"共建、共享、共融"的亲和型社会打下坚实的基础。

六 服务亮点

（一）可推广性

本项目计划以"点到面"的方式推广，先在 N 街道的部分社区服务中心试点，在此期间逐步形成并完善为可操作化的复制模式，再逐步推广至 N 街道70%以上的精神障碍患者及家庭中，乃至 L 区其他有需求的社区。

（二）多元支持性

项目将单一的园艺活动与复元理念、户外历奇相结合，多维度支持项目开展。

（三）提升专业能力和专业水平

在该项目服务过程中，精防社工专业性得到提升，充分发挥了社工的资源整合、沟通联结作用，同时精防社工实务能力不断提升，包括独立操作、专业技巧、协调配合等方面灵活运用。

督导评语：社会工作项目有别于其他领域，并非为了创造产品，而是通过一系列有组织的行动，对服务对象产生某些影响及改变，项目结项后所产生的改变约可分为 6 种，即知识、技巧、态度、行为、感受和意向。本项目包含园艺、外出、总结分享会等形式，是社工为精神康复者及家属开展服务的一次大胆尝试，运用复元理论和园艺疗法，紧密结合服务对象外出、动手、沟通表达等需求，带领他们体验了尊重、平等和疗愈，社工在项目执行过程中的专业、热情等表现，带动了服务对象对生活的热情，也积极影响服务对象在社区康复的态度，做到了用生命影响生命，带给了服务对象知识、态度、行为等方面的改变。该项目为精神康复者带来了一次充满意义的复元体验，得到了服务对象和用人单位的一致好评，具有一定的可推广性和可复制性。但从项目精细化和聚焦性来分析，本项目所关注的内容较广泛，不够精准，成效部分也不够具有影响力，后续可考虑从问题导向出发，集中解决某部分精神康复者的共性及迫切性问题。

第三节　双相情感障碍艺术疗愈行动

一　背景及需求分析

（一）项目必要性

双相情感障碍（BD）又名双相障碍，是一种既有躁狂症发作，又有抑郁症发作（典型特征）的常见精神障碍，首次发病可见于任何年龄。B 街道辖区有 17 个社区，在册精神障碍人群 1000 余人，其中双相情感性精神障碍人群 200 余人。在日常生活中，他们大部分沉默寡言，存在情绪问题，却无法准确地表达自己的内心。他们不善言辞的背后，隐藏着对自身病情、规律服药和康复管理的不理解和不重视，其主要表现为：对药物的药性药效不了解，不能够正视按医嘱服药的重要性；依赖于家属，缺乏康复知识和意识，不懂得如何进行自我康复管理；整天待在家，不愿走出家门，鲜有参与康复活动，缺少与他人沟通的机会，易与社会脱节。面对自己的问题，精神障碍人群很少有敏感性，也很少表达自己的疑惑及解决问题的想法。

近年来，深圳市卫计系统数据表明，约有 36.52% 的严重精神障碍人群未规律服药，项目团队走访调查发现，未规律服药的人大多因为对药性不清楚、不能正视药物副作用而导致拒服或不规律服药。另外，卫计系统数据显示 73.9% 的精神障碍人群都为居家康复，其中超过 60% 没有自我病情管理和康复训练的计划，即使少部分有想法，也很少能坚持。大部分居家康复的精神障碍人群对康复训练没有动力，也很少能主动参与到专业社工服务机构提供的社区康复活动中去，能够实现职业康复的人更是少之又少。

鹏星精神卫生社工经过大量走访，结合调研数据，发现出现以上问题的其中一个重要原因就是精神障碍人群对自身病情变化的敏感度、认知度不高，自我察觉的能力较弱，不能及时感知或表达自我身体、情绪等的变化，不能够做到自我认同，缺乏自我价值感。为此，严重精神障碍人群的自我康复问题需要也值得我们进一步关注和跟进，社工拟采取适当措施，链接资源，提升专业服务能力，用实际行动为社区精神障碍人群身心康复助力，协助和引导其学习康复知识，参与社区活动，致力于增强其对自身病情、情绪变化的敏感性，促使其学会自我欣赏和自我管理，最终协助其探索其内心需求，并表达出来，提高生活质量，找到生活意义，做一个有价值的社会人。

（二）项目可行性

（1）项目团队由机构 5 名资深精神卫生领域督导组成，其中 1 名中级督导，4 名初级督导，确保了工作坊研发能力及执行能力。此外，用人单位对精神障碍人群病情的稳定和康复十分重视，经常指导团队开展的康复服务。

（2）综观机构历年来在精神卫生服务领域的项目服务的内容和经验，艺术疗愈有十分扎实的实践基础和成效，为本艺术疗愈项目奠定了坚实的理论和实践基础，取多家之长，项目在专业性、精准性和疗愈效果等方面将达到更深的层面。

（3）精神卫生领域一直是鹏星社会工作服务的重要方向之一，鹏星在精神卫生服务方面已经形成特有的模式和基础，项目服务的形式也是团队社工一直坚持沿用的，团队对项目内容和项目形式都十分熟悉，开展起来得心应手。

（4）艺术疗愈本身是一种有效的心理呈现和介入方法，具有易参与、易适应和易接受的特性，被精神障碍人群接受认同，被广泛运用于心理学范畴，它有利于社工灵活运用不同的表现性技法，达到与精神障碍人群心灵上的沟通，引导其舒缓压力，改善信念，表达内心想法和感受。

（5）项目开展有场地、财力支持。F社创中心为B街道社会治理创新之地，也是全市营造共建共治共享社会治理格局试点之一，也是街道社会心理服务体系的根据地，场地宽敞明亮，设备精美齐全，可预约和对外开放。鹏星机构十分重视特色项目的研发，对特色项目预有专项资金，为项目落地实施提供了资金保障。

（6）目标人群需求定位明确且容易寻找。街道、社区精神卫生社工对每一位在册的精神障碍人群都建立了档案，也十分熟悉精神障碍人群的实际情况和状态，找到目标人群是精神卫生社工的独特优势。

（三）项目创新性

（1）建立特殊群体朋辈互助的平台。本项目针对精神障碍人群这群特殊目标群体，采用书法、园艺、绘画、音乐等趣味、易参与的艺术手段，通过从视觉、听觉、触觉、思维等多方面的感官感受的敏锐性，来训练提升精神障碍人群自我察觉和自我感知的能力，通过体验式工作坊、活动、小组，结合香港引入ACT个案管理服务，精准施策，增强精神障碍人群之间、家属之间的互动，强化康复有效经验，提升家属正能量，为辖区严重精神障碍人群及居民提供对精神疾病认知、自我察觉、康复训练的艺术疗愈平台。

（2）均为自主研发"艺术疗愈"系列体验式工作坊、小组、活动等。项目执行团队督导均为精神卫生服务社工，具备8年以上社会工作服务及督导经验。本年度拟研发10个以复原理论为基石艺术疗愈为手段的线上、线下体验服务，分别是书法、油画、心境曼陀罗绘画、爱的律动等工作坊。

（3）项目可孵化"艺术疗愈"义工团队，提供后续可持续性服务。项目将以有能力的精神障碍人群和家属为重点，培养、组建1支"艺术疗愈"服务义工队伍，打造了"艺术疗愈"的服务平台，坚持从社区中来，反哺到社区中去，为后续街道社区的"艺术疗愈"服务培养骨干领袖，保障项目结项后的延续性。

（4）提供专业化、精细化的ACT个案管理服务。项目团队成员开展 ACT 个案经验丰富，针对精神障碍人群的个别化情况，社工利用专业性量表、专业服务手法和多年精神卫生领域服务经验，为其量身定制康复服务计划、药物管理计划等，提供专业性强、精准性好的个案管理服务，为其在社区康复保驾护航。

二　理论视角

项目名称选用"艺说心语"，想要传达的是鼓励精神障碍人群与家人、朋友、社会大众的互动和相互了解，沟通内心想法和需求，营造对自己更加友好的康复环境。

（1）艺术疗愈，一门融合了艺术和心理学的学科，是一种表达性的治疗方式，它通过艺术的创造性过程改善参与者的生理、心理和情绪健康状态。帮助他们理解情感冲突、增加自我意识、管理行为、减压、培养社交技巧及增强自尊心。艺术疗愈同时是一种感知的训练，它允许参与者选择不同的形式进行交流，视觉、触觉、肢体运动或者更多的形式，增强手眼协调的能力，参与者不仅能够被听到，更能从他们的作品中被看到。艺术疗愈最珍贵的不是技巧，而是一个活生生的人最独特的情感表达，社工和参加者相互间都要尊重每个人的能动性，肯定他们的独特性。本项目从参加者的真实感受出发，用绘画、音乐、园艺手工等方式，锻炼和提升精神障碍人群的自我感知和自我表达能力

（2）复元是一个康复过程，是一个让精神障碍人群重新认识自己，建立正面自我形象及重建有意义生活的过程。复元视角看待精神康复者不是只看到疾病和问题，而是把康复者看作完整的"人"，尊重康复者作为人的尊严，相信人的潜能和价值，强调整全的生活，认为精神疾病≠康复者个人，精神疾病只是生命的一部分而不是全部，康复者同样有多重角色和身份，不应局限在消减病症，而是着重身、心、灵、社会的参与，其中涵盖了 11 个元素。一是家人参与。本项目将家人对精神障碍人群病情的了解、接纳和生活的支持视为重要内容，家人的参与是复元过程中十分重要的一环，扮演着重要角色。二是朋辈支持。本项目通过服务建立朋辈互助平台，建立朋辈互助互信的关系，使精神障碍人群相互间获得情感和康复经验等支持。三是重视个人优势。本项目通过内观、冥想、曼陀罗绘画等方式，引导精神障碍人群了解自己身边的能力和资源，学会欣赏自己，善用优势眼光审视生活。四是尊重与反污

名。本项目设计有正面宣传，向社会大众宣传倡导对精神疾病的认识，也鼓励精神障碍人群在有污名及负面标签的逆境下成长，培养其不因患有疾病为耻的态度，正视病情和正视自己的价值。五是起伏中成长。精神疾病作为慢性疾病，康复过程中病情必然有起伏，而非循序渐进的，每个人的复元道路都是独特，本项目鼓励精神障碍人群在康复过程中不断学习，形成自己对抗病情的抗逆力。六是整全性。康复者也是完整的"人"，精神疾病只是生命的一部分而不是全部，他们有作为人的尊严，我们要相信人的潜能和价值，强调整全的生活，本项目联结了政府、家庭、社会组织、个人等多方力量，注重整体性和各部分的联系。七是希望。面对康复复元过程的曲折和反复，希望是成功复元的催化剂，对于精神障碍人群、照顾者以及社工来说，相信其有能力战胜困难，充满希望是成功的关键。八是个人化。我们相信，精神障碍人群的希望、需要、喜好及经验都是个别化的，本项目在过程中注重每个参加者展现出的特性，并陪伴在旁，给予每位精神障碍人群独一无二的参与感受和复元旅程。九是自主自决与选择。本项目注重引导，在引导的过程中充分尊重精神障碍人群自己的抉择，尊重其对自己生命的主导，尊重其选择对自己康复匹配的服务，尊重其选择对自己有利的支援网络，更尊重其选择适合自己的复元路。十是康复者参与。我们鼓励康复者参与和决定项目服务的内容设计及安排，鼓励精神障碍人群全面参与和自己有关的资源及计划和服务。十一是责任。本项目开展需要精神障碍人群的积极参与，其也有责任照顾自己及积极参与自己的复元过程。社工相信精神障碍人群都有复元的潜力，接纳过程中的差异和个别化。

精神障碍人群，是复元历程的主角，主导着不同阶段中引发与之相关的复元元素发挥作用。精神障碍人群、朋辈、家属及照顾者、社工等作为复元道路上的同行者，需要认识和了解复元的过程，本项目希望通过"艺术疗愈"的过程，不断强化对这11个复元元素的认识，从而增加精神障碍人群自身享有的全面发展的机会，选择自己的生活目标，发挥家属的支持功能，促使其在复元的环境中更好更快地成长，活出充满希望和价值的人生。

三 目的和目标

（一）目的

为辖区严重精神障碍人群营造良好的社区康复环境，提高社区居民和精神康复者自身对精神疾病的认识，为精神障碍人群及家属提供康复训练及相关知识，协助其挖掘自身的潜能，发展技能，从而提升自信心。增进社区居民对严重精神障碍人群的了解，促进精神障碍人群家庭关系和谐，发展其潜能，让其走出家庭、融入社会，实现再社会化，促使社区长治久安。

（二）目标

（1）增强自我情绪、思想表达的能力和动力；

（2）提升对自我病情、情绪的感知和认识，促进身心平稳；

（3）改善对精神疾病和心理疾病的认知，提升自信和自我价值感；

（4）获得个别化精准帮扶，能力提升，解决自己的迫切问题。

四　项目内容

项目从社区弱势群体中，筛选出处于稳定期的存在情绪问题、语言表达障碍的精神障碍人群及其照顾者，以及社区有需要的其他相关问题的心理危机边缘群体或潜在人群，精准定位目标人群的特色和需求设计本项目内容。

项目拟开展"书说心语"书法疗愈工作坊 3 场次、"画说心语"曼陀罗疗愈系列活动 9 场次（1 场义工宣传招募、1 场义工培训、1 个小组 5 节次、1 场成果展示会）、"乐说心语"音乐疗愈 3 场次（音乐冥想和律动、笛子乐器学习、歌咏比赛等）、"手说心语"园艺手工坊 2 场次、"感说心语" i 生活线上康复活动 4 场次、"剧说心语"心境剧场 1 场次，预计共 22 场次活动，分别从视觉、触觉、听觉等多维度、多感官训练，提升精神障碍人群对自我认知和感受的敏感性，从而改善个人在康复过程中的自我管理和自我表达。

项目将在服务过程中培养筛选出优秀的精神障碍个人和家属作为骨干，组建成立 1 支"艺术疗愈"队伍，带领有需要的精神障碍个人持续性开展艺术疗愈服务，并向社会大众宣传展示艺术作品和服务成效。社工在服务过程中，个别化对待每个参加者，发现有需要的专业介入的精神障碍人群，将提供 ACT 个案管理。项目后期将筹备项目总结讨论会，对项目进行评估和总结。

五　实施计划

（一）服务计划（见表9-4）

表9-4　　　　　　　　　　　项目服务计划

目标	任务	具体内容	对象	指标量
项目调研	设计问卷	问卷调查	精神障碍人群及其照顾者等	200份问卷
宣传筹备	项目宣传	"艺说心语"宣传与义工培训	精神障碍人群及其照顾者、爱心人士等	1场50人
	义工队伍组建	筛选义工，成立义工队伍	精神障碍人群及其照顾者、爱心人士等	1支15人队伍
增强自我情绪、思想表达的能力和动力	感受自我的情绪并尝试表达	"乐说心语"音乐疗愈小组	双相情感精神障碍人群等	1个（5节），45人
	将心情、情绪通过作品表达	"手说心语"园艺手工坊	双相情感精神障碍人群等	2场30人
提升对自我病情、情绪的感知和认识，促进身心平稳	舒缓情绪，感知身心协调	"书说心语"书法疗愈工作坊	双相情感精神障碍人群等	3场45人
	提升对自我病情的认知	"剧说心语"心境剧场	双相情感精神障碍人群及其照顾者等	1场15人
	加强对自我照顾的意识，促进自我感受，分享生活	"感说心语"i生活线上康复活动	双相情感精神障碍人群等	4场80人
改善对精神疾病和心理疾病的认知，提升自信和自我价值感	义工队伍骨干培育，改善对精神、心理疾病的认知	"艺说心语"义工培训	双相情感精神障碍人群及其照顾者、爱心人士等	1场15人
	提升自信和自我价值感	"画说心语"曼陀罗疗愈小组	双相情感精神障碍人群、义工骨干等	1个小组5节，8—12人
	提升自我价值感	"艺说心语"成果展示会	双相情感精神障碍人群、义工骨干等	1场100人
获得个别化精准帮扶，能力提升，解决自己的迫切问题	针对服务过程中发现有个案介入需求的精神障碍人群开展社工一对一跟进服务	ACT个案管理服务	双相情感精神障碍人群等	实际数

（二）预期产出/服务成效

（1）预期产出 1 份精神障碍人群现状及需求报告；

（2）预期产出 1 支"艺术疗愈"队伍；

（3）预计产出 5 门课程艺术疗愈课程，包括"画说心语"曼陀罗疗愈小组、"书说心语"书法疗愈工作坊、"手说心语"园艺手工坊、"乐说心语"音乐疗愈小组和"剧说心语"心境剧场；

（4）预计产出油画等具有美术欣赏价值的作品若干份；

（5）预计可获得"艺说心语"结项后可持续开展服务的支持性资金一笔；

（6）预期受众人群 1000 人。

六 监控评估（见表 9-5）

表 9-5　　　　　　　　　　项目评估

目标	指标类	评估指标	评估方法/工具	评估主体	评估时间/频次
增强自我情绪、思想表达的能力和动力	活动	"乐说心语"音乐疗愈小组 1 个（5 节），"手说心语"园艺手工坊 2 个	《活动计划书》1 份，总结报告 1 份等	小组负责人	小组前评估《活动计划书》、PPT；小组结束后 3 个工作日内出活动总结报告
	参加者	75 人次参与项目的精神障碍人群	签到表 1 份	小组及工作坊负责人	工作坊结束后 2 个工作日内
	服务成效	1. 目标：预期 70 名参加者能够说出过程中自我的感受和内心的想法，且能够完成个人作品 2. 出席率＋目标达成情况＋满意度	《活动反馈表》1 份	小组及工作坊的负责人/项目负责人/督导助理	工作坊结束后 2 个工作日内完成

目标	指标类	评估指标	评估方法/工具	评估主体	评估时间/频次
提升对自我病情、情绪的感知和认识，促进身心平稳	活动	"书说心语"书法疗愈工作坊3个，"剧说心语"心境剧场1场，"感说心语"i生活线上康复活动4场	《工作坊计划书》《活动计划书》共8份，总结报告共8份等	工作坊和活动负责人/项目督导团队	活动前评估《工作坊计划书》《活动计划书》；活动结束后3个工作日内出活动总结报告
	参加者	140人次参与项目的精神障碍人群及其照顾者	报名表、签到表	工作坊和活动的负责人	工作坊、活动结束后3个工作日内
	服务成效	1. 目标： （1）参加者能够感觉情绪舒缓，感知身心协调； （2）参加者能够感受舒缓情绪，认知自我感受，并分享生活照片1张。 2. 出席率80%+目标达成情况80%+满意度90%。 3. 精神障碍人群内观和自我感知能力增强	《活动反馈表》若干份	工作坊和活动的负责人/项目督导团队	工作坊、活动结束后3个工作日内完成
改善对精神疾病和心理疾病的认知，提升自信和自我价值感	活动	"艺说心语"义工培训1场，"画说心语"曼陀罗疗愈小组1个，"艺说心语"成果展示会1场	《活动计划书》《小组计划书》共3份，总结报告共3份等	小组、活动负责人/项目督导团队	小组、活动结束后3个工作日内
	参加者	785人次精神障碍人群及其照顾者、居民群众	报名表、签到表、参与人数统计表	小组、活动负责人/项目督导团队	小组、活动结束后3个工作日内

续表

目标	指标类	评估指标	评估方法/工具	评估主体	评估时间/频次
改善对精神疾病和心理疾病的认知，提升自信和自我价值感	服务成效	1. 培育并成立了1支义工队伍骨干 2. 参加者提升对精神、心理疾病的认知 3. 参加者提升了自信和自我价值感	《活动反馈表》若干份，活动留言反馈，回访	小组、活动负责人/项目督导团队	小组、活动结束后3个工作日内
获得个别化精准帮扶，能力提升，解决自己的迫切问题	活动	ACT个案服务	个案存档资料份数，按实际发生数计	个案社工	个案结束后
	参加者	双相情感精神障碍人群等	个案知情同意书	个案社工/个案督导	个案过程及个案结案后
	服务成效	个案问题的缓解、改善，自我解决问题的能力得到提升	个案总结报告、个案记录、个案回访情况	个案社工/个案督导	个案结案后

七　预期困难及解决方案（见表9-6）

表9-6　　　　　　　　　　项目预期困难及解决方案

预期困难	解决方案
项目经费不足	可以链接社区内外与服务相关的公益资源
项目招募人数没有达到预期	加大宣传力度；多种宣传方式结合电话、现场招募
项目负责社工休假或离职，影响项目正常进行	由其他领域社工暂代进行或适当调整计划
场地小，无法满足项目需要	适当调整项目场地要求，向合作方借用适合的场地
参与人员安全问题	招募过程中严格筛选，招一些病情稳定的精神障碍人群，活动过程中发生病情变动，社工及时处理
恶劣天气或疫情等情况影响	延期或提前开展服务
项目资助经费发放延迟	项目对应延迟开展

八 项目总结

(一) 目标达成情况 (见表9-7)

表9-7   **项目目标达成情况**

目标	指标类	评估指标	目标达成
增强自我情绪、思想表达的能力和动力	活动	"乐说心语"音乐疗愈小组1个,"手说心语"园艺手工坊2个	已开展音乐小组1个,工作坊2个,目标达成
	参加者	75人次参与项目的精神障碍人群	小组参与人次为63人,手工坊参与人数为50人,共113人,目标达成
	服务成效	1. 目标:预期70名参加者能够说出过程中自我的感受和内心的想法,且能够完成个人作品; 2. 出席率+目标达成情况+满意度	1. 在活动过程中,参加者均能够感受自己情绪和内心的变化,并且表达给社工和朋辈,也完成了作品,目标达成; 2. 小组平均出席率为81.05%,两个工作坊的出席率为100%,活动目标均已达成,活动参与度高满意度好,目标达成
提升对自我病情、情绪的感知和认识,促进身心平稳	活动	"书说心语"书法疗愈工作坊3个,"剧说心语"心境剧场1场,"感说心语"i生活线上康复活动4场	已开展"书说心语"书法疗愈工作坊3个,"剧说心语"心境剧场1场,"感说心语"i生活线上康复活动6场,目标超额完成
	参加者	140人次参与项目的精神障碍人群及其照顾者	"书说心语"书法疗愈工作坊73个家庭,"剧说心语"心境剧场15人参与,线上康复活动94人次且有518条动态互动与113次点赞,有超182人次参与,目标达成
	服务成效	1. 目标: (1) 参加者能够感觉情绪舒缓,感知身心协调; (2) 参加者能够感受舒缓情绪,认知自我感受,并分享生活照片1张。 2. 出席率80%+目标达成情况80%+满意度90%。 3. 精神障碍人群内观和自我感知能力增强	1. 通过活动,参加者缓解了疫情期间的焦虑等情绪,通过灵活方便的活动形式,能够积极养成居家康复的好习惯,多做一些力所能及的家务,帮助家庭照顾者减轻照顾压力;也能够积极养成"走出去"的好习惯,帮助其增强自我锻炼意识,从而更好地在社区康复。 2. 六场活动的出席率均达到了100%,目标达成情况为100%,活动满意度为100%

续表

目标	指标类	评估指标	目标达成
改善对精神疾病和心理疾病的认知,提升自信和自我价值感	活动	"艺说心语"义工培训1场,"画说心语"曼陀罗疗愈小组1个,"艺说心语"成果展示会1场	已开展"艺说心语"义工培训1场,"画说心语"曼陀罗疗愈小组1个,"艺说心语"成果展示会1场,目标达成
	参加者	785人次精神障碍人群及其照顾者、居民群众	义工培训参与人数为16,小组参与人次为33,成果展示会线上线下参与人数为800余人,共约830人,目标达成
	服务成效	1. 培育并成立了一支义工队伍骨干; 2. 参加者提升对精神、心理疾病的认知; 3. 参加者提升了自信和自我价值感	通过活动,培育了一支20余人的义工队伍,参加者在参与服务的过程中对心理调适知识、精神疾病知识等有了更深刻的了解,参加者通过绘制曼陀罗油画等,发现了自己创作的能力和价值,提升了自信
获得个别化精准帮扶,能力提升,解决自己的迫切问题	活动	ACT个案服务	团队开展ACT个案15个,目标达成
	参加者	双相情感精神障碍人群等	参加者均为双相情感障碍等人群,目标达成
	服务成效	个案问题的缓解、改善,自我解决问题的能力得到提升	通过一对一个案服务,为精神康复者提供病情管理、药物管理、康复训练等相关服务,其对自我问题的了解、服药规律性和自我管理病情等方面都得到了一定程度的提升

（二）项目产出

项目从社区弱势群体中,筛选出处于稳定期的存在情绪问题、语言表达障碍的精神障碍人群及其照顾者,以及社区有需要的其他相关问题的心理危机边缘群体或潜在人群,精准定位目标人群的特色和需求设计本项目内容。

项目开展了"书说心语"书法疗愈工作坊3场次,"画说心语"曼陀罗疗愈系列活动8场次（1场义工宣传招募、1场义工培训、1个小组5节次、1场成果展示会），"乐说心语"音乐疗愈小组1场6节，"手说心语"园艺手工坊2场次，"感说心语"i生活线上康复活动6场次，"剧说心语"心境剧场1场次，共26场次活动，分别从视觉、触觉、听觉等多维度、多感官训练，提升精神障碍人群对自我认知和感受的敏感性，从而改善个人在康复过程中的自我管理和自我表达。

项目在服务过程中培养筛选出优秀的精神障碍个人和家属作为骨干，组建成立了1支16人的"艺术疗愈"队伍，带领有需要的精神障碍个人持续性开展艺术疗愈服务，并向社会大众宣传展示艺术作品和服务成效。社工在服务过程中，个别化对待每个参加者，发现有需要的专业介入的精神障碍人群，提供了15人次的ACT个案管理服务，并将持续进行。

（三）服务成效

1. 服务对象满意度

参加者对项目服务的内容、形式、时间、地点、授课老师、社工态度、能力均表示满意。项目服务内容的吸引力较大，大部分精神康复者家属经济情况一般，较少接触艺术类的服务，也鲜有机会用艺术表达自己的内心，装饰自己的生活。与鲜花类植物、油画、音乐等艺术接触，对精神康复者来说富有兴趣和新鲜感。参加者反馈"微水景观园艺创作活动比较新颖，通过活动放松了心情，收获到快乐"，"剧说心语"心境剧场尝试用冥想、精神康复知识影片和彩绘曼陀罗的介入媒介，来促进精神康复者和家属对自我内心的关爱和对康复的信心，内容的多样性和形式丰富，参与者投入度优良。部分能力较强的义工们希望能够有一些更为深入的培训来锻炼自身的能力，希望自己能够做得更优秀，承担更多的义工工作。

2. 参加者改变

在行为意志方面，精神康复者更愿意从家里"走出去"，对参与社区服务和投入生活有了新的动力；在思想和创作能力方面，做创作，有能力。对自己的认可，更加自信，对自己病情更有敏感性，与照顾者相互接纳和表达。群众的改变：看到能力，去除片面的印象，社会康复环境更友好。用人单位的改变：不仅是管控，还能提升能力，关注其能力和幸福感。

九　工作反思和改进计划

（一）工作反思

（1）服务时间、空间受限，服务深度有待提升。在个案方面，社工安排探访的时间受到各方面因素的影响，针对特殊群体的跟进和深入跟进受到了时间的限制。因借用他人的场地临时变化频繁，后续可以尝试发展或者链接其他更加稳定的场地资源来开展服务，提升场地对服务对活动产生的加分影响。

（2）义工不够稳定，难以形成居民之间自发形成的问候和探访。社工组织探访义工队伍，但是义工自身的时间和主动性等问题，探访都是在社工的带领下方可进行。之后的服务建议增强义工的稳定性和自主能力，或者挖掘社区党员义工，与社区党委合作开展探访服务，从而形成比较稳定且能自行开展探访服务的队伍。

（3）针对特殊群体的服务还可以继续深入挖掘，如尝试开展就业康复指导等。

（二）改进计划

（1）关注个别化，看到成员能力的差异性并且提前准备预案。参加活动的精神康复者和家属能力各不一样，在完成任务的时间都存在差异，社工提前预想到这种情况，安排了预备方案，很好地提升了全员的参与度，控制了小组的整体进程，使小组能够在规定时间内顺利结束。在小组开展前，社工均应该多在脑海中演练小组过程中可能发生的事情，避免因事前社工准备不充分而导致手忙脚乱、不知所措等，影响小组的氛围和成效。

（2）场地局限。因借用他人的场地临时变化频繁，后续可以尝试发展或者链接其他更加稳定的场地资源来开展服务，提升场地对服务对活动产生的加分影响。

（3）物资预备多一些有助于应对小组过程中一些特殊情况，例如成员绘画速度过快和失去耐心等，可以通过给予新的物资或难度低的物资进行调整。

（4）特殊人群服务，安全第一，特殊人群参加长期的服务，根据不同能力的参加者，在其来之前和回去之后一定要跟进和了解其是否安全到家，避免产生一些不必要的安全问题，保证参加者平安往返。

（5）后续服务的拓展和延续性，需要结合资金和实施区域的实际需求，进一步改良和提升，使项目成效得到更好更强的发挥。

督导评语：项目管理是一门学科，将知识、技巧、工具和技术应用于项目活动里，透过规划、组织及管理各种资源，有效地实现项目设定的目标。本项目以复元理论基石，采用书法、园艺、手工、绘画、音乐等趣味、易参与的艺术手段，通过体验式工作坊、活动、小组，结合香港引入 ACT 个案管理服务，精准施策，为辖区存在情绪问题、语言表达障碍的双相情感性障碍等严重精神障碍人群及居民提供对精神疾病认知、自我察觉、康复训练的艺术疗愈平台。项目将艺术疗愈带到精神障碍人群身边，协助其挖掘自身的潜能，发展技能，提升自信心；提升社区居民对严重精神障碍人群的了解，引导社会大众正确认识精神问题，为广大精神障碍人群营造良好的社区康复环境；促进精神障碍人群家庭关系和谐，鼓励其走出家庭，实现再社会化，发挥和提升自我价值。项目涉及的内容和服务范围较广，导致项目的影响力并不能充分展现，也不具有地域代表性，可以尝试集中力量在某社区或者片区开展，形成更具地域特色，符合地区迫切需求的品牌服务项目。

第四节　舌尖上的乐活派
——精神康复者烘焙饮品职业康复训练及就业项目

一　项目背景

2006 年 12 月，联合国颁布了第一个全面保护残疾人权利的国际法律《残疾人权利公约》，这是国际社会在 21 世纪通过的第一个人权公约，我国也是签约国之一。2008 年我国先后颁发的《中华人民共和国残疾人保障法》和《关于加快推进残疾人社会保障体系和社会服务体系建设的指导意见》均指出，残疾人应享有各项权利，如法律面前获得平等权利，享有平等、不受歧视的权利，享有健康、就业、受教育和无障碍环境的权利，享有参与政治和文化生活的权利等。

就业是残疾人生存和尊严之本，长期以来，从中央到地方都在千方百计鼓励残疾人士就业，可实际上，残疾人士的就业形势一直不容乐观，根据第二次全国残疾人抽样调查结果，我国残疾人就业比例仅为25.1%。尤其是精神康复者，因自身情况及外界环境影响，就业形势更加严峻，做好残疾人的就业创业工作，采取多种措施促进贫困残疾人实现就业、增加收入，是脱贫攻坚的重要举措，在疫情防控常态化，稳就业、保就业的大背景下，促进残疾人职业康复及就业创业显得尤为重要。

职业康复是一种在西方较为成熟的心理社会治疗方法，通过帮助残疾人获取和维持职业，来帮助残疾人训练工作和社会技能，获取收入，增强自信和自我认同，提升生活质量，较好地回归社会。职业康复不仅是一种治疗方法还是一种系统，是帮助残疾人就业的重要领域。职业康复分为传统职业康复（主要庇护性就业、过渡性就业等）和支持（辅助）性就业两类。

广州市家康社会工作服务中心是2011年在越秀区残联支持及指导下成立的社会组织，专注于服务残疾人的社会工作服务机构，多年来积极探索残疾人职业康复服务，于2020年整合社会资源，以"政府指导＋企业支持＋社会组织运营"的服务形式，成立乐活派烘焙饮品公益店项目，店铺以精神康复者为主要运营者，致力于为广州市就业年龄段的精神康复者提供烘焙饮品职业康复训练及就业服务，为精神康复者提供一技之长，实现精神康复者顺利就业，融入社会。

二　需求分析

第二次全国残疾人抽样调查数据显示，广州市残疾总人口为521200人，占广州市总人口的5.26%，精神残疾有70675人，占残疾人总数的13.56%，为广州市残疾人数第二多的残疾类型，根据采访残联及相关调研文献，目前，广州市残疾人就业比例仅为50%左右，而精神康复者就业情况更不理想，仅为30%左右。2020年经过对30名就业年龄段精神康复者进行评估及需求调研，了解到精神康复者对就业有以下需求。

（1）大部分精神康复者能力偏弱，无一技之长，有接受培训的需求。

经对30名精神康复者进行能力评估（五项），其中21名精神康复者能力相对偏弱（有2项或以上水平显示偏弱），其中有22名精神康复者在访谈前未做过全职性工作。被问及自身是否参与过职业技能的培训，25名精神康复者表示没有，仅有5名精神康复者表示有，其中包含手工艺等培训。

（2）精神康复者自信心不足，担心就业受到歧视。

因访谈对象中，大部分精神康复者未进行过全职性工作，被问及如果看到自己喜欢的工作，是否有信心能够胜任，24名精神康复者都对自身就业的信心不足，问及原因，12名精神康复者表示因服药存在副作用，26名精神康复者表示自己也不确定自己能不能将工作做好。21名精神康复者担心受到其他人异样的眼光，所以不敢尝试。

（3）精神康复者对就业有期待，对全职性就业的需求不大，对薪酬要求不高。

在被访的30名精神康复者中，因都在就业年龄段，均对就业是有期待的，认为如果有自身合适的岗位，愿意进行尝试，但是被问及想进行什么种类的工作，访谈的26名精神康复者均表示也不清楚自己能干什么；问及如果有全职性和兼职性工作，更倾向于何种性质，24名精神康复者均表示更倾向于兼职性工作岗位，部分康复者表示因为自己事情较多，需要照顾家人；部分表示，自己注意力比较难长时间集中，服药后也觉得特别累，早上起不来，因此没办法进行全职性工作；在被问及对薪酬待遇的期望时，10名精神康复者表示1000元以下，15名的精神康复者表示在1000—2000元，3名精神康复者表示2000—3000元，2名精神康复者表示在4000元以上；因此可见，精神康复者对薪酬待遇与自身能力的匹配是有基本的认识，灵活性/辅助性工作更适合大部分精神康复者。

（4）目前社会大多数职业康复服务成效无法达到残疾人公开就业水准，社会大部分企业对精神康复不了解，不愿招收精神康复者。

目前社会上也有企业和社会组织开展残疾人职业能力培训，但大多数职业康复服务模式与残疾人士的就业需求不够匹配，部分残疾人士职业训练内容因技术含量低，与社会经济环境脱轨而难以协助残疾人士提升工作能力至公开就业的水准。残疾人就业后的持续支援不够，私人企业也较多以"社会责任"或"社会良心"对待残疾人士的聘用，尤其是精神康复者，受到社会的负面影响，很多企业担心招聘精神康复者会随时发病，不受控制，给单位带来不良影响，因此并不认同精神康复者的工作能力，致使精神康复者相对其他类别的残疾人更难找到工作。

三　服务计划

（一）服务目标

（1）为不少于 30 名精神康复者进行能力评估，建立档案（评估包含独立能力、认知能力、理解能力、人际关系能力和支持服务五个方面情况）。

（2）为每名精神康复者提供不少于 20 节（每节时间不少于 2 小时）的职前训练，提升精神康复者能力。

（3）整合社会资源，为精神康复者提供更多的就业岗位，根据精神康复者的能力情况匹配相应的就业岗位，至少为 10 名精神康复者提供就业机会，改善经济状况。

（4）为精神康复者开展专业小组及社区活动，促进朋辈交流沟通，丰富精神康复者日常生活，提升自信。

（二）服务计划

1. 职业咨询

针对精神康复者的特殊情况和就业相关的问题进行综合考察及解答，帮助精神康复者了解本项目的情况、招募条件，自身的兴趣及就业中的困惑及问题。

2. 职业能力评估

了解精神康复者的作业水平和适应职业的可能性，评估将对独立能力、认知能力、理解能力、人际关系能力和支持服务五个方面情况进行考察，通过评估，诊断、指导和预测精神康复者的职业发展可能性，为科学的职业指导、训练与制订职业精神康复者计划提供依据。

3. 职业能力培训

就业前培训和上岗前培训由专业的职业导师与社会工作者一起进行，就业前培训由专业烘焙师进行基础知识技能培训，使精神康复者掌握必需的技能和态度，上岗前培训使残疾人掌握即将从事的职业所要求的知识和作业技能，从而适应职业活动的要求。

4. 就业指导

根据精神康复者学习情况，由项目组进行岗位对接，为精神康复者提供就业方向以及具体的就业指导意见和建议，社工对精神康复者实习过程中出现的问题进行辅导，及时跟进。

四　项目实施

（一）项目前期

（1）项目宣传招募。明确招募精神康复者的要求，通过媒体、微信、街道残联、电话访问、日常探访等形式招募符合条件的学员。

（2）对有意愿参与项目的学员进行能力评估及就业建档，建档能清晰地反映精神康复者独立能力、认知能力、理解能力、人际关系能力、支持服务等情况，

（3）进行开班仪式。明确双方的责任与义务，学员间彼此认识，对项目进行介绍。

（二）职业训练阶段

1. 职业训练课程

（1）基础知识学习（5—10 节）。

课程类型：通识性学习。

课程考核：统一式（笔试＋实操）。

课程内容：环境的适应，物料的认识，工具的认识，包装（食品、折盒、粘贴）、清洁。

备注：通识性考核通过后才进行第二阶段学习。

（2）产品学习（10—20 节）。

课程类型：进阶式学习（初级、中级、高级）。

课程考核：申请式（实操），精神康复者经过培训与训练，认为自己能满足教学成果，可申请考核。

课程内容：初阶——学习三款简单烘焙产品（曲奇饼干、蛋挞、牛轧糖）；学习三款简单饮品的制作。中阶——学习蛋糕的制作（戚风蛋糕胚）、奶油的制作；学习饮品制作不少于 6 款。高阶——蛋糕成品的学习，学习店铺全线饮品（不少于10 款）。

（3）销售训练（5 节）（选修）。

课程类型：通识性学习。

课程考核：模拟 + 实操。

课程内容：产品的认识与介绍、如何利用新媒体推广、如何接待顾客、销售的途径、收银系统的学习、派单与送货。

2. 文娱康乐服务

（1）每周 1 次社会工作者跟进学员的学习及适应情况，了解其学习动态。

（2）每月 2 次的团建/小组，缓解学员日常学习压力，搭建朋辈间的沟通交流，放松心情。

（3）两月 1 次的家长会，使家属了解亲人在中心的服务，给予支持，同时也为家属提供交流互动的平台，相互鼓励。

（三）项目实训阶段

（1）实训课程主要由就业指导员负责开发，针对不同能力的学员进行岗位的设置，设计体验式学习，联系商家提供实地模拟的机会，培训合格的学员将安排在乐活派烘焙饮品店或其他合作机构进行实习训练。

（2）社工需跟进学员实训期间的适应性及工作情况进行跟进，使其在实训期间适应就业岗位。

（3）项目实训阶段设置有以下三种岗位。

一是庇护性岗位：成功通过第一阶段学习（基础通识性）的学员，在就业指导师的带领下，进行日常的服务性工作，如店铺清洁、包装、粘贴、折盒子、物资的搬运等工作。

二是辅助性岗位：成功通过第二阶段学习初阶及以上的毕业学员推荐到乐活派或合作的烘焙、饮品店进行日常的实训，进行辅助性岗位的跟岗实习。

三是全职性岗位：成功通过第二阶段学习高阶毕业的学员，根据自身意愿经过社工评估可以胜任全职岗位的，进行工作的推荐。

（四）项目总结阶段

（1）根据实训的结果，总结学员表现情况，了解各岗位录取情况。

（2）机构评估服务成效，进行服务的总结。

（3）开展成果展示会。

（4）针对已就业的学员进行持续跟进。

五　项目评估

（一）多对一个案管理帮扶模式，个性化助力精神康复者成长

项目自开展以来，探索"专业社工＋职业训练导师＋就业指导员"服务模式，形成多对一的就业支持网络，社工对精神康复者进行评估，关注其情绪、心理变化，使其适应当下的学习环境；职业康复导师教授精神康复者技能知识，使其掌握一技之长，满足对外求职所需技能；就业指导员负责对外沟通，挖掘实训基地及岗位，针对每名精神康复者的情况匹配相对应的实习岗位。针对每名精神康复者进行跨专业的个案管理，发现问题能够做到及时沟通、及时解决。课程设计编排注重精神康复者职场适应元素，定期进行团队建设，在学习之余能够得到放松，缓解压力。

（二）学习成效明显，顺利为 22 名精神康复者匹配相应的岗位

项目对 30 名精神康复者开展培训，针对顺利完成培训的 28 名精神康复者收获情况进行了前后测评估，精神康复者从技能提升、自信心提升方面都有明显的收获改善，其中 28 名精神康复者通过初阶考核，结业率达到 93%，18 名精神康复者通过了中阶考核，5 名精神康复者通过了高阶考核。通过初阶考核的精神康复者，13 名选择在乐活派店铺进行庇护性就业；通过中阶考核的精神康复者，6 名选择在合作的机构进行辅助性就业；通过高阶考核的精神康复者，3 名被合作单位正式录用，签订了劳动合同并购买了五险。

（三）乐活派烘焙饮品店运营顺畅，获得多家电视台及媒体的报道，取得了较好的社会效益

乐活派作为精神康复者实训的基地，为精神康复者提供了工作岗位，店铺在专业烘焙师的运营指导下，带领精神康复者共同制作产品，

得到了社会大众的肯定，录取的康复者人均工资每月收入 800 元左右。运营期间得到了 3 家电视台、26 家主流媒体的报道，在宣传店铺的同时也能够呼吁社会大众关注精神健康，正确看待精神疾病，逐渐消除社会大众对精神康复者的歧视。

六　专业反思

（1）开展精神康复职业训练服务，需专业服务机构进行统筹，执行跨专业协作模式，共同帮扶残疾人开展职业训练。专业机构保障残疾人权益，利用专业服务残疾人模式进行统筹，专业职业训练老师保证残疾人学习效果，保障培训期间学习到技能，满足就业的要求；专业社工提升残疾人缺乏的能力，及时进行疏导，适应就业过程与环境；就业指导员负责岗位的匹配，并对外拓展岗位资源，与用人单位进行沟通协调，形成跨专业团队服务模式是精神残障人士职场稳定的有力保障。

（2）对于精神康复者来说，就业的意义并不是目标本身，而是成为防止精神症状恶化的手段之一。大多数精神康复者不愿外出工作，并非他们没有工作能力，更多的是担心因为疾病而受到歧视，常年不与外界接触，与社会脱节，无法适应社会，致使病情反复。工作者在进行职业训练的过程中，无须过于担心就业者最终是否能顺利就业，而给自己很大压力，只要精神康复者能够走出家门，与社会接触就已经是成功了一大半。

（3）在就业援助过程中，应尊重精神康复者的想法，切勿将自身的价值观强加到服务对象身上。

在就业援助过程中，除了专业人员进行评估和规划外，也要在平等的立场上与精神康复者进行商讨、协作。切勿将自身的价值观强加给精神康复者，自以为是对他们最好的选择，所有的援助者及援助机构应该从精神康复者的角度及早地了解他在工作和日常生活中的想法是什么、感受如何，之后再进行援助。

督导评语：实现就业、融入社会，是精神残疾群体的朴素心愿，更是基层治理的难题。就业是民生之本，对于精神残疾人士来说，更是个人和家庭生活基本保障和生活改善的最终路径，精神康复者回归社会的最重要一步就是实现就业，发挥自己的社会价值。该项目借鉴了香港的精神康复就业指导模式，设置有庇护性岗位、辅助性岗位、全职性岗位等，通过职业训练课程、文娱康乐等提升康复者职业能力，顺利为多名精神康复者匹配相应的岗位，为精神康复者回归社会提供了有效的帮助，具有很强的实践指导意义，值得其他地区学习、复制和推广。但就从项目的内容分析，项目还未能形成完整的链条式服务，真正从需求、产品、销售、收益等部分形成成熟稳定的市场品牌，建议项目凭借成功经验，继续打通、拓展、完善更多就业环节，逐步整合出一条符合市场规律的就业链条，以更好地解决康复者就业的问题。

第十章
经验篇

第一节　精神卫生社会工作督导关系
建立与发展浅析

　　社会工作督导者是具备督导能力及资质的社工，作为督导者，常常需要面对如何与社工建立良好督导关系的议题。鉴于过往对督导的培养方式及督导发展历程，督导往往被认为应该是具备亲和力的；而作为机构内的督导，掌握一定行政权力，是一线社工的直接上级，又应该是公正严谨的。督导者在发挥好行政、教育、支持的功能过程中又被要求能客观、妥善地与社工相处，到底该严肃还是亲切，是个不小的难题。而今，根据深圳的《关于进一步规范和加强我市社会工作督导工作的指导意见》（以下简称《指导意见》），督导者需要下沉到一线团队，工作形式的调整，需要在新的工作情境下重新检视督导关系如何建立与发展。

一　督导关系的含义及重要性

　　正如社工在工作中与服务对象建立起良好工作关系非常重要一样，作为督导者的工作对象——社工，督导者能与其建立良好的督导关系亦非常重要。督导关系指的是工作关系而非双方私人关系，根据文献的定义督导者与受督导者之间的工作关系，包括上下级沟通、任务完成、信任、接纳等互动活动的总和。笔者认为建立良好督导关系有助于营造支持、指导、鼓励、开放的沟通环境，有助于保障优质服务的运作，有助于督导目标的实现。督导目标主要包括促使社工胜任工作、适应环境、获得支持、持续学习等，都需要社工高度的参与及投入。所以，督导关系必须是双向的、互动的，才有利于实现督导目标。在督导关系中，督导者作为主导，评估社工、岗位、采购方等需求设计督导工作计划并执行。社工作为主体，要重视发挥其主体性的作用，即督导者要相信社工的潜能，促进社工主动、积极地参与到各种督导形式中，并引导社工通过反思自身与环境的需求，提出督导议题及合适的学习形式。

二　督导关系类型含义及如何选择合适类型

根据文献，督导关系有三类，工具性关系：制度化、程序化的，上下级阶级分明，强调理性、权力和权威；情感性关系：类似与亲人、朋友的情感联系，互动中有亲密肢体接触，难以客观、理智地给出建议；混合性关系：工具性和情感性关系达成平衡，彼此清楚角色和角色规范，清楚如何互动和完成任务目标，互助合作，有支持感（见图 10 - 1）。

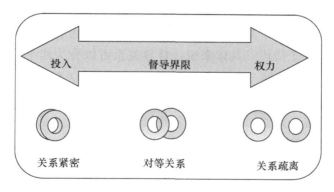

图 10 - 1　督导关系类型，Jennifer C. Davidson （2005）

一般新晋督导也感受到关系的界限很难把握，如何选择合适的督导关系是个难题，特别是作为督导者对权力的掌握和使用，建立职务权威的同时又建立专业权威，本身就不是容易的事情。作为督导有自身的成长阶段，而社工也有成长阶段，每个社工的情况又不一样，督导者只能在既定的自身风格上有弹性的变化。这种变化可以根据情境理论，即督导者可以随着人、环境变化而选择相对应的互动方式；根据领导生命周期理论分为命令型、说服型、参与型和授权型，督导可以根据社工的成熟程度，选择不同的沟通方式。

根据《指导意见》，明确规定督导不是职务或者岗位设置，而是具备督导能力及资质的社工。据笔者了解，少部分督导者没有下沉，仍旧是全职督导者，大部分督导者已经下沉到服务点。已经下沉到服务点的又分为几种情况：一是督导者同时担任了项目负责人，作为项目负责人的身份发挥督导功能；二是督导者下沉后在该团队是一线社工，同时承担督导工作，但是并不担任项目负责人，存在督导者对该团队并没有直接行政管理权力的情况；三是督导者下沉后，还是负责区域管理和督导工作，并不主要参与该团队的日常服务等。虽然以上情况都在团队中发挥督导功能，但是在团队中角色并不完全相同，督导关系建立和发展的新问题也随之显现，当然万变不离其宗，互相尊重仍然是关键，混合型督导关系仍然值得学习和运用在关系建立和发展过程中。

三　督导关系发展四阶段简述

督导关系含义和关系类型（模式）的选择明确后，再来谈谈督导关系发展的四个阶段。具体来说，督导关系可以分为四个阶段：初始期—探索期—成熟期—巩固期。其一，初始期督导关系主要是工具性关系，明确层级关系，按照制度化的规定执行工作，较少摄入情绪感受，发挥督导权威；其二，探索期的督导关系互动模式重点从工具性关系向情感性关系倾斜，督导者和社工之间应该建立专业权威、合作，增强支持、建立信任，多建立情感性链接；其三，成熟期督导关系互动模式是工具性和情感性关系平衡，即逐渐达成混合性关系，社工和督导的关系是自主导向、寻找平衡位置，正向支持、价值中立；其四，巩固期督导关系互动模式是达成情感性和工具性关系的平衡的混合性关系，相互依赖共存的同盟，督导功能发挥、界限清晰、关系良好、团队默契。

在这四个阶段中，督导者需要具备开放、坦诚的心态，自我悦纳和自我觉察，具备可能性思维，既要相信社工有潜力改变、进步，正视社工可能对自己的挑战等，也要对自己的能力有信心，不断地学习和成长。

作为督导者，要明确建立良好督导关系是为实现督导目标服务的，但关注的不仅是督导任务（内容）、情境，更是人本身，在与时俱进的同时，亦要坚守初心，做一个优秀的实务社工，扎根实务，为其他社工做好形象示范、专业示范，是领袖更是榜样。

　　督导评语：督导是社会工作专业训练的内在要求，是保障社会工作专业质量的关键机制，是我国社会工作人才队伍建设的重要内容。社会工作督导是由资深社会工作者督促、训练和指导社会工作从业人员科学开展专业服务，有效承担工作职责，保障服务对象权益，实现专业成长，促进行业发展的服务过程。督导对社工的影响是深远的，在精神健康领域的督导工作在专业性、本土化经验方面有更高的要求，在处理督导关系时，既要明确所处的督导阶段，按照阶段性的特点开展督导工作，也要时刻注意工作难点和社工的情绪状态，及时发挥行政、支持、教育功能。

第二节　精神康复社会工作者的职业安全与应对策略

　　近年来，社会工作者遭受暴力/危险的事件屡次出现，社会工作者的职业安全成为行业内较为重视的议题。事实上，从事精神卫生、精神康复、精神防治领域的社会工作者（以下简称"精神康复社工"）因其服务对象的特殊性、服务环境的复杂性，其所面临的职业风险概率尤其高，其职业安全已然是我们不容忽视的问题。

一　职业风险来源
　　随着政府、社会各界对精神疾病的日渐重视，社会工作被引入精神康复领域，尤其是以社区康复为主导，运用生理、心理、社会等全面康复/复元模式进行服务介入，在精神康复事业中发挥着不可替代的作用。

　　然而，精神康复社工相比普通领域的社工，又面临着更大的职业风险，主要受以下五个方面的因素影响。

　　（一）行业规范方面
　　中国内地（大陆）的社会工作于近 12 年内迅速地发展，发展初期以借鉴中国香港、中国台湾及国外先进专业技能及经验为主，于近 5 年开始逐步发展形成本土专业经验及模式。可以说，作为一个专业，政府、学术界对其研究及实践投入较多精力，而作为一个职业，虽有提供大量的岗位，且涉及不同模式的尝试，然而，仍为一个新兴的职业，其职业的各项规范性包括职业安全规范、职业安全培训体系、权利保障机制等方面仍有较大完善的空间。

（二）机构管理方面

因行业发展时间不长，机构管理的规范性不足，尤其是较少从事精神康复相关领域的机构新接手该类服务，更是对于相关服务管理不到位，具体包括风险机制不健全、风险防范培训不充分、工作流程不严谨、配套设施不完备等。

（三）服务环境方面

因建立信任关系及服务的需要，社工常处在缺乏良好保护的环境下与服务对象接触，如患者家中、社区、缺乏安保人员的服务场地等。一旦事发，社工难以立即寻求有利资源（包括人、物、财）保护自己。

（四）服务对象方面

精神障碍患者因其病症主要体现为意识不清、行为不明、情绪波动大、难以自控。易导致暴力突发、行为发展难以推测、言语及心理现象混乱，故易给社工带来较大的身体伤害、心理刺激等隐患。

（五）社工方面

精神康复社工在国内大部分地区仍属新兴领域，且需要较高的专业性。然目前已有的职业教育培训体系较为缺乏对相关人才的培育，导致上岗社工基本为边做边学边悟，社工的工作态度、应对技巧、心理状态均较大地影响着工作开展情况及过程中的风险评估与干预。

可见，相比其他的服务领域，精神康复社会工作在各个方面面临着更大的职业风险，解决精神康复职业安全问题刻不容缓。

二 职业风险常见类型

受各方面因素的影响，精神康复社工面临的职业风险较为复杂，以下几类为常见类型。

（一）身体攻击

对社工进行的身体攻击，常见的有持刀械、搬砸重物及使用其他攻击力较大的物品。或有通过行为暗示吓唬社工，如当着社工的面磨刀。身体攻击通常在病发时期出现，此类危险程度较高，通常需要紧急介入。此类行为易对社工的身体、心理均造成较大的伤害，留下较大的心理阴影。

（二）言语攻击

主要体现为对社工进行谩骂、指桑骂槐、讽刺、言语威胁等，通常也以病发期出现为主。此类行为易影响社工的工作热情、带来心理伤害，严重者留下心理阴影。

（三）损毁物品

对社工或其赠予的物品进行损毁，如撕其工作簿、涂鸦其照片、扔其赠送的物品等。除了给社工带来财务损失外，同时可能导致心理伤害，影响工作热情。

（四）性骚扰

受疾病影响，许多患者的性需要未得到满足，而社工通常都是友好的、关心的、温暖的、常能联系的正面形象，患者易将社工作为其性幻觉、妄想的主角，故一旦病发，对于异性的社工而言，易受到不同程度、不同形式的性骚扰，包括性暗示、肢体接触、性侵犯等。此类行为对社工尤其是女性社工易带来较大的、持续性的心理创伤，若有肢体接触则伤害更甚。通常，遭受肢体接触类性侵犯的社工难以继续从事该行业，且对其心理发展、性行为有较大的挫伤。

（五）跟踪或窥探

跟踪或窥探社工，通常主见于钟情妄想、关系妄想，也有少部分其他情况。此类行为易给社工尤其是女性社工带来心理阴影。视社工情况，影响程度轻重不一。

（六）责任归咎

常因精神病的特殊性，导致社工常在坚守社工价值操守与避免承担责任方面出现困惑。而涉及患者伤人伤己、肇事肇祸等事件，若社工有在过程中跟进个案，常常涉及责任承担，且在心理方面易产生阴影，影响后续工作状态。

精神疾病发病时通常不自知、意识不清，导致社工参与的决策、建议、约定等易出现伦理困境、冲突，尤其涉及事后追责的情况，社工难辞其咎。此类风险一方面易导致社工产生内疚感，持续性影响社工生活；另一方面可能导致社工产生强烈的愤怒，认为社会不公，对社会、社工价值产生怀疑，从而影响其后续的职业发展。

三　应对策略

提升精神康复社工的职业安全势必从宏观、中观、微观三个方面进行。其中，宏观方面主要包括改善社工就业环境、健全行业规范、建立社工权益保障机制、建立专业培训体系等。中观环境包括加强社工机构服务风险管理与职业培训建设，提升精神康复社工服务的专业性、规范性、严谨性、有效性，重视服务过程的监督与评测，确保服务过程的安全性。微观方面包括社工需不断提升自我的工作理念及能力，提高风险防范意识及应对技巧，建立工作汇报机制，重视服务决策机制及相关的文书记录等。

结合笔者 12 年的精神康复服务经验，对社工在职业安全的操作层面就风险识别、风险预防与处理、权力保障三个方面给予建议。

（一）风险识别

1. 风险因素识别

（1）患者风险因素包括以下几方面：

●患者的性别、年龄、婚姻状况、居住状况。如患者的性别与走访社工性别相异、年龄相仿、中青年、无配偶、独居，均为较高的风险因素。

●患者的病情稳定性。患者若有未经过规范治疗、未规律服药，或病情不稳定的情况，均需社工提高警惕，尤其是有幻听、幻觉、妄想等阳性症状表现的患者、双相情感障碍躁狂期的患者。同时，亦需加强重视处于情绪低沉期的患者，自伤、自杀的概率较大，如处于抑郁期的双相情感障碍患者、抑郁症患者。

●患者的成长经历。患者是否存在或目睹过受虐（被欺凌）、实施暴力、自杀自残、性侵犯等经历。其中，要说明的是，较多患者尤其是现较为年轻的患者中，有过被欺凌的经历不占少数，他们心理受到极大的创伤，且积压着愤怒的情绪，在病发时易出现难以控制的冲动行为。

●患者的支持系统。患者的社会支持系统薄弱亦会加剧风险，通常可见的是独居、与家人虽住一起却少有交流、家人关系紧张等。

（2）环境风险因素包括以下几方面：

●环境封闭。与患者见面的环境属封闭或相对封闭的状态，在发生意外情况时，难以立即逃离。

●有危险物品。与患者见面时所处的环境中，有较为危险的物品，如刀械利器、重物、喷射剂、有毒制剂等。

●环境嘈杂。沟通的环境需要安静、舒适。若面谈时环境嘈杂，易使患者烦躁不安，难以静心聆听或产生理解偏差。

●有与患者关系紧张的人。若在沟通时有与患者关系紧张的人在现场，亦刺激患者情绪激动。尤其是若社工的行为表现是站在另一方立场，亦导致患者的愤怒，信任关系难以建立。

2. 患者表现识别

当沟通现场发现患者有以下表现，需引起社工的警惕。

（1）坐立不安，来回踱步；

（2）紧握拳头，咬紧牙关；

（3）瞪大眼睛，面露凶光；

（4）意识不清，幻觉明显；

（5）情绪愤怒，言语粗暴；

（6）敏感多疑；

（7）对社工的到来持明显的排斥或不欢迎的态度。

（二）风险预防及处理

社工需加强风险预防意识，加强风险评估能力，警觉自我言行，提升风险应对技巧，以提高自我的职业安全性。

1. 风险预防

（1）重视风险评估，谨慎行动。风险评估为第一要义，社工因其工作属性需相对频繁地与患者联络，然若忽略了风险评估，则会大大增加职业风险。风险评估为第一要义，在服务开始前需提前致电或向患者亲属了解情况，参考以上风险识别的内容进行评估，确定状况相对安全，再实施服务计划。

（2）掌握安全行动计划，确保人手配比。对于精神障碍患者的服务，均需厘定合适的安全行动计划，并确保参与人员熟悉掌握。在人手配比方面，通常入户家访以两人为宜，男女配合更佳。特殊情况，只能一人进行面谈，则尽量邀请服务对象到社工机构/服务中心处进行，公开场所如社区、公园等次之。而开展小组、室内活动、室外活动则需根据服务对象的人数进行人手配比，室外活动的人手配比会更为严格些。

（3）佩戴齐全，穿着朴素。社工需要配备适当的物品，包括工作牌、工作簿、笔、雨伞、水等。雨伞是较好的自我防护器具，笔和工作簿除了做记录外，在需要时可写留言条。自带水，尽量不饮用他人提供的水。

穿着方面亦是精神康复社工需要重视的，秉持整洁、朴素的原则。尤其女性社工不宜穿裙子、高跟鞋、丝袜，不宜化妆，不宜穿过于艳丽的服饰，避免引起患者的遐想。

（4）处于安全位置。在与患者沟通时，社工需与患者保持一定距离，确保处于安全位置，如便于逃离或较为明亮、宽阔的地方。

2. 风险处理

当社工处于危险情境时，可参考以下操作。

（1）保持距离。当遇到危险情境时，首要做的是与危险人/物保持距离，确保自己处于便于逃离/相对安全的位置，若发觉难以逃离，立即联系支援。

（2）评估危险程度。评估危险情况是否可控，如患者现时的意识清醒程度、自控力，环境中的危险物品可否收藏起来等。如若可控，尽量按最大化减少危险性因素的方向实施。如若不可控，尽快逃离。

（3）冷静对话，舒缓情绪。社工与患者对话，态度要诚恳、冷静、中立，同时，注意秉持同理心，让患者感到仍然被理解、被鼓励，平复对方情绪。同时，适时询问对方接下来的打算，以评估其是否有伤人、伤己的想法等。

（4）谨慎观察，随时逃离。谨慎观察患者情绪状态，若出现情绪激动或动怒时，尽快逃离。

（三）权力保障

社工需重视自我权力的保障，重视各项行为操作的合法性、合理性及保留必要的证据。具体可从以下四个方面着手。

1. 重视服务记录

很多社工的服务难以找到第三者证明人或录音、录像等证据，故社工需重视服务过程的记录。尤其涉及沟通过程中，服务对象提供的重要信息、隐私、行动决策、思想动态等，同时，社工所提供的建议、开展的服务内容等亦需记录，对于涉及人身安全的信息，需向患者家属披露及提醒，以在必要时作为评估社工行为的合法、合理性的依据。

2. 善用督导资源

对于服务过程中，出现困惑、迷茫、冲突的部分，社工应善用督导资源，多多征询督导的建议，以减少因经验不足而致的失误或风险。同时，可通过督导及时梳理心理困扰，减少不必要的负面情绪的累积，影响个人发展。

3. 重视向上汇报

社工应重视将服务过程中发现的重要信息尤其是可引致风险的信息进行向上汇报，由上级决策后续处理，必要时向政府相关部门如综治、卫计等反映，以更加高效地调动资源，避免危机的发生。

4. 录音、录像、人证的保留

在有条件的情况下，争取服务对象同意，在服务过程中尽量开启录音/录像功能，确保服务具有客观记录，在必要时可为社工提供合法证据。同时，开展服务中尽量两人或以上为宜，除可提高安全系数外，亦可促使行动决策相对理性，在必要时为社工提供人证。

精神康复社会工作因其本身的工作性质、职场环境、服务对象的特点，已成为高风险行业，这些社工们甚至很可能在服务中成为弱势群体，在不断对其各方面能力有更高要求的同时，在此呼吁政府、行业、机构能够加强对精神康复社工的重视，在各方面共同的努力下，以促进精神康复行业的进一步发展。

督导评语： 职业风险是在执业过程中具有一定发生频率并由该职业者承受的风险，包括经济风险、政治风险、法律风险和人身风险，相比其他领域的社工而言，精神健康社工面对的职业风险要高一些。在社区中，定期复诊、规律服药的患者，病情可以保持稳定，但服药不规律或长期不复诊的患者有较大的病情复发风险，也就可能会产生安全隐患。本文详细地阐述了社工职业安全的来源、类型和应对策略，对社工提升职业安全意识有重要的指导意义。

第三节　"声音"背后连接着真实的需要
——幻听严重精神障碍康复者个案面谈技巧

在精神康复者中，有部分常常面临着幻听症状的困扰。精神健康社工需要对幻听有清晰的认知和定位，才能及时有效地为精神康复者及其家属答疑解惑。社工应如何看待"幻听"，又该如何与有幻听症状的服务对象对话，并且给予合理的回应，成为很多新手社工的疑难问题。

一　如何看待幻听

幻听是一种最常见的幻觉形式，指没有声音刺激时出现对声音的直觉体验，是一种虚幻的听觉。临床研究认为，幻听是大脑负责处理声音的部分对信号错误加工的结果，患者听到的声音可以是言语性的，也可以是非言语性的。

出现幻听的原因主要包括三种：一是心理因素，如过度精神紧张；二是身体某部位疾病，如听觉中枢障碍或精神疾病；三是因为药物作用，如吸食或注射过量麻醉剂，吸食大麻等引起的。本文重点关注因精神疾病所致幻听严重的康复者寻求帮助时，社工如何有效介入。

有些精神疾病康复者，在发病期会有严重的幻听，但经过药物治疗，有部分患者的幻听可以治愈，完全消失，但部分康复者即使是在疾病康复期，幻听也会一直伴随着他，甚至终身要和幻听共处。

二　社工介入幻听个案的策略

案例 1：因有重要事件发生，导致幻听对案主日常生活的影响加重，社工在介入时需要透过幻听找到康复者真实需求。

1. 个案背景

基本信息：樊某，精神分裂症，女，28 岁，已婚，育有一女，目前无工作，去年成功考上本科（专升本），家庭关系紧张。

2. 重要事件

目前樊某在与丈夫申请办理离婚，由于其是精神障碍人士，民政局不受理离婚，故案主需要向法院提出诉讼离婚，其丈夫不太愿意与其离婚，案主的表述为"丈夫是为了她家的钱才不愿意离婚的"，可案主本人觉得与丈夫已经没有感情了，而且丈夫还在外面找了女人，所以案主决定要与丈夫离婚。

3. 服务诉求

案主向社工表述，最近经常会有幻听，并且觉得这些幻听是与未来要发生的事情有关联的，她想要社工明白，自己所说的这些都是真实存在的。

4. 介入策略及面谈技巧

第一步，听她分享自己幻听的内容，社工回应她背后的感受，而非幻听内容本身，做到与案主同频沟通。

案主：我以前的幻听，都会变成现实的……就是以前单位的主管（班长）打电话过来叫我回去上班，没多久就真的实现了；以前我老公还是我男友的时候，幻听告诉我，他会成为我老公的，他后来就真的成了我的老公；还有以前的幻听告诉我，我要生病了，就真的生了一场大病，还好不需要开刀的；还有就是最近的，幻听告诉我，我老公在外边出轨，结果真的是；还有去年9月我会认识新的男生（幻听告诉她），没过多久，我就真的认识了一个男生。（案主停顿一下，继续说）我老公总是找我要钱，我说还没有发补贴。女儿一个月只能视频一次，前段时间还被家人骂，唉……

社工：刚听你分享的这些，我看到你说有机会出去工作时是很轻松的，脸上都有了笑容。当你说到孩子和丈夫的事情时，我感到你很苦恼。

第二步，听她声音背后真实的需要，用重述、询问、澄清等方法确认她关注的焦点。

案主：我老公经常找我要钱，你说我不用吃饭、不用花钱吗？想到这些就非常烦。

社工：看来最近你和老公的关系让你感到很烦心。

案主：是啊，再说了他找我要补贴，那补贴根本和他没关系，他是外地户口，那钱是给我和我女儿的。

社工：嗯，你觉得你的补贴是你和女儿的，你的老公不应该找你要这个钱。你现在因为这事，这么辛苦，那有没有想过怎么办呢？

案主：我就是想离婚，我现在等法医鉴定……

社工：那就你离婚这件事，你想和我谈些什么呢？

确认其主要诉求后，社工跟进以患者主诉为介入点。如患者愿意进一步去碰触幻听的部分，且社工有能力深度介入，幻听的部分可做深度跟进。

案例 2：康复者和幻听幻觉打架，社工帮助案主尝试敢于直面幻听世界。

1. 个案背景

基本信息：小方，女，31 岁，未婚，无工作，与父母同住，母亲是虔诚的道教徒，案主偶尔来到家属中心参加日常训练。

2. 日常状态

案主常私自调整药物剂量，服药少，导致日常生活中经常伴随着幻听、幻觉，康复者称其为"入幻"。"入幻"时，康复者会感到非常恐惧，觉得有恐怖的事物在吸自己的寿命。长期处于幻听、幻觉状态也使案主思维逻辑及情绪管理方面比较欠缺，有时和社工聊天，很容易跳到下一个话题；遇到不顺心的事也会脾气很暴躁。

3. 介入评估

社工评估，案主长期处于幻听、幻觉状态，分不清自己是在虚幻世界还是在现实世界，案主较少用语言表达幻听带给自己的困扰，但实际上案主的内心和幻觉相处得并不和谐，思维混乱，不愿意接受，也不想改变幻听带给自己的影响。

4. 介入策略及面谈技巧

第一步，社工倾听康复者内心，了解她不愿接受幻觉的内在原因。

社工：最近有没有吃药？（前边聊了一些其他，察觉她说话跳跃，就询问服药问题）

案主：（笑）没怎么吃药，都是母亲拍痧，再加上辟谷。

社工：为什么不愿意吃药？

案主：吃了药就会想吃肉，吃了肉就会变胖，变胖了就要减肥。减肥太痛苦了，我怎么都不能瘦到像社工（她一直认为有位社工太瘦）一样。

第二步，列举案主服药前后的所有可能性，用对质、案主自决等技巧协助案主权衡利弊，尝试面对幻听世界。

社工：那你是觉得不吃药难受还是幻听难受？

案主：幻听更难受。

社工：不吃药会有什么感觉？

案主：如果不吃药就会感觉有人在吸我的寿命，很害怕。

社工：如果你吃药了，吃了肉，那你可以通过运动减肥，既锻炼了身体，又不会受到幻听的影响，也是很好的选择啊。

案主：……（逃避话题）那我跟你说点别的吧。

之前社工有和案主做情绪管理的辅导，案主会有一些自己的理解，她会选择认为"安全的""有信心"改变的一些部分进行调整，就如何让案主直面幻听，社工会继续再跟进，和案主一起寻找安全的直面幻听的方法。

案例 3：案主被幻听困扰，情况反复，幻听严重时会影响情绪和社交，案主想与幻听"划清界限"，减少幻听对自己的影响。社工介入时给予案主安全感，陪伴她一起寻找与幻听共处的方式。

1. 个案背景

基本信息：小雨，女，23 岁，精神分裂症，患病 8 年，未婚，与奶奶和姑姑一家同住，日常主要是参与 T 区精神康复者家属资源中心的康复服务。

2. 事件

那天，小雨走进了社工办公室，眼神涣散，眼睛转来转去，情绪波动，说自己幻听很严重，头痛得想死。她和社工一边说自己幻听的内容，一边澄清，她自己根本不是这样想的，但是幻听老是干扰她。原来幻听的内容是关于她的好朋友的，说好朋友是坏人，而且还骂难听的话……

3. 服务诉求

康复者来家属资源中心已有 5 年，与社工建立了信任，在她情绪波动、幻听严重或遇到其他重要的事情时，除了找家人，她会和社工分享，寻找支持。

4. 介入策略及面谈技巧

第一步，关注她的感受，听她说。

社工：小雨，现在好辛苦吧，要不要先坐下休息一会儿？

案主：现在头好痛，一直有声音（小雨很大声地斥责幻听，让它闭嘴），现在真的好想死！

社工：幻听很大声，让你很不舒服，那我可以帮你什么吗？小雨。

案主：我也不知道，其实我知道幻听不是真的，现在她影响不了我，但是这个声音真的很大，而且说的是清姨，她对我那么好，幻听一直说她的坏话，好烦……

第二步，寻找她自己过往应对的成功经验，鼓励她尝试缓解声音干扰。

社工：嗯，声音很大影响你，听到的话也让你感觉很不舒服，记得之前也出现过，还记得上次你是怎样帮自己的吗？

案主：嗯，记得。上次没有这次声音大，这次声音真的很讨厌！

社工：嗯，现在可以尝试下吗？我们先来放松自己，闭上眼睛，听着音乐，专注在音乐里，配合呼吸。再回忆下你上次想到的对你有帮助的那个画面。

案主：嗯！（眼珠子还是转动得很快，但这会情绪稍微平静下来一些）

第三步，总结每一次与幻听对抗的经验，与案主一起记录有效的应对方式，学习与幻听共处。

社工：小雨，这会儿好点了没？

案主：好些了，但还是有声音，不过头没那么痛了。

社工：那现在还想和我聊聊吗？我们也和以前一样，把这次幻听的过程回顾下，找找这次有没有什么新发现。

案主：这次不想聊了，头还是有点痛，下次可以吗？

下次面谈，和案主总结这次应对中的好方法，包括案主自己的方法、心理状态、案主觉得社工有支持到她的语言和方法等。"复盘"每一次应对幻听的过程，寻找有效的应对办法。案主的幻听症状医学判断是无法完全消失的，所以要学着与幻听共处，社工会邀请案主参与"听声音"朋辈小组，让已经学会与幻听共处的康复者与其他人分享自己的经验，帮助案主尽快找到与幻听共处的方式。

案例4：案主习惯生活在幻听世界里，听从幻听下达的指令，社工运用幻听内容中的指令帮助案主与幻觉和谐共处。

1. 个案背景

基本信息：小何，男，50岁，未婚，无工作，每天来到中心参加日常训练。

2. 日常状态

案主在幻听中认为自己是一名政治家，每天会和国家领导人定期通话，曾和社工表示自己家中有一条天线可以直通党中央、国务院，来到中心参加训练时经常和社工谈论一些国家大事，也会向社工要些纸笔，写一些文章（案主只对家人、社工分享自己的幻听内容）。有时会和社工表述自己忙于政治，非常疲惫，参与日常训练时会躲到一边休息，但幻听没有影响他的基本生活。

3. 介入评估

社工评估，案主幻听内容已成为他日常生活的一部分，他已经习惯在幻听世界里生活，与幻听世界无法分割，而且他自己并不想从幻听世界里走出来，如果社工强行让案主脱离幻听，反而不利于继续康复。

4. 介入策略及面谈技巧

第一步，倾听案主幻听内容，不作判断和内容回应，从幻听中寻找与现实世界的连接，作为谈话介入点。

在一次舞蹈训练中，社工看到案主站在一旁，询问其原因。

社工：最近看到你好像很疲惫，也不太愿意参加日常训练了，是什么原因呢？

案主：最近每天都在处理国家大事，每天都跟领导人汇报工作，还要写文章，感觉很累，所以最近日常训练我都想休息一下，可以吗？

社工：适当的休息肯定是可以的，人都是需要劳逸结合，你来到中心参加训练就当是休息的一种形式，来这里跳跳舞、打打牌，有个健康的身体才能更好地关注国家大事，对不对。

案主：是的，谢谢你。

案主在社工的劝说下重新参与训练。

第二步，运用正常化理论，在不打破幻听的前提下，逐渐引导案主回到现实环境。

社工和负责义工的工作人员表达希望以后有义工活动可以多安排案主参加。在某次趣味运动会活动前夕，由于义工人数不够，案主被临时安排做义工。

社工：明天的趣味运动会，工作人员需要做很多前期准备，义工不太够，你愿不愿意参加？可能要到下午5点才能结束。

案主：可以的，但是4点钟以后要和中央领导汇报，所以需要提前一点回家。

社工：没关系，后面应该就没什么需要做的了，你如果提前离开可以直接和社工说一声，自己也不要有太大压力，耽误一点点时间不要紧，你也是在为人民服务嘛。

案主：好的。

活动中，案主很投入地完成任务，在活动中都没有讲起自己的幻听和幻觉。

幻听是案主生命中重要的一部分，社工跟进中让案主与现实社会有连接，在现实和幻听幻觉中找平衡。

有的康复者沉浸在幻听中，有的康复者准备着直面幻听，有的康复者在尝试学会与幻听共处，也有的康复者幻听已然成了他生活的一部分。不管他们处于哪个阶段，社工要做的是看到他们，看到他们的感受，看到他们的需要。

精神康复者的世界里存在两种声音，一种是大家都能听见的声音；另一种是只有自己能听到的声音。从互相排斥到和谐共存，走过的每一段路都镌刻着他们的努力与成长。如果说这世界是个万花筒，那么幻听、幻觉不过只是折射成他们身上的另一个自己，不管是哪一面对着阳光，总能发出最耀眼的光。

督导评语：精神障碍康复者的幻听最常见的是言语性的幻听，即病人凭空听到声音。面对幻听问题，需要进行药物治疗、心理治疗、物理治疗等多种方法，但仍然有些康复者因为多种原因无法消除幻听的症状。幻听包括评论性、命令性的幻听，读心症以及思维冥想等，可能具有一些危害。作为一种感知觉障碍，可继发其他症状，如继发出病态的思维内容、情绪、情感以及意志行为；当幻听为负性评价，可产生被害的想法，继发出关系妄想；命令性幻听出现时，患者可无原则执行，根据幻听指令做出危险的行为。一些恐惧害怕的声音，会使患者处于惊恐。面对幻听的症状，社工要懂得引导服务对象减少症状或分辨真实的声音。幻听作为精神康复者常有的一种病症，处理康复者的幻听则是社工经常要面对的问题。本篇通过真实的案例，分享了具体的介入策略和面谈技巧，也传达了社工面对幻听的应有态度和方法，对于精神健康社会工作者具有较强的实践指导意义。

第四节　精准发力，联合多方为康复者解忧
——街道三管齐下助力患者回归正常生活

2021 年伊始，B 街道收到了一份特殊的礼物。服务对象李某为 B 街道送上一面印有"如风雪中送炭，似寒冬里暖阳"的锦旗，这是服务对象对 B 街道和相关精防工作人员的一种肯定和致敬。李某，女，40 岁，深户，研究生学历；2018 年 8 月李某首次发病，曾有冲动跳车、用头撞地的轻生行为。

通过多次面访得知，李某面临多个棘手问题，对精神康复十分不利。一是失业导致病情复发。2020 年 5 月，受疫情影响，李某所工作的培训机构倒闭，李某失业导致再次发病，曾到某专科医院住院治疗。二是药物副作用影响其重新就业。为稳定病情，李某出院后服用精神类药物，但服药后会出现手抖和严重嗜睡的情况，影响其重新就业。三是陷入蛋壳公寓租赁纠纷事件。受蛋壳公寓租赁事件影响，李某租住蛋壳公寓未向房东缴纳租金，房东多次上门要求李某立即缴纳房租，否则立即搬离。因前期李某与蛋壳公寓签署租金贷合同，即使解约，每个月银行也会照常扣款，如不及时还款，还会上征信黑名单。四是家庭支持乏力。李某为独生子女，出生地在东北，父母都在老家生活，李某父亲为

家庭主要经济支柱。因其母亲也患有精神类疾病，且长期家庭关系紧张，矛盾冲突不断，现李某父母处于分居状态，李某父亲也拒绝与李某及其母亲联系。其父已退休且按月供房贷，无法负担李某的生活费。五是长期入不敷出导致缺乏生活信心。李某目前无经济来源，生活拮据，已无力偿还银行欠款，各项开支均靠透支信用卡。李某尝试多种途径也未能找到合适的工作，一直处于失业状态，经济十分困难，已严重影响其生活信心，并出现轻生的念头。李某从日本留学归国后落户在深圳，原本有很强的自尊心，但是生活的压力和病情几乎使她屈服。2020年11月18日，李某微信向街道咨询办理残疾证和申请低保的条件，并透露其目前处境。

B街道领导在获知李某的情况后，立即召集社区精防关爱帮扶小组对其进行危机干预和心理支持。2020年11月24日下午，街道维稳综治办领导与社区民政专干、精防专干、精防社工以及心理咨询师一行五人前往李某家中了解情况，在场工作人员耐心开导李某，鼓励其重拾生活信心。

经过研判，帮扶团队确定了"解决困难为主、心理疏导和暂缓用药"三管齐下的帮扶策略。一是积极给予经济救助。为缓解李某的经济和生活压力，帮扶团队积极协调街道维稳综治办、公共服务办，帮助其申请临时困难救助。二是帮助解决租赁纠纷。协调社区法律顾问向李某提供法律援助，帮助其尽快与蛋壳公寓达成解约，终止与银行的租金贷合同，并调解李某与房东之间的租赁纠纷。三是及时进行心理疏导。帮扶团队多次上门为李某提供情绪疏导服务，鼓励其重新寻找就业机会。考虑到李某病情复发的主要诱因是外在的经济问题，帮扶团队决定按照先前制定的帮扶策略，积极帮助李某申请困难救助，鼓励她重拾生活信心，遵医嘱调整用药以减少药物的副作用。

在多方的共同努力下，李某与蛋壳公寓顺利解约，银行租金贷合同已经终止，也与房东重新签订租赁合同，去除了李某的一块心病。很快，好消息又接踵而来。李某收到了街道的临时救助金并找到新工作，经济状况有了根本上的改善，病情也趋于稳定。2021年1月4日下午，李某为表达谢意，特向B街道送上锦旗。至此，李某问题得到圆满解决。

当服务对象面临困境时，工作人员要及时发现问题，发挥资源链接的作用，力争从根本上解决精神康复者的问题，而不能简单地将其送到医院了事。当医院少一个精神异常的人，社会就多一个正常的人。

督导评语：社会工作服务基层治理，精神健康社会工作是基层治理中很重要的内容，也是心理健康三级预防体系中的重要一环，精神疾病患者的病情康复和稳定是构建社会心理服务体系的重要内容。这是一个由街道部门牵头、社工等多方联合，紧急处置精神疾病患者肇事肇祸风险事件的成功经验。街道部门通过与社工等通力配合和无缝衔接，精准抓住主要问题，发挥街道力量各个击破，最终得到了服务对象的感谢。社工的价值理念在过程中发挥了重要作用，也得到了街道部门等的认同。

第五节　精神卫生社工应急处置经验

在精神健康社工的日常工作中，经常遇到一些需要紧急介入的应急处置事件，如精神康复者病发、行为举止异常人士或流浪人士救助等应急救助工作。然而，面对此类事件，许多社工因为经验不足而手足无措，不知道如何跟进和处理。接下来，笔者结合深圳地区的真实案例，对精神卫生社工应急处置的内容和方法进行简要分享和总结。

案例1：2019年2月27日下午，B街道有1名在册患者携带疑似刀具状物体离开小区。社区"五位一体"紧急联动，历经近3小时的排查寻访后，在其回到现居小区的一处空旷草地时被民警控制，随后通过慢病院"绿色通道"紧急救助，前往某专科医院就诊。

案例2：2019年1月8日上午10时许，接到深圳某火车站协调办信息：一名20岁左右的年轻女子已连续多日在火车站追着行人要钱；每当工作人员介入干预，她便躲闪离开；该女子行为方式怪异，存在明显安全隐患。接报后，街道精防社工迅速启动"五位一体"工作机制，组成处置小组赶到现场开展工作。通过公安协查，处置小组于当日18时与该女子父亲取得联系；其父确认该女子为精神障碍患者，曾多次不告而别，出走流浪至外地。1月10日下午4时许，该女子父亲赶到火车站，父女重聚，并登上列车返乡，于次日下午安全回到家乡。

一　应急处置的基本要求

（一）建立健全应急机制

通过上述案例可见，无论是在册患者还是行为异常的流浪人士，"五位一体"是关键。社区"五位一体"指的是：社工（街道）、社区（工作站）、社康（医院）、民警（公安）＋监护人（家属）。"五位一体"中，应告知监护人（家属）作为主要履行、落实监护责任方，需做好患者日常生活照料、督促规律服药、定期复诊，及时向其余"四位"报送患者异常动态。为保证"五位一体"机制及时响应，一是建立通信录，并及时更新（内部沟通）；二是建立即时群聊（微信、QQ），保证沟通渠道畅通；三是制定紧急联系通信录（给予家属或宣传）。

（二）做足做够保障工作

一是安全保障。根据应急处置工作流程，首先根据现有情况开展危险性评估。案例1中，患者有"携带疑似刀具状物体"的情况出现，此时应及时向各方通报，同时请求专业力量（公安）支援。案例2中，该女子逗留火车站多日，其间工作人员进行干预时，因其拒绝与他人沟通，导致工作陷入僵局。最后凭借专业力量（精神卫生社工＋公安）形成合力，圆满解决。

二是政策保障。精神卫生社工应对各项精神卫生政策福利了然于胸，根据现有政策制订解决方案。案例1中，在患者被控制后，立即开通"绿色通道"，前往某专科医院就诊。

二　应急处置的具体流程

（一）社区在册精神康复者

在日常工作中发现或家属主动求助得知患者需紧急救助的：

（1）通知社区"五位一体"到场。

（2）社区"五位一体"根据专业知识及职责对患者进行危险性评估，一致通过后决定处置方案。

（3）确定该患者情况需送院就诊后，社康医生在精神卫生系统填写 B 表，更改患者状态、转诊单、应急处置单。

（4）确定该患者情况需送院就诊后，如有需要，可由民警对患者进行约束性保护工作，并协助送诊。

（5）拨打慢病院 24 小时值班电话：158×××× ××××（微信同号），告知情况后，按以下格式编辑信息，通过短信或微信方式将人员信息发送至区慢病院登记报备：

①患者姓名 + 身份证 + 住址；

②家属姓名 + 身份证 + 电话号码；

③随车警官：××派出所 + 民警姓名 + 警官号 + 电话号码；

④随车医生：××医院 + 医生姓名 + 医院电话；

⑤社区出具贫困或经济困难说明 + 网格居住信息并盖章（可后补）；

⑥家属提供户口本复印件（可后补）。

（6）以上工作完成后，拨打"120"急救电话，说明情况及报送准确地址，如有需要，可安排人员在显眼位置引导救护车到达现场。

（7）"120"救护车到达现场后，患者及家属随救护车前往专科医院就诊。如有需要，社区"五位一体"可随警车或公务车护送患者就诊。

（二）行为异常或流浪人士等

在日常工作中发现或群众举报得知该情况后，经初步评估判断后有类似精神症状或者异常行为的，社工应及时介入。介入流程大致如下。

（1）通知社区"五位一体"或其他相关人士到场。

（2）社区"五位一体"等工作人员根据专业知识及职责对患者进行危险性初步评估，一致通过后决定处置方案。

（3）在评估工作中，须核实该人员身份信息，若通过信息联系到家属的，优先通知家属抵达现场，随后按第 5—7 步骤执行。

（4）若无法核实人员身份信息，但确定该患者情况需送院就诊的，首先拨打"120"急救电话，说明情况及报送准确地址，随后由综合医院进行体检，确认该人员是否有外伤或传染病等，如有需要，可由民警对患者进行约束性保护工作，并协助送诊。

（5）经确认，符合某专科医院就诊条件的，由派出所出具"三无"

人员情况说明并盖章后，按第 5—7 步骤执行；若不符合某专科医院就诊条件的，前往综合医院或市三院就诊。

（6）拨打辖区慢病院 24 小时值班电话或联系微信，告知情况后，可参考以下格式编辑信息，通过短信或微信方式将人员信息发送至区慢病院登记报备：

①患者姓名＋身份证＋住址；

②家属姓名＋身份证＋电话号码；

③随车警官：××派出所＋民警姓名＋警官号＋电话号码；

④随车医生：××医院＋医生姓名＋医院电话。

（7）以上工作完成后，拨打"120"急救电话，说明情况及报送准确地址，如有需要，可安排人员在显眼位置引导救护车到达现场。

三 应急处置注意事项

（1）"绿色通道"应急处置方式针对非户籍患者及未缴纳社保的户籍患者，如果该患者正处于缴纳社保状态中，请告知其按正常程序就诊，如有需要，社区关爱帮扶小组可协助就诊。每个地方的处理方法有所差异，按照地方方针政策要求等对应处理即可。

（2）由于在管患者发病走绿色通道的时候存在未及时更改 B 表的不稳定状态及转诊单、应急处置单的情况，请各位"五位一体"人员接到患者病发转诊后，必须通知社康医生了解患者最新情况，并且在系统填写 B 表、转诊单、应急处置单。

督导评语： 应急处置是精神健康工作的重要内容之一，也是保证社会安全的一道重要防线，如遇重性精神疾病患者或疑似患者出现或即将出现的突发性危险行为，应急处置判断要准确，方法要恰当，严格遵循相关的法律法规，遵循社会工作原则等，以人为本，尽可能减少伤害、损伤或者负面影响。面对突发情况，精神健康社工需要熟悉掌握处理步骤和方法。各地区的处置方法可能有所不同，但又相通，具体操作方法建议依各地区实际情况而定。本文列举了实际案例，做了应急处置的解析，对应急处置的具体流程做了详细的介绍，是实践的宝贵经验，也具有地域特色和条件限制，可作为参考而并非通用流程。

第六节　党建引领，构建精神康复者的社区支援服务网

精神健康社工目前主要服务重性精神疾病患者，社会各界尤其是普通民众对其偏见较深，患者又身处于较为封闭的系统内或环境内接受治疗，和外界接触较少，获得的社区支持十分有限，甚至没有关系亲密的亲朋好友。然而，精神疾病患者的康复又离不开社区支援，一个良好的社区支持服务网对其疾病的康复无疑是具有重要意义的。为此深圳市鹏星社会工作服务社党支部带领精神健康社工团队以"解民忧、出实招、亮硬招"的专业服务，扎实推进"我为人民群众办实事"实践，创新服务模式，以"党建引领，管理与服务并轨运作模式、复元＋社会治理服务模式、六个化操作模式"，用专业整合服务搭建起精神康复者的社区支援服务网，提供自我增能、家庭融合、社区融入的平台，推动精神康复者在社区康复和积极促进融入社会，并总结出构建精神康复者的社区支援服务网的服务经验。

一　精神康复者的社区支援服务网构建

（一）办实事，织密"兜底保护网"

1. 用"脚力"丈量温度

鹏星驻 N 街道精神卫生社工通过登门走访、手机/网络视频、电话/微信/短信沟通等多样化的方式靶向聚焦，主动见面交心，详细了解与关心精神康复者的服药治疗、居家康复和工作生活等情况，走出"深度"、访出"热度"、加深"亲密度"。经常有精神康复者或者家属深受感动，为社工赠送感谢信、锦旗 7 面。"小俞社工，为你定制了一面锦旗，聊表心意！这三年来真的很感谢你，感谢你们一路的呵护，让我们在阳光下慢慢变老，一切尽在不言中。"

2. 用"聚力"多元康复

精神卫生社工作为个案管理员，以需求为导向，为病情易复发、家

庭关系紧张等有需求的精神康复者和家属提供个案管理服务，与精神科医师、社区精防医生、心理咨询师等组成多元化团队共同制订和实施个案管理服务计划，为个案提供个体化、专业化、持续化的社区服务，提供个案随访、复诊联络、药物管理等，确保个案管理服务的有效性、稳定性和持续性。例如，个案小敏（化名），三年内病情间断复发而住院4次，与父母关系紧张。家人照顾压力大，一度想要送小敏到精神专科医院长期住院。精神卫生社工介入小敏家庭后，作为个案管理员，为个案提供药物管理、陪同复诊、职业康复训练、家庭心理健康教育等，在3年的个案管理服务中，小敏目前可以自行复诊取药、规律服药，其间未发病住院，能坚持前往职康做康复训练，家长高兴地说"小敏现在进步很大，感谢社工的耐心用心付出"。

3. 用"社力"推动融入

N街道精神康复者在社区康复治疗过程中，病情基本稳定后对就业等融入社会的需求越来越大，但是精神康复者在就业面前受污名化、社会功能退化、家属担心监护不到等频频受阻。精神卫生社工运用社会力量来挖掘整合社区康复资源，通过为社区有劳动能力的康复者挖掘手工资源，让康复者在家就能进行就业训练，实现康复者的价值和可观的经济收入，有效缓解了家庭的经济压力，推动部分精神康复者在社区实现辅助就业工作。

（二）解难题，强化"政策保障网"

1. 主动出击，针对性解难点

在疫情重点防控期间，宅家就是在做最大的疫情防控贡献。但是药量不足、无法外出购买药物等难题摆在了精神康复者和家属面前。为保证精神康复者服药不间断，N街道精神卫生党员社工们迎难而上，主动和社康医生多次充分沟通，为已申请《严重精神障碍患者服药补贴项目》的精神康复者取药问题实施应急预案，通过分区、分类满足在深、在老家康复者的取药需求。对在深康复者采取分散分流到指定社康取药、"五位一体"关爱帮扶小组送药上门等精准化服务。

"我吃的药过几天就没了，因为疫情的事情没那么快回去，这边也封路了，到时候可不可以帮我寄药？"精神康复者的需求，就是党员社工服务的最大动力。对老家等经济困难、出行不便的18名康复者，统一采取快递寄送药物服务，统一支付运费，缓解此类精神康复家庭的经济压力。党员社工和团队其他社工一起参与诊疗和药品发放工作，是基层社会治理的一项重要工作内容，通过为服务对象提供点算药物、协助取药、复诊联络等，扩大了服务的广度和深度，在联动方面和服务方面发挥着至关重要的角色。

2. 密切联动，有效性疏堵点

面对辖区精神康复者出现病情复发、伤害自身、危害他人安全的行为，或危险的疑似，或确诊精神障碍精神康复者时需进行现场处置的情况，N 街道精神卫生社工团队在党员社工的带领下制定详细的工作流程、规范应急处置工作。精神卫生社工收到精神康复者病情复发的消息，第一时间通报"五位一体"成员及时快速联动到达现场处置，以保护人民群众的生命财产安全为首要目标，同时力争保护好康复者本身合法权益，各成员单位各司其职，及时、快速将发病精神康复者送院治疗。例如，精神康复者小铭（化名）的母亲向党员社工求助，小铭在家出现砸物（计算机、玻璃碗等）等情况不受控制，家里有碗、玻璃等碎渣。小铭母亲前往阻拦时，他想要持拳头打母亲，母亲躲在卧室不敢出门。党员社工与社区"五位一体"成员上门家访精神康复者和家属，经评估小铭目前病情波动，家属无力支付住院费用，经向区级报备同意将康复者送往精神专科医院住院治疗。小铭出院后，党员社工向康复者和家属提供药物管理、服药指导和家庭教育，目前小铭和家属都认识到药物管理的重要性，定期前往指定医院复诊和取药。小铭母亲发微信说"感谢党员干部和社工同志们，谢谢您们"。

（三）送温暖，共筑"社会关爱网"

1. 党建引领专业服务，促进服务融合

机构党支部和 N 街道党员社工组织、精神康复者和家属参访深圳市中共党史教育基地，一同学习深圳改革开放史，不忘老一辈的精神和付出的努力，传承先辈"拓荒牛"精神；邀请精神康复者和家属参加多场 DIY 永生花、鲜花篮、微景观等，感受鲜花的生命力，汲取大自然的力量；组织精神康复者和家属观看党史视频，回望党的发展历史，珍惜来之不易的幸福生活；观看爱国教育电影《攀登者》，感受登山队员舍生忘死、顽强拼搏的精神，有康复者深有感触地说："党员身先士卒，敢于担当，带头冲锋。一个民族的复兴、国家的强盛，需要所有人向着同一目标努力攀登！我们也要一起努力实现康复的攀登。"

同时，党员社工亮身份，开展多形式的慰问活动。党员社工始终关注辖区特殊群体在疫情中的困难和需求，帮扶重点困难患者，参与困难群体救助帮扶，急困难人群之所急。为多方满足困难群体的需求，提升困难群体抗击疫情的能力，机构党支部和党员社工链接爱心企业对疫情防护不力或家庭贫困患者发放防疫物资（口罩、洗手液）、生活物资（米油）数百份，编织起更大、更密、更有温度的关爱网。疫情的阴霾与疾病带来的伤痛，在关爱网的覆盖下服务对象绽放了久违的笑容，亲手写出感谢信，是肯定、是赞许，也是各位党员社工不懈的动力与追求。

在 2021 年 5—6 月深圳疫情出现反复的情况时，团队社工在党支部的带领下迅速响应，与街道社区相关部门密切合作，深入社区一线负责核酸检测、入户宣传和排查，坚守卡口，宣传疫苗接种，为服务对象代领及送药上门等，为隔离的精神康复者及家属疏导负面情绪等，受到广泛好评。

2. 创新"云"康娱服务，拓展服务方式

机构党支部联动社工团队，借助"云平台"优势，创新"云服务"内容，以趣味性强、互动性强、康娱性强的"云活动"，如线上居家挑战赛、心理健康微课、我画你猜、趣味厨房等，传递居家战"疫"正能量，增强居家战"疫"凝聚力，得到了康复者和家属的一致好评。

3. 开展社区宣导服务，转变思想观念

为推动 N 街道辖区内精神健康宣传，呼吁社会大众关注心理健康，大力培育自尊自信、理性平和、积极向上的社会心态，形成理解、接纳、关爱精神康复者的良好氛围。机构党支部与社工团队联合进社区、进企业、进学校，开展社区宣导服务，现场设置心理减压测试、精神健康政策宣传等，增强居民对自身心理健康的关注，积极推动社区精神卫生工作的发展，共建人人尽责的社会治理共同体。

4. 搭建义工服务平台，促进互助融入

搭建义工服务平台是精神康复者在预防、治疗、康复的有效形式，当一个义工服务平台形成一个完整的服务闭环时，能够有更多机会挖掘精神康复者的潜力，发挥康复者的优势，提升康复者的自我效能，扩大康复者的社交支持网络等。机构党支部和社工团队以服务对象的需求为导向，开展精神康复志愿者服务，以"培训—实践—指导—融入"的模式，搭建友好、和睦、学习的平台，通过培养自主愿意加入志愿者服务的精神康复者成为"领袖""带领者"，带动社区精神康复者搭建自助互助的社会支持网络，为融入社会和就业过渡做好充分的准备。例如，为缓解精神康复者取药难的问题，N 街道精防社工团队以"社工＋义工"双工联动的模式，邀请部分康复者参加精神康复者义工服务项目，精神卫生社工团队指导康复者义工协助做好指引、查找和递送已配好的药物袋等服务，部分义工"领袖"充当情感支持者，为有需要的精神康复者提供支持和帮助，精神康复者义工服务项目有效缓解了部分康复者渴望沟通交流、参与社会服务的机会，进一步巩固了精神康复者的社会支持网络，增强了自我效能感和社区融入程度。

二 经验与建议

（1）鹏星党支部在 N 街道精神卫生社工项目试点推行"党建＋"模式，以党建引领团队内部管理和专业发展，即党建＋管理＋专业，培育出政治站位高、专业能力强的社工队伍，实现优质的服务和管理，这一模式经实践证明是卓有成效的。

成功的关键一是鹏星党支部和街道的机关第五党支部联动，密切合作。鹏星党支部以精神卫生社工团队 6 位党员为核心，带领团队使用"学习强国"活跃度较高，对党史学习的参与度比较积极，体现在日常工作中敢于亮出党员身份，起到先锋模范带头作用，群众社工积极向优秀党员学习，整个团队善于互相学习、自我批评，团结一心积极响应各项重大任务，常以先烈的革命乐观精神自我激励，勇于克服困难，以无私奉献、为人民服务为荣。

关键二是不断探索将党建与社工专业相融合，体现在文中总结到的各日常服务中，让服务对象真切感到党是怎样"密切联系群众"的，提升爱国爱党意识，更理解党和政府各项惠民政策，深切感受到党的关怀，感受到党没有放弃弱势群体而是践行了让弱势群体也平等享受社会治理的成果，提升了服务对象的获得感和幸福感。其中发展出的子项目

《我的生活空间——精神康复者居家空间优化计划》获得街道社会创新项目的资助。

（2）社工同时整合社区的服务资源，开展严重精神障碍患者（精神康复者）的服务工作，将管理和服务有机结合，双轨并行，解决了之前管理和服务"两张皮"、理念有冲突、资源无法整合、有空隙有缺位的情况。通过以严重精神障碍患者（精神康复者）和家属的需求为本，密切跟进，开展多样化的康复服务，从而建立起良好的信任的工作关系，以柔性的服务有效地促进了服务对象更配合日常管理的工作，以严肃的管理促进服务所需资源的周全、数据的完整性、整个精防系统工作团队的密切合作，凸显出服务型管理的成效。服务和管理，看上去是两个模式两种思维，其实本质都以严重精神障碍患者（精神康复者）为中心，抓住这个中心，在服务与管理并行的过程中达成平衡状态，这充分体现了专业社工的作用和社会工作的价值。

应更广泛地继续践行服务与管理并轨的本土化的精神卫生社会工作方向。精神卫生专职社工是精神卫生社会工作主要的社工队伍，此外还包括残联、民政等购买的精神残疾人康复项目社工，社区为精神康复者提供常规服务的社工等。因此不仅仅应该是精神卫生专职社工要做到服务和管理并轨，其他从事精神卫生领域的社会工作者，也应该有这个观念和实践行动，也要共同维护公共安全，建立更完备、多元整合的社区支援服务网。当然，在这个视角下，精神障碍患者应更适合被称为精神康复者，更显得去污名化及尊重。

督导评语： 在提升人民幸福感获得感的社会工作服务实践中，一个最重要的保障要素就是要坚持党建引领。因为党是领导一切的，直接面对人民群众的社会工作服务，则更需要坚持党建引领。本文详细总结了在党建引领下，精神康复者的社区支援服务网的构建过程和成效。精神卫生社工把党的方针、要求贯彻到实实在在的服务中去，做了尝试、创新和突破，把"一切为人民服务"的宗旨落到了实处，为党建引领下的精神健康社会工作做了积极的探索。

第七节 精神康复者朋辈支援服务策略

深圳市鹏星社会工作服务社运营的 T 区精神康复者家属资源中心设计并执行的品牌服务项目——精神康复者朋辈支援服务，以复元理念为指导，重视精神康复者在复元过程中的自我参与，运用朋辈力量提升康复者及其家庭的希望感、能力感。该项目前身"朋辈辅导员培育计划"陆续开展了 3 年，精炼成朋辈支援服务项目又执行了 3 年，积累了一定经验，总结了有效的策略。

策略一：选准合适理念为指导

深圳鹏星于 2009 年引入复元理念，运用在残障人士尤其是精神残障人士社工服务中，由督导綦峥峥、胡淑艳带领团队进行本土化探索，发展了符合本地需求和特色的复元实践方式，在实践过程中检验了以复元理念为导向的朋辈支持服务的有效性。在近 6 年，以复元为导向，从单次朋辈服务到执行朋辈项目，无论是工作人员（社工、心理咨询师、康复治疗师等）还是参与的精神康复者、家属都了解并熟悉复元的含义，并运用复元看到自己及其康复历程，这对服务效果有很大帮助。

那么，何为复元呢？复元视角看待精神康复者不是只看到疾病和问题，而是把康复者看作完整的"人"，尊重康复者作为人的尊严，相信人的潜能和价值，强调整全的生活。对精神康复者来说，个人复元，是一个非常个人及独特的过程，当中包括改变个人态度、价值观、感受、目标、技能和/或角色，即重新认识自己，建立正面自我形象，重建有意义生活的康复过程，跨越精神病所带来的负面影响。复元帮助朋辈辅导员，以及朋辈辅导员所服务的康复者都认识到了自己是完整的人，精神疾病只是遇到的一个状况，只是"我"的一小部分，而不代表我，即我不等于精神病人，我仍旧有作为人的价值和尊严，我和其他人一样有潜能正向发展。

复元包括三大范畴，分别是个人范畴、支援范畴和普及范畴，而朋辈支持就是支援范畴中非常重要的内容。复元朋辈服务与传统精神健康服务有很大不同，朋辈服务能直接表达出一个信息"精神疾病的经验是一种资源"。有复元经验的人士（朋辈）能直接对其他康复者作出贡献，在帮助其他康复者的过程中，塑造了自身新的有意义的身份/角色——朋辈辅导员，从这个新的角色中发展被尊重和需要的感受，以及能助人的价值感、能力感。

策略二：整合式的朋辈辅导计划

目前在复元指导下常用的三种精神康复者朋辈支援服务包括：一是互助小组，朋辈互助小组对于康复者的亲身经历是首要的，其成立是建基于相信所有参与者都能有所贡献的信念。二是朋辈支援工作组，朋辈支援社工以其患病经验在精神康复服务机构提供服务。设立朋辈支援社工的职位为机构带来服务的正向促进作用。这是一个正式的职务，和社工一起工作，服务于其他精神康复者。三是朋辈主导的服务，由朋辈运作的计划并非单单由康复者担任职员，而是透过朋辈工作本身的意义和价值，以及运作上的实践，达到推广个人复元目标的服务（见图10-2）。目前，在项目中我们运用整合的手法，这三种方式既是服务发展的不同阶段，也在每一个阶段中有不同程度的运用，例如在第三阶段，朋辈辅导员已经是个职务，在这个能力展示与发展的平台上，协助社工进

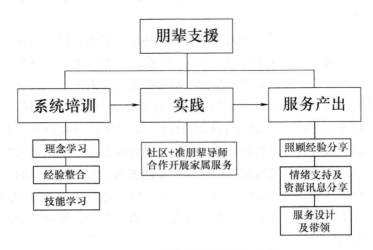

图10-2 朋辈支援服务运作流程

行场地管理、开展日常康复训练等服务，以及自主带领或者在社工的指导下开展互助小组，在日常工作中也灌输给其他康复者关于复元的概念，将以往被看作人生负面标签的康复者身份，转化为正面身份，并以过来人的身份去重新建构自己的过往，将成功经验传递给更多的人，提升个体的能力感，给这个群体带来了新的康复视角。其他正在经历疾病困扰的精神康复者和家属看到朋辈辅导员自身的成长，看到正向的朋辈导师形象，更能深刻认识到什么是发展出正向自我形象，能鼓励其他康复者提升应对疾病的信心，减少病耻感，更有动力实现个人康复目标，发展出符合自己特点的属于自己的新身份。

策略三：系统性地培育朋辈辅导员

从图 10 – 2 中看到，培育出合格乃至优秀的朋辈辅导员对于朋辈支援计划实施成功与否起到了决定性的作用。合格的朋辈辅导员会根据自己不同的状况进行有关对疾病的看法、成功地应对疾病的经验、与家人的相处和自我价值的寻找等方面的分享，并通过团体活动、探访活动、个案面谈、日常康复、非正式互动等形式给予其他康复者支持和影响。因此，项目通过系统的培育课程来实现以上的目标，课程围绕态度、心理、技能和知识四个层面，重视朋辈辅导员过往经验的总结及重构（培训课程内容见表 10 – 1）。

表 10 – 1　　　　　　　　　　　朋辈辅导员的培育

学习阶段	目标	内容	特别事项
复元理念学习	了解理念，认识"疾病的康复是生命的康复"的核心信念	1. 复元理念的发展历程； 2. 复元的四个系统； 3. 朋辈关系在复元中的作用	将个人复元概念作为重点讲解，把康复者过往经验与复元的知识结合，为每个参与者提供培训后的督导，将个人经验整理
心理调适	了解自我心理状态，学习调整心态的方法，获得支持性资源	1. 心理状况自测及调适； 2. 朋辈辅导员心理准备； 3. 情境模拟，如何调整心态	情境模拟，社工需预设可能发生的情况，也邀请康复者预设可能发生的情况

续表

学习阶段	目标	内容	特别事项
朋辈支持知识及技能学习	掌握作为朋辈辅导员的服务理念和技能	1. 朋辈辅导员的陪伴与同行的角色； 2. 服务技巧技能，沟通表达、同理、希望感传递、疾病应对经验等； 3. 具体服务的服务流程和内容	这是培训中的核心部分，需要根据参与者的情况调整培训的方式
实践	参与实习，体验朋辈辅导员工作	1. 与社工合作协助开展 1 次活动； 2. 与社工合作，完成 1 次探访； 3. 在社工开展的小组中，以协助带领的角色参与 2—3 节； 4. 准朋辈辅导员策划开展 1 次活动	需要做好团体的培训和个人的督导，从知识、心理调适和态度等多方面协助准朋辈督导员适应工作

策略四：微观到中观的成效导向

　　复元以及社会支持网络理论的指导下，打造辖区精神康复者家属互助平台，以先学习总结，后分享带领的方式，让辅导员们通过讲座、团体辅导等活动学习新的康复理念。家属们互相交流照顾经验，将经验进行整理，与新理论结合，以"人"影响"人"的形式支援新发、陷入困境的家属。在过程中，辅导员们不断地整合自身经验，在帮助他人的同时也提高个人能力感，让其能更自信地陪同康复者康复。新发、陷入困境的家属在其他家属的陪伴和支援下，学习到更多的照顾经验，更快从困境中走出来，从微观的个人到中观的家庭层面都有不同成效，之所以有这样的成效，首先因为在设计服务时就是以微观到中观的成效导向为目标，从个人的改变到带动家庭关系的改变，从修复家庭良性功能到能成为强有力支持个人复元，而一个个家庭联动其群体的改善（通过家庭探访、小组互助等形式），实现了个人—家庭完美的闭环模式。但是光闭环仍不够，而要从家庭中走出来，走向社会，参与社会宣传和倡导，例如通过参与节目录制、文艺表演、参与精英（精神康复者）论坛发声等方式，展现精神康复者家庭的正向面貌，助力减少社会偏见、歧视，这更是项目追求的终极目标，社工和精神康复者是同行者，在实践中努力向着这个目标前行。

精神康复者家属欧姐在参加本项目前，对康复者的康复感到非常焦虑和担心，不知该如何帮助康复者，帮助自己，对未来感到迷茫。总是戴着帽子，穿着颜色灰暗的衣服，非常不自信。通过参加朋辈支持计划，认识了其他精神康复者的家属，在其他家属的协助下解决了康复者社保问题。从最开始陪同康复者来中心参加服务，变成主动参与，与其他家属一起学习舞蹈，在中心迎新春活动上表演，逐渐自信起来，更是在中心发挥自身优势，协助中心开展服务，遇到其他家属有困难时主动伸出协助之手。欧姐脸上的笑容越来越灿烂，能心态平和地对待康复者，就连穿着的衣服也变得鲜艳起来，不再"自卑、自责自己有一个患有精神疾病的孩子，因此自己是一个失败的妈妈、被人看不起的人"，而是"自豪自己的孩子受到精神疾病的影响还能勇敢、积极地生活，自己是一个能帮助孩子有效康复的妈妈。同时，自己也是一个能帮助别人的靓丽的我"。

他们通过本项目认识到同行的伙伴，感到自己并不是孤军奋战，还有很多人愿意互相理解、支持、关怀。从原来互不相识，到在项目中互相了解，抱团取暖，主动联络彼此，将个人的力量集合在一起，拧成一股绳，在有需要的时候相互协助，解决问题，再逐步影响新的康复者和家属，向新加入家属分享自己的过往经验。成长蜕变，破茧成蝶，通过朋辈群体的力量，互助平台已搭建起来，参与者们逐渐自信，自发地解决困难，让家庭成为康复者康复路上的中坚力量。

深圳鹏星在 T 区精神康复者家属资源中心实践的朋辈支持计划，还分享给了一些由服务使用者组成的协会（如深圳市精神残疾人及亲友协会），在这样的正式社会组织中也有很好的效果，而这些效果也反过来促进在中心这样的平台使用如何更优化，从广义上说，单一机构的朋辈计划和一个个这样的社会组织也是一个朋辈圈，让这个圈更大更圆，也是我们的使命。另外，在实践经验中，从使用的主体来看，有发展康复者朋辈支援服务，也有发展家属朋辈支援服务，也可以两者平行进行、整合发展。

总而言之，朋辈支援服务是一种以复元理念为指导的，能提升精神康复者康复效果的具有明确疗效的康复方法，符合现在的精神疾病康复服务模式的发展趋势，值得推广以使更多精神康复者受益。

　　督导评语：在精神健康服务中，朋辈辅导的建立十分重要，有相似经验的群体相互交流，以过来人的身份，对需要帮助的同路人给予心理开导、安抚和支持，提供支持、辅导，往往更具有说服力，也更容易产生好的效果。家属资源中心的社工在多年服务的经验基础上，对精神康复者朋辈支援服务策略做了概括和总结，归纳为四个策略，包括选准合适理念为指导、整合式的朋辈辅导计划、系统性地培育朋辈辅导员和微观到中观的成效导向，并进行了详细解说，为朋辈支援服务的进一步发展提供了有效的经验积累。

第八节　主社工与辅助社工在精神康复者家访会谈中的角色定位及关系调适

　　精神卫生社工在开展服务和工作的过程中，十分重视社工之间的合作，其中，在家访或者面谈过程中的配合则显得更为重要，其对服务目标或成效的顺利达成起着关键作用。在家访会谈中，往往会遇到一些突发的情况，例如，社工因个案的回应或反馈过于简单而不知如何进一步引导，社工突然把对话的主动权或者患者的问题抛给了对方等，这时候就特别需要社工之间提前做好功课，做好分工，做一些可能突发的特殊情况的预演。社工之间只有正确定位自己在服务过程中的角色，明确彼此的工作职责、分工和做法，才有助于达到更好的效果。

　　一　主精神卫生社工与辅助精神卫生社工在家访会谈中的角色定位
　　精神康复者属于特殊人群，出于专业性、安全性等方面的考虑，一般由两名工作人员参与会谈，当两个社工跟进家访会谈时，必然出现一主一副的角色分工，主精神卫生社工（以下简称"A角"）一般由负责长期负责跟进该社区或区域精神健康社会工作服务的社工担任，与辅助精神卫生社工（以下简称"B角"）是主导与辅助、寻求合作的关系，二者在总方向、总目标上需相互协调。精神卫生社工是改变的媒介，通过心、口、行发挥专业作用，形成全局性、长期性、战略性的合力。

（一）安全功能，互相协调

精神康复者病程长、易复发，精神卫生社工在随访服务中务必重视安全。随访服务中一般会以A角与会谈对象的会谈、干预为重心，B角更多的是承担辅助、协助的角色。当A角在与会谈对象沟通时，可能因会谈过于专注而忽略了现场的一些潜在的危险因素，这时B角就相当于A角的另外一只眼睛，当B角发现会谈环境有异常时，可以及时提醒A角注意或及时干预，确保精神卫生社工和会谈对象及家属的安全。

（二）专业功能，互为补充

精神康复者服务工作涉及面广（含社会工作、医疗、精神科、药物、康复护理等），精神卫生工作的特殊性就要求精神卫生社工是掌握专业知识技能的应用型、全能型、复合型人才。当A角出现知识盲点或在沟通时A角没有留意到会谈对象发出的信息时，会出现信息遗漏、评估不完整的情况，B角充当"查漏补缺"的角色，对会谈做进一步的干预、补充和完善，使整个会谈更具专业性。

（三）整体功能，均衡运行

在精细化、个性化的服务中达到服务成效，要求精神卫生社工需要具备宏观思维，同时考虑服务整体与局部细节，A、B角的配合更接近于无缝对接需要3个条件：一是A、B角会对会谈对象的基础信息（疾病诊断、服药资料、家庭成员、工作等情况）做详细的了解，做好资料收集与初步评估，明确本次会谈主题、预期目标、可能存在的困难和解决建议；二是在会谈中，B角保持专注了解A角的会谈思路，了解A角是如何由浅入深、循序渐进地一步步探究会谈对象目前存在的问题及需要解决的问题；三是在会谈中，会谈对象与A、B角，A角与B角之间形成互动，预设不要成为限制，不要蒙蔽眼睛和耳朵，A、B角应随机应变，将问题聚焦，系统整体地干预与推进，达成平衡。

二　主精神卫生社工与辅助精神卫生社工在家访会谈中的关系调适与介入技巧

（一）B角何时可以介入会谈

这是一个在会谈时经常遇到的问题，对于一次富有成效的会谈，弄清楚这个问题很有必要。在会谈中，在A角与个案沟通中，B角充分运用支持性技巧，作出相应的回应，回应可以运用简单的"嗯""额"等口头语言的方式，也可以是点头、微笑等身体语言的方式，让会谈对象感受到B角也参与其中。虽然A、B角对此次家访有充分的沟通，但是在会谈中也难免会遇到A角自身的原因（准备不充分、知识储备不足）和客观原因（A角产生阻抗的问题）等导致会谈无法继续的情况，这时B角就可以介入会谈，把会谈继续进行下去。

（二）B角在会谈多久后该把会谈主动权交还给A角

相信很多精神卫生社工在面对此类问题都是会产生疑问。可以分两种情况思考和解决：第一种情况是如果B角介入之后，通过进一步的梳理，A角对会谈又有了清晰的思路，这时B角引出会谈方向之后，就可以把会谈主动权交还给A角。避免出现B角一直在聊且有一种喧宾夺主的感觉。第二种情况是如果A角对B角与个案谈及的方向没有找到合适的介入时机或认为自己没有把握处理好会谈内容，不知如何继续开展下去。B角可以继续会谈，直到该话题终结为止。B角总结完本话题后，A角可以顺其自然地继续进行新的会谈内容。

督导评语： 家访是社工开展个案管理或深入了解精神疾病患者及其家属情况的一个重要途径和工作内容，也是一项艺术性、技巧性很强的工作，对社工和服务对象来说均有着重要的意义。精神健康社会工作家访一般由两名工作人员相互协助开展，很多情况是两名社工结伴同行，并稳固地形成A、B角的合作关系。在家访过程中，工作人员的角色定位及配合非常重要。本文通过案例讲述了主社工（A角）与辅助社工（B角）在家访中各司其职，发挥角色作用的方法，总结了社工相互配合、端正角色站位的重要意义，为社工更有效地达到家访目标，打一场完美的配合战，提供了实践经验。

一　深圳市社会工作发展概述

2006 年，民政部推动深圳开展社会工作试点。2007 年，深圳在全国率先出台了《关于加强社会工作人才队伍建设推进社会工作发展的意见》（业内简称 "1＋7" 文件）。在民政部、省民政厅的指导下，在市委、市政府的领导下，深圳社会工作探索出 "政府推动、社会运作" 的模式，逐步建构了现代社会工作制度。截至 2022 年底，深圳市持有社工职业证书人数累计 36874 人，行业从业人员 9693 人，业务范围含社会工作的社会组织共 294 家，服务覆盖社会福利、社会救助、社区建设、精神卫生等 10 余个专业领域①。2014 年 9 月，民政部授予深圳 "创建全国社会工作发展和社会工作人才队伍建设示范区" 称号。2017 年，深圳代表中国首次承办亚太地区国际社工会议。2020 年 11 月 2 日，深圳市政府办公厅印发《深圳市关于提升社会工作服务水平的若干措施》（以下简称《若干措施》）在更高起点、更高层次、更高目标上大力推进社会工作服务。

二　深圳市社会工作职业化建设

社会工作发展 "1＋7" 文件拉开了深圳社会工作职业化建设序幕。2008 年深圳实施社工职业资格考试制度。深圳社会工作在职业化过程中，在政府主导下恪守了 "民间运作" 原则，以政府资助项目的形式

---

① 数据来自深圳市社会工作者协会《深圳市社会工作季度数据报告（2022 年第四季度）》。

购买第三方社会工作服务机构中的专业的社会工作服务。自 2007 年起，深圳市在全国率先建立起包括薪酬制度和晋升机制等在内的社工职业发展机制，依托深圳市社会工作者协会（以下简称"协会"）开展行业管理，陆续出台《深圳市社会工作者登记和注册管理办法》《深圳市社会工作者继续教育实施细则》《深圳社会工作者督导助理选拔与聘用办法》《深圳市社会工作督导管理办法》《深圳市社会工作者守则》等行业文件，明确社工从登记注册、继续教育、督导选拔、社工职业规范等行业管理机制，加强社工职业队伍的晋升与发展管理。深圳社会工作行业历经 10 余年的发展，以社会工作职业化制度构建为引领，从社工职级体系建立、社工职业准入、社工继续教育、社工行为规范等方面，逐步建立了一支职业化专业化的社会工作人才队伍，构建了系统化的社会工作者职业化管理体系。

（一）深圳市社会工作者职级薪酬体系

2007 年，深圳市委、市政府出台《关于加强社会工作人才队伍建设推进社会工作发展的意见》，同时配套出台《深圳市社会工作人才专业技术职位设置及薪酬待遇方案（试行）》。社会工作人才专业技术职位在全市所有社会工作岗位（职位）范围内设置了社会工作人才专业技术职位职级，十一级助理社工师 3720 元/月。10 余年来，深圳社工薪酬待遇虽在不断提升，但一线执业社工普遍反映薪酬水平过低。由于薪酬水平偏低，社工人才队伍不稳定，社工行业整体人才吸引力缺乏，在一定程度上制约了社工服务的职业化专业化发展。

2020 年 11 月，《深圳市关于提升社会工作服务水平的若干措施》提出，健全职级体系和薪酬保障，建立完善与社工服务专业水平相对应的职级薪酬体系，并发布《深圳市社会工作类专业技术人员薪酬指导价位表》。《若干措施》要求：健全持证上岗制度，社会工作从业人员应当持有国家社会工作者职业水平证书。措施实施后新签订政府购买服务合同的，社会工作岗位从业人员实行持证上岗。《深圳市社会工作类专业技术人员薪酬指导价位表》设置了高级社工师、中级社工师、助理社工师、辅助人员四个职级 10 个档次，并对应 10 个薪级。《若干措施》结合 2023 年达到政府购买服务项目中的社会工作专业岗位全员持证上岗的目标，综合分析深圳历年考取社会工作资格证书的要求及通过率、从业社工持证情况、社工人才比例结构、薪酬调整等因素，以及对岗位能力价值评估、服务领域相对价值评估和薪酬对标等全面分析，参考深圳市社区专职工作者薪酬情况，制定了深圳市社会工作类专业技术人员各级薪酬指导价，一般领域平均值为8891元/月。同时，根据工作强度难度、专业性、职业风险等，对社会福利、精神卫生、禁毒戒毒、矫治帮教、卫生健康、纠纷调解、残障康复、应急处置等特殊领域的社工，其薪酬指导价平均值为9255元/月。《若干措施》指出，根据深圳经济社会发展实际，社工薪酬指导价原则上每三年调整一次，从而提升深圳市社工行业整体人才吸引力。

2020年12月，《深圳市社会工作从业人员职级认定规范及薪酬管理指引》经协会向行业发布，行业规范自2021年1月1日起施行。文中细化了社会工作从业人员职系职级设置，具体划分为专业职系和管理职系。专业职系为社工类，分为管理通道（主管级、主任级，含督导）、技术通道（10个职级）。管理职系为行政类，分为理事长（总干事）、副总干事（部门主任）、主管级（总监、经理、主管）、专员级、助理级。技术通道10个职级分为高级社工师一级（1级）、高级社工师二级（2级）、高级社工师三级（3级）、中级社工师一级（4级）、中级社工师二级（5级）、中级社工师三级（6级）、助理社工师一级（7级）、助理社工师二级（8级）、助理社工师三级（9级）、辅助人员（10级）。同时，文件规定了相应职级认定所需满足的条件。首次认定综合考虑社会工作师资格证书、专业社工工作年限、学历、专业、注册社工等因素，晋级认定则主要是考察机构的年度考核结果，考虑获得国家、省级、市级优秀称号的，可以适当减少考核年限。降级认定条件则主要考虑年度绩效考核不合格或违反法律法规、行业规章制度及其他相关规定等因素。文件的附件对社会工作及相关专业首次做出了明确的门类、学科及专业代码范围界定。

《深圳市社会工作从业人员职级认定规范及薪酬管理指引》是行业规范，在薪酬管理方面凸显"指引"定位，尊重机构作为独立法人的权责，鼓励机构建立具有机构特色的薪酬体系，增强员工对机构的归属感，发挥机构的主观能动性，提出各社工服务机构根据指引建立机构内部的社工职级薪酬档次体系。

（二）深圳市社会工作者职业准入

1. 深圳社工职业准入制度

深圳市是我国社会工作先行示范建设城市，自2008年实施社工职业资格考试制度的同时，深圳市社工协会2009年发布了《深圳市社会工作者登记和注册管理办法》，确定了深圳社会工作者注册执业制度，规范了社会工作职业的准入条件，明确了社工的专业身份，并与社工的继续教育、职业晋升、激励表彰等相挂钩，形成了一系列的内在保障机制。按照政府规定，到2023年，政府购买服务项目中的社会工作专业岗位要求全员持证上岗。

2. 深圳社工职业资格人数及专业人才队伍情况[①]

深圳自2008年开始，连续十三年组织社会工作者职业水平考试，到2022年底，深圳全市持有社会工作者职业证书人数累计达36874人，其中助理社工师30214人、中级社工师6481人、高级社工师（含笔试合格）179人。深圳市历年获得社会工作者职业水平评价证书的人数及每年累计持有社工证人数如附图1-1所示。

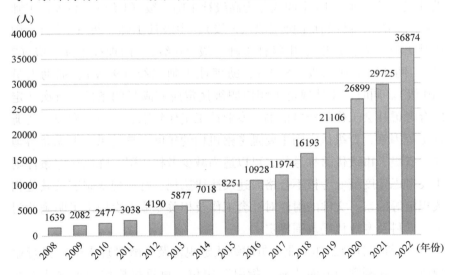

附图1-1 深圳累计持有社工证人员情况

---

① 深圳市社会工作行业数据主要来自深圳市民政局"深圳市社会工作信息管理系统"和深圳市社会工作者协会。

根据深圳市民政局"深圳市社会工作信息管理系统"数据，截至2022年12月，深圳市社工行业从业人员为9693人。深圳社工行业从业人员增长情况如附图1-2所示。

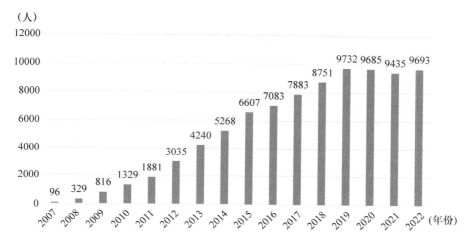

附图1-2 历年深圳社工行业从业人员规模

在9693名从业人员中，行政管理及辅助人员1254人，社工8439人。社工按职务划分：社工督导429人、一线社工8010人。如附图1-3所示。

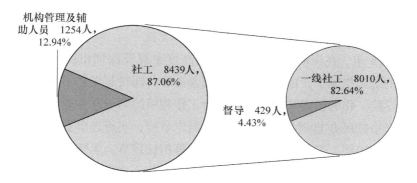

附图1-3 深圳社工行业从业人员分布

（三）深圳市社会工作者继续教育

1. 制度建设，推行注册社工学分制和管培分离制

为督促社工通过持续学习保证专业水准，深圳市认真落实民政部出台的《社会工作者继续教育办法》，在全国最早出台并严格执行社工继续教育制度。2011 年，协会出台《深圳市社会工作者继续教育实施细则》，要求执业的社工在行业注册，按照相关规定：社会工作从业者首次注册需通过深圳经济特区社会工作学院（以下简称"社工学院"）组织的上岗培训和考核，每年的续期注册需在上年度完成不少于 80 学时的专业学习时间。

2016 年 6 月，《深圳市民政局关于深圳市社会工作者继续教育工作事宜的通知》明确了协会、社工学院等单位的职责，市民政局委托协会开展深圳社会工作者继续教育行业管理工作，组建继续教育工作委员会，开展年度学时审核认定工作等；社工学院等作为继续教育培训机构，组织实施继续教育培训，自此形成了由协会开展行业继续教育管理，社工学院等实施培训的管培分离体系。根据《深圳市社会工作者继续教育实施细则》，协会认定了各区部分具备培训能力且自愿申请的区社工协会成为年度继续教育备案机构，由这些备案机构开展的培训可直接计入学时。除此之外，机构自办培训和社工的个人学习（如参加研讨会、学历教育、研究成果发表等形式）亦可通过学时认定的方式，由协会组织继续教育工作委员会评审会议认定通过计入社工学时。

2. 平台建设，成立全国首家社会工作学院①

2015 年，在深圳市委、市政府的高度重视及深圳市民政局和市教育局的统筹指导下，协会和深圳市慈善会等共同发起成立了深圳市社会工作学院。作为国内社会建设和社会工作领域的第一家专业学院，社工学院严格按民办非企业单位管理要求制定章程，实行理事会治理，广泛吸纳社会组织、教育界及行业专家人士等担任理事。学院采用高效的组织形态和精简的人员架构开展工作，作为"广东省社会工作专业人才培育基地"，深圳市社工学院为深圳及全国培养了大批社会建设、社会管

---

① 主要内容来自《深圳社会工作发展报告（2020）绿皮书》中余令、游晓庆撰写的《推动社会工作人才高质量发展——深圳社工人才培养体系的实践与探索》。

理和社会服务专业人才，并产生了较为显著的社会影响力。

3. 体系建设，多举措保障社会工作全链条人才培育

在培训经费的来源上，深圳市实行各级分摊，多重来源。除了将福彩公益金的资助作为种子资金外，还积极拓展社会资本，如整合基金会、企业、其他社工用人单位、社会建设专项资金等资源；引导各社工机构有意识地从政府购买社工的经费中提取一定比例作为社工的培训专项费用；另外，还实行普及性课程免费培训与重点性课程收费培训相结合，逐步引导社工从业者将培训视为对个人的一种智力投资，既保障社工享有继续教育的权利，又促使其履行提升专业能力的义务与责任。

从讲师培养和课程研发来看，社工学院以实务操作能力为重点，按照专业人才发展路径，打造专业社会工作全链条人才继续教育体系，并着重从讲师培养和课程研发两个维度来为人才培育体系保驾护航，助推本土社会工作"产、学、研、用"协同发展。社工学院立足深圳社会工作实践经验，将国际化与本土化相结合，凝聚国内外专家学者力量，打造全方位多领域的包含高校教师、行业专家及实务界骨干在内的综合性人才培育发展智库，成立了全国首个民间社工讲师团"明星讲师团"，每年为社工行业讲授实务培训课程，并将社会工作的专业理念和工作手法输出到社区、企业、学校、政府单位，以及全国各省市自治区。

（四）深圳市社会工作者职业伦理建设

2009 年 6 月，深圳市社会工作者协会会员代表大会通过了《深圳市社会工作者登记和注册管理办法》和《深圳市社会工作者守则》，以行业规范的形式对深圳社会工作行业从业人员的资质、继续教育和职业操守做出了规定。2011 年协会组建社工服务部，负责行业的投诉和建议的处理。2012 年《深圳市社会工作行业投诉处理规范（暂行）》生效。2020 年 3 月，为了给社工在实际服务中提供更具体、实操性更强的职业行为指引，在遵循民政部发布的《社会工作者职业道德指引》和《深圳市社会工作者守则》的前提下，协会借鉴其他国家和地区社会工作者伦理守则，结合深圳社会工作发展的实际情况，制定了《深圳市社会工作伦理指南》。

《深圳市社会工作伦理指南》以深圳市社会工作者协会团体标准的

形式发布，自 2020 年 3 月 17 日起实施。2022 年 11 月，《社工"伦"语——深圳社会工作伦理案例（第一辑）》对外发布，其基于伦理指南团体标准，从专业伦理守则、关键议题、问题处置、保障机制等方面为社会工作者提供伦理行动指引。伦理指南团体标准包括社会工作者对服务对象、对同事和同行业社会工作者、对实习生和志愿者、对服务机构、对服务使用单位和服务购买方、对专业、对社会 7 个方面的专业伦理守则，对专业关系维护、服务收费、礼物馈赠、性接触、学术研究、公共突发事件响应 6 个方面的议题进行了探讨，并列举了需要注意规避的情形和如何行动的指南。对比民政部《社会工作者职业道德指引》和《深圳市社会工作者守则》的框架，指南增加了对实习生和志愿者、对服务使用单位和服务购买方等部分，结合行业调查研究的实际，对相关指引进行了细化，并结合新冠疫情形势增加了公共突发事件的相关内容。困境处置部分参考深圳社会工作督导制度，规定了社会工作者在遭遇伦理困境时应遵循的基本规范和寻求解决困境的办法和程序。

2013 年，深圳市社会工作者协会成立了纪律工作委员会暨行业廉洁委员会，对违反行业规范的行为进行惩戒。社工专业伦理操守被纳入社工岗前培训的必修课。2017 年，协会纪律工作委员会做出了全国首例因为社工违反专业伦理而撤销社工注册资格的行业纪律惩戒。

从实行注册制度之初，深圳就实行了注册社工的信息公开，深圳市社会工作云服务大厅实时更新深圳注册社工名录，注册社工接受社会监督。

（五）人才关爱扶持，建立深圳社工行业保障机制

为推动社会工作发展，留住优秀社会工作人才，深圳市人才扶持的相关政策对社会工作行业予以了倾斜。一是率先将社会工作人才纳入人才安居范围，开创全国先河。二是深圳多个区级政府出台社会工作人才扶持办法，为辖区内服务的社工在住房、深造学习、研究等多方面提供资源保障和便利。三是设立了全国首个社工关爱互助基金，除链接社会资源外，还倡导社工行业以自助互助方式，帮助遭遇重大疾病和生活困难的社工。截至 2022 年 12 月 31 日，社工关爱互助基金共接受捐赠累计 5165515.79 元（含利息），基金已向 19 批 406 名困难社工拨付资助经费 3545402.57 元。

三　深圳社会工作服务专业化发展

（一）建立本土督导体系

自 2007 年全市社会工作试点以来，深圳开始聘用香港督导、顾问，同时培养本土督导人才、建立本土督导人才体系。2014 年，深圳实现了本土督导全覆盖。2016 年，深圳首批中级督导诞生，形成了"一线社工—督导助理—初级督导—中级督导"的四级人才梯队。2020 年 11 月，《若干措施》出台，提出完善社工督导资助机制，督导经费按被督导社工每人每月 350 元的标准，将督导资助标准统一纳入政府购买社工服务项目预算。至此，督导人员回归服务一线。深圳市社会工作者协会每年开展督导人员的选拔、服务成效评估、培训交流等行业管理服务。截至 2022 年底，深圳社工督导 429 人。深圳市目前在筹建深圳社会工作督导人员委员会（以下简称"督导委员会"），旨在增强督导队伍凝聚力，打造行业智库，发挥督导人才在社会工作专业发展中的重要引领作用。

（二）社工服务标准化建设①

深圳市于 2009 年开始社会工作服务标准化建设探索，编制《社工服务资源手册》，为社工开展服务提供支持。2013 年，深圳制定了包括残障、妇女儿童、教育、禁毒、老年、企业、司法、医务、社区九大领域的社工服务指标体系。2016 年，深圳市盐田区成立首个社会工作标准事务所，探索了对教育、老年人、医疗、禁毒、社区等 10 个领域社会工作服务标准的修订，并出台了《盐田区团体社会工作标准管理办法》。2016 年，深圳承担的民政部行业标准《老年社会工作服务指南》正式发布。2018 年，深圳积极参与民政部《企业社会工作服务指南》《社会工作督导服务指引》的撰写工作，以点带面促进社会工作行业标准的全面建设；并参与梳理社会工作各领域标准现状和需求，参考国内外社会工作相关标准，编制形成国内首个社会工作标准体系《深圳市社会工作服务标准体系》；深圳市民政局在 7 个社工机构开展为期两年的标准化建设试点工作。

---

① 内容主要来自《深圳市社会工作者协会 2022 年标准化工作报告》。

2019 年 3 月，深圳市社工协会成立标准化工作委员会；10 月发布《禁毒社会工作服务指南》《老年社会工作服务指南》《学校社会工作服务指南》三个团体标准；12 月承办全国社会工作标准化技术委员会 2019 年工作会议。2020 年 3 月，深圳发布《深圳市社会工作伦理指南》《新型冠状病毒肺炎疫情社会工作服务指南》。2021 年，《社区矫正社会工作服务指南》等 5 项团体标准项目立项。深圳参编的行业标准《社会工作督导指南》发布。市民政局在 18 家社工机构开展第二批标准化建设试点工作。《禁毒社会工作服务指南》《学校社会工作服务指南》《灾害社会工作服务指南》《老年社会工作服务指南》《企业社会工作服务指南》《医务社会工作服务指南》《信访社会工作服务指南》7 项深圳市地方标准正式发布。

2022 年，《社区矫正社会工作服务指南》《困境儿童关爱社会工作服务指南》两个团体标准发布。深圳参与的国家标准《老年社会工作服务指南》《安宁疗护社会工作服务指南》下达编制任务。截至 2022 年底，深圳社工参与制定 3 项国家标准、6 项行业标准、1 项广东省地方标准、推动发布 9 项深圳市地方标准（含指导性技术文件）、发布 7 项市级团体标准、10 项区级团体标准。深圳社工行业持续开展标准化建设试点工作，以标准化促进社会工作服务的精细化和专业化，提升深圳社会工作服务的整体水平。

（三）社会工作服务领域分布

深圳社会工作经过社会化发展，形成了"岗位＋项目＋社区"多元化的社会工作实践模式。2008 年，深圳探索社会工作岗位"嵌入"政府职能部门及事业单位。2009 年，开始通过举办公益项目大赛鼓励和扶持社会工作项目发展。2011 年起大规模推进社区服务中心（现整合为"社区党群服务中心"）建设。截至 2022 年底，深圳社工服务已覆盖全市各区、街道和社区，包括社区党群服务中心政府购买社会工作服务项目 662 个、政府购买社会工作专项项目 664 个。前述两类项目共有政府资助社工岗位 6616 个。

政府资助社工岗位的服务覆盖社会福利、社会救助、慈善事业、社区建设、婚姻家庭、精神卫生、残障康复、教育辅导、就业援助、职工帮扶、犯罪预防、禁毒戒毒、矫治帮教、卫生健康、纠纷调解、应急处置和其他等 17 个服务领域（见附图 1 - 4）。

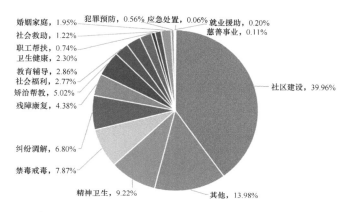

附图 1 - 4 深圳社会工作 17 个服务领域社工人数比例

四 专业社工机构

根据市区两级社会组织登记部门的数据，深圳市民政局网站的"社会组织信息公开平台"显示：截至 2022 年底，在市区两级社会组织登记部门登记成立，且业务范围含有社会工作服务的社会组织共 294 家。其中社工机构及其他社会服务机构 280 家，市、区和街道社工协会 14 家。280 家社工机构分布如下：市级 90 家、福田区 23 家、罗湖区 9 家、盐田区 15 家、南山区 38 家、宝安区 20 家、龙岗区 16 家、龙华区 27 家、坪山区 12 家、光明区 27 家、大鹏新区 3 家（见附图 1 - 5）。

五 深圳市兜底民生服务社会工作"双百工程"

2019 年 6 月，深圳市民政局发布了《关于做好广东社会工作改革试点的实施方案的通知》（深民函〔2019〕1036 号），深圳 10 个区试点街道社会工作服务站被定为"广东社会工作改革试点单位"，广东社会工作改革试点深圳街道社会工作服务站建设工作正式拉开帷幕。街道社工站聚焦民政主责主业，服务困弱群体，重点关注"空巢"老人、高龄老人、特困人员、低保人员、流浪乞讨人士等群体，开展养老服务、儿童福利、社会救助、社会组织及残障康复等七大领域服务，并积极整合资源，打造本区（新区）、街道社会工作资源的枢纽平台，深圳市民政局委托深圳市社会工作者协会开展"广东省社会工作改革试点工作支

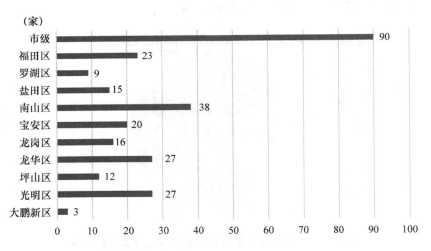

附图1-5 市区两级社工机构及其他社会服务机构数量分布情况

持计划"，依托行业枢纽平台，整合全市高校、科研院所、社会组织等多方专家技术资源，统筹10个深圳试点街道社工站，开展培训、督导、评估和宣传等工作，推动形成各具区域特色的服务模式，建立群体资源支持系统，充分发挥社会工作在民生服务保障中的骨干作用，协助政府织密兜牢民生保障网，成为民政部门履行基本民生保障、基层社会治理、基本社会服务等职责的良好补充。

2021年，深圳将实施"兜底民生服务社会工作双百工程"列入市政府重点工作任务。9月，市民政局、市财政局、市人力资源和社会保障局、市妇联、市残联联合印发了《"深圳兜底民生服务社会工作双百工程"实施方案》（深民〔2021〕83号）。10月，全市街道（镇）、社区两级共746个社会工作服务站（点）于当日统一挂牌并开始运作。

2022年，深圳组织开展社工站全覆盖验收督导，推进形成了市—区—街道三级"双百工程"督导服务工作机制，出台《深圳兜底民生服务社会工作"双百工程"工作指南（试行）》，并通过打造11个"双百工程"市优秀社工站，积极申报创建8个省级标杆社工站，以点带面，推动实现全市社会工作服务站（点）100%覆盖、困难群众和特殊群体社会工作服务100%覆盖。深圳街道社会工作服务站（点）立足街

（镇）、深入社区（村），为困难群众和特殊群体提供政策落实、心理疏
导、资源链接、能力提升、社会融入等专业服务，打通为民服务的"最
后一米"，进一步扎牢织密民生兜底保障网，助力我市加快打造弱有众
扶、老有颐养、幼有善育的民生幸福标杆。

附录二
深圳市各区精神健康社会工作发展情况简介

第一节　深圳市罗湖区精神健康
社会工作情况介绍

一　罗湖区精神健康社会工作发展历程及现状

（一）发展历程

罗湖区精神卫生中心早期的精神卫生服务主要依托社康精防医生，由社康精防医生开展随访、管理等相关严重精神障碍患者的服务，罗湖区精卫中心定期开展督导、检查、考核与培训，督促精神卫生工作的开展。

由于大部分社康精防医生多为兼职，社区精防工作成为他们工作中占比较少的一部分，无法深入地开展精神卫生健康服务。因此，自2016年9月，罗湖区精神卫生中心申请购买8名社工驻点部分社康服务社康辖区内开展严重精神障碍患者管理的随访服务，获得较好的成效，于是在2017年增加至10名，并于2018年4月后逐步扩大至45名社工，自此，45名社工覆盖全罗湖区的严重精神障碍患者服务，配合社康并与社区"五位一体"紧密互动。

（二）现状

目前罗湖区向社工机构购买了45名精神卫生岗位社工，其中32名社工分布在罗湖区的44家社康，每人负责50—180名的严重精神障碍康复者；2名社工分布在公安和综治；另有5名街道社工驻点在各街道社康服务点，作为区级到街道级的触角，共同协助社区社工进行严重精神障碍患者的服务。区精神卫生中心驻点 6 名社工分别负责精神卫生系统的质量控制和社工团队的管理，初步形成了从社区到区域"点线面"结合的整体服务网络。

二　罗湖精神健康社会工作服务模式

（一）在管理上，精防社工参与到从"发现—迁出"的全周期患者社区康复管理

1. 患者发现和建档

（1）社工在日常工作中接到反馈社区内有疑似严重精神障碍患者的，需要联络社区关爱帮扶小组了解情况，情况属实的联络区精卫中心及社区相关工作人员进行上门诊断复核。

（2）精神卫生机构确诊的新发报告患者，在 5 日内接收患者报告卡或出院信息单并核实相关信息，及时建档或转出。

2. 随访服务

对于危险性评估 0—2 级患者，以精防医生和社工为主进行随访服务；对于危险性评估 3—5 级的高风险患者或既往有严重伤害行为的患者，由社区关爱帮扶小组组长牵头，以社区民警、精防医生、精防社工为主共同随访。

（1）随访形式：面访（预约患者到门诊就诊、家庭访视、视频访视等）和电话随访。精防医生与社工应综合评估患者病情、社会功能、家庭监护能力等情况选择随访形式。要求当面随访患者本人，每半年面访一次。

（2）分类管理：根据患者危险性评估分级、社会功能状况、精神症状评估、自知力判断等对其开展分类干预，依据病情变化调整随访周期。

3. 社区管理

对曾经肇事肇祸或既往危险性评估为 3—5 级，但目前危险性评估 0—2 级的患者，社区关爱帮扶小组将其列入重点关注对象，加强随访，开展监测预警，每月通报患者病情、服药等情况。患者病情连续稳定满 1 年以上，规律服药且无暴力倾向，按照普通患者随访管理。

4. 高风险患者管理

高风险患者（危险性评估为 3—5 级）纳入重点管理对象，社工及精防医生做好风险评估及时报告社区民警。社区民警按照公安管控要求，联合精防医生与社工对其实施分级管理与走访。

5. 失访患者管理

社区精防医生和社工在患者随访管理中，或者在新发患者核实建档时，电话或上门均无法联系患者及家属，应将患者情况报告社区关爱帮扶小组，由小组组长协调联络街道派出所、社区工作站等部门共同核实查找患者动向。公安部门应用技术手段，全力查找患者去向，并将查找结果于 2 周内反馈辖区精防机构。对于多部门核查确认的失访患者，公安部门定期监测患者是否返回本市居住，及时通报结果。

6. 患者迁移流转

患者搬离本社区，应核实明确患者现住址。对于迁居本市其他社区居住患者，及时办理市内迁移手续，迁入地精防医生及关爱帮扶小组其他成员，应积极协助迁出的社区核实患者现住址。对于迁居外市患者，及时办理市外迁移手续，对于曾经肇事肇祸或高风险患者，同时报告辖区精防机构和公安部门，辖区公安部门及时通报迁入地公安部门。对于市外迁入患者，精防医生应核实患者现居住地，可协调关爱帮扶小组成员共同查找，若明确在本社区居住的患者，及时接收迁入，若无法核实现居住地的患者取消迁移并填写拒绝理由。

7. 应急处置

当患者出现伤害自身的行为或危险时，社区关爱帮扶小组成员应当立即协助家属上报信息，由家属和（或）民警协助将患者送至精神卫生医疗机构或有抢救能力的医院进行紧急处置；当患者有危害公共安全或他人安全的行为或危险时，社区关爱帮扶小组成员应当立刻通知公安民警，并协助其进行处置，精防医生或精神健康社工应当及时联系上级精神卫生医疗机构开放绿色通道，协助民警、家属或监护人将患者送至精神卫生医疗机构门急诊留观或住院；当患者病情复发且精神状况明显恶化、出现急性或严重药物不良反应时，精防医生应当及时联系上级精神卫生医疗机构的精神科医师，在精神科医师指导下进行相关处置或转诊至精神卫生医疗机构进行处置。

（二）在服务上，探索"多元发展"的服务方式

1. 以"引入＋提炼"形成自身的服务模式

（1）引入复元模式。"复元"二字，不同于"复原"，并非返回过去，而是有"恢复元气从头开始"的意思，追求的是成长、转化和希望。它强调以康复者为主导，过程比结果更重要，鼓励康复者认识和建立自己的能力和兴趣，培养其迈向个人目标和克服困难的自主性，并注重康复者、家人和工作员之间的合作。

（2）提炼总结"一核二网三化四平台"服务模式。团队计划打造出一核二网三化四平台的罗湖精防工作网络，其中包括以维护社会稳定为核心，通过构建聚焦家庭社区网络形成关爱帮扶网络，并将服务模式专业化、标准化以及项目化，从而发展出社区就近康复、专业性社工支持、动态交互管理、高度资源整合四个工作平台。以精防社工为联系点，联络起社区各部门，形成一个完整专业的社区精神障碍患者帮扶康复网络，帮助罗湖区内精神障碍患者及其家庭能够走进社区、走出家庭、走向社会，达到一个提供患者康复指导、政策支持、情绪疏导、压力宣泄等多团队专业服务和促成社区接纳、大众理解、和谐相处的精神卫生大环境，让精神疾病不再被边缘化，共建罗湖区幸福的精神家园。

2. 采取"强业务，也强专业"的服务方式

面对罗湖区严重精神障碍患者的管理，我们不断探索，最终形成了用服务取代管理，让基础服务与专业服务并驾齐驱，互相促进的服务方式。

（1）基础服务（侧重于业务管理）。以随访为主要方式，包括面访、电访、线上沟通及"五位一体"信息互换等形式来了解患者的近期状态，推广罗湖区的福利政策，了解患者的服务需求，宣传现有服务内容等来提升患者的服药依从性，降低肇事肇祸风险。

（2）专业服务（侧重于专业服务）。依托和整合社工三大专业手法，根据现有服务对象的不同特征及共性需求来设计不同的服务以促进其融入社会。根据服务对象的不同，可以分为个体和团体两种服务

方式。

①个体服务：个体服务以面对面的形式提供个案服务，主要针对高危人群和康复者两类人群。

②团体服务：团体服务分为活动和小组两种方式，覆盖三种服务对象，包括康复者、高危人群以及普通社区居民。活动主要包括社区宣传、义诊、工作坊与外展活动。小组主要包括各类性质的小组，如治疗小组、成长小组等。

3. 以"常态化随访，项目化服务，深入型个案"为主要服务内容

首先，突出随访工作，始终认为随访是做好所有业务和专业服务的前提和基础。通过家庭探访、社康面访、电话电访等多渠道、多方式与患者建立稳定的联络，了解其基本信息、康复情况、家庭支持情况等，针对患者的需求，从家庭、社会和社区层面给予患者康复支持，配合用人单位的工作安排，不断提高患者面访率、服药率，通过随访，促进稳定。

其次，研发专业项目，尝试从"患者—家属—社区—义工"四类人群出发精准回应服务需求。自 2017 年以来，不断通过活动、小组等实务方式进行探索，近两年逐步形成以精神障碍康复者、康复者家属、社区居民、精神卫生义工形成四大服务项目，分别为"精灵之家"康复者增能服务项目、"加油站"家属支援服务项目、"心灵小巴"精神卫生社会宣导项目与"义"心同行双工联动服务项目。

最后，深耕个别化服务，深入细致开展 ACT 个案管理及患者，每月至少 1 次电访与 1 次面访，就服药管理、生活习惯、康复治疗等方面全方位介入。同时加大家属心理辅导力度，根据其情况及需求制订个性化的心理辅导方案。

（三）在联动上，不断清晰社工的角色，打好配合，寻求与"五位一体"的协同合作

罗湖区严重精神障碍患者社区关爱帮扶小组由政法、卫生健康、公安、民政、残联和患者家庭等多方面人员组成，具体包括社区工作站（综治）专干、社区健康服务中心精防医生、社区精神健康社工、派出所社区民警、社区工作站民政专干、残联专干、社区网格员、患者监护

人等，其中小组组长由社区工作站分管综治工作的领导担任。在社区党委和社区居委会领导下、在街道精神卫生综合管理小组指导下，社区关爱帮扶小组成员各司其职、分工协作，为社区严重精神障碍患者提供管理、治疗、康复、教育、救助等服务。

在社区帮扶小组中，社工作为其中重要的一环与患者及其家属建立了良好的关系，容易获得患者的第一手资料，在病情稳定性、服药情况、患者需求等方面较能及时知晓，并通过小组会议，一月一次的信息交换等来联合帮扶小组各类成员共同完成患者的管控、康复等工作，并且因为社工的专业性和良好的沟通技巧，使其成为患者与外界的桥梁与纽带。

三 罗湖区精神健康社会工作亮点

（1）创新管理，2020年起在原有四大平行小组外，设立精英讲师、高阶心理咨询师、手工大师、研究专家、危机干预顾问、金牌主持人、御用礼仪七大王牌小组，充分提升团队人员参与感与归属感。

（2）逐步完善初级、中级、高级培训体系，为精防社工专业化发展奠定基础。继续优化之前搭建的以"机构入职启导＋区精神卫生中心带教学习＋市精神卫生中心培训见习"为框架的新社工培训，建立健全新社工培训架构，并结合康宁培训体系改革，尝试搭建从新社工入职到老社工提升的完备培训体系。

（3）在基础服务基础上逐步完善和发展专业服务。服务模块分为基础服务、专业项目和服务支持三大模块。基础服务质量提升，数据稳中有进。专业服务从项目化服务创造服务亮点，以家为本，促进增能：在康复者、康复者家属、社区相关居民着手设计的精灵之家，家属加油站、心灵小巴三个项目之外，独立出"义心同行"项目，为精障患者增能再添助力。

（4）支持类服务慢慢铺开，逐步完善：新社工培训已经逐步流程化，专业化培训内容较为全面。除此之外社工开始逐步承担家属资源中心的服务，包括心理咨询服务、蒲公英会所转介和评估、活动协助等。

第二节 深圳市福田区精神健康社会
工作情况介绍

一 福田区精神健康社会工作发展历程及现状（见附表 2 - 1）

附表 2 - 1　　　福田区 2017—2022 年度精神健康社工情况　　　单位：人

年度	社工数	社工分布情况及工作职责
2017	11	由福田区慢性病防治院（区精神卫生中心、区心理健康中心）负责购买，配置在福田区慢性病防治院（区精神卫生中心、区心理健康中心），协助医院做好全区的精神卫生管理工作：1 名区级精神卫生社会工作者统筹社工工作。负责协助精防科落实精神卫生社会工作者的工作推进，保障精神卫生防治工作服务质量。10 名社工负责对接 10 个街道的精防工作。在各街道及时跟进精防工作的正常开展，提高精防系统的管理质量
2018	11	同上
2019	104	由福田区慢性病防治院（区精神卫生中心、区心理健康中心）负责购买，配置在福田区慢性病防治院（区精神卫生中心、区心理健康中心）11 名、政法委 1 名、卫健局 1 名、社康中心 91 人，主要职责： 1. 区级精神卫生社会工作者岗位职责 （1）统筹安排精神卫生社会工作者培训工作。根据社工需求及工作要求，制订精神卫生社会工作者团队人员培训计划，并按计划落实培训工作。 （2）定期对精神卫生社会工作者提供工作督导。督促社工按照计划开展服务内容，并对社工遇到的问题给予支持。 （3）保障精神卫生防治工作的服务质量，开展服务绩效考核工作。 （4）协调联动资源，统筹精神卫生社会工作者团队开展季度联席会议，汇报工作进展情况。 （5）根据福田区慢性病防治院（区精神卫生中心、区心理健康中心）的工作安排，做好上传下达的工作，负责各项通知的落实与执行。 2. 街道精神卫生社会工作者岗位职责（质控） 根据《严重精神障碍社区管理工作规范》，对精防系统档案管理定期开展质控工作，提升精防系统管理指标率，保障精防系统管理的真实性和规范性

年度	社工数	社工分布情况及工作职责
2019	104	3. 区域社康社工组长岗位职责 （1）及时跟进组内新社工的工作交接，保障区域内精防工作正常开展。 （2）保障区域社康的精防社会工作服务质量，提高精防系统的各种考核率。每月为区域内精神卫生社会工作者开展督导及支持至少一次。 （3）每月开展区域小组会议，总结工作经验，解决组员工作困难。定期开展精防个案管理交流会，讨论典型案例及焦点问题。 （4）每月对社工开展绩效考核，记录考勤情况。平时工作中给予组员及时工作支持，督促区域内精神卫生社会工作者保质保量完成精防工作计划。 （5）按时参加区域组长会议、区级质控会议，及时了解区域工作动态，做好上传下达的工作。 （6）统筹区域服务规划，制订区域服务计划，按计划开展专业服务，保质保量完成区域的活动指标和服务指标。 4. 一线精神卫生社会工作者岗位职责 （1）学习、宣传和贯彻《中华人民共和国精神卫生法》《深圳经济特区心理卫生条例》等有关法律法规，自觉依法履行应尽义务。 （2）依托街道、社区、卫计、公安、民政、残联等相关部门的资源，开展社区严重精神障碍线索调查和失访服务对象查找工作，落实重点精神障碍服务对象追踪随访，协助社区精防医生共同做好服务对象管理工作。 （3）实施社区个案管理服务。全面了解服务对象信息，完善服务档案，按照服务对象病情分类，协助社区精防医生提供家庭随访、康复指导、风险评估与报告。 （4）为服务对象提供联络转介，资源链接服务。宣传为有需要的服务对象提供就诊、复诊、转介联络，开展链接贫困救助资源、社区活动协调等服务。 （5）开展健康教育和家属培训。组织参与精神卫生宣传活动，开展精神卫生知识和心理健康讲座。组织开展严重精神障碍服务对象家属课堂，筹备和推行自助小组和互援网络。 （6）开展心理辅导服务。发挥专业优势，为服务对象及家属提供心理咨询服务。 （7）加强与服务对象监护人的联系与沟通，向服务对象及监护人宣传各类补助政策。每季度至少随访一次，病情不稳定的服务对象每周随访一次，重点了解服务对象的病情变化、服药情况、近期表现。 （8）与社区民警、社康精防医生等关爱小组成员保持密切联动，发现异常情况及时与社康医生和社区民警联系。 （9）参加市、区组织的各项业务学习，或学术报告等，不断提高业务水平，每年至少学习80课时

续表

年度	社工数	社工分布情况及工作职责
2020	104	同上
2021	104	同上
2022	104	同上

二 福田区精神健康社会工作模式

（一）管理模式

1. 管理机制

福田区成立的由区委副书记、副区长为召集人的严重精神障碍患者联席会议制度，成员单位包括区委政法委、区卫健局、区民政局、区残联、区财政局、区司法局、区教育局、团区委等。联席会议办公室设在区卫健局，负责统筹全区的精神卫生社会工作者管理工作，委托区慢性病防治院（区精神卫生中心、区心理健康中心），负责全区精神卫生社会工作者的日常管理工作。在社区层面，精神卫生社会工作者与社康中心精防医生、社区专干、民政专干、残联专干、社区民警等共同组成的社区关爱保护小组，负责对严重精神障碍患者及其家属开展关爱帮扶工作。

2. 管理架构

福田区严重精神障碍患者联席会议确定由区慢性病防治院（区精神卫生中心、区心理健康中心）负责精神卫生社会工作者的采买工作，由区财政提供资金支持，此做法有别于深圳其他各区，在某种程度上理顺了精神卫生社会工作者管理机制，政法、卫健、民政、财政等相关部门按照各自职责分工，对精神卫生社会工作者服务的采买、管理履行主体责任或提供支持。区慢性病防治院（区精神卫生中心、区心理健康中心）通过公开招标的形式落实社会工作者采购工作，经过系统培训后，派驻到区级及各社康中心，协助社康精防医生开展社区精神卫生工作。社康精神卫生社会工作者的日常工作由社康精防医生进行指导，区精神卫生中心、社工机构定期进行督导质控并对其工作质量进行考核，市、区精神卫生中心及社工机构定期开展精神卫生相关工作培训（见附图 2-1）。

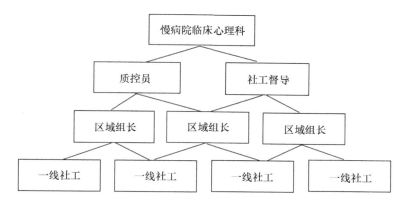

附图 2 - 1　福田区精神健康社会工作管理架构

3. 角色定位

在社区层面，在与街道、社区工作站、民警等的责任分工上，充分发挥并尊重街道、社区工作站的主体作用，社康中心精防医生发挥技术服务作用，精神卫生社会工作者在工作上协助社康中心精防医生开展技术服务，在此基础上发挥社会工作者的专业优势，在服务病人上发挥纽带作用，协助精防医生做好与家属、民警、民政、残联等专干的沟通，积极协调社区资源为严重精神障碍患者及其家属提供服务。

4. 主要管理模式：PDCA 管理模式

P：社工服务年度计划制订、服务标准制定。

D：社工服务过程中开展支持培训、分块执行。

C：定期对社工服务进行进度监控、质量测评、指出服务中的问题。

A：积极改善服务管理中出现的问题，巩固服务成效。

通过社工服务项目管理工作，推动福田区精神健康社会工作服务规范化、专业化、品牌化发展。

（二）服务模式

精神卫生社会工作者主要以"复元"理念为指导，根据社区康复理论、优势视角理论，采取强调多元参与的重要性及各个部分的互相依存，为社区精神障碍服务对象提供康复服务。从与服务对象和家属建立专业关系入手，社工联动康复者、家属及其他支持康复工作的人员一起共同努力，积极推动社会及社区人士对精神健康，以及对康复者的关顾及支持，并让服务对象在共融的气氛下茁壮成长，让精神障碍服务对象及家庭能够更好地安排生活。

社工与社区关爱帮扶小组是协同合作关系，社工是社区关爱帮扶小组的协调者和组织者。当有新发患者或者患者迁入时，社工需要及时交换信息到关爱帮扶小组，督促社区综治专干及民警会协助进行居住信息核查及上户随访；在日常的精神卫生工作中，社工和服务对象建立良好的专业关系，当有患者病发或出现自伤伤人风险时，社工发现情况后第一时间联系关爱帮扶小组一起进行应急处置及转诊；当患者需要办理监护补贴、服药补贴时，精神卫生社会工作者会予以协助；同时，社区关爱帮扶小组定期进行信息交换。

三　福田区精神健康社会工作亮点

（一）理顺机制、归口管理

2017 年，福田区即在区精神卫生中心试点精神卫生社会工作者配置工作，首批引入精神卫生社会工作者 11 名，每个街道办安排 1 名社工专职从事精防工作。精神卫生社会工作者与街道的卫生健康部门紧密协作，共同负责辖区的重性精神障碍患者管理和个案追踪管理工作，区精神卫生中心对 11 名社工实行人员全过程管理和业务全流程管理，取得满意的试点成效。

2019 年，根据深圳市的统一部署，全市按 50∶1 的比例配置精神卫生社会工作者，福田区迅速启动该项标准化配置工作，经过多番论证，并借鉴 2017 年、2018 年的试点经验，经区严重精神障碍患者管理联席会议研究，同意由区精神卫生中心负责全区精神卫生社会工作者服务的招采工作，经费由区财政负责保障。经过公开招标，93 名精神卫生社会工作者迅速到位，区精神卫生中心组织多轮岗位培训后按 50∶1 的比例分配到各社康中心，人员、业务由区精神卫生中心负责归口管理。

精神卫生社会工作者与社康中心精防医生形成既分工又合作的关系，与社区工作站专员、社区民警、家属形成"五位一体"的关爱帮扶小组，共同为患者提供多层次、多角度、全方位的关爱帮扶服务体系。区严重精神障碍患者管理联席会议明确，区、街道办、社区分别成立严重精神障碍患者关爱帮扶小组，社区层面的关爱帮扶小组由社区党委书记牵头，负责召集关爱帮扶小组人员，对具体个案进行研究和跟进管理，加强信息交换。一方面，明确了社区层面的主体责任和牵头人，有助于运用社区资源更好地开展个案管理；另一方面，社区民警、社区工作站、社康中心精防医生、精神卫生社会工作者组成面访小组，对个案进行面对面研判，有助于从社会层面、身心层面对患者进行综合评估，也有利于保护医护人员、精神卫生社会工作者的人身安全，为精神卫生社会工作者创造良好的工作环境和氛围。

在新冠疫情防控期间，精神卫生社会工作者的归口管理模式得到了借鉴和推广，并焕发出强大的生命力。区精神卫生中心承担了全区15个健康驿站的心理健康工作，招采了60多名心理咨询师，并实施归口管理，积极打造心理咨询师驻点—心理医生巡点—调度中心调度—市区专家组联合会诊的"四维"工作体系，通过建立一支队伍、制定一份套餐、书写一封家书、做好一项评估、建立一份档案、送上一份关爱的"六个一"关怀模式，成为集中隔离观察对象、一线防疫人员和普通民众心灵的最坚强后盾，积极缓解新冠疫情带来的不安和焦虑，减轻疫情所带来的心理创伤，得到了各级领导和社会各界的高度肯定。

（二）"三个到位"、规范管理

在管理和服务实践中，福田区逐步形成"三个到位"管理模式。一是随访面访到位。社康中心精防医生、精神卫生社会工作者按照《国家基本公共卫生服务规范（第三版）》等开展严重精神障碍患者的管理工作，按规定时间、规定频次开展随访、面访工作，按照时间、地点、人物、情况"四要素"法详细记载患者的情况，确保所有的在管患者管理到位、服务到位。二是系统管理到位。根据随访面访情况，及时在系统中更新、完善患者个人档案，及时梳理出无监护、弱监护、长期不服药、状态变化等信息，并将信息通报社区关爱帮扶小组，由关爱帮扶小组按照各自的分工持续跟进。三是信息交换到位。严重精神障碍患者管理是一项系统化工程，既存在疾病变化快、危险性大的特点，也存在多部门信息不对称的情况，福田区提出信息"零时差"交换，如新转入社区患者的信息交换，区精神卫生中心核实患者居住地址后立即将信息下转社康中心，社康中心收到信息后通报社区关爱帮扶小组，会同社区工作站、社区民警再次复核信息，信息无误后跟进管理服务，确保社区关爱帮扶小组底数清、情况明，有助于持续加强管理。对于失访、拒访患者，精神卫生社会工作者发现情况后立即通报社区关爱帮扶小组，通过社区途径，将失访、拒访患者的情况摸查清楚、随访到位，确保严重精神障碍患者不脱管、管到位。

（三）明确分工、相互协作

社区关爱帮扶小组根据各自分工，积极开展协作工作。社康中心精防医生负责定期为患者提供评估，关注患者病情变化情况；精神卫生社会工作者协助开展优惠政策宣导及办理相关补助，定期随访，了解康复者的感受与改变；社区民警持续关注患者动向信息，出现紧急情况时紧急介入；社区工作站相关负责人（民政/残联专干）协助患者及其家属办理残疾证和监护人补助，链接社区法律咨询资源，必要时协助办理住院等。

通过社区关爱帮扶小组的服务机制，精神卫生社会工作者密切联系患者家属及患者，链接社区资源，精防医生及时了解患者的病情变化，鼓励患者积极参加户外活动，按医嘱规律服药；患者自制力逐渐提升，情绪得到安抚，病情逐渐稳定，偶有情绪，可控制与劝解；同时，患者能定期到专科医院复诊。

（四）发挥优势、增强实效

面对具体的服务对象，精神卫生社会工作者能充分发挥专业优势，运用陪伴、共情和鼓励等技术，丰富服务对象的人际交往技巧，鼓励服务对象主动融入社会交往，解决就业问题。在提供心理咨询与人际关系调适的同时，为服务对象展开精神疾病的知识宣教，阐释家庭功能和家庭角色，增进服务对象对家庭的理解。此外，运用知识技术，告知服务对象目前康复情况和所取得的进步，增强家属的治疗信心，为服务对象及其家属争取政策资源和其他资源，减轻家属的顾虑和经济负担。通过政策链接和专业服务，提高服务对象的治疗依从性，减轻经济压力，加强正式支持系统，改善家庭关系。

第三节 深圳市南山区精神健康社会工作情况介绍

一 南山区精神健康社会工作发展历程及现状

南山区慢性病防治院（南山区精神卫生中心）2013 年开始引入 2 名社会工作者组建多学科服务团队，为严重精神障碍患者提供社区康复服务。2014 年起采取"专职＋兼职"的方式，通过购买服务 4 名精神卫生专职社会工作者（以下简称"精卫社工"）与 20 余名兼职社工参与严重精神障碍患者管理、主动式社区康复服务等项目。2018 年，由区卫健局委托南山慢病院向社工机构通过购买服务的方式引入 40 名社工，探索精卫社工配置到社区卫生机构协助开展严重精神障碍患者的管理。2019 年，南山区将专职社工购买服务人数增至 100 人，全面覆盖南山区承接精神卫生工作的各社康中心，协助社康精防医生开展严重精神障碍患者管理项目。2021 年，南山慢病院为进一步完善严重精神障碍患者管理体系，提升社康精卫社工专业能力和工作效能，引入 10 名社工，专职开展精卫社工患者服务情况的质控督导工作。2022 年，南山慢病院根据实际需求，将负责质控督导社工人数扩充到 14 人（见附表 2－2）。

附表 2－2　　　　　　　　**南山区精神健康社工情况**　　　　　　　　单位：人

年度	社工数	社工分布情况及工作职责
2014	24	4 人为专职社工从事协助精神卫生项目；20 人为兼职社工协助参与严重精神障碍患者管理、主动式社区康复服务、八段锦对老年人平衡功能影响研究项目
2018	40	40 人配置于社康，从事社区精神障碍患者服务
2019	100	100 人配置于社康，从事社区精神障碍患者服务
2021	110	100 人配置于社康，从事社区精神障碍患者服务；10 人配置于区慢病院，负责社区精神障碍患者服务工作质控及督导
2022	114	100 人配置于社康，从事社区精神障碍患者服务；14 人配置于区慢病院，负责社区精神障碍患者服务工作质控及督导

二 南山区精神健康社会工作模式

(一) 管理模式

南山区精卫社工引入是区卫健局依照市区精神卫生工作联席会议文件精神,采购服务并配置社工至社康中心,以期能够更好地统筹医疗卫生资源,发挥专业技术为患者服务。

通过近年的探索,精防社工配属在社康中心不仅能够协助精防医生对患者进行临床诊断、疾病分级、随访评估,为医生提供患者与疾病相关的基本信息,为精障患者居家康复服务活动的开展打下基础;更能通过专业知识与方法为精神障碍患者提供非治疗性的服务,包括整合现有的各项资源,不仅考虑到患者本身,通常还与家庭、邻里、单位和社区等联系在一起,充分发挥精卫社工在精障患者居家康复活动中的纽带作用。

目前南山区精卫社工管理以严重精神障碍患者社区康复服务为核心,区医疗集团负责精卫社工的招标与采购、管理与配置,区慢病院(精卫中心)负责精卫社工的技术指导、技能培训,确保精卫社工工作及时有效地开展;根据精卫社工的业务和专业需求,与国内各高校合作共同为精卫社工提供医学基础知识、社工专业知识两大板块的系统培训与提升,帮助精卫社工在业务与专业方面共同发展;同时对精卫社工采取三方综合评估的方式,分别由区医疗集团、区慢病院、社康中心从管理情况、专业技能、业务水平等方面综合进行评价,推进精卫社工工作的开展与提升。

(二) 服务模式

南山区引入主动式社区康复服务模式,组成多学科服务团队,将服务焦点聚焦于患者的病症管理和社区康复,采用临床治疗视角与生活实用性视角相结合,以主动深入社区的服务方式,为有需要的患者及其家属提供有针对性的服务,包括药物指导、家属教育、心理支持、日常生活能力训练、人际交往辅导、职业康复等,制定相应的服务目标,与患者及其家属共同完成康复过程。我们把这种服务称为生活场景下的长期陪伴服务。

严重精神障碍患者是一群复发风险高、康复难度大、社会支持少、改变意愿低、求助渠道少的弱势群体，社工需要采取主动服务的方式，走到患者生活的社区和家庭，在患者的日常生活场景中提供及时的直接服务。生活场景中开展专业服务与机构院舍中的专业服务不同，不是将患者从日常生活中抽离出来，针对患者某个方面的需要开展专业的服务，而是首先学会融入患者的日常生活场景中，感受患者的生活感受，在患者的日常生活场景中开展专业服务，强调场景化和生活化。南山区社区精神康复服务团队主动走到精神障碍患者生活的社区，在患者的生活场景中开展专业服务，力图做到"第一现场、第一时间"实施社区康复。

（三）协同模式

南山区精神卫生联动协同管理机制是以关爱帮扶小组为单位、"块事通"信息系统为数据交换平台，围绕严重精神障碍患者开展的协同管理机制，统筹各方资源，强化部门协作，形成"共享共治共管"模式。

关爱帮扶小组由政法、卫生健康、公安、民政、残联和患者家庭等多方面人员组成，小组日常患者随访采取分级随访模式，根据患者康复情况划分随访关注级别，从低到高分别以社工、医生、社区专干和社区民警作为不同关注级别患者的随访主体人员。

精卫社工是关爱帮扶小组成员之一，担任小组"秘书"一角，作为患者与其他小组成员的协调与联结人，主要发挥整合资源和建立社会支持的作用，为患者和家属提供综合性服务，包括协助建档、随访管理、协助转诊转介、资源链接、个案管理、康复指导、心理辅导等服务。同时依托"块事通"信息系统开展各部门之间的患者信息交换，实时跟进患者情况，掌握患者动向，落实患者服务管理。

三 南山区精神健康社会工作亮点

（一）引入先进模式，开展深入服务，探索总结本土化实践经验

2012 年，深圳市在南山、罗湖、福田、龙岗等区精神卫生机构先行开展 ACT 服务模式试点工作。南山区慢性病防治院作为深圳市首批落地 ACT 服务项目的区级精神卫生中心，与南山区招商街道职康中心建立深度合作，共同探索服务形式。2013 年，区慢病院引入专职社工，组建由精神科医生、护士、心理咨询师、康复治疗师、社会工作者等组

成的多学科服务团队，由社工担任个案管理员，统筹团队资源与分工，为患者提供专业化、个性化、系统化、多元化的服务，社工的加入使服务所需的高频次面访成为现实，为服务项目的精细化管理提供保障。2014 年，南山区 ACT 服务项目通过购买专职社工服务进一步拓宽专业服务的范围，将成功经验推广至区内社康中心，与多家机构的 20 余名社工合作，在增加会员的同时结合社康工作创新举措，丰富项目内容，保证了服务的稳定性和连续性。2015 年至今，南山区 ACT 服务项目根据实践情况，综合分析个案管理中存在的问题与困难，不断改善与调整服务内容，在确保服务成效的基础上，建立会员分级管理制度，优化资源组合，突出重点服务。

南山区慢病院的 ACT 服务项目的本土化探索，推动了我国 ACT 服务的发展，先后撰写《严重精神障碍患者社区康复服务指南——深圳市南山区主动式社区治疗的本土实践》《严重精神障碍社区康复社工服务——深圳市南山区的外展服务》，为我国本土化的重性精神障碍患者社区康复提供有益的经验。

南山区探索主动式社区治疗本土实践，尝试以场景服务为特点，长期陪伴服务为脉络，不仅为精神障碍社区康复服务领域的社会工作者解决服务专业性的困惑，使社工专业服务变得更为清晰；而且为精神健康社会工作领域的其他工作人员提供参考，使其全面了解严重精神障碍患者群体服务过程。

（二）助力社工成长，开启南山特色的精卫社工培育

在深入探讨社工实践服务模式的同时，南山区也在为精神健康社工培育助力。2012 年借鉴加拿大多伦多 ACT 团队建设理念，设置了精神健康社工岗位；2017 年引入香港浸会大学"社工＋咨询"融合发展模式开展个案工作坊；2018 年与厦门大学童敏教授团队合作，探索本土精神健康社工培育模式，逐渐梳理本土精神卫生培育的路径和方向，从而走出一条南山特色的精神社工培育道路：以场景式长期陪伴服务为指导理念，以主动深入社区开展专业服务为工作方式，以片区为块实现督导支持。

（三）精卫社工参与严重精神障碍患者管理提升辖区管理水平

精卫社工的加入有效提升了患者辖区管理水平，同时也缓解了基层

社康精防人员不足导致随访时效性和及时性欠缺的情况。全区严重精神障碍患者的服药、规律服药、随访及时性、面访、社区康复、免费服药申请等数据持续多年增长，2017—2022 年，面访患者比率由 51.12% 增长至 92.92%；患者规律服药比率由 68.86% 增长至 83.83%；精卫社工在辖区精神疾病知识的健康教育、精神障碍患者及家属的心理及情绪疏导、患者的药物指导与家庭监管、精障帮扶政策宣传、医疗救助资源链接、居家康复训练指导等方面起到了重要作用，有效推动了患者社区康复。

第四节　深圳市宝安区精神健康社会工作情况介绍

一　宝安区精神健康社会工作发展历程及现状（见附表 2 – 3）

附表 2 – 3　　　宝安区 2017—2022 年度精神健康社工情况　　　单位：人

年度	宝安区精神健康社工数	社工分布情况及工作职责
2017	12	慢病院；主要负责患者的日常管理质控和协助门诊开展工作
2018	12	慢病院；主要负责患者的日常管理质控和协助门诊开展工作
2019	181	慢病院 13 人，街道防保所 3 人，主要负责患者的日常管理质控；街道 165 人，其中 6 个街道由公共服务办购买，3 个街道由街道综治办购买，1 个街道办购买，主要作为社区关爱帮扶小组参与患者综合管理工作
2020	173	慢病院 13 人，街道防保所 3 人，主要负责患者的日常管理质控；街道 157 人，其中 6 个街道由公共服务办购买，3 个街道由街道综治办购买，1 个街道办购买，主要作为社区关爱帮扶小组参与患者综合管理工作
2021	174	慢病院 13 人，街道防保所 3 人，主要负责患者的日常管理质控；街道 158 人，其中 6 个街道由公共服务办购买，3 个街道由街道综治办购买，1 个街道办购买，主要作为社区关爱帮扶小组参与患者综合管理工作

续表

年度	宝安区精神健康社工数	社工分布情况及工作职责
2022	150	街道防保所1人，主要负责患者的日常管理质控；街道149人，其中6个街道由公共服务办购买，3个街道由街道综治办购买，1个街道办购买，主要作为社区关爱帮扶小组参与患者综合管理工作

二　宝安区精神健康社会工作模式

（一）管理模式

宝安区精神健康社工主要采用"谁用人、谁购买、谁管理"，结合采用借调用人的管理模式。由用人单位提出用人需求进行招标，各社工服务机构投标，中标服务机构负责进行精神健康社工招聘、季度考核、工资发放等工作；用人单位则负责进行精神健康社工的日常管理、工作安排及年度考核工作。目前，宝安区精神健康社工的主要购买方包括街道（公共服务办、综治办）和卫健部门（区慢病院，2021年底清退），均采用相同管理模式。

（二）服务模式

（1）社区工作服务模式。精神健康社工采用社区工作模式开展康复指导、心理辅导活动，定期组织患者及家属参与心理健康讲座活动，讲解服药知识及康复措施，社区建立心理咨询室，为存在心理困扰的家属提供心理咨询服务；与家属资源中心、街道职业康复中心建立联系，根据患者需求为患者提供康复转介，真正让患者由社区服务、在社区康复。

（2）个案管理服务模式。在日常的患者服务管理中，针对社区服务管理的不稳定、高风险患者提供个案管理服务，在常规访视基础上，针对性加强访视频率，定期跟踪，及时了解患者病情情况，及时掌握患者风险性，并了解患者家庭生活情况，给予政策帮扶及时解决患者及家庭的实际困难。

（三）协同模式

（1）社区牵头，各成员协助。宝安区关爱帮扶小组在社区党委和社区居委会领导下，在街道精神卫生综合管理小组指导下开展工作，小组成员各司其职为患者提供服务管理。

（2）整合资源，综合服务。精神健康社工主要负责整合资源建立社会支持网络，为患者和家属提供综合性服务，包括协助建档、随访管理、协助转诊、资源链接、个案管理、康复指导、心理辅导等服务。

（3）分类管理，防控风险。新发报病、出院患者诊疗后返回社区，精防社工协助社康医生面见患者及家属进行协助建档工作；对于知情同意的患者，根据其病情发展情况，会同医生或民警等工作人员开展随访服务、协助转诊；精防社工及时联系社区工作人员链接社区资源，协助患者进行精神残疾鉴定、申请服药补贴、住院救治、帮助落实家庭监护等服务，对于失访、拒访患者及时交换信息至"五位一体"工作人员商量患者处理方式；对于高风险患者开展个案服务管理，按照市精卫中心关于高风险（既往高风险）管理要求同社区工作人员、民警交换患者信息，针对不同患者给予不同监护补贴标准及管控措施；定期会同社区工作人员组织举办康复指导、心理指导活动帮助患者康复，提供心理支持。

（四）政策支持

（1）享受符合政策要求的各类补贴。对于符合基层就业要求的，给予基层就业补贴3000元/人；对于符合户口迁移要求的，迁移户口至宝安区，给予入户补贴15000元/人；精神健康社工购买标准提升至169000元/人，较一般领域标准高6000元/人。

（2）符合政策要求并达到申请标准可申请经济适用房。对于在深无房注册社工，且符合经济适用房申请标准，可由社工机构协助申请经济适用房。

三　宝安区精神健康社会工作亮点

多方联动控风险，全力帮扶稳病情。新冠疫情发生初期，宝安区精神卫生中心主动谋划积极担当，第一时间制定并推动《新冠肺炎疫情期间宝安区严重精神障碍患者居家治疗实施方案》落地，推行居家治疗项目，线上复诊、配药到家服务和救治补贴"指尖"办理，已累计复诊和配药到家663人次。面对具体案例，精防社工及时了解患者病情波动，积极串联区精神卫生中心、综合医院临床心理科、街道和社区党群服务中心等多部门，解决了患者在疫情期间服药的需求，保证了治疗的延续性，有效地控制因患者病情复发造成肇事肇祸的风险，真正做到联合多方协助、送政策、优服务、控风险。

第五节　深圳市龙岗区精神卫生社会工作情况介绍

一　龙岗区精卫社工发展历程及现状

为提高龙岗区严重精神障碍患者社区管理水平，提升严重精神障碍患者社区康复成效，完善现有精神卫生防治服务体系，深圳市龙岗区于2016年引入精神卫生防治社工（以下简称"精卫社工"）队伍。目前龙岗区共计精卫社工148名，分布在龙岗区慢性病防治院、各街道和社区三级网络。经过七年的发展，龙岗区精神卫生社会工作发展已然在全市前列，目前精卫社工队伍配备齐全、覆盖全面、培训规范，在精卫社工管理模式、服务模式、多部门协作模式发展及工作特色形成等方面颇有成效。精卫社工分布及职责情况见附表2-4所示。

附表2-4　　　龙岗区2016—2022年精神卫生社工情况　　　单位：人

时间	社工数	社工分布及工作职责
2016—2017年	51	龙岗区第一批精卫社工购买于2016年1月，共计15人，购买方为龙岗区慢性病防治院（以下简称"区慢病院"），作为区级社工团队驻点于区慢病院。第二批精卫社工购买于2016年11月，共计36人，购买方为区慢病院，驻点于龙岗区11个街道及相应社区。 区级社工团队工作职责：一是负责龙岗区严重精神障碍患者个案管理项目（以下简称"个案管理项目"）；二是开展家属资源中心日间训练服务；三是对各街道精卫社工开展个案管理知识技能督导培训；四是协助用人单位开展其他工作。 街道社工职责：落实监护人补贴、免费服药申请政策，高风险患者处置，开展社康督导与质控，传达和统筹完成区级工作要求，收集社区精卫社工工作资料，发挥"桥梁"作用，开展部分实务工作等。 社区社工职责：协助患者建档、随访管理、协助转诊转介、资源链接和政策落实、个案管理、康复指导、心理辅导、患者动态核查、迁移及精防系统日常管理工作等

续表

时间	社工数	社工分布及工作职责
2018—2019 年	168	龙岗区第三批精卫社工购买于 2018 年 1 月，共计 117 人，购买方为街道综治办。各街道根据《深圳市精神卫生综合管理试点工作方案》社工管理患者的标准，按照每 1 名社工管理 50 名患者的要求，自行购买社工人才，驻点于街道或社区，服务严重精神障碍患者。该批精卫社工工作职责与上述第二批精卫社工相似。 至此，龙岗区精卫社工人才队伍组建完成，形成"区级—街道—社区"三级服务网络。区级社工团队在开展个案管理服务、康复活动的同时，协助用人单位开展各街道和社区精卫社工的培训、督导、质控工作
2020—2022 年 4 月	168	2020 年，龙岗区精卫社工人员配比和分布情况未发生变化，但工作职责有所变化。 区级社工团队方面，2020 年受新冠疫情暴发的影响，增加了心理健康服务。一是心理热线值班工作，为辖区受疫情影响产生负面情绪的来电居民提供心理疏导服务、转介工作等；二是来深隔离人员跟进工作，进行心理健康问卷筛查，配合医生专家开展隔离驿站指导、特殊隔离人员会诊等工作；三是协助用人单位开展社区居民心理健康状况调查。各街道和社区精卫社工方面，除了日常的精防工作外，在疫情期间，也及时开展了心理热线，并协助小区、高速口等隔离卡点值班工作等。同时，2020 年由于各部门大力构建发展心理健康服务体系，龙岗区精卫社工队伍也积极协助和参与其中，逐步把心理健康服务纳入常规工作，例如协助各社区、社康开设心理咨询室，为社区居民开展心理健康培训宣传，为隔离人员提供心理健康服务等
2022 年 5 月以后	148	2022 年 5 月以来，随着最新的政策落实，以及龙岗区患者数量变化，龙岗区精卫社工购买方式及数量有所变化。15 名区级社工由龙岗卫健局进行购买，驻点龙岗慢病院，主要负责开展日间康复活动、健康宣传、ACT 个案及心理健康服务等工作。各街道社工则继续由街道综治办购买，开展各种精神心理健康服务工作

二　龙岗区精神健康社会工作模式

（一）管理模式

龙岗区精卫社工接受区慢病院、驻点单位及所在社工机构多方管理（见附图2-2）。

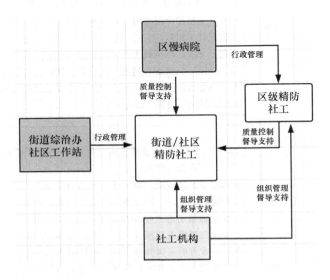

附图2-2　龙岗区精卫社工管理架构

龙岗慢病院对于精卫社工主要采取"区级—街道—社区"三级分层管理模式。一是设立龙岗区慢病院区级精卫社工队伍，主要负责区级精防工作的开展，统筹整个龙岗区社工工作的相关事宜，主要包括对接龙岗区11个街道的沟通联络、龙岗区新上岗精卫社工与精防医生的培训、精防系统质控指导工作、项目调研等。二是设立街道联络人，主要联结区级与社区两端，向上联结区级，接受区级单位的工作指导与安排，向下联结社区，传达上级工作任务与要求，统筹街道相关事项，指导社区相关工作开展，掌握社区工作动态，收集社区工作困难，向区级反馈情况、寻求支援。三是设立社区精卫社工团队，覆盖龙岗区各街道各个社区，扎根基层，贴近患者身边开展工作，为其提供切身服务。"区级—街道—社区"三级分层管理机制，体系清晰、权责明确、上下一体，为精防工作的顺利开展保驾护航。

　　精卫社工依据各街道要求分配人员到街道维稳综治办、社区工作站等精防岗位，接受驻点街道和社区的管理，包括考勤、考核等。各街道建立了由综治、卫生、公安、民政、残联等相关部门组成的联席会议制度，每季度开展联席会议，每月开展精防工作例会，商讨工作中的重点、难点及交流经验。各社区定期组织精防工作小组成员召开精防工作会议，交流患者管理情况，研究解决患者治疗和生活中的难题。同时，通过各种线上内部工作群实时进行工作信息的对接和交流。此外，社区与街道每月交换一次辖区患者信息，主要由精卫社工具体负责信息汇总与交换，遇到特殊情况随时互通信息。

　　精卫社工接受所属社工机构的管理，包括接受工作培训、督导、考核等。社工团队负责人负责团队日常运营管理和精防工作的推进，向机构汇报工作，做好上传下达。机构安排督导人员和行政管理人员为精卫社工开展督导工作，进行行政把控，保障精防工作成效顺利达成。

　　（二）服务模式

　　（1）ACT个案管理服务模式。龙岗区采用规范化的ACT个案管理服务模式，"以个案为中心"，通过运用优势视角、复元模式等，协助个案制订康复计划和目标，包括个人生活自理、病情和药物管理、社交、社区资源运用等八大生活范畴，并整合个人、家庭、社会等多方资源，恢复或提升个案的个人及社会功能，增强社区参与和融入，以达到全人发展。

　　（2）多元化的社区康复服务模式。龙岗区各服务团队采取多元化的康复服务理论模式，包括优势视角、复元理论、认知行为疗法、社会支持网络等，为康复者提供适切社区康复服务。以龙岗慢病院康复者义工服务为例，通过发现康复者的优势和个人能力，组建康复者义工队，开展图书整理、城市清洁、线上线下宣传视频等系列义工服务。通过发挥康复者优势，一是增强康复者个人成效感，促进群体更好地进行社区康复；二是推动康复者从传统被动接受服务转为主动提供服务，增强与社会环境互动，有利于减轻社会歧视。

　　（3）多部门协同跟进的社区管理模式。精卫社工不是孤立式开展精神康复者和家属服务，而是联合辖区其他关爱帮扶小组进行多部门协同跟进，包括患者动态管理、随访、应急处置等。例如，以坂田街道应急处置工作为例,当精卫社工了解到辖区患者病情复发,有伤人或自伤风险时,会第一时间将了解的具体情况告知综治专干、精防医生、社区民警,并汇报给关爱帮扶小组组长及街道精防负责人。随后各部门人员到达现场,精防医生负责病情评估,社区民警保障现场人员安全,精卫社工联络社会事务办、区慢病院等相关部门协调送院手续,患者家属负责拨打"120",最后由社区民警护送、精卫社工协助、患者家属陪同完成送院工作。

(三)社工与相关部门的协同模式

社区关爱帮扶小组由政法、卫生健康、公安、民政、残联和患者家庭等多方面人员组成,具体成员包括社区工作站(综治)专干、社康精防医生、派出所民警、残联专干、患者监护人、社区工作站民政专干、社区网格员、社区精卫社工等,其中小组组长由社区工作站分管综治工作的领导担任。依据关爱帮扶小组工作方案文件要求,社工与关爱帮扶小组其他成员之间协同开展以下几项工作。

(1)患者发现和建档。社区工作站分管领导牵头,组织关爱帮扶小组人员,开展社区疑似严重精神障碍患者线索调查,对疑似患者及时报告辖区精防机构进行诊断复核。对于确诊的新发报告患者,社区精防医生应及时建立档案,关爱帮扶小组其他成员协助提供建档的相关信息。

(2)随访服务。对于危险性评估0—2级患者,以精防医生和精神健康社工为主开展随访服务,可结合社区民政、残联等部门服务同时进行。对于危险性评估3—5级的高风险患者既往有严重伤害行为的患者,由社区关爱帮扶小组组长牵头,以社区民警、精防医生、精卫社工为主共同随访。

(3)高风险患者管理。社区关爱帮扶小组将高风险患者(危险性评估为3—5级)纳入重点管理对象,精防医生和精卫社工做好风险评估,及时报告社区民警。社区民警按照公安部门的管控要求,联合精防医生和精卫社工对其实施分级管理和走访。

(4)失访患者管理。社区精防医生和精卫社工在发现电话或上门均无法联系患者及家属时,应将患者情况报告社区关爱帮扶小组,由小组组长协调联络街道派出所、社区工作站等部门共同核实查找患者动向。公安部门应用技术手段，全力查找患者去向，并将查找结果于 2 周内反馈辖区精防机构。

（5）患者迁移流转。精卫社工、精防医生发现患者迁居本辖区，及时与患者及家属联系获取居住地址，若明确居住及时办理迁移手续；若无法联系获取住址，协同网格员、综治专干、社区民警等共同核查患者居住情况，无法明确居住地址，则填写核查情况反馈表，并进行退回操作。

（6）应急处置。当患者出现伤害自身或有危害公共安全或他人安全的行为或危险时，社区关爱帮扶小组成员应当立即上报信息，精防医生或精卫社工应当及时联系上级精神卫生医疗机构开放绿色通道，必要时协助家属、民警等将患者送至精神卫生医疗机构或有抢救能力的医院进行紧急处置。

（7）个案管理。社区精卫社工作为个案管理员，为患者提供个案服务，负责患者个案服务计划的制订和实施，与社区关爱帮扶小组成员密切配合，在个案管理团队的支持下，落实患者随访、复诊联络、服药督促、康复转介及救治救助，为患者提供个体化、专业化、持续性的服务。

（8）患者救治救助。精卫社工协同其他关爱帮扶小组成员，落实好患者监护补贴、服药补贴、住院绿色通道、长期医保、大病医保、残疾证办理等政策。

总之，精卫社工在关爱帮扶小组中积极发挥协调者和资源链接者角色，其重要性不可置疑，在与其他关爱帮扶小组成员协力开展精防工作的长期过程中，力求发挥社工专业理念和专业作用。

三　龙岗区精神健康社会工作亮点

（一）形成规范化的培训督导机制，提升精卫社工队伍专业性

为提高精卫社工个案管理服务业务能力，2016 年 1 月起龙岗区慢病院特聘请香港心理卫生会的督导团队，负责督导精卫社工的个案管理工作。督导团每月开展家访临床督导，进行家访技巧示教和经验分享；建立个案管理会议制度，跟进疑难个案跟进中的问题并提供建议；优化个案管理档案表格，定期审阅档案资料；开展个案管理理论知识和技巧集中培训等。通过相关督导培训，形成较为完善的个案管理制度，极大提高精卫社工个案管理业务能力，提升个案管理服务成效。以区级社工团队为例，团队约完成 130 个 ACT 个案，通过分析 2016—2019 年个案服务资料发现，介入个案服务后康复者住院次数由 2.21 次/年下降到 0.51 次/年，服药习惯改善，病情趋于稳定，康复者在生活功能、社会交往、自我效能感亦有不同程度的提升，服务成效显著。

为进一步提升精卫社工队伍专业服务水平，龙岗慢病院特制定《龙岗区精卫社工培训规范》。根据精卫社工的工作年限、经验水平等维度进行基础培训、进阶培训、高阶培训等分级培训，充分发挥"区级—街道—社区"层层带教督导优势，培养精卫社工熟练掌握精神卫生知识、相关法律法规、常用心理咨询辅导方法和社会工作基础知识等，为精卫社工提供全面系统的继续教育支持，逐渐实现精卫社工队伍的专业化建设目标。

（二）闭环式延续性跟进，提升精防服务结构系统性

引入精神卫生社会工作服务前，各部门工作人员针对精神障碍患者更多采取管理式的工作理念和途径，目标是"避免患者肇事肇祸，维持社会稳定"。许多患者由于缺乏出院后的病情跟进和其他个性化的康复服务，长期处于"发病—住院—出院—再次发病"的"旋转门"中，这加大了辖区各部门的跟进和管理难度。部分患者反复住院，甚至发生伤人、自伤情况，更是提高社会成本。精卫社工的介入则弥补了这一局限性。从协助发病患者复诊住院，到出院后上门提供个性化的个案服务，再到提供多样化社区康复项目活动，以及开展社区宣传教育，精卫社工提供的服务相对是闭环式、延续性的，有效地减少了患者发病、住院次数，更好地促进患者复元，提升现有精防服务结构的系统性。

（三）依托服务项目化运作，提升精卫社工服务精准性

为了精准化服务康复者、家属群体及其他社区居民，龙岗区各精卫社工团队从辖区服务对象的需求出发，研发丰富的特色化服务项目。龙岗区吉华、横岗街道开展"精心知我心——精神康复人员支持项目"，通过开展情绪知识培训、情绪表达和情绪管理技能培训、情绪表达模拟训练、角色扮演等多种途径，促进服务对象更好控制和表达自身情绪，并应用到日常生活中。龙岗区区级社工团队联合宝龙街道、平湖街道开

展了"家友联盟——家属支援项目"，通过定期家访、讲座、活动等形式帮助家属减轻照顾压力，提升照顾技巧和能力，同时构建家属互助组织，帮助家属发挥自身优势，减少无助感。龙岗区坂田街道开展"心灵护航——心理健康进校园项目"，针对11—14岁的学龄少年，结合青少年心理发育特点，将趣味的心理剧、心理课及心理游戏体验送进中小学，让中小学生学会识别和处理心理问题，建立更积极阳光的龙岗校园心态。街道精卫社工深度参与社会心理服务体系建设，协助组建心理援助小组，为辖区特殊群体提供心理服务。此外，针对目前龙岗区居民对于精神健康知识缺乏了解的现状，各精防团队踊跃开展心理健康社区宣传教育项目，把精神健康知识输送进社区、企业、学校等，提升社会大众对精神健康知识的认识和重视，增进社区居民对精神康复者群体的接纳。

（四）梳理实践工作经验，提升精卫社工工作标准化

龙岗区各精卫社工团队根据以往服务经验，总结提炼形成各种工作流程指引。龙祥机构精卫社工提炼《社区精神健康社会工作社区访视服务指引》，促进了社区访视工作的规范化、标准化；正阳机构精防团队编撰《精神卫生社会工作入门》书籍，撰写《新冠肺炎疫情心理防护手册》《质控工作手册》《家访宝典》等服务手册，为精卫社工服务提供操作指引；区慢病院组织撰写经典服务案例文章，多种途径推动了精防工作的标准化发展。

第六节　深圳市盐田区精神健康社会工作情况介绍

一　盐田区精神健康社会工作发展历程及现状

（一）发展历程

盐田区精神健康社会工作的发展始于2016年的"医路同行——让爱回家"社区精神康复项目，此时仅作为盐田区医患援助项目的一个子项目，由盐田区培育发展社会组织专项资金提供支持，配备一名专职社工驻点在盐田区精神卫生中心开展工作；2017年5月扩展至两名社工，

并直接由盐田区卫生与计划生育局购买服务，由盐田区精神卫生中心提供技术指导，并负责相关工作安排。

随着全市精神健康社会工作的全面铺开，以及现有项目运行成效的初显，2018年，盐田区卫生与计划生育局决定将盐田区精神健康社工服务项目单独列出，并通过政府购买服务的形式进行公开招标，项目资金由区委政法委和区卫健委共同筹集。最终该项目由深圳市盐田区海云社会工作服务社中标并于2018年8月开始运营，以岗位驻点的形式配备11名精神健康社工分布到各街道、卫健委、区精神卫生中心开展工作，2021年9月，项目扩展至13名社工，至此，盐田区精神健康社会工作从个人的单打独斗过渡到项目团队的专业服务，从子项目的尝试发展到独立的专项服务购买，盐田区精神健康社会工作的项目化运营也正式展开，精神健康社会工作作为一个不可或缺的社会工作服务领域，在盐田区的发展也日益成熟，并形成了独有的服务体系与标准。

（二）现状

盐田区目前共有13名精神健康社工，分别分布在盐田区卫健局、区慢病科及各街道综治办，主要工作内容如附表2-5所示。

附表2-5　　　　　　　　　　盐田区精神健康社工情况

分布岗位	工作内容
区卫健局（4名）	协助卫健局基层健康科进行日常行政工作，包括公文处理、数据资料报送等；协助卫健局召开各种会议、活动、督导检查等
区疾控中心慢病科（1名）	协助疾控中心慢病科进行日常工作，包括公文处理、数据资料报送等；开展辖区高血压患者健康管理督导工作、审核及上报辖区伤害数据；协助开展各种会议、活动、培训、督导检查等科室工作
各街道综治办（8名）	为患者及家属开展个案、小组等服务，内容包括社区访视、康复转介、风险报告和转诊、失访排查、心理辅导、宣传教育、家属培训、贫困救助资源联络等服务

二　盐田区精神健康社会工作模式

（1）在政策层面，盐田区对严重精神障碍患者提供免费服药、免费体检和住院补助等政策救助福利，对严重精神障碍患者监护人提供监护补助政策帮扶，以督促患者监护人切实履行监护责任，促进患者的康复。

（2）在管理层面，盐田区精神健康社会工作由深圳市卫健局以项目形式购买，盐田区精神卫生中心提供技术指导，项目精神健康社工驻点单位进行社工工作的具体管理，项目社工所在机构提供行政、督导等方面的管理。

（3）在服务层面，根据所驻点单位的不同，服务方式和内容各有侧重点，盐田区精神健康社工主要以驻点街道为主的精神健康社工服务模式开展工作。其中海山街道驻点 2 名社工，沙头角街道驻点 2 名社工，盐田街道驻点 3 名社工，梅沙街道驻点 1 名社工。

（4）在关爱帮扶小组协同合作层面，各社区依托精神卫生关爱帮扶小组，各小组成员各司其职、信息互通、分工协作，各自发挥专业优势，形成反应迅速、相互协作、紧密配合、精准发力、处置有效的精神卫生服务工作机制，为严重精神障碍患者提供管理、治疗、康复、教育、救助等综合化、全程化、个体化服务。

三　盐田区精神健康社会工作亮点

（一）个案服务

1. 服务内容精细化

一是为高风险患者及病情不稳定的患者提供个案管理服务；二是为新发报病患者提供面访服务，协助患者和家属适应新发疾病；三是为疑似患者开展转诊及跟进服务。项目从服务的个案差异及服务介入的不同阶段开展预估工作，为患者提供适切性的服务，以回应患者的需求。

2. 服务内容深入化

项目通过家属培训活动、定期探视、个案管理等服务形式，一是协助家属提升对患者服药引导的技巧、方法和服药对疾病重要性的认识。二是通过引导和面谈，引导患者关注服药对自身身体状况的变化与康复的重要性，以此提高患者服药的自主性。三是充分发掘、调动资源。积极链接医疗资源、康复资源、经济救助资源、就业资源，充分调动患者的正式支持系统和非正式支持系统，构建患者的资源库。四是探索社工服务＋心理咨询的模式，利用团队心理治疗师及心理咨询师的资源，在个案跟进中融入家庭治疗、心理咨询专业服务模式等，促进患者的改变。

患者因疾病影响了自我的照顾能力和认知能力，患者家属因长期面临照顾压力和家庭经济压力，无法兼顾患者的心理情况。社工通过家庭探视、个案管理服务，系统性、全方面地给予患者以及家庭成员支持，有效地促进了家庭成员之间的沟通与相互理解。参与社工个案管理的患者在病情稳定、社会功能康复等方面均出现一定的积极改变。

3. 个案管理服务效果明显

个案开展对象主要为风险评估为高风险、病情不稳定、新出院等需要持续跟进的患者，主要通过提供医疗就医信息、协助预约挂号、陪同就医、协助办理各类精神卫生政策和福利补助（诊断补助、住院补助、监护补助、门诊大病医保等），链接救治救助资源，协助经济极困难个案患者家庭了解并申请各类救助补助（慈善救助金、临时医疗救助金、住房补助金等），解决了患者在康复过程中的各类困境问题，缓解家庭压力，使患者得到及时有效的治疗，各方面能力得到提升，为患者及其家庭带来积极正向的改变，提供了有力的支持，有效缓解家属的焦虑情绪。从结案评估及患者的反馈来看，具有时效性的服务目标基本实现。

（二）社区宣教服务

（1）结合社会心理体系建设试点工作，开展社区宣传活动，推进社区大众对心理健康的重视和减少对精神障碍患者的歧视。一方面与专业心理服务团队合作，采用多样化的形式，深入社区开展连续性心理健康讲座、社区宣教活动等，充分发挥宣教教育服务的效能；另一方面连同街道综治、社区工作站、社区民警、精神科医生、精防医生对潜在精神疾病展开排查工作，为疑似精神障碍的患者和家庭开展介入服务工作。

（2）通过面向社会大众开展精神健康宣教活动，向社会展示精神健康社工的形象，增强社会对精神健康社工的理解，倡导社会大众关爱精神障碍患者，重视心理健康。为社区居民提供义诊和心理健康指导，居民在参加活动后反馈：精神障碍是对社会环境压迫后产生自我责备的不良结果，个人应该积极面对社会环境的问题。对于潜在患有精神疾病的社会大众，项目社工通过协助开展焦虑、抑郁问卷调查、面谈的形式为潜在精神疾病困扰的社会大众，提供就诊指引、咨询与转诊服务，降低这类群体的"标签"问题，鼓励其积极面对并感受生命的意义。

（3）服务宣传。媒体报道部分统计信息、媒体报道涉及传统媒体报纸、网络媒体、自媒体等近90篇，内容涉及精神卫生日常工作、专业服务以及个人先进事迹等。项目自2019年7月开始运营项目公众号，目前共有450人关注订阅，共发表转载有53篇文章，分为疾病知识、相关政策以及服务动态等几大板块，用于公众宣教科普、精神健康社工专业服务推送等。

第七节　深圳市龙华区精神健康社会工作情况介绍

一　龙华区精防社工发展历程及现状

（一）发展历程

2016年，《龙华新区精神卫生综合管理试点工作方案》提出加强精神卫生队伍建设，要引入和培育社会工作者参加精神卫生工作。

2017年，龙华区正式成为行政区，同年区精神卫生工作联席会议通过配置精神卫生专业社工到社区健康服务中心协助开展精神卫生工作的议题。

2018年，按照《关于引入社会工作者加强基层严重精神障碍患者服务管理工作的意见》（深卫计公卫〔2017〕88号）文件指导，龙华区正式引入首批52名精神卫生专职社工（以下简称"精防社工"）。

2019年，龙华区引入第二批32名精防社工，累计达84人。

2020—2021年，龙华区精神卫生专职社工服务项目整合优化，按当时在册患者数量，根据50∶1的配置标准，调整在岗精防社工为77人。

2022年，按照市政府文件要求，率先在全市落实精神卫生领域社工16.9万元/人/年的薪酬标准，在岗精防社工全部持证。

（二）社工现状

目前，龙华区由区卫生健康局购买77名精防社工，分别驻点区委政法委、区卫生健康局、区精神卫生中心和各社区健康服务中心等单位。

各岗位精防社工工作职责如附表 2-6 所示。

附表 2-6   龙华区各岗位精防社工工作职责

工作单位		工作职责
区级社工	区委政法委	1. 收集报送严重精神障碍患者服务管理工作落实情况; 2. 收集报送严重精神障碍患者监护制度落实情况; 3. 协助用人单位其他工作
	区卫健局	1. 协助开展精卫患者管理工作; 2. 协助开展龙华区非户籍患者救治救助项目落实; 3. 协助开展精卫多部门信息交换、联络; 4. 协助督促指导精卫信息简报的收集、发布工作; 5. 协助开展市域社会治理涉及精卫工作; 6. 协助管理心理民非组织
	区精卫中心	1. 负责信息系统日常管理工作、账号维护和申请、新精防医生培训、系统问题反馈协调解决等工作; 2. 负责龙华区严重精神障碍患者救治救助项目工作开展; 3. 协助负责龙华区精神卫生专职社工项目的管理工作; 4. 负责隔离点心理咨询师项目工作; 5. 负责龙华区老年人心理关爱项目工作; 6. 负责龙华区干部职工心理体检项目工作; 7. 协助用人单位其他工作
街道社工	6 个街道	1. 定期组织开展街道工作例会及个案督导; 2. 开展街道精防工作质控并跟进整改情况; 3. 统筹街道日常工作开展和重点工作跟进,包括个案服务指导、管理指标完成情况、开展宣教活动等; 4. 按时参与街道综合管理小组会议,积极协调工作、配合相关工作; 5. 协助进行人员管理、资料收集等相关工作,定期按时提交数据报送、工作总结
社康社工	各社康中心	1. 信息系统管理; 2. 社区管理; 3. 个案服务; 4. 健康宣教服务; 5. 配合社区关爱帮扶小组; 6. 成果输出

精防社工作为"枢纽"链接多部门资源，以提供日常访视、个案服务、康复活动和健教宣传等专业服务为基础，一方面为严重精神障碍患者及其家属提供社区康复和家庭照料等方面的专业资源，比如协助患者进行疾病康复、社会功能康复和职业技能辅导、提供情绪疏导和协助患者建立社会支持网络；另一方面作为精神卫生政策宣传者和服务联络人，整合各类资源（包含慈善资源、医疗资源和非正式资源等）和组织，畅通多种沟通渠道，联结多部门工作人员，比如精神专科医疗机构、民政部门、残联部门、社区党群服务等机构，共同服务于辖区患者。

二　龙华区精神健康社会工作模式

（一）管理模式

龙华区精神健康社工主要采取"区级—街道—社区"三级分层管理模式，如附图 2-3 所示。

区委政法委社工和区卫健局社工主要负责协调沟通等工作；区精卫社工主要负责各街道精防社工业务工作开展的技术指导、培训和督导、资料收集汇总和质控等工作，包含月度考勤、个案管理服务、家属护理教育活动、社区康复活动和相关业务等材料的收集，审核汇总后再提交至区卫健局；街道社工主要负责督促和跟进社康社工工作的落实，提供督导支持和定期组织开展街道团队社工例会，及时发现问题带领团队研讨解决方法，并与街道综合管理小组积极配合，完成多部门联动。社康社工主要负责信息系统管理、社区管理、个案服务、健康宣教服务和配合社区关爱帮扶小组等具体工作的跟进，及时向街道社工汇报并提交各项工作资料。

（二）构建"1234"工作模式

1. 制定 1 个工作方案和 1 个管理办法

龙华区精神卫生中心于 2018 年 6 月率先出台《龙华区精神卫生专职社工工作方案》，明确社工培训、督导、服务项目和工作指标等内容；随着龙华区精神健康社工本土化发展，为了不断完善工作制度、提高社工工作效率，2019 年和 2021 年龙华区精神卫生中心先后印发《龙华区精神卫生社会工作者管理办法（试行）》和《龙华区精神卫生社会工作

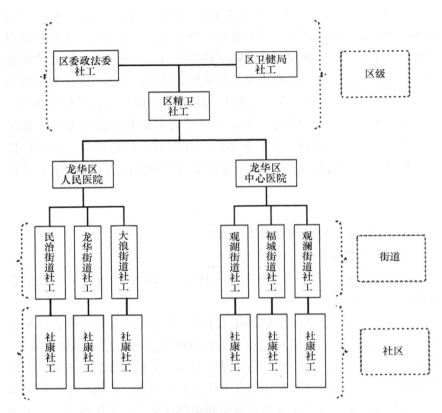

附图2-3　龙华区精神健康社会工作三级分层管理模式

者管理办法》，明确提出了社工的日常管理制度、信息工作制度、考勤管理制度、工作会议制度、培训制度、服务开展制度、督导考核管理七个制度，龙华区精神健康社工严格遵照工作方案和管理办法开展相关工作。

2. 完善2个督导评估考核机制

社工考核机制主要包括以龙华区精神卫生中心为主的业务督导和委托第三方机构的综合考核评估。龙华区精神卫生中心自2018年开始以来，龙华区精神卫生中心每年制定《龙华区精神卫生社会工作质量控制督导评估标准》，开展中期和年终2次督导评估，组织社康举办医院和区域社康中心相关专家组成督导组，对各街道社工及各社康中心社工提交的评估材料开展交叉督导，最终形成督导报告，提出工作建议。另外，为全面综合评估龙华区精神卫生专职社工服务项目质量，把握项目的整体服务水平和执行情况，充分发挥社工服务在龙华区精神卫生防治中重要作用，扩大项目服务的认可度和公平公正，为政府资金拨付、政策决策提供参考性依据，龙华区精神卫生中心委托第三方机构负责对项目整体实施过程和结果开展评估工作，根据第三方评估机构出具的评估报告，要求社工机构根据评估提出的问题在相应的时间内进行整改，并且提交整改报告。

3. 建立 3 套培训体系（岗前培训、专业培训和精神卫生业务培训）

为进一步提升精神健康社工队伍专业服务水平，龙华区精神卫生中心在《龙华区精神卫生社会工作者管理办法》中的培训制度根据精神健康社工的工作入职时间、社工实务经验、业务经验等制定了岗前培训、专业培训和在职培训 3 套完整培训体系。目前岗前培训体系则根据社工岗位情况梳理形成了《龙华区精神卫生专职社工工作交接及新员工带教任务卡》，发挥"区级—街道—社区"层层带教的作用。专业培训由社工机构结合社工服务水平开展社会工作专业知识和技能培训，提升社工专业服务能力。在职培训的内容主要包括严重精神障碍患者社区管理、风险评估及应急处置、用药指导、新发报告及访视技巧、转诊转介等。通过不断完善社工培训体系，为精神健康社工提供全面系统的专业支持，逐渐实现精神健康社工队伍的专业化和规范化。

4. 重点开展 4 项专业服务

龙华区精神健康社工重点开展 4 项专业服务。第一，针对有需求的严重精神障碍患者，包括但不限于高风险、病情不稳定、服药依从性差、家庭监护无力、新出院等特殊情况的患者开展个案服务，服务内容涵盖疾病康复（药物管理、疾病认知等）、职业康复（就业、工作适应等）、社会功能康复（人际交往、自我效能感等）和生活功能康复（生活技能、解决问题能力等）内容，提升患者在生活功能、社会交往、自我效能感方面的能力，服务成效显著。第二，针对严重精神障碍患者家属开展护理教育活动，内容包括精神疾病认识、家庭护理和情绪减压等，通过家庭的力量，搭建自助互助平台，帮助患者减轻从医院返回到社会后的社交困难，巩固治疗效果，防止疾病复发，恢复社会适应能力，提高生活质量。第三，针对社区康复者开展患者康复活动（主题包括但不限于生活技能、社会交往、职业康复等），为康复者搭建一个同辈群体互助支持的平台，促进康复者重新回归社会。第四，针对社会大众开展精神卫生主题日（世界睡眠日、世界预防自杀日和世界精神卫生日等）和心理健康等知识的宣传活动，提高大众对精神卫生问题的关注度，倡导社会共同关注精神卫生和心理健康问题，营造心理健康、人人参与的良好社会环境。

（三）培育模式

龙华精神健康社工主要是通过个人督导、团体督导和现场督导等形式，面向全区 77 名社工开展个人成长指导和日常督导工作。根据社工服务年限的不同，开展督导工作的侧重点有所不同。督导工作的开展主要面向新员工、1—3 年社工（初级）、3 年以上社工（中级）、管理人员（街道社工及督导）四个层次的社工。针对新员工（新入职社工），督导的重点内容为：一是根据新员工对团队的融入情况，适时给予支持与指导，促进新员工对团队的融入；二是关注新员工对精防服务的了解程度，鼓励新员工尝试开展服务，并不断总结和反思，有必要时带领新员工一起完成专业服务；三是评估新员工对岗位的适应度，并根据评估情况适时进行调整；四是指导新员工制订个人成长方案，并按照个人成长方案执行；五是围绕严重精神障碍患者社区管理、服务流程等专业技能要求，指定具有两年以上的资深社工作为带教老师，开展师徒式督导工作。针对初级社工（1—3 年的精防社工），主要督导方向为：一是预防社工产生职业倦怠，通过支持和梳理，协助一线社工正确认识自我；二是专业工作技巧指导，包括近期个案工作、小组活动及大型活动的资料审阅、跟进计划及技巧改善等；三是工作困难讨论与回应；四是用人单位政策、要求及动态告知。针对中级社工（3 年以上社工）作为管理人员进行培养，督导的内容主要侧重于管理知识的储备和管理能力的提升指导，同时需要带领社工开展团队服务的标准化和流程化建设工作。针对管理人员的督导（街道社工及督导）。督导主要侧重于服务的专业化、流程化和品牌化的提升，结合精防服务和项目进行推广，通过开展三个方面的能力训练如说服务、讲案例、创项目等，有针对性、系统性地提升团队社工相应的工作能力，实现团队项目研发、课程体系、标准化建设等成效的产出。

三　龙华区精神健康社会工作亮点

（一）项目运行制度化

2018 年龙华区首次引入 52 名精卫专职社工，到如今壮大到 77 名，并率先在全市落实社工 16.9 万元每人每年的新政薪酬标准，以及龙华区 6 个街道均设立街道卫生综合管理小组，56 个社区亦成立社区关爱帮扶小组，有效提升患者规范管理水平，提升了工作效率。全区在册患者的核心指标（管理率、规范管理率、规律服药率和面访率）综合排名为全市第三，体现出龙华区高度重视精神健康社工。目前 77 名社工主要以项目化的形式运行，项目建立了日常管理制度、信息工作制度、考勤管理制度、工作会议制度、培训制度、服务开展制度、督导考核管理 7 个制度，进一步规范了龙华区精神健康社工日常管理，提高了社工的职业素养和能力。

（二）社工考核绩效化

1. 突出制度设计

社工项目考核坚持"定量与定性、共性与个性"的原则，在考核对象上根据岗位不同实行分类差异化考核、要求社工机构严明细化内部考核措施，按比例确定优秀、良好、合格、不合格等次人员，作为个人年终绩效资金发放依据，以此打破平均主义，调动工作积极性，切实提升绩效考核的科学性、公平性和可操作性。

2. 实行多维考评

自 2020 年出台的《深圳市人民政府办公厅关于印发提升社会工作服务水平若干措施的通知》明确落实政府购买社会工作服务的薪酬新标准，导致项目经费预算大幅度提升。自此在"一年两次"业务督导考核的基础上，龙华区委托第三方机构对各社工机构的每个合同期开展全面、专业、公正的考核评估，并在合同协议中明确约定评估结果与项目经费挂钩。同时，建立与社工机构定期推行工作座谈的会议机制，着重研究重点工作，对照考核结果反馈整改情况，为全区社工工作找思路、解难题、促落实。

（三）社区管理规范化

龙华区精神卫生中心自 2018 年引入精神卫生专职社工，社工参与到患者社区管理的全流程，包含患者发现和登记建档、随访服务、高风险患者管理、失访患者管理、患者迁移流转、应急处置、个案管理、患者救助救治、（疑似）流浪乞讨精神障碍患者送诊送治和社区康复等内容。首先，在规范化层面，龙华区精神卫生中心 2022 年对患者发现报告、流动人口患者服务管理、应急处置、出院安置和分类救治救助等方面进行了全面梳理，制定了《龙华区严重精神障碍患者管理服务工作手册》。该工作手册为精神健康社工提供了工作依据，有效减少或避免了工作差错，有效提高了患者的规范管理水平，提升了工作效率。其次，把社区管理各项工作与督导评估考核指标挂钩，根据《龙华区精神卫生社工工作质量控制和督导评估标准》中社区管理涉及的各个核心指标内容明确下来，定期督促各个社康社工完成相应工作。

（四）专业服务精细化

在个案管理方面，精防社工对患者建立"一人一档案"，定期跟进，根据患者的需求，通过预估、需求分析、制订介入计划、服务跟进和结案等开展个性化服务。例如为新发报病患者提供面访服务，协助患者和家属适应新发疾病。社工从服务的个案对象差异及服务介入的不同阶段开展预估工作，为服务对象提供适切性的服务，以回应服务对象的需求。

在社区活动方面，主要是通过打造预防为主、康复为重、治疗为序的服务体系。在社会大众方面，通过开展宣传健康教育活动，提升辖区内患者对于精神疾病知识心理健康知识的正确认知，形成优质心理健康预防筛查网络，提升辖区居民心理健康水平。在患者家属护理教育方面，精神健康社工根据前期的需求调研及资源现状分析，通过开展家属之间的成长和支持类型活动、讲座或培训等，为家属提供支持，建立互助网络，提升精神障碍患者的良好家庭照顾氛围；在患者社区康复方面，聚焦患者日常生活技能、社会交往、职业康复等方面，开展"社区的朋友"患者家属支持计划、"乐园计划"患者社区支持服务。

第八节　深圳市光明区精神健康社会工作情况介绍

一　光明区精神健康社会工作发展历程及现状

（一）发展历程

光明区专职精神健康社工（以下简称"精防社工"）数量变化情况：

2015 年光明精防社工 1 人：疾控中心 1 人；

2016 年 4 人：卫健局 3 人，疾控中心 1 人；

2017 年 9 人：卫健局 8 人，疾控中心 1 人；

2018 年 49 人：卫健局 13 人，疾控中心 1 人，街道 35 人；

2019 年 49 人：卫健局 13 人，疾控中心 1 人，街道 35 人；

2020 年 50 人：卫健局 13 人，疾控中心 1 人，街道 36 人；

2021 年 46 人：疾控中心 11 人，街道 35 人；

2022 年 44 人，疾控中心 4 人，街道 40 人。

精神健康社工的设置最早出现在光明区疾控中心精神卫生管理部，早期工作主要是负责康宁的 ACT（主动式社区治疗）项目开展，以及促进示范社康落实 ACT 项目。在光明区政法办、统战和社会建设局的大力支持下，2017 年 2 月 10 日，为响应市精神卫生联席会议精神，光明区率先组建精神卫生兼职社工队伍 140 名，承担患者协助监护人工作，以缓解专职精防社工不足的压力，2018 年随着专职精防社工增加而撤销。随着精神卫生工作投入力度增大，2017 年底卫健局率先落实《市卫生计生委、市民政局、市财政委、市综治办关于引入社会工作者加强基层严重精神障碍患者服务管理工作的意见》（深卫计公卫〔2017〕88 号），共计招聘 13 名社工（于 2017 年底及 2018 年初陆续到岗），并交由疾控精卫部负责具体工作安排；2018 年光明区根据市里文件拟定区级文件，根据谁使用谁购买原则，由各个街道根据 50 名精神障碍患者至少配备 1 名社工原则，共计购买 35 名社工并承担协助监护人工作；2021 年，为了更好地管理卫健局购买的社工，优化工作，卫健局将购买社工的人事关系转给疾控中心；2022 年，策略调整，疾控中心成立精防社工组。至此，只有疾控和街道设置了全职精神健康社工岗位。

（二）现状

（1）卫健局社工转疾控，直系管理利发展。疾控 11 名社工，承担区级精神健康社工角色，其中 2 人负责社会心理工作，4 人负责患者管治工作，5 人负责个案管理和街道社工培训、督导工作，避免造成多重管理、多重任务的麻烦，专心完成精防相关工作，有利于发展专业方向、提升人员归属感和增加稳定性。

（2）引入香港个案管理模式，督导体系初步建成。2018 年引入香港个案管理团队，先在区级精防社工当中推行系列政策，再通过参加培训的街道社工推广到全区，初步达成个案管理会议、访视、档案等相关制度，2020 年实施的区级社工督导街道社工模式也取得一定成效，让区级和街道更加紧密相连，同时也将整个区的精神健康社工联系在一起。

（3）街道购买社工类转为专干专辅，政策不明起波澜。2020 年，根据光明区发布的相关文件要求，需要将政府购买的社工服务转为购买专干专辅，这一政策是有别于其他区的新尝试。然而，因为当时没有具体实施细则，加上专干专辅待遇相对较低，政策出台后在一定程度上影响了社工的工作心态。2022 年初，街道已按照文件要求全部转为专干专辅。

二　光明区精神健康社会工作模式

（一）购买方式和管理模式

1. 购买方式

区疾控以专干专辅名义从第三方机构购买社工，街道以专辅类社工名义从社工机构购买社工。

2. 管理模式

（1）单一管理：疾控购买社工管理的模式相对简单，由疾控直接管理，从事精神卫生相关工作，除疾控中心应急工作外，几乎没有行政性工作。

（2）双重管理：卫健局购买交由疾控使用，且被派驻到社康和医院的社工，业务管理权在疾控，由于是外派驻点，部分业务管理权在社康及医院（如考勤、办公场地、医院社康关于精神障碍患者的工作等）。

（3）三重管理：街道购买的社工，除一个街道（公明街道）集中在一个地点上班，其余五街道均分布在辖区社区工作站上班，工作由街道统筹、疾控指导、培训，日常会分担少量社区工作站工作，相当于三重管理（社工机构管理较少，主要是行政督导）。

（二）服务内容

1. 日常访视

由街道办根据患者病情分类访视要求，进一步提出要求，不稳定、高风险患者每月面访至少一次，一般患者面访或电访等方式一月一次。

2. 个案管理

分为不稳定患者个案管理、香港模式个案管理。不稳定患者个案管理情况为年度考核指标，主要由疾控社工负责，凡年度评为不稳定、高风险的均需重点管理。香港模式个案管理于2018年引入香港督导团队，在团队指导下进行。

3. 政策宣传和落实

服药补贴、应急救治、贫困非户籍高风险患者住院救治等政策宣传及协助患者和家属申请。

4. 应急救助

不稳定、高风险甚至"三无"流浪、疑似患者的处置，经民警、社区工作人员发现均会联系街道精神健康社工共同处置。

5. 患者纳管工作

新发报病、迁移患者等，在社区接收前都需要先确定患者是在本辖区居住，一般会通过社工、网格，联合精防医生上门做首次面访，对于高风险、不稳定患者还需要再加上民警。

6. 转介工作

社工面访期间如发现患者或家属需要心理支持的，会转介给街道V爱之家的心理咨询师；病情不稳定的报告精防医生；需要送院的通知民警；需要申请免费服药的户籍患者联系民政和残联专干；临时急诊救治的联系民警共同转介医院。

7. 协助监护工作

按每个精防社工不超过 30 名患者要求承担协助监护人工作及义务，同时享受 1200 元/年/患者的协助监护人补助。督促监护人按监护协议落实监护责任，协助办理监护补偿保险。

（三）参与多部门协同管理

1. 信息交换

通过例会（月会商活动社工、精防医生、民警等交换信息；季度例会由街道、社区综治委员组织开展，召集关爱帮扶小组成员参加）对重点患者情况进行汇报，新增患者信息交流等。

2. 联合随访

为避免扎堆、重复访视患者，给患者和家属带来不便，通常由社工组织关爱帮扶小组成员，分组随访，在发现残留症状或者不稳定患者时会及时联系精防医生共同随访，如需送辖区综合医院精神专科门诊或市精神专科医院，则联系民警，送往医院就诊。

3. 联合排查

排查工作均有公安牵头。如出现新发报病、迁移患者，社区接收前需要民警联合社工、精防医生共同随访。以及每年一次至两次专项排查，由民警协同社工、网格等进行入户排查。排查期间发现的"三无"流浪患者、疑似精神障碍患者且同意就诊的由民警送院诊断，社工协助。

三 光明区精神健康社会工作亮点

（一）首例保险报销定标准，落实理赔有依据

街道按照深综治办《关于做好严重精神障碍患者监护责任补偿保险工作的通知》要求，为服务对象购买了监护责任补偿保险，当服务对象陷入民事案件时协助理赔。由于无具体实施细则，也没有可供参考的案例，保险公司出于严谨的考虑，需要家属提供患者精神障碍发作的鉴定文书，鉴定需要公安机关立案后才能开鉴定文书，若事件还达不到立案标准，则理赔程序难以启动。在社工的多方协调下，促成街道领导签字确认，疾控中心提供诊断材料，以及民警提供案情说明，耗时一个多

月，最终达成一致意见，促进保险公司简化了程序，成为日后理赔的依据。

（二）开展患者陪诊、高风险患者送院

精防社工接到最多的是派出所或网格中心打来的求助电话，请求精防社工紧急赶往现场协助处置。这些突发精神异常个案往往言语不清或无法沟通，部分服务对象甚至存在骂人、攻击他人、打砸财物等危险行为，需要精防社工凭专业和经验进行沟通、识别，紧急处置。社工会根据应急救治救助处置流程，根据不同情况，联合民警、"120"等，分别采用送往国科大深圳医院（光明）鉴定、市康宁医院坪山院区住院、市救助站救助、协助服务对象回原籍治疗等措施，妥善处置"三无"流浪、正在发病的高风险疑似精神障碍患者，使他们得到及时救治救助，有效预防肇事肇祸事件的发生。

（三）建立完善的精神健康社会工作管理和服务体系

区疾控社工管理街道精防社工，建立了技术督导体系，将整个区精防社工联系起来；区疾控建立区级社工团队，六个街道建立街道社工团队，每个街道建立会议制度，保障街道社工以团队形式交换信息及开展活动。

（四）香港模式的个案管理引入

2018年开始引入香港督导团队，持续督导至今，建立先进的个案管理模式。主要通过个案会议、业务会议制度的建立，现场个案家访及家访后分享会议方式开展个案管理工作。

第九节　深圳市坪山区精神健康社会
工作情况介绍

一　坪山精神健康社会工作发展历程及现状

（一）发展历程

为提高坪山区严重精神障碍患者社区管理水平，提升严重精神障碍患者社区康复成效，完善现有精神卫生防治服务体系，坪山区于2015年9月引入精神卫生防治社工（以下简称"精防社工"）。目前坪山区精防社工累计 26 名,其中区疾控中心 7 名,社区专职精防社工 19 名。2015 年至今,坪山区精神健康社会工作的发展主要经历了三个阶段,具体如下。

第一阶段为主动式社区治疗(ACT)项目阶段。2011 年,深圳市精神卫生中心引进加拿大多伦多大学西奈山医院 ACT 服务团队的服务经验,开始逐步在深圳市推行 ACT 服务项目。2015 年,深圳市卫生计生委制定并下发《深圳市主动式社区治疗(ACT)项目实施方案》(深卫计疾控〔2015〕16 号),开始在全市推行 ACT 项目。以此为契机,坪山区疾控中心向区财政申请 ACT 项目经费(深圳市主动式社区治疗项目),于 2015 年 9 月通过购买服务的方式,引进 2 名精防社工,以此坪山区精神健康社工服务开始生根发芽,逐渐壮大,并且在相关服务领域取得了良好的社会效益。

第二阶段为精神卫生综合管理试点工作项目阶段。2016 年 3 月,为落实市级工作要求,加快精神卫生综合管理工作发展,坪山(新)区召开了精神卫生工作第三次联席会议。会议提出,配置专职社工参与精神障碍患者的社区管理,由区疾控中心负责具体事务。在此背景下,坪山疾控于 2016 年 12 月 14 日通过招投标方式引进 5 名社工服务于精神卫生综合管理试点工作项目,社工驻点在疾控中心精神卫生科,管理服务全区的严重精神障碍患者 1000 余例,每名社工管理服务约 200 例严重精神障碍患者,逐渐进入精神卫生综合管理试点工作项目阶段。

第三阶段为社区精神卫生综合管理专职社工配置到位阶段。该阶段分为两个时期,其一是由民政购买时期;其二是由卫生部门直接购买时期,也是社工服务进入稳定管理模式的时期。

(二)现状

截至 2022 年 12 月 31 日,坪山区向社工机构共购买 26 名精神卫生社工,其中 19 名社区专职精防社工驻点在坪山区 24 个社区,每人负责 50—110 名的严重精神障碍康复者;7 名社工驻点在坪山区疾控中心(坪山区精神卫生),负责精神卫生系统的质量控制、统筹 6 街道 24 个社区,业务指导社区专职精防社工进行严重精神障碍患者的服务、精防社工大团队的管理等,初步形成了从社区到区域"点线面"结合的整体服务网络。

二　坪山区精神健康社会工作模式

（一）管理模式

坪山区精防社工接受区疾控中心、驻点社区及所在社工机构多方管理。坪山区疾控中心对于精防社工主要采取"区级—街道—社区"三级分层管理模式。一是设立区级精防社工队伍，驻点在坪山区疾控中心精神卫生科，主要负责区级精防工作的开展，统筹整个坪山区精防社工工作的相关事宜，包括对接坪山区 6 个街道的沟通联络、新上岗精防社工培训、精防系统质控工作、精防工作日常质控督导等（见附图 2 - 4）。同时，区级社工还承担街道联络人角色，主要联结区级与社区两端，向上联结区级，接受区级精防工作的督导，向下联结街道及社区，统筹街道相关精防工作事项，指导社区相关工作开展，掌握各社区精防工作动态。二是设立社区专职精防社工团队，驻点在坪山区 6 街道 24 个社区，开展患者日常管理工作。"区级—街道—社区"三级分层管理机制，体系清晰、权责明确、上下一体，为精防工作的顺利开展保驾护航。

坪山区社区专职精防社工日常驻点在社区工作站综治中心。各街道建立了由综治、卫生、公安、民政、残联等相关部门组成的联席会议制度，每季度开展联席会议，商讨工作中的重点、难点及交流经验。此外，社区与公安、社康每月交换一次辖区患者信息，主要由社区专职精防社工具体负责信息交换，区级精防社工负责汇总，做到信息共享。

此外，精防社工接受所属社工机构的管理，包括接受工作培训、督导、考核等。社工团队负责人负责社工团队日常运营管理和精防工作的推进，向社工机构汇报工作，做好上传下达。社工机构安排督导人员和行政管理人员为精防社工开展督导工作，进行行政把控，保障精防工作成效顺利达成。

（二）服务模式

（1）ACT 个案管理服务模式。坪山区的精神障碍患者社区康复模式以主动式社区康复模式（ACT）与"复元"模式为主。该模式通过成立多学科服务队伍，为社区精神障碍康复者提供药物管理、危机干预、家庭教育、社会救助、技能训练、就业辅导、心理疏导、强化社区

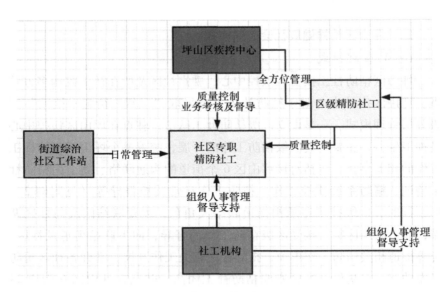

附图 2-4 坪山区精防社工管理架构

支持系统等系统化、全方位的服务。该模式认为"在社区照顾、在社区康复"对精神障碍患者的社会功能、人际交往、疾病管理有更大的帮助。目前,坪山区疾控中心有 7 名专职社工为患者开展 ACT 个案服务。其中精防社工的主要服务内容有患者能力康复与发展服务、职业康复与就业服务、家属支持服务、政策咨询与救助服务等。

(2)社工与多部门协同的社区管理模式。坪山区在区级层面成立了由卫生、政法、公安、民政、残联等部门组成的精神卫生联席会议办公室,统筹全区的精神卫生工作,在政策的发布、执行上为精防工作保驾护航。在社区层面成立了由社区精防医生、社区民警、社区网格员、社区民政专干、残联专干、精防社工和患者家属组成的社区关爱帮扶小组,主要通过开展筛查排查、社区访视、应急处置、救治救助等服务,为严重精神障碍患者提供综合化、全程化、个体化的服务。

精防社工在社区关爱帮扶小组中主要负责整合资源建立社会支持网络,为患者和家属提供综合性服务,包括协助建档、随访管理、协助转诊转介、资源链接、个案管理、康复指导、心理辅导等服务。另外,精防社工需要联动和协调社区关爱帮扶小组一起开展工作,推动社区关爱帮扶小组有效运转，逐步提升社区精防工作管理服务水平。

自引进精神卫生社工以来，精防社工参与精神卫生工作越来越广泛与深入，包括日常随访、疑似患者排查、精防系统协助填报、质控督导、"五位一体"联动、贫困患者救治救助、应急处置、个案管理、家属教育、社会心理服务、家属监护补助等工作。精防社工已经成为精神卫生工作的重要参与者和协助者、社区关爱帮扶小组的主要推动者和协调者、严重精神障碍患者的专职服务者和帮扶者。

三　坪山区精神健康社会工作亮点

（一）精准评估，个性化服务

坪山区为患者开展精准化、个性化个案服务。一是为主动求助、传统门诊治疗效果不佳的患者提供 ACT 服务；二是为病情不稳定的患者提供个案管理服务；三是为新发报病患者提供面访服务，协助患者和家属适应新发疾病；四是为疑似患者开展转诊及跟进服务；五是为家庭贫困的患者提供免费服药、免费注射第二代长效针剂、链接公益救助等服务。精防社工从服务的个案差异及服务介入的不同阶段开展预估工作，为服务对象提供适切性的服务，以回应服务对象的需求。

（二）多部门联动、分工协作

精防社工在开展精防服务时，联动社区关爱帮扶小组，根据各自职责分工，积极开展协同工作。其中，社康精防医生负责为患者定期提供评估，关注患者病情变化情况；精防社工负责定期随访，了解康复者的服药、社交、就业、家庭关系等，同时协助开展政策宣导及执行；社区民警持续关注患者动向，出现紧急情况时紧急介入；社区工作站民政/残联专干负责协助患者及其家属办理残疾证和监护人补助，链接社区法律咨询资源，必要时协助办理住院等。

通过社区多方联动协作，精防社工作为纽带，密切联系患者及家属，链接社区资源，精防医生及时了解患者病情变化，鼓励患者积极参加户外活动，按医嘱规律服药，提示患者定期到专科医院复诊，提升患者社会融入。

（三）发挥社工专业优势、增强服务实效

在开展精神卫生社工服务中，精防社工能充分发挥专业优势，运用

陪伴、共情、鼓励等专业技术，为服务的精神障碍患者及家属赋能，例如，为精神障碍患者开展精神疾病知识普及，增进服务对象对疾病、服药、心理调适等方面的理解。为服务对象及其家属链接政策资源，比如为患者办理免费服药、免费注射第二代长效针剂等，减轻患者在治疗过程中的经济负担，提升治疗依从性。

第十节　深圳市大鹏新区精神健康社会工作情况介绍

一　历史和现状

大鹏新区早期精神卫生工作主要依托葵涌人民医院慢病科进行统筹管理指导，各社康精防医生开展精神障碍患者的社区管理工作。当时管理架构处于"三无"状态，无精神卫生机构、无精神科医生、无专职精神卫生工作人员。随着新区医疗卫生工作的发展，2017年成立了新区公共卫生管理服务中心（现更名为新区疾病预防控制中心），全面接替葵涌人民医院慢病管理工作职能，负责新区慢性病包括精神卫生工作的行政业务统筹指导。目前，深圳社区严重精神障碍患者由"五位一体"小组共同管理，但也存在三个方面的不足之处。一是治理成本过高。当前社区精神障碍患者均需综治、卫生、公安、民政、残联委派专人专项跟进，极大增加综治维稳人力负担。二是服务水平不高。个别社区仍存在"重监管、轻服务"的现象，患者和家属感觉长期被人监视并受到社会歧视。三是跟进力度不足。因长期强力监管，导致个别患者依从性不足、配合度不高，存在服药不规律、监管不到位现象，导致病情反复发作，"旋转门"现象频繁发生。

大鹏新区地广人稀、人才匮乏，医疗卫生事业发展相对落后，2017年，市卫生行政主管部门及大鹏新区政府突破这一瓶颈，创新性地引进深圳市第二人民医院作为牵头医院组建了大鹏新区医疗健康集团，通过体制机制创新，破除市区行政壁垒，人、财、物都归医疗集团统一调配，成为深圳市首个市、区、社康纵向三级联动的紧密型医联体。结合深圳市医改主推的十个重点项目和市卫计委公布的15条"强基创优"

的举措，医疗集团于 2018 年 3 月 16 日成立全市首个社区精神卫生服务管理中心，构建集精神卫生医疗、康复、防治、健康教育于一体的完善的社区精神卫生防治服务体系，从 2018 年 11 月开始引进精神卫生专职社工（以下简称"精防社工"）、精神科医生，组建由"家庭医生 + 精神科医生 + 精防社工"的专职团队。精防社工分别驻点新区各社康服务中心，密切联动社康家庭医生，打造"专职团队服务 + 家庭管理"的大鹏新区精神卫生服务新模式，为新区严重精神障碍患者提供精细化、规范化、专业化、个性化的社区管理服务工作，提高全区严重精神障碍患者社区管理的服务水平。

二 大鹏模式

通过多学科专职团队，逐步形成"以医生为主导，社工为主体"的服务模式，对在新区居住的严重精神障碍患者提供主动式社区治疗及康复服务，包括对患者家庭成员健康管理、诊疗、社区随访、社会功能康复训练、链接社会康复资源、申请救助帮扶等各方面的全程跟踪和服务，提高家庭支持度、改善患者康复环境，帮助患者尽早回归社会。力争"小投入、大产出"，取得"减轻社区治理成本、减低患者抗拒情绪、减少患者意外伤害"的"三减"成效，探索出具有实践意义的社区精神障碍患者康复"大鹏模式"。

（一）明确团队职责及分工

家庭医生：签订家庭医生服务协议，负责患者及家属躯体疾病评估与治疗，制订高血压糖尿病等慢性疾病治疗方案；沟通协调躯体疾病治疗的医疗资源及转诊转介；参与患者日常管理随访工作，患者应急处置及转诊转介。

精神科医生：负责患者精神疾病的评估、诊断、治疗；对社区疑似患者进行评估及治疗建议；每三个月对个案对象开展《简明精神量表》的评估；宣传精神疾病知识；为团队成员开展精神疾病知识培训；开展个案分析与讨论。

社工：负责在管患者日常随访及精防系统信息填报；收集家庭医疗需求并反馈对应团队成员，协助患者家庭处理及解决日常困难；开展个案管理服务，制订个性化康复方案；宣传并协助疾病相关的福利政策申请；协助患者应急处置及转诊转介；与社区及民警交换患者信息掌握患者动向，落实管理服务（见附图2-5）。

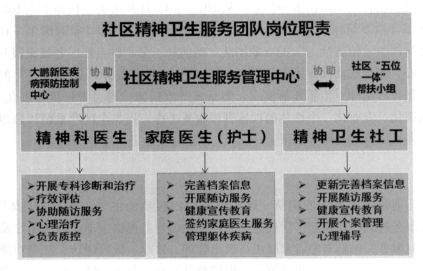

附图2-5　社区精神卫生服务团队岗位职责

（二）创新管理架构，实现三级联动闭环管理

大鹏新区医疗健康集团与深圳市康宁医院达成《深圳市三级精神康复医学专科体系联盟合作》协议，形成"市级医院—集团精卫中心—社区精卫小组"上下贯通、三级联动的体系。上转：在社区发现疑似患者或病情不稳定患者，精卫中心组织精神科医生进行现场评估，必要时联合"五位一体"小组上转至康宁医院治疗，精防社工定期与康宁院区社工或医生了解患者治疗情况，掌握患者的治疗动态，随时为患者做好出院下转的准备工作。下转：康宁医院下转到新区内的患者，由精卫中心安排转至社区进行居家管理，由专职团队开展追踪随访服务，及时掌握患者信息，进行持续跟踪管理。实现对全辖区经确诊的严重精神障碍患者无缝对接的"闭环式"的管理。

（三）创新管理团队，实现多学科协同共管

以精神科医生和家庭医生为主导，社工为主体，通过专业规范化的培训，形成一支稳定的多学科专业服务团队。团队有精神科医生、家庭医生、心理咨询师、社工。在了解每一例个案背景资料时，会依据团队成员的专业知识进行全方位的分析讨论，最终达成服务共识。在整个服务过程中，团队成员可以依托各学科优势，从生理、心理、社会等多维度评估患者需求，及时为患者提供疾病管理、心理辅导、资源链接、日常生活技能训练、家庭关系调适等多元服务内容，根据患者的实际需求及时调整服务策略，满足患者的个性化服务需求，提高患者康复效果。

（四）创新管理支撑，实现家庭照护同步跟进

多学科服务团队既以患者为中心提供需求服务，也会关注到整个家庭成员的需求。团队成员通过专业优势的发挥，为患者及家庭提供从疾病管理、躯体健康、情绪疏导、关系协调、居家安全、社会支持等多元服务，让整个家庭得到切实的关爱，改善家庭环境，促进家庭内生动力。提高家属对患者治疗的信心，提升整个家庭成员的健康素养，增强家属的配合程度。

（五）创新管理模式，实现个案管理持续照护

个案管理提倡以社区和家庭为基础的长期照顾，是一个有多重服务项目的、能够进行持续照顾的服务体系，目的在于通过整合、协调社会服务资源，确保有一个整体性的服务方案，对高危人群提供专业化、持续化和个性化的照顾。根据《深圳市社区精神疾病患者分级管理标准》，对患者进行分级管理，为精神疾病患者提供个性化、专业化的个案管理服务。对每一例潜在个案资料进行全面讨论分析、评估，建立档案。发挥家庭医生及驻点社工的基层优势，与家属及患者共同商议制订个性化服务计划，定期总结服务过程。精卫家庭医生团队近 5 年共建立了 116 份个案服务档案，部分长达 5 年的跟踪服务累计上门访视达到 113 次。团队内医生管理患者精神疾病及躯体疾病，社工引导患者利用职康中心、党群中心、社康等社区资源进行社区多元化的康复治疗。将精神障碍患者一步一步带回到社会大家庭中正常生活、正常工作。

（六）创新评价体系，实现康复成效全程追踪

团队工作人员对患者病情及社会功能恢复情况进行全周期跟踪，每季度以《简明精神病评估量表》《日常生活能力量表》、慢性疾病稳定性等评定患者各方面恢复情况进行数据收集，评估患者精神疾病、家庭躯体慢性疾病管理情况、服药效果、康复训练、家庭困难处理能力等，并根据实际需求及时调整服务策略，根据个案分级管理满足患者及家庭

多元服务需求，全周期服务提高患者疾病稳定，提升家庭获得感，全面改善家庭生活质量。

三　主要亮点

（1）提升康复服务水平。通过多学科团队合作，整合全科医生、精神科医生、社工、心理咨询师等多学科专业，组建精卫家庭医生团队，全力弥补"五位一体"小组"重监管、轻服务"的短板环节，多维度全方位为患者家庭提供服务。

（2）提升家庭康复助力。以患者为中心，以家庭为单位的照护，改善患者康复环境，关注家庭成员，提高家庭支持度，取得"减少家属抗力、增加康复合力"的成效。

（3）加大社区随访力度。充分发挥社工在团队中的作用，为患者和家庭提供随访、康复、宣教、链接资源、心理疏导等服务，保障了家庭医生服务的连续性和全面性。

（4）提升回归社会成效。医疗集团构建三级诊疗体系，闭环式的管理结合去机构化的社区康复，同时辅以量身定做的个案管理服务，稳定患者病情，减少"旋转门"的发生，同时开展社区多元化康复活动，帮助患者恢复社会功能。

大鹏创新开展了社区"专职团队服务＋家庭管理"精神卫生管理新模式，获得了深圳市"医改十年"优秀案例称号。2022年大鹏新区社区严重精神障碍患者管理全市综合评价指数排名第一。